Hans Rieth
Pilzdiagnostik – Mykosentherapie
Sammelband

notamed Verlag

Autor und Herausgeber:
Prof. Dr. med. Dr. med. vet. h. c. H. Rieth, Mykologisches Laboratorium, Universitäts-Hautklinik, Martinistraße 52, 2000 Hamburg 20.

Cip-Kurztitelaufnahme der Deutschen Bibliothek

Rieth, Hans:
Pilzdiagnostik – Mykosentherapie, Sammelband I-IV/Hans Rieth.
Melsungen: notabene medici
notamed Verlag, 1984
ISBN 3-88907-005-1

2. Auflage, 11.–12. Tausend

Verkaufspreis: DM 48,–

Gebrauchsnamen, Handelsnamen, Warenbezeichnungen und dergleichen, die in diesem Buch ohne besondere Kennzeichnung aufgeführt sind, berechtigen nicht zu der Annahme, daß solche Namen ohne weiteres von jedem benutzt werden dürfen. Vielmehr kann es sich auch dann um gesetzlich geschützte Warenzeichen handeln.

Alle Rechte, auch die des Nachdrucks, der Wiedergabe in jeder Form und der Übersetzung in andere Sprachen behalten sich Urheber und Verleger vor. Es ist ohne schriftliche Genehmigung des Verlages nicht erlaubt, das Buch oder Teile daraus auf fotomechanischem Wege (Fotokopie, Mikrokopie) zu vervielfältigen oder unter Verwendung elektronischer bzw. mechanischer Systeme zu speichern, systematisch auszuwerten oder zu verbreiten (mit Ausnahme der in den §§ 53, 54 URG ausdrücklich genannten Sonderfälle).

© notabene medici, Melsungen 1984

Gesamtherstellung: Druckerei Gutenberg, 3508 Melsungen.

ISBN 3-88907-005-1

Vorwort

Die Zeit ist reif für die Erkenntnis, daß auch in der Mykologie die Erregerdiagnostik eine bessere Voraussetzung für eine erfolgreiche Therapie ist als das klinische Bild allein.

Deshalb sind Fortbildungsveranstaltungen und „Seminare für Mykologie" eine willkommene Gelegenheit, das mykologische Basiswissen aufzufrischen und stufenweise zu ergänzen.

Die vorliegende Sammlung enthält in vier Bänden 100 Folgen „Pilzdiagnostik" und 100 Folgen „Mykosentherapie" mit insgesamt mehr als 400 Abbildungen. Die ausführlichen Stichwortverzeichnisse machen das kleine Nachschlagwerk zu einer Fundgrube für Antworten auf Fragen aus Klinik, Praxis und Pilzlabor.

Die Medizinische Mykologie verliert allmählich den Status als „Randgebiet". Mykologisch versierte Ärzte genießen ein hohes Ansehen; mit welchem Recht, kann man schon dem Sammelband ansehen.

April 1984   Hans Rieth

Gebrauchsinformation

Den größtmöglichen Nutzen erzielt der Benutzer des diagnostisch-therapeutischen Sammelbandes, wenn er stufenweise vorgeht:

Stufe 1: Der rein visuelle Kontakt
Das Auge wird angesprochen. Bilder geben Rätsel auf. Neugier und Spannung mischen sich mit Staunen über den Formenreichtum im Reich der Pilze. Was für eine Welt!

Stufe 2: Wörter aufpicken
In den Zwischenüberschriften sind Kurzinformationen gespeichert. Sie erleichtern das diagonale Lesen, um Interessantes aufzuspüren und Übersicht zu gewinnen.

Stufe 3: Stichworte suchen
Jeder der vier Bände hat ein eigenes Stichwortverzeichnis. Ein gelegentliches Durchmustern der Begriffe verschafft einen Eindruck von der Fülle der Möglichkeiten, auf aktuelle Fragen eine Antwort zu finden.
Ein Beispiel: „Aspergillus niger im Gehörgang" in Band I kann unter A und unter G gesucht werden. Die Angabe P6 verweist auf „Pilzdiagnostik 6" und die Angabe M25 auf „Mykosentherapie 25". Man findet das Bild der Pilzkultur und die Aspergillusköpfchen und die dazu gehörigen Erklärungen.
Ein weiteres Beispiel: „Anti-Pilz-Diät" in Band II unter M50, außerdem in Band IV unter M80 und M90, ein Zeichen dafür, daß das Interesse an dieser Diät deutlich zugenommen hat.

Stufe 4: Pilze identifizieren
In den „Seminaren für Mykologie" dienen die Abbildungen dem Vergleich mit den im Mikroskop gesehenen Strukturen und dem makroskopischen Bild der zu identifizierenden Pilzkultur.

Hinweis

Die 100 Folgen „Pilzdiagnostik" und „Mykosentherapie" sind von März 1975 bis April 1984 als monatliche Serie in der Zeitschrift „notabene medici" erschienen.

Je 25 Folgen sind als Band zusammengefaßt und einzeln erhältlich.

Die vier Bände können auch als Sammelband mit ihren insgesamt 200 Folgen vom Verlag bezogen werden.

Pilzdiagnostik 1
Hans Rieth

In der Praxis des Arztes ist die Zunahme der Pilzinfektionen so eklatant, daß Überlegungen angestellt werden müssen, wie das Problem der Verseuchung ständig größerer Bevölkerungsteile in den Griff zu bekommen ist.

Ausbildung erforderlich

Parallel zur Zunahme der Mykosen setzt sich die Erkenntnis durch, daß die mykologische Diagnostik erlernt werden muß, sei es autodidaktisch oder in Kursen. Lernstoff in kleinen Portionen häufig zur Verfügung zu stellen, erweist sich in der heutigen Zeit als angemessene Art, den vielbeschäftigten Arzt mit den wichtigsten mykologischen Basisinformationen vertraut zu machen.

In jedem Heft von „notabene medici" werden deshalb ab sofort in knapper Form Fragen der

Pilzdiagnostik und **Mykosentherapie**

besprochen oder beantwortet.

Wer ist angesprochen?

Jeder Leser soll sich angesprochen fühlen, ganz gleich, ob er Arzt für Allgemeinmedizin ist, Internist, Kinderarzt, Gynäkologe, Dermatologe oder einem anderen Fachgebiet angehört.

Vor keiner Disziplin machen die Pilze halt. Keine Bevölkerungsgruppe wird verschont, auch nicht die Ärzteschaft.

Dermatomykosen und Endomykosen

Alle Pilzerkrankungen der Haut heißen **Dermatomykosen**, auch die der Haare und Nägel, ganz gleich, um welchen Erreger es sich handelt.

Aus alter Tradition werden hier und da noch Bezeichnungen verwendet, die frühere, inzwischen überholte Vorstellungen hinweisen, z. B. Ekzema marginatum.

Auch die Lokalisation kann in der Krankheitsbezeichnung zum Ausdruck kommen, z. B. Onychomykose.

Pilzerkrankungen im Innern eines Organismus heißen **Endomykosen**, wobei man wiederum zwischen Schleimhautmykosen und Organmykosen zu unterscheiden hat. Gelegentlich wird auch „viszerale Mykosen" anstelle von Endomykosen gebraucht.

Exogene und endogene Mykosen

Wörtlich bedeutet „exogen": „von außen entstanden", „endogen" dagegen: „von innen entstanden.

Diese Unterscheidung erscheint auf den ersten Blick ganz plausibel und in der Praxis brauchbar. Tatsächlich aber ist die Handhabung dieser Bezeichnungen nicht ganz einfach, wie die folgenden Beispiele zeigen:

Pilzerkrankungen der Haut, Haare und Nägel scheinen irgendwie aus der Umwelt zu stammen. Es wird fast für selbstverständlich gehalten, daß sie als „exogen" zu verstehen sind.

Wie ist es aber bei Pilzbefall der Haut, der nach Einatmen der Pilzsporen über die Stationen „Lunge, Blut- und Lymphbahn" zustande kommt? Diese Mykose der Haut ist endogen entstanden, die vorausgehende Lungenmykose vielleicht exogen, nämlich dann, wenn die Pilzelemente etwa mit staubiger Luft eingeatmet wurden. Waren aber die Pilzelemente — z. B. Blastosporen einer pathogenen Hefe — vorher in der Mundhöhle angesiedelt, ehe sie in die Lunge gelangten, ist es üblich, von endogener Infektion zu sprechen.

Steckt sich ein **Neugeborenes** während der Geburt in der **pilzverseuchten Vagina** an, ist dies für das Neugeborene zweifellos eine **exogene** Infektion. Trotzdem wird von endogener Infektion geredet und geschrieben, wenn die pathogenen Pilze eine Weile in der Mundhöhle lebten, bevor die Soorbeläge auftraten.

Ob exogen oder endogen entstanden, hat vor allem für die **Infektionsquellenbeseitigung** Bedeutung. Wenn z. B. eine Vaginalmykose immer wieder rezidiviert, kann es sich um eine (exogene) Infektion durch den Partner oder unsaubere Schwämme und Waschlappen handeln oder um eine (endogene) Infektion vom eigenen, pilzverseuchten Darm aus.

Pilzdiagnostik 2
Hans Rieth

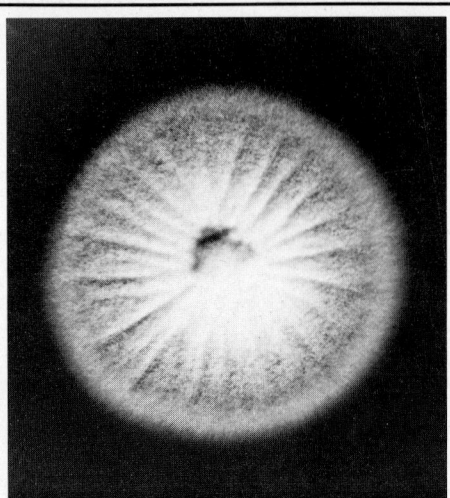

Abb. 1 Trichophyton rubrum

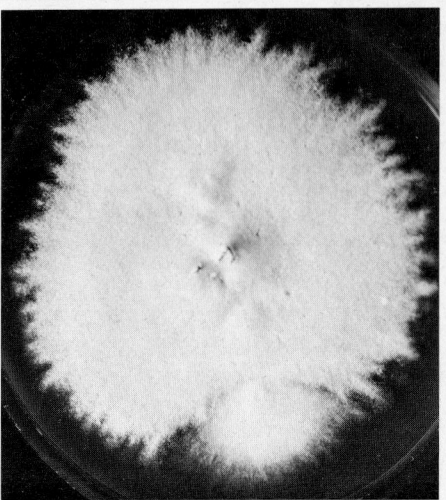

Abb. 2 Trichophyton mentagrophytes

Identifizierung und Klassifizierung der Erreger von Dermatomykosen

Es erscheint sinnvoll und logisch, die Erreger von Dermatomykosen Dermatomyzeten zu nennen.

In der Tat wird diese Bezeichnung auch hier und da für alle Pilze verwendet, die Hautkrankheiten verursachen.

Von Kritikern dieser Bezeichnungsweise wird allerdings betont, daß es sich um eine sehr willkürliche Zusammenstellung von Pilzen handelt. Aufgrund der für die botanische Klassifizierung maßgebenden morphologischen Eigenschaften sind die Pilze, die Hautkrankheiten verursachen, in sehr verschiedenen Gattungen und Arten unterzubringen.

Dermatophyten nicht gleich Dermatomyzeten

Um ein krasses Mißverständnis handelt es sich, wenn die Bezeichnung Dermatophyt und Dermatomyzel für identisch gehalten werden. Dermatophyt und Dermatomyzet verhalten sich zueinander wie Apfel und Obst. Es widerspricht einfachen Gesetzen der Logik, beides gleichzusetzen.

Dermatophyten sind alle Pilze der Gattungen Trichophyton, Mikrosporum und Epidermophyton. Nach einigen Autoren wird auch die Gattung Keratinomyces hinzugezählt; sie ist im Erdboden weit verbreitet.

Identifizierung von Trichophyton-Arten

Die Dermatophyten-Gattung Trichophyton ist eine ziemlich willkürliche Zusammenfassung von Pilzarten, die zum Teil eng verwandt sind, zum Teil aber nur sehr wenig gemeinsam haben. Deshalb ist schon wiederholt vorgeschlagen worden, diese Gattung aufzulösen und die einzelnen Arten in andere Gattungen einzuordnen.

Praktische Bedeutung haben aber alle diese Vorschläge bis heute nicht erlangt, so daß es notwendig ist, die Identifizierung der Arten innerhalb der Gattung Trichophyton vorzunehmen.

Trichophyton rubrum

Seit einigen Jahren am häufigsten in Mitteleuropa ist **Trichophyton rubrum** (Abb. 1). Diese Art weist zahlreiche Varianten auf, so daß eine Identifizierung nur nach Abbildungen nicht immer gelingt. Erforderlich in vielen Fällen sind Vergleichskulturen, die in einer Mykothek gepflegt werden.

Trichophyton mentagrophytes

Früher als „Kaufmann-Wolf-Pilz" sehr häufig, heute meist an zweiter Stelle. Auch bei diesem Pilz gibt es mehrere Varianten. Bei guter Sporenbildung ist die Oberfläche der Kultur feingranuliert (Abb. 2). Das Luftmyzel ist weißlich bis gelblich pigmentiert, die Unterseite der Kultur gelblich-rot bis rotbraun.

Pilzdiagnostik 3
Hans Rieth

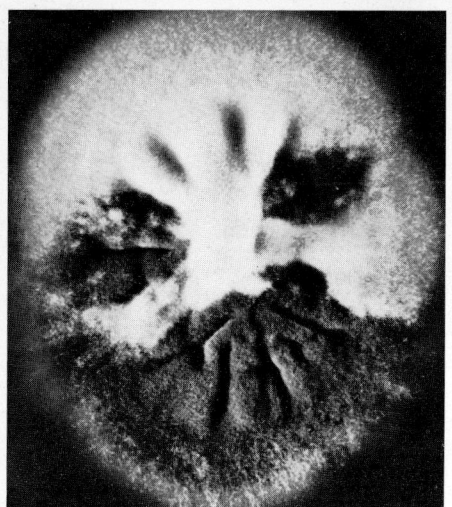

Abb. 3 Trichophyton violaceum auf Kimmig-Agar. Violett-weiße Variante

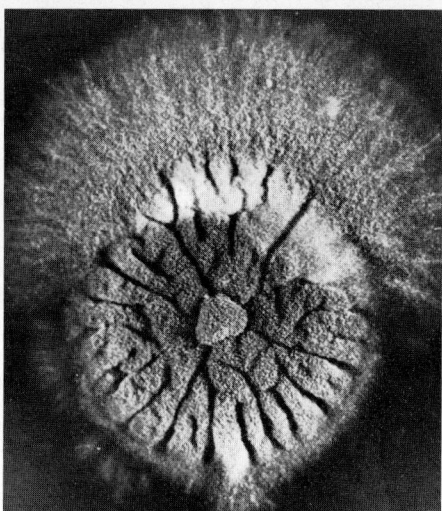

Abb. 4 Trichophyton violaceum auf Sabouraud-Pepton-Agar, mehrfarbig

Dermatophyten in Lymphdrüsen

Die Behauptung, Dermatophyten würden nur die Haut befallen, noch enger gefaßt: nur die Epidermis, ist widerlegt. Es gibt mehrere Publikationen, in denen einwandfrei nachgewiesen wurde, daß Trichophyton-Arten in Lymphdrüsen eindringen, insbesondere T. rubrum und T. violaceum **(Abb. 3 u. 4)**.

Dermatophyten in der Subcutis

In der Praxis etwas zu wenig bekannt ist die Tatsache, daß Vertreter der Gattung Trichophyton, z. B. Trichophyton verrucosum — Haupterreger der Rinderflechte —, in der Subcutis Knotenbildung verursachen können.

Keratinophilie nicht überschätzen!

Das Wachsen der Dermatophyten hat mitunter zu der Auffassung Anlaß gegeben, Dermatophyten brauchten Keratin zum Wachsen. Davon kann überhaupt keine Rede sein. Dermatophyten sind sehr anspruchslos. Sie brauchen nichts weiter als eine organische Kohlenstoffquelle und eine organische Stickstoffquelle.

Dermatophyten wachsen gut auf sehr verschiedenen menschlichen oder tierischen und pflanzlichen Geweben, die keine Spur von Keratin enthalten.

Hefen und Schimmelpilze als Dermatomyzeten

Außer den Dermatophyten gibt es zahlreiche Hefe- und Schimmelpilze, die teils primär, teils sekundär Dermatomykosen verursachen. Auch diese Pilze sind selbstverständlich Dermatomyzeten, da sie ja Dermatomykosen verursachen.

Von großer praktischer Bedeutung ist die Tatsache, daß Hefen und Schimmelpilze Krankheitserscheinungen der Haut hervorrufen können, die den durch Dermatophyten verursachten zum Verwechseln ähnlich sehen.

Nur die Pilzkultur hilft hier weiter. Wenn keine Kulturen angelegt werden, bleibt die Frage nach der Natur des Erregers in den meisten Fällen offen.

Nagelmykosen durch Hefen und Schimmelpilze

Es gibt echte Mykosen der Nagelplatte durch Hefen, z. B. Candida parapsilosis, die klinisch mit einer Nagelmykose durch Trichophyton rubrum verwechselt werden können.

Unter den Schimmelpilzen sind es verschiedene Arten der Gattungen Scopulariopsis, Cephalosporium und Aspergillus, die die Nagelplatte durchwachsen.

Pilzdiagnostik 4
Hans Rieth

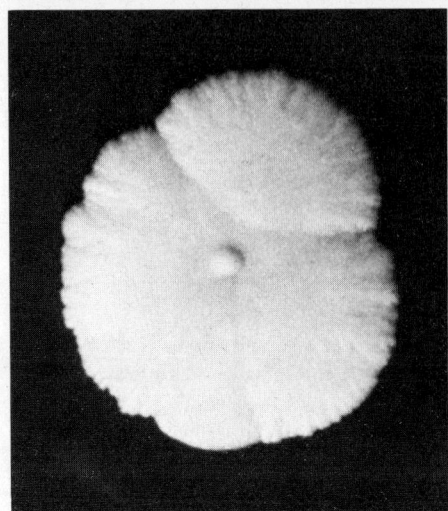

Abb. 5 Reinkultur von Candida pseudotropicalis auf Kimmig-Agar; aus der Mundhöhle isoliert.

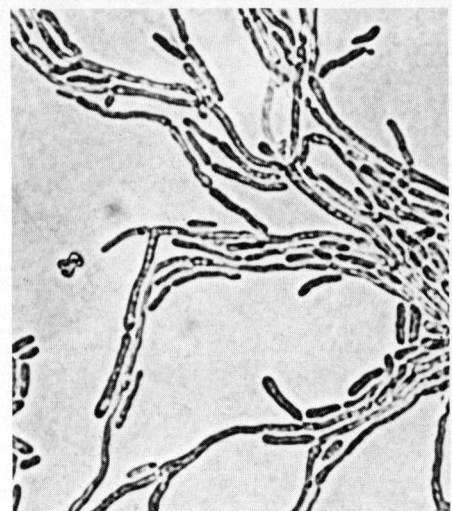

Abb. 6 Mikrokultur von Candida pseudotropicalis auf Reisagar; typisches Pseudomyzel.

Diagnose der pathogenen Hefen

Sind aus Krankheitsmaterial, von gesunder Haut oder Schleimhaut, aus Lebensmitteln oder aus der Umgebung Kranker oder Gesunder irgendwelche Hefen isoliert worden, denn stellt sich die Frage, ob es Krankheitserreger sind oder nicht.

Diese Entscheidung hat praktische Bedeutung, denn Hefen mit pathogenen Fähigkeiten sollte man auch dann beseitigen, wenn (noch) keine Krankheitserscheinungen sichtbar sind. Apathogene Hefen dagegen sind harmlos, z. T. sogar eßbar, wie etwa Bäcker-, Bier- und Weinhefen.

Rein morphologische Differenzierung schwierig oder unmöglich

Die Unterschiede zwischen gefährlichen Arten und ungefährlichen sind mitunter so gering wie zwischen Knollenblätterpilz und Champignon.

Ein gutes Beispiel hierzu ist die Verwechselbarkeit von Candida pseudotropicalis und Candida kefyr. Während C. pseudotropicalis zu tödlich verlaufender Candida-Sepsis führen kann, handelt es sich bei C. kefyr um den bekannten Kefirpilz, der — wenn die Herstellung einwandfrei hygienisch abläuft — die Milch in Kefir verwandelt. C. pseudotropicalis (siehe die **Abb. 5 und 6**) ist C. kefyr sehr ähnlich. Die Unterscheidung erfolgt physiologisch.

Hefediagnostik ist Aufgabe mykologischer Laboratorien

Es gibt keine Patentrezepte, die es einem jeden — ohne Ausbildung — ermöglichen, Hefen sicher zu erkennen. Es muß auch davor gewarnt werden, lediglich Candida albicans für bedeutungsvoll zu halten.

Außer Candida albicans sind zumindest die folgenden Candida-Arten pathogen: C. tropicalis, C. pseudotropicalis, C. parapsilosis, C. krusei, C. stellatoidea und C. guilliermondii.

Diese Arten gilt es abzugrenzen von den mehr als 6 Dutzend weiteren Candida-Arten, die zum größten Teil keine Krankheitserscheinungen verursachen.

Pathogene Arten in anderen Hefegattungen

In der Gattung Cryptococcus ist die Art Cr. neoformans pathogen; in der Gattung Rhodotorula die Art Rh. rubra; in der Gattung Torulopsis die Arten T. candida, T. dattila, T. glabrata; Trichosporon capitatum und Tr. cutaneum haben ebenfalls pathogene Fähigkeiten. Auch einzelne Arten in weiteren Hefegattungen kommen als Krankheitserreger in Betracht. Diese Hefen von apathogenen Arten zu trennen, die aus der Umgebung auf Haut und Schleimhaut gelangen können, ohne dort Schaden anzurichten, ist Aufgabe ausgebildeter Fachkräfte.

Pilzdiagnostik 5
Hans Rieth

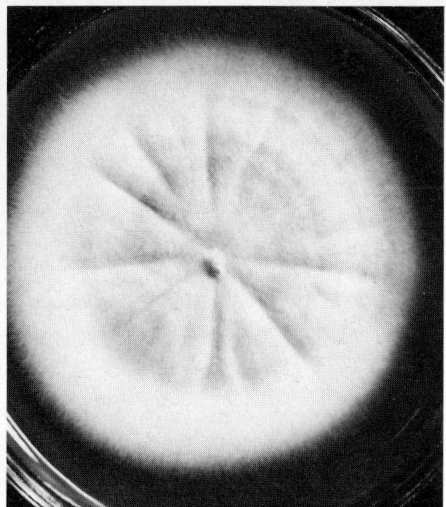

Abb. 7 Mikrosporum audouinii, anthropophiler, nur noch selten vorkommender Mikrosporie-Erreger.

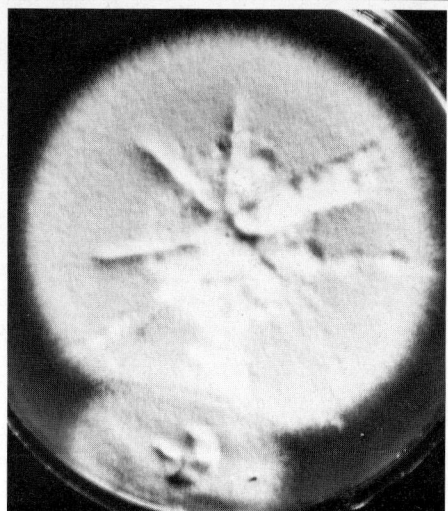

Abb. 8 Mikrosporum canis, zoo-anthropophiler, immer häufiger vorkommender Mikrosporie-Erreger.

Mikrosporie wieder aktuell

Jahre hindurch schien es, als sei die Mikrosporie, die von Pilzen der Gattung Mikrosporum verursacht wird, ausgerottet oder ausgestorben. Immerhin hätte es ja sein können, daß durch den gezielten Einsatz von Griseofulvin (Fulcin S, Likuden M) die Erreger entscheidend dezimiert wurden.

Für Mikrosporum audouinii **(Abb. 7)**, den in früheren Zeiten wichtigsten Erreger mit bevorzugtem Befall der Kinderköpfe, trifft die Dezimierung vielleicht tatsächlich zu, für Mikrosporum canis jedoch nicht.

Mikrosporie nach dem Bundes-Seuchengesetz meldepflichtig

Nach § 3, Abs. 9 besteht Meldepflicht für jeden Fall einer Erkrankung an Mikrosporie und sogar für den Verdacht einer solchen Erkrankung.

Bei Nichtmeldung können Bußgelder festgesetzt werden, bis zu 2000 DM für fahrlässige Nichtmeldung, bis zu 5000 DM für absichtliches Unterlassen der Meldung.

Vieles spricht dafür, daß die Meldungen der Ärzte an die Gesundheitsämter dazu beigetragen haben, die letzten Epidemien 1963 in Duisburg, Oberhausen usw. verhältnismäßig rasch einzudämmen. Der Erreger dieser Epidemien war Mikrosporum audouinii.

Mikrosporie nach dem Bundes-Tierseuchengesetz **nicht** meldepflichtig

Erkranken Katzen, Hunde, Tiger, Löwen und Leoparden an Mikrosporie, dann sind solche Erkrankungen auch dann nicht meldepflichtig, wenn die Erreger nachweislich auf Menschen übertragen wurden.

Was sich der Gesetzgeber dabei gedacht hat oder was er damit bezwecken wollte, ist der Öffentlichkeit nicht ins Bewußtsein gelangt. Aber selbst wenn man es wüßte, wäre der Zwiespalt nicht beseitigt.

Die Vermutung, bei Tieren käme Mikrosporum audouinii nicht vor, trifft nicht zu; die Literatur beweist das Gegenteil. Eine andere Vermutung, das bei Tieren häufige Mikrosporum canis **(Abb. 8)** würde den Menschen verschonen, trifft auch nicht zu. Tausende von Fällen in aller Welt bestätigen die Auffassung, daß Erkrankungen des Menschen an Mikrosporie durch M. canis zunehmen.

Wichtig ist vor allem, daß gar nicht selten auch Erwachsene befallen werden. Das Krankheitsbild gleicht in vielen Fällen einer oberflächlichen Trichophytie. Erst wenn Pilzkulturen angelegt werden, ergibt sich, ob Meldepflicht besteht oder nicht. Trichophytie nämlich ist — im Gegensatz zur Mikrosporie — nicht meldepflichtig.

Pilzdiagnostik   6
Hans Rieth

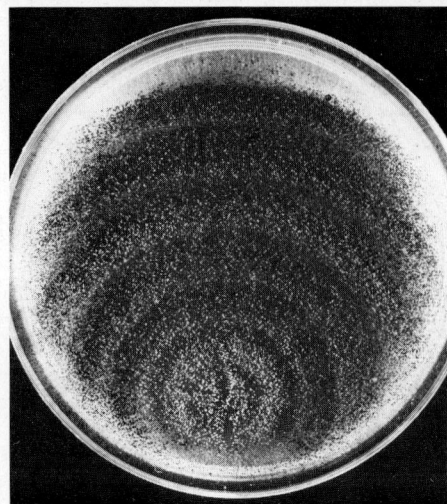

Abb. 9 Aspergillus niger. Reinkultur mit konzentrischen Ringen in einer Petrischale auf Kimmig-Agar.

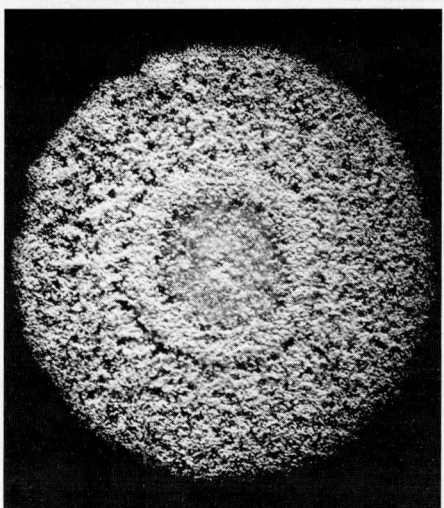

Abb. 10 Aspergillus candidus, von einer experimentellen Tinea aspergillosa des Unterarmes isoliert.

Schimmelpilze erkennen

Daß Schimmelpilze verschiedener Art beim Menschen Mykosen hervorrufen können, hat *Virchow* Mitte des vorigen Jahrhunderts schon festgestellt.

Diese Schimmelpilze bilden genauso Fäden wie die Dermatophyten und werden deshalb im Untersuchungsmaterial bei der mikroskopischen Untersuchung des Nativpräparates sehr leicht verwechselt.

Erst die Kultur klärt, ob es sich um einen Schimmelpilz handelt oder nicht.

Abgrenzung der Schimmelpilze von Dermatophyten und Hefen

Die Abgrenzung von den Hefen berücksichtigt vor allem die Tatsache, daß das Kulturwachstum der Hefen auf festen Nährböden mehr an Bakterien erinnert als an Pilze. So ist es zu erklären (wenn auch nicht zu entschuldigen), daß Nichtmykologen immer wieder „Hefen **und** Pilze" schreiben oder gar drucken lassen, ganz so als seien Hefen etwas anderes als Pilze.

Vor langer Zeit bezeichnete man gärungsfähige Bakterien als „Hefeb a k t e r i e n", weil „heffen = heben" das Hochgehen der gärenden Masse kennzeichnet.

Heute sind immer Hefe p i l z e gemeint, wenn von Hefen die Rede ist. Sehr charakteristisch ist, daß Hefepilze kein flaumiges Luftmyzel aufweisen. Die cremeartige Konsistenz, das schmierige Aussehen, die glatte oder bisweilen gekräuselte Oberfläche sind weitere Hinweise.

Alle Schimmelpilze — selbst wenn sie in den ersten Tagen nach dem Überimpfen oder bei 37° C hefeartig wachsen — entwickeln bei Zimmertemperatur über kurz oder lang „schimmeliges", flaumiges, samtiges oder wolliges Luftmyzel.

Aspergillosen

Eine der wichtigsten Gattungen, in denen sich pathogene Schimmelpilzarten befinden, ist die Gattung A s p e r g i l l u s. Im äußeren Gehörgang wächst nicht selten Aspergillus niger **(Abb. 9)**.

Auf der Haut sehen Aspergillosen, z. B. durch Aspergillus candidus **(Abbildung 10)**, wenn es sich um oberflächliche Erkrankungen handelt, nicht viel anders aus als randbetonte Dermatomykosen durch Trichophyton, Mikrosporum oder Epidermophyton.

Nur die Kultur klärt, ob es sich um Pilze handelt und um welche.

Pilzdiagnostik   7
Hans Rieth

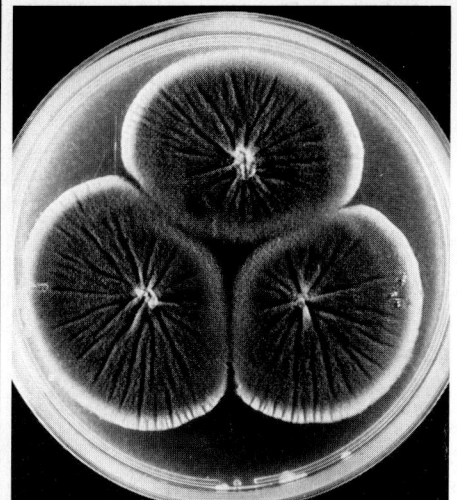

Abb. 11 Drillingskultur von Penicillium roqueforti, eßbar, apathogen, jedoch mit pathogenen Schimmelpilzen zu verwechseln.

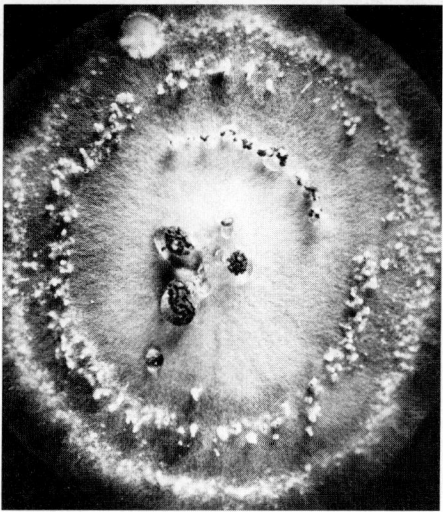

Abb. 12 Monokultur von Penicillium claviforme, aus Waldboden isoliert; frische Kulturen riechen angenehm nach Walderde.

Pathogene und apathogene Schimmelpilze unterscheiden

Entschließt sich der Kliniker oder der niedergelassene Arzt, Mundhöhlen- oder Rachenabstriche, Sputum, Magensaft, Faeces, Hautschuppen, Nagelspäne oder anderes Material mykologisch untersuchen zu lassen, dann steht sehr oft die Gretchenfrage im Raum: „Sag', wie hältst du's mit ... den Schimmelpilzen?"

Die Wissenslücken auf diesem Gebiet sind recht beachtlich und — in Anbetracht der fast immer fehlenden Ausbildung —auch nicht verwunderlich.

Schlimm ist nur, daß manch einer sich trotzdem getraut, unbedachte Entscheidungen zu treffen, z. B. auf Nährböden gewachsene Schimmelpilze grundsätzlich als Verunreinigung anzusehen, obwohl es Tausende von Literaturberichten gibt, in denen die **qualitative** Unterscheidung zwischen pathogenen und apathogenen Pilzen verlangt wird.

Die qualitative Beurteilung hat immer Vorrang

Erst muß man wissen, um was für einen Pilz es sich handelt; dann kommt die Frage, ob er im Untersuchungsgut in mehr oder weniger großen Mengen nachweisbar ist. Bei völlig harmlosen, eßbaren Schimmelpilzen Zählungen durchzuführen, ist Zeitvergeudung und zeugt von grober Unwissenheit.

Grob quantitative Schätzungen —ohne qualitativen Befund — sind grober Unfug

Nach Genuß von Roquefort-Käse kann es vorkommen, daß der dunkelgrüne Schimmelpilz Penicillium roqueforti **(Abb. 11)** in der Mundhöhle verweilt und in einem Zungenbelag sowohl mikroskopisch wie auch kulturell nachgewiesen wird.

Schnellverfahren, bei denen nur die Anzahl der auf dem Spezialnährboden entstandenen Kolonien festgestellt und zur Beurteilung herangezogen wird, sind in einem solchen Fall absolut sinnlos.

Erdbodenpilze in krankem Nagelgewebe

Nach frischem Waldboden riecht Penicillium claviforme **(Abb. 12),** sowohl in der natürlichen Umgebung wie auch in Kulturen auf künstlichen Nährböden.

Es kann leicht passieren, daß sich Pilzelemente im Nagel, besonders in krankem Nagelgewebe, verfangen und im Nativpräparat entdeckt werden. Erst die Kultur klärt: Schmutzschmarotzer oder Krankheitserreger.

Pilzdiagnostik
Hans Rieth

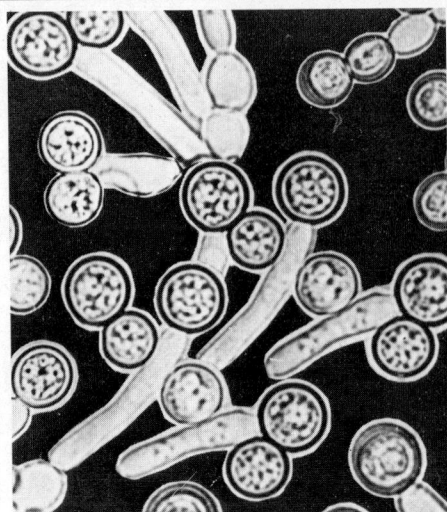

Abb. 13 Typische Chlamydosporen von Candida albicans am länglichen Pseudomyzel auf einer Reisagarplatte.

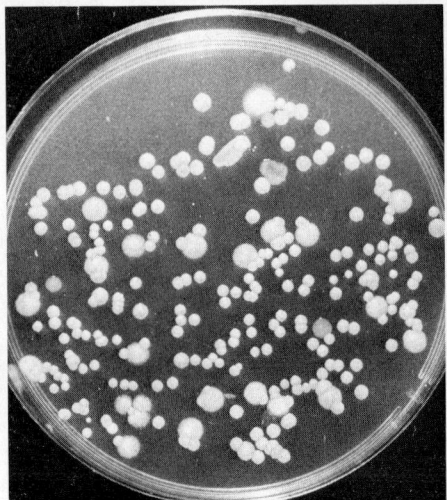

Abb. 14 Primäre Mischkultur mit Candida tropicalis (größere Kolonien) und C. albicans (kleinere Kolonien).

Morphologische Differenzierung von Hefen auf Reisagar

Vor etwa 15 Jahren wurde von manchen Ärzten die Auffassung vertreten, Candida albicans käme praktisch bei fast jedem Menschen irgendwo auf der Haut physiologischerweise als Saprophyt vor, gehöre sozusagen zur Hautflora.

Exakte Reihenuntersuchungen mit genauer Differenzierung der Hefen nach neuzeitlichen Bestimmungsschlüsseln haben die völlige Unhaltbarkeit dieser (heute nahezu grotesk erscheinenden) Meinung erwiesen.

Das tatsächliche Vorkommen von Candida albicans auf der Haut beträgt weit unter 5 %, oft sogar 0 %.

Die Reisagar-Methode

Die beste und schnellste Methode, aufgrund der typischen Chlamydosporenbildung Candida albicans von allen übrigen Hefen abzugrenzen, ist sehr zu empfehlen.

20 g Brühreis (nicht Milchreis) werden in einem Topf, mit Wasser bedeckt, zum Kochen gebracht und 45 Minuten ziehen lassen. Filtrieren durch Mull, etwa 10—16 Lagen. Das Filtrat wird mit 1,5—2 % Pronagar versetzt und auf 1 Liter mit Leitungswasser aufgefüllt.

Sterilisieren 15 Min. im Autoklaven bei 120° C. Sehr dünn in Petrischalen gießen, etwa 2—3 mm Schicht. Die gegossene Platte muß fast klar und völlig durchsichtig sein.

Milchig trübe Platten sind falsch hergestellt, z. B. aus Reismehl oder ähnlichem. Sie sind viel zu reich an Nährstoffen, so daß der angestrebte Effekt behindert wird oder gar ausbleibt.

Beimpfung der Reisplatte

Mit der Impföse sehr wenig Material einer auf Kimmig-Agar gewachsenen Kolonie sehr dünn in weiten Schlangenlinien ausstreichen und mit sterilem Deckglas bedecken.

Bebrüten und Ablesen

Bei Zimmertemperatur bebrüten, auf keinen Fall im Brutschrank bei 37° C. Ablesen im günstigen Falle bereits nach 16 Std., meist nach 24—48 Std.; die Petrischale wird auf den Objekttisch des Mikroskopes gelegt und die Mikrokultur durch das aufgelegte Deckglas bei mittelstarker bis starker Vergrößerung betrachtet.

Die **Abb. 13** zeigt typische Chlamydosporen und Pseudomyzel von Candida albicans, die **Abb. 14** eine Primärkultur, von der abgeimpft wird.

Pilzdiagnostik   9
Hans Rieth

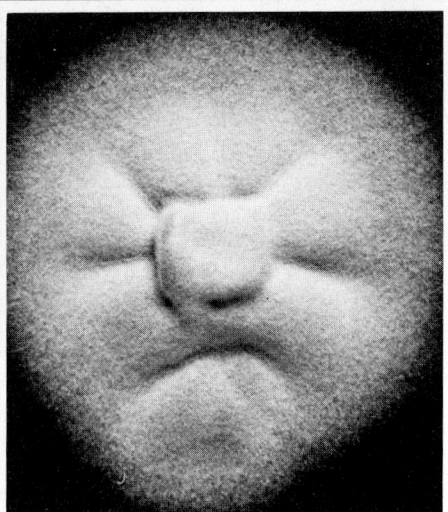

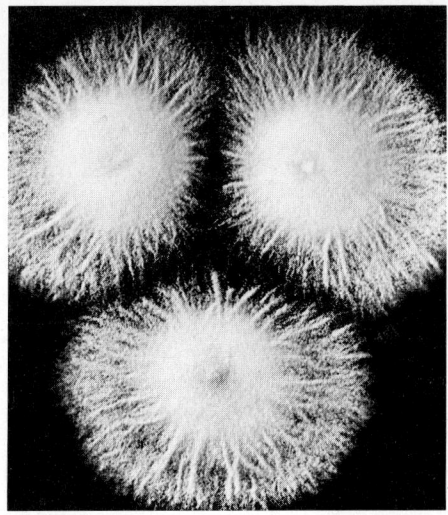

Abb. 15 Monokultur von Trichophyton verrucosum, häufigster Erreger der Rindertrichophytie, oft auf Kinder übertragen.

Abb. 16 Drillingskultur von Mikrosporum gypseum; geophiler Dermatophyt, einer der Erreger der Gärtnerei-Mikrosporie.

Nachweis pathogener Pilze auf gebrauchsfertigen Nährböden

Mykosen allein aus dem klinischen Bild sicher zu erkennen, wird von Jahr zu Jahr schwieriger, weil die atypischen Verlaufsformen zunehmen.

Auch die an sich schon schwer zu diagnostizierenden Frühformen gelangen heutzutage eher in ärztliche Behandlung, weil das ästhetische Empfinden durch „Ausschläge" oder „Flechten" gestört wird. Der Mensch ist hautbewußter geworden.

Es ist deshalb von Vorteil, daß der Nachweis von Pilzen in der Praxis dadurch erleichtert wird, daß gebrauchsfertige Nährböden erhältlich sind, auf denen die häufigsten pathogenen Pilze in charakteristischen Formen wachsen.

Hautpilze vom Bauernhof

Noch immer weit verbreitet sind Pilzkrankheiten bei Kälbern. Fast immer ist der Erreger Trichophyton verrucosum (**Abb. 15**), ein in der Kultur sehr langsam wachsender, meist weißlichgrauer Dermatophyt.

Dieser Pilz wird vor allem während der kalten Jahreszeit, wenn die Rinder im Stall gehalten werden, verbreitet. Man sollte anstreben, möglichst zu Beginn des Winters die Infektion unter Kontrolle zu bringen. Hierzu bedarf es des Pilznachweises im Fell der Tiere, b e v o r die klinischen Erscheinungen wieder aufzutreten beginnen.

Der Pilznachweis in der Kultur ist leichter geworden, seitdem es Nährböden gibt, die unerwünschtes Schimmelpilzwachstum unterdrücken. In Kursen für Ärzte und medizinisch-technisches Personal kann die Technik der Beimpfung, Bebrütung und Ablesung erlernt und trainiert werden.

Hautpilze aus Blumenerde

Pathogene Pilze sind gar nicht so selten nesterweise in Erdboden zu finden, insbesondere in Mistbeeterde, in Blumentopferde und in gut gedüngten Erdböden überhaupt.

Immer wieder kommt es zu Ansteckungen, weil man mit derartigen Pilzen gar nicht rechnet, sich nicht wirksam schützt und bei einer vermeintlichen „Zivilisationsseuche" die Natur und alles, was direkt aus ihr stammt, für urgesund und unverdächtig hält.

Die **Abb. 16** zeigt einen im Erdboden lebenden Pilz: Mikrosporum gypseum. Auf Kimmig-Agar ist er nach einiger Übung gut zu erkennen. Die Oberfläche der Kultur ist fein gekörnelt und sandfarben.

Pilzdiagnostik 10
Hans Rieth

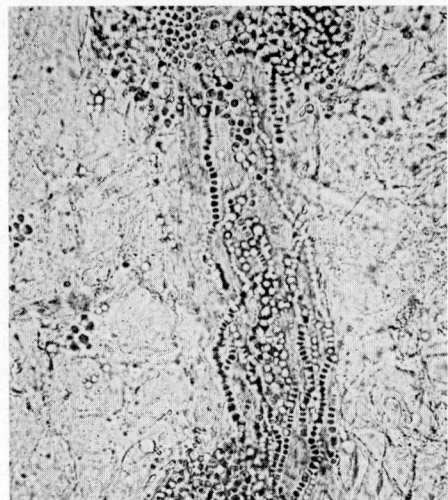

Abb. 17 Perlschnurartige Pilzsporenketten, die den Schaft eines Haares durchziehen und Sporenhaufen rund um das Haar.

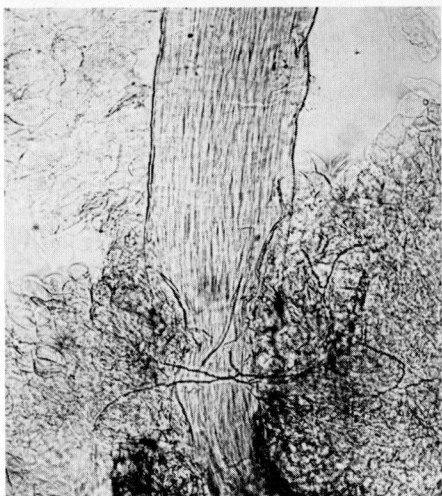

Abb. 18 Feine, verzweigte Pilzfäden umspinnen in Höhe des Hautniveaus den Schaft eines Haares, das sich noch im Haarfollikel befindet.

Mikroskopischer Nachweis des Pilzbefalles von Haaren

Bei Verdacht auf Pilzerkrankung der Haare ist zunächst davon auszugehen, daß alle drei großen Pilzgruppen, nämlich D (Dermatophyten), H (Hefen) und S (Schimmel und sonstige Pilze), das Haar selbst oder den Haarfollikel befallen können.

Unter den Dermatophyten sind es die Pilze der Gattungen Trichophyton und Mikrosporum, die in unterschiedlicher Weise das Haar infizieren. Man spricht von ektotrich, wenn die Pilze nur außen um den Haarschaft herum angesiedelt sind; von endotrich, wenn das Innere des Haares von Pilzen durchwachsen ist, und von ekto-endotrich, wenn beides vorkommt.

Sporenketten im Haar

Trichophytonarten können im Innern des Haares sehr charakteristische, perlschnurartige Sporenketten bilden, wie in **Abb. 17** zu erkennen. Das Haar wird in 10—20%iger Kalilauge etwa 10—20 Minuten aufgehellt und zunächst bei schwacher, dann bei mittelstarker bis starker Vergrößerung mikroskopisch untersucht.

Die Kettenbildung der Sporen oder die Anordnung der Sporenhaufen um das Haar herum beweisen aber nicht einmal, daß es sich um eine Trichophytonart handelt. Bei Befall durch Mikrosporum gypseum kann es zu sehr ähnlichen oder gleichen Bildern kommen. Zur Abklärung ist die Kultur in jedem Falle erforderlich.

Fadenbildung um das Haar herum

Die **Abb. 18** zeigt einen Haarschaft, der von feinen, verzweigten Pilzfäden umsponnen wird. Die Kultur ergab später, daß es sich um Trichophyton rubrum handelte. Es hätte aber auch jeder andere Dermatophyt sein können, ja sogar ein fadenbildender Hefepilz, wie z. B. Candida albicans; die **Abb. 17** in Teil 10 der Serie Mykosetherapie gibt hierzu ein Beispiel.

Materialentnahme

Wichtig ist es, die tatsächlich verdächtigen Haarstümpfe mit der Epilationspinzette einzeln und sehr vorsichtig herauszuziehen; etwa 30—40 Haarstümpfe sind optimal.

Wichtiger Hinweis

Ganz und gar falsch wäre es, mit der Schere Haare abzuschneiden und diese zur Untersuchung einzusenden oder selbst zu untersuchen.

Pilzdiagnostik   11
Hans Rieth

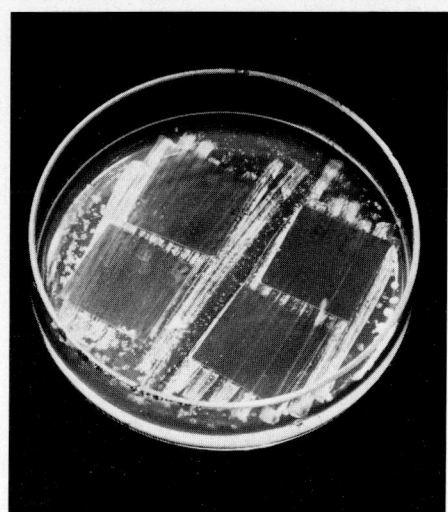

Abb. 19 Typisch beimpfte Reisagarplatte zur mikromorphologischen Untersuchung von Hefen im halbanaeroben Milieu unter Deckgläsern.

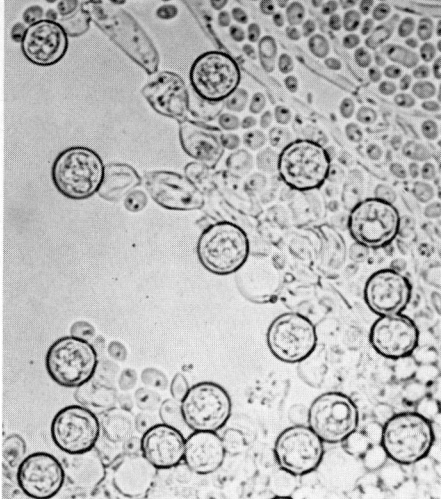

Abb. 20 Mikrokultur von Candida stellatoidea auf Reisagar mit Chlamydosporen, ähnlich denen von Candida albicans.

Mikromorphologische Untersuchung von Hefen auf Reisagar

Da es unter etwa 350 verschiedenen Hefearten nur etwa 1 oder 2 Dutzend gibt, die als humanpathogen anzusprechen sind, muß eine Abgrenzung zwischen den pathogenen und apathogenen vorgenommen werden.

Die Auffassung, prinzipiell jede Hefe sei als fakultativ pathogen zu betrachten und es käme nur auf die „Keimzahl" an, ist sowenig haltbar wie die begriffliche Vermengung von Gonokokken und anderen Kokken.

Es ist also von bisweilen vitaler Bedeutung, Sproßzellen von Hefen nach Gattung und Art zu bestimmen. Unter den mehr als 80 Candida-Arten ist C. albicans eine der wichtigsten; auf ihr Konto gehen die meisten Todesfälle durch Hefepilze.

Sehr gut geeignet ist Reisagar, um mikromorphologische Unterschiede bei Hefen zu beurteilen. Er wird aus Reiskörnern hergestellt, und zwar aus „Brühreis" — nicht aus „Milchreis", auch nicht aus Reismehl.

Man kann Reisagar als gebrauchsfertigen Nährboden in Petrischalen im Handel beziehen. Die Beimpfung erfolgt mit einer Öse in Zickzackstrichen, anschließend werden Deckgläser aufgelegt (Abb. 19).

Die Ablesung erfolgt nach etwa 24 Stunden Bebrütung bei Zimmertemperatur — nicht im Brutschrank bei 37° C.

Chlamydosporenbildung

Candida albicans hat die Fähigkeit, auf bestimmten sehr nährstoffarmen Medien die bekannten Chlamydosporen zu bilden. Es muß jedoch darauf hingewiesen werden, daß auch Candida stellatoidea sehr ähnliche Chlamydosporen bildet (Abb. 20).

In der Praxis wird C. stellatoidea aber nur sehr selten gefunden, so daß die weitaus meisten Stämme, die doppelt konturierte runde, ovale oder längliche Chlamydosporen bilden, tatsächlich Candida albicans sind.

Praxisgerechte Methode

Das Ausstreichen von Hefematerial auf eine Reisplatte, das Bebrüten und Ablesen kann durchaus im Rahmen einer Arztpraxis vorgenommen werden. Dermatologen haben darin seit langem die größte Erfahrung, aber auch Gynäkologen bemühen sich in zunehmendem Maße um differentialdiagnostische Klärung mykologischer Befunde. Dabei ist die sichere Erkennung von Candida albicans eine Leistung qualitativer Art, die auch entsprechend honoriert wird.

Pilzdiagnostik
Hans Rieth

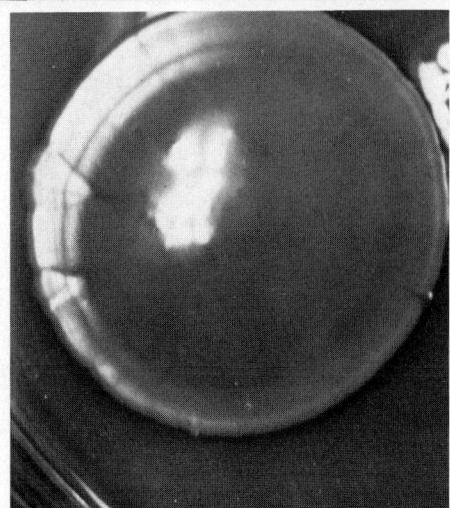

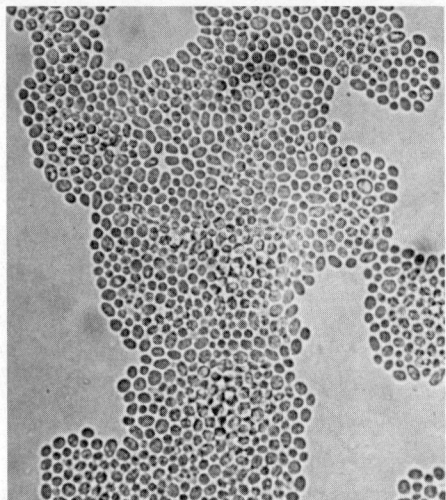

Abb. 21 Reinkultur von Rhodotorula rubra auf Kimmig-Agar, glatt, glänzend, rot.

Abb. 22 Runde bis kurzovale Sproßzellen von Rhodotorula rubra.

Intestinale Infektionen durch Hefen der Gattung Rhodotorula

In der Weltliteratur mehren sich die Angaben über den Nachweis von Rhodotorula-Arten in der Galle, im Duodenalsaft, Magensaft und in den Faeces.

Rhodotorula-Hefen in exstirpierten, entzündeten Gallenblasen — bei gleichzeitigem Fehlen von Bakterien — kann man nicht aus Nonchalance oder Unkenntnis einfach übersehen wollen.

Der Nachweis von Rhodotorula-Hefen bedarf einer ernsthaften Interpretation, insbesondere einer Antwort auf die Frage, ob eine Eliminierung möglich ist und ob sie Nutzen bringen kann.

Nicht jede pathogene Hefe heißt Candida

Hier und da ist es eingerissen, in simplifizierender, aber oft den Tatsachen widersprechender Weise Sproßzellen, die bei mikroskopischer Untersuchung entdeckt werden, allesamt Candida zu nennen.

Dadurch entsteht ein ganz falsches Bild von der Wirklichkeit. Die weniger bekannten Hefegattungen, z. B. Rhodotorula, werden dadurch unterbewertet. Eine exakte Diagnostik (durch ausgebildetes Personal) ist unerläßlich.

Kennzeichen für Rhodotorula: Carotinoides Pigment

Kulturen von Rhodotorula-Arten wachsen — wie alle Hefen — ohne Luftmyzel, also cremig, pastenartig, glatt oder gekräuselt, glänzend oder matt und von einer unverkennbaren rötlichen Farbe.

Die Abgrenzung von rötlich wachsenden Bakterien erfolgt mikroskopisch: Hefezellen sind viel größer und weisen oft Sproßformen auf, vor allem, wenn reichlich Zucker zur Verfügung steht.

Eine glatte, glänzende Kultur von Rhodotorula rubra (seit 1970 mit Rhodotorula mucilaginosa zusammengelegt) ist in **Abb. 21** wiedergegeben.

Charakteristisch: Nur Sproßzellen

Sowohl in der saprophytischen wie in der parasitischen Phase bildet Rhodotorula rubra nur Sproßzellen. Bei der früher als Rh. mucilaginosa bezeichneten Form sind die Sproßzellen rund bis kurzoval, wie die **Abb. 22** erkennen läßt.

Für die „Rubra-Form" sollten langovale Sproßzellen typisch sein. Diese Unterscheidung wird heute nicht mehr vorgenommen. Ob kurz- oder langoval: Beides wird Rhodotorula rubra genannt.

Pilzdiagnostik 13
Hans Rieth

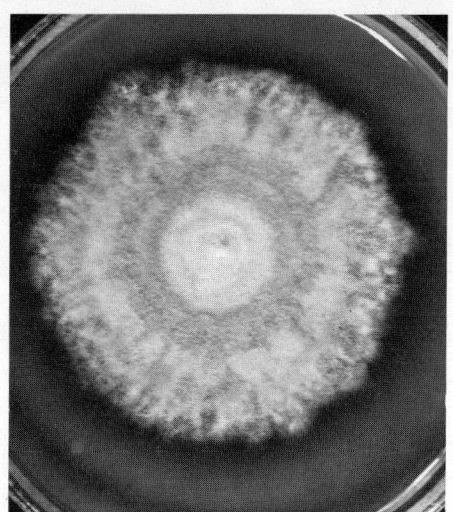

Abb. 23 Reinkultur von Keratinomyces ajelloi mit Pigment, das in den Nährboden diffundiert.

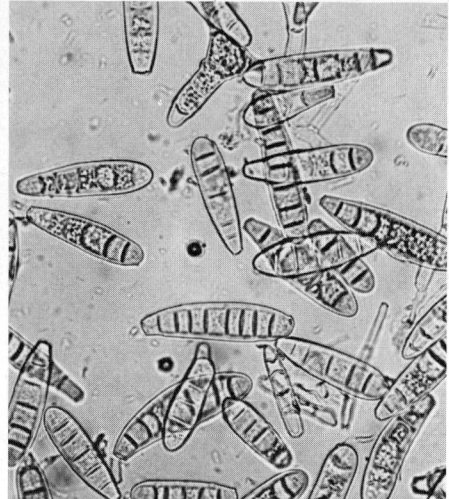

Abb. 24 Glattwandige, mehrfach septierte Makrokonidien von Keratinomyces ajelloi.

Schwachpathogene Dermatophyten im Erdboden

Im Jahre 1952 wurde von VANBREUSEGHEM ein keratinophiler Pilz beschrieben, den er aus Erdboden isoliert hatte.

Zu Ehren des nordamerikanischen Mykologen AJELLO nannte er ihn Keratinomyces ajelloi. Makro- und mikromorphologisch zeigte der Pilz Ähnlichkeiten mit der Dermatophytengattung Trichophyton.

Auf künstlichem Nährboden erwies sich Keratinomyces ajelloi als außerordentlich variabel sowohl hinsichtlich der Oberflächenstruktur als auch der Pigmentierung **(Abb. 23)**. Zwischen gelb, orange, rot, violett und braun gibt es mannigfache Kombinationen. Das Pigment kann in den Nährboden diffundieren.

Keratinomyces ajelloi bildet massenhaft glattwandige Makrokonidien

Sehr charakteristisch für Keratinomyces ajelloi sind mehrfach septierte, glattwandige Makrokonidien. Die Anzahl der Septierungen schwankt zwischen 2—3 und mehr als 12.

Die Form der Makrokonidien ist spindelartig mit abgeplatteten Enden, wie die **Abb. 24** erkennen läßt. Einzelne Spindeln sind etwas gekrümmt. Das körnige Zytoplasma ist ungleichmäßig verteilt. Einige Spindeln erscheinen optisch leer.

Isolierung aus dem Erdboden mittels Haarköder

Will man sich ein Urteil bilden über „Pilznester" im Erdboden, so gibt man in eine sterile Petrischale soviel Erde, daß etwa die Hälfte des Bodens der Petrischale etwa 1 cm hoch bedeckt ist.

Dann legt man ein Büschel abgeschnittener, sterilisierter Menschen- oder Tierhaare lose auf die Erde, und zwar so, daß die Haare auch seitlich von der Erde den Boden der Petrischale berühren.

Sobald diese Haare bewachsen sind, kann man die Petrischale auf den Objekttisch des Mikroskopes stellen und — nach Abnehmen des Deckels — direkt in situ untersuchen.

Keratinomyces ajelloi ist als rasch wachsende kleine Pflanze schon nach etwa 3 Tagen gut erkennbar. In dichten Büscheln entstehen am Luftmyzel die Makrokonidien.

Bei Reihenuntersuchungen in verschiedenen Ländern ergab sich, daß Keratinomyces ajelloi in kultiviertem wie nicht kultiviertem Erdboden sehr häufig anzutreffen ist.

Pilzdiagnostik   14
Hans Rieth

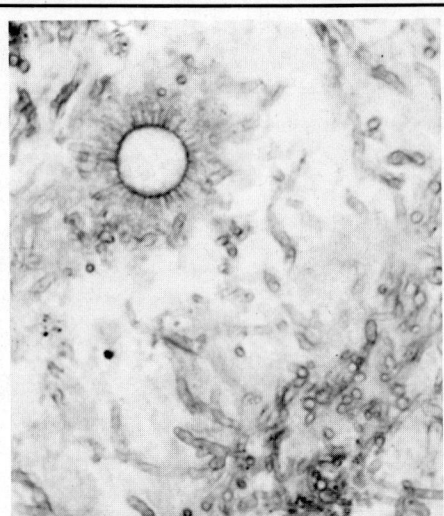

Abb. 25 Angeschnittenes Aspergillusköpfchen mit Strahlenkranz aus Sterigmen in einem Lungenschnitt.

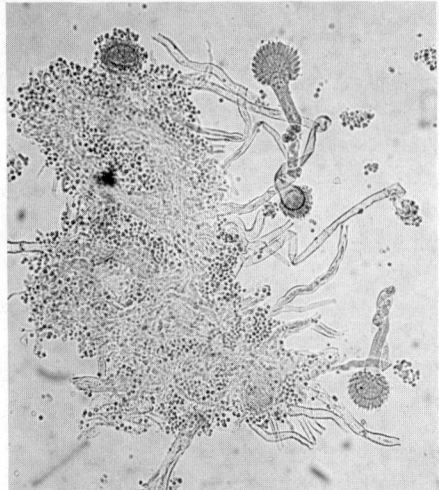

Abb. 26 Mehrere Aspergillusköpfchen sowie Pilzfäden und Konidienhaufen im Bronchialsekret (Nativpräparat).

Schimmelpilzinfektionen des Respirationstraktes

Am häufigsten sind die Infektionen durch verschiedene Arten der Gattung Aspergillus, insbesondere durch Aspergillus fumigatus, seltener durch A. nidulans, A. amstelodami u. a., gelegentlich auch durch A. flavus, der imstande sein kann, die höchstgefährlichen carcinogenen Aflatoxine zu erzeugen.

Pilzarten, die bei 37°C nicht gedeihen, kommen als Erreger von Lungenmykosen nicht in Betracht; deshalb kann zur Abklärung der Apathogenität eine Bebrütung bei 37°C empfohlen werden. Dies gilt für den Pilzbefall aller inneren Organe, nicht jedoch für kühlere Haut und Nägel.

Lungenmycetom durch Aspergillus fumigatus

Tumorartige Gebilde, die von Pilzelementen durchwachsen sind, heißen Mycetome.

In der Lunge treten sie meist zunächst in vorgebildeten Hohlräumen auf, insbesondere nach vorausgegangener Tuberkulose. In den Kavernen kann es dann zur Ausbildung eines regelrechten „Pilzballes" kommen.

Mycetome durch Aspergillus-Arten werden Aspergillome genannt. Haupterreger ist Aspergillus fumigatus.

Nachweis von Aspergillusköpfchen im Lungenschnitt

Zufällig kann Lungengewebe so geschnitten werden, daß ein Aspergillusköpfchen getroffen wird, wie die **Abb. 25** erkennen läßt.

Zur Entstehung dieser Köpfchen wird viel Sauerstoff benötigt, es muß sich Luftmycel entwickeln können; ist dies der Fall, dann handelt es sich mit Sicherheit um **saprophytisches** Pilzwachstum. Voraussetzung hierfür ist abgestorbenes, also nekrotisches Gewebe.

Die Nekrose kann der Ansiedlung des Pilzes vorausgehen oder ihr folgen.

Die Diagnose „Aspergillose" läßt sich aus dem histologischen Präparat nur stellen, wenn mit zweifelsfreier Sicherheit Aspergillusköpfchen sichtbar gemacht wurden.

Werden nur Pilzfäden gefunden, dann können es auch verschiedene andere Pilze sein, sogar Hefen in der Myzelphase.

Nachweis von Aspergillusköpfchen im Bronchialsekret

Flöckchen aus dem Bronchialsekret in 15%iger Kalilauge aufhellen und bei mittelstarker Vergrößerung durchmustern. Siehe **Abb. 26**.

Pilzdiagnostik

Hans Rieth

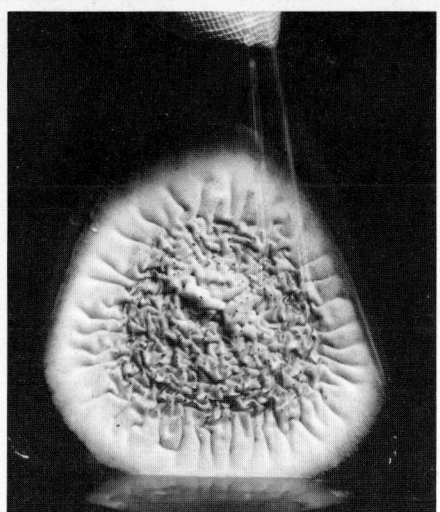

Abb. 27 Reinkultur des Dermatophyten Trichophyton tonsurans var. sulfureum in Erlenmeyer-Kölbchen.

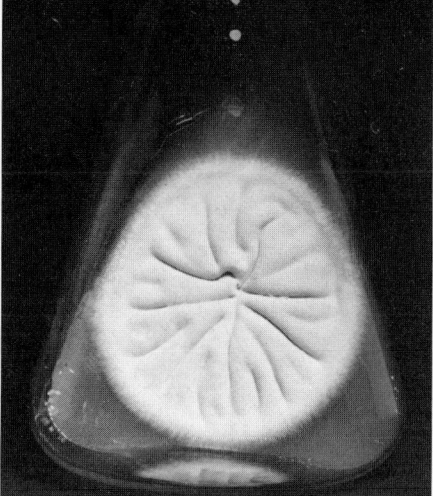

Abb. 28 Reinkultur des Dermatophyten Mikrosporum canis in Erlenmeyer-Kölbchen.

Aufbau und Bedeutung einer Mykothek

Das große Interesse, das heute den verschiedensten Pilzen als Krankheitserreger entgegengebracht wird, findet seinen Niederschlag u. a. auch darin, daß Pilzsammlungen (Mykotheken) angelegt werden, die in erster Linie wissenschaftlichen Instituten angegliedert sind.

Im Februar 1976 wurde in Lomé (Togo) im Nationalen Hygiene-Institut „Ernst Rodenwaldt" eine Mykothek eingerichtet. Dieses Ereignis wurde in der Öffentlichkeit außerordentlich beachtet, signalisiert es doch einen Wandel in der Anteilnahme der Bevölkerung am Ausbau wissenschaftlicher Einrichtungen.

Die lange Zeit weitverbreitete Auffassung, ein mykologisches Labor sei eine Art Selbstzweck, der abstrakten Forschung verpflichtet, weicht mehr und mehr der Erkenntnis, daß die klinisch gestellte Diagnose auf mykologischem Gebiet mancherlei Unsicherheitsfaktoren aufweist.

Allein schon die sichere Abklärung, ob Pilze an einem Krankheitsbild beteiligt sind oder nicht, läßt sich ohne mikroskopische und kulturelle Untersuchung in vielen Fällen überhaupt nicht herbeiführen.

Pilzdifferenzierung mit Hilfe von Vergleichskulturen

Nur in ganz bestimmten Fällen, z. B. bei Pityriasis versicolor, läßt sich aus dem mikroskopischen Bild des Nativpräparates — ohne kulturelle Untersuchung — die Pilzdiagnose stellen.

Werden die Pilze jedoch gezüchtet, dann ist es trotzdem nicht ganz einfach, Gattung und Art genau zu bestimmen, da es einerseits zahlreiche Verwechslungsmöglichkeiten gibt und andererseits ein und derselbe Pilz in verschiedenen Varianten auftreten kann.

Deshalb braucht man eine Sammlung möglichst variabler Vergleichskulturen, die lebend gehalten und in Abständen von Wochen und Monaten sorgfältig überimpft werden.

Die Aufbewahrung auf Schrägagar in Erlenmeyer-Kölbchen hat sich gut bewährt. Siehe hierzu die **Abb. 27 und 28**.

Die verschiedenen Variationen müßten in mehrfarbigen Abbildungen in einem umfangreichen Atlas in jedem Pilzlabor ständig zur Verfügung stehen, jedoch scheitert ein solcher Wunsch an der Kostenfrage. Eine gut gehaltene Mykothek ist weniger aufwendig und für den Vergleich sogar besser geeignet.

Pilzdiagnostik 16
Hans Rieth

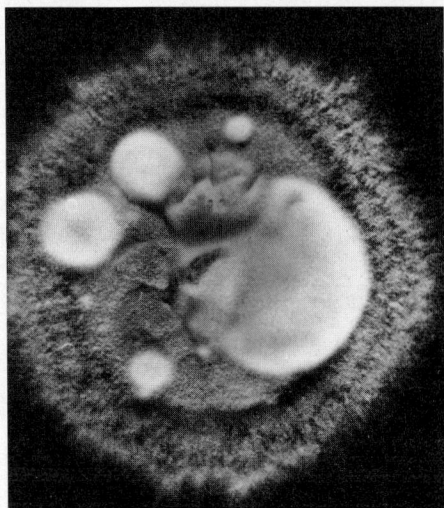 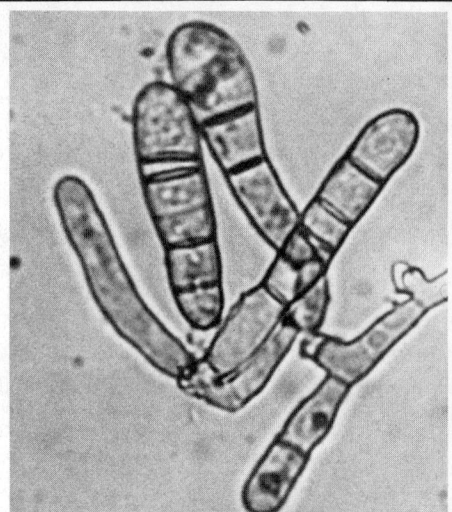

Abb. 29 Reinkultur von Epidermophyton floccosum mit Flöckchenbildung aus pleomorphem Myzel.

Abb. 30 Typische glattwandige, keulenförmige Makrokonidien von Epidermophyton floccosum (Hellfeldaufnahme).

Hauterkrankungen durch den Pilz Epidermophyton floccosum

In Gemeinschaftsunterkünften breitet sich seit einigen Jahren in zunehmendem Maße ein Pilz aus, der zu den Dermatophyten gehört; das sind die Hautpilze im engeren Sinne.

Prinzipiell können zwar alle Hautareale befallen werden, bevorzugt wird jedoch die Haut im Inguinalbereich. Ausgedehnte Erkrankungen erstrecken sich über das Gesäß und einen Teil der Oberschenkel.

Klinisches Bild an den Prädilektionsstellen

In klassischen Fällen sind die Herde randbetont, schuppend, mit deutlicher zentraler Abblassung. Die Randlinie verläuft meist unregelmäßig, unscharf begrenzt.

Atypische klinische Bilder

Einige Stämme von Epidermophyton floccosum können sich in den Haarfollikeln ansiedeln; ein Befall des Haarschaftes ist jedoch bisher nicht beschrieben worden. Follikuläre Mykosen können leicht für Trichophytie gehalten werden. Bei Interdigitalmykose gibt es kein typisches Zeichen für den Befall mit Epidermophyton floccosum.

Nativpräparate klären nicht, um welchen Pilz es sich handelt

Das Auffinden von Pilzfäden entscheidet zwar darüber, daß Pilze im Spiel sind, jedoch sind nur selten weitergehende Aussagen möglich.

Die Identifizierung von Epidermophyton floccosum ist nur kulturell möglich. Die Oberfläche der Kultur ist grünlich-gelb. Typische Kolonien sind nach 1—2 Wochen durch weißflaumige Myzelflöckchen gekennzeichnet **(Abb. 29)**. Wird bei Subkulturen nur von den pleomorphen, weißen Stellen abgeimpft oder wachsen die Kulturen schon in der Primärkultur weißflaumig, dann ist die Erkennung erschwert.

Aussehen der Makrokonidien

Die typische Form der (nur in der saprophytischen Phase gebildeten) Makrokonidien ist keulenförmig; die Wand ist glatt, die Anzahl der Septen beträgt meist 2—4 **(Abb. 30)**.

Keine Bildung von Mikrokonidien

Die Gattung Epidermophyton hat nicht die Fähigkeit, Mikrokonidien zu bilden. Werden bei einem zu identifizierenden Pilz Mikrokonidien gefunden, dann kann es sich nicht um Epidermophyton handeln.

Pilzdiagnostik
Hans Rieth

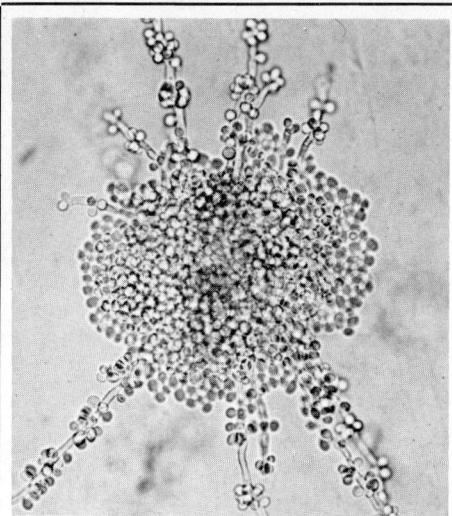

Abb. 31 Mikrokultur von Candida tropicalis mit rundlichen Blastosporen und dünnem Pseudomyzel auf Reisagar.

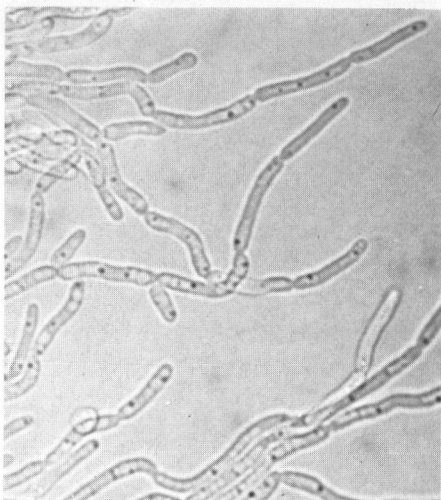

Abb. 32 Mikrokultur von Candida krusei mit grobem Pseudomyzel auf Reisagar.

Differenzierung pathogener und apathogener Hefen

Die Zunahme der Hefemykosen (Levurosen) in den verschiedenen Bereichen der Medizin erfordert selbstverständlich korrekte diagnostische Verfahren.

Das Ausweichen auf oberflächliche diagnostische Mutmaßungen ist zwar aufgrund der fehlenden Ausbildung der Laborkräfte verständlich, aber trotzdem auf die Dauer nicht zu rechtfertigen.

Es muß vielmehr vom Kliniker und vom niedergelassenen Arzt die Forderung auf exakte Labordiagnostik erhoben werden. Der behandelnde Arzt darf erwarten, daß eine Hefe von Fachleuten differenziert wird, damit klargestellt wird, ob es sich um einen Pilz mit pathogenen Fähigkeiten handelt oder nicht.

Mikromorphologie nicht überschätzen!

Da die Ausbildungsstätten — von seltenen Ausnahmen abgesehen — fehlen, wird in dilettantischer Manier autodidaktisch der Versuch gemacht, die Hefen aufgrund ihres Aussehens unter dem Mikroskop, nach Vergleich mit Abbildungen in der Literatur, zu identifizieren.

Dieses Verfahren ist nur bei sehr wenigen Hefen vertretbar, z. B. bei Candida albicans auf Reisagar oder ähnlichem Medium.

Die Mikromorphologie der mehr als 350 bekannten verschiedenen Hefearten ist nicht so charakteristisch, daß ohne Prüfung der physiologischen Eigenschaften eine zuverlässige Identifizierung möglich ist.

Die **Abb. 31** zeigt eine Mikrokultur von Candida tropicalis. Es muß jedoch betont werden, daß auch andere Candidaarten so aussehen können.

In **Abb. 32** ist Candida krusei abgebildet, aber auch hier ist zu sagen, daß die Morphologie allein nicht beweist, daß es sich tatsächlich um diesen Pilz handelt.

Physiologische Kriterien

Die Prüfung der Fermentation und Assimilation ist ein wichtiges Hilfsmittel, um Hefen von einander zu unterscheiden.

Untersucht wird die Zuckervergärung zumindest von Glucose, Galaktose, Saccharose und Laktose, ferner die Assimilation dieser und weiterer Zukker, außerdem die Assimilation von Pepton und Kaliumnitrat. Von Fall zu Fall wird die Untersuchung noch erweitert.

Pilzdiagnostik   18
Hans Rieth

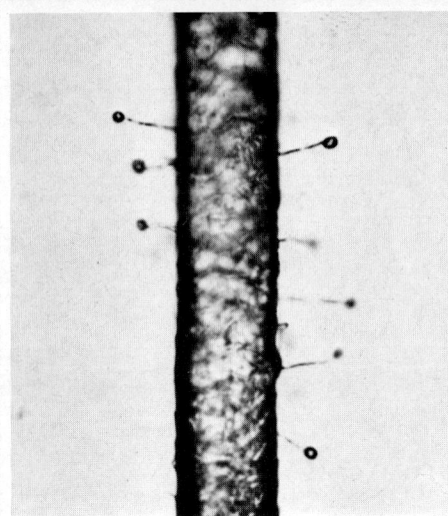

Abb. 33 Cephalosporium acremonium, aus einem Haarschaft herausgewachsen, mit typischen Sporenköpfchen.

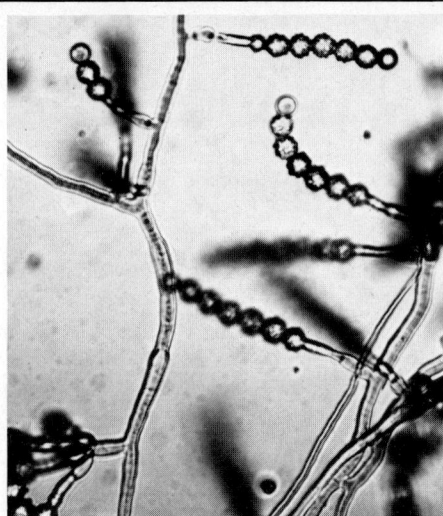

Abb. 34 Mikrokultur von Scopulariopsis brevicaulis mit Ketten von rauhwandigen Konidien.

Keratinophile Schimmelpilze

Die Reservierung des Begriffes „Keratinophilie" (Bevorzugung der Hornsubstanz) für die Pilze der Gattungen Trichophyton, Mikrosporum, Epidermophyton und Keratinomyces — auch als Dermatophyten bezeichnet — hat zu einem weit verbreiteten Mißverständnis geführt:

Es wird angenommen, daß nur die Dermatophyten die Fähigkeit hätten, das Keratin zu befallen. Man könne also — umgekehrt — in der Hornsubstanz nachgewiesene Pilzfäden den Dermatophyten zurechnen und die These aufstellen, Fadenpilze im Keratin seien Dermatophyten.

Dies aber ist nachweislich falsch; denn es gibt auch keratinophile Schimmelpilze sowohl in der Hornsubstanz von Hautschuppen wie auch in Haaren oder Nägeln.

Schimmelpilze im Haarschaft

Mit Hilfe von Haarködern läßt sich leicht nachweisen, welche Pilze in die Haarsubstanz eindringen.

Die **Abb. 33** zeigt den Schimmelpilz Cephalosporium acremonium, der sich im Nagelkeratin als äußerst therapieresistent erweist, in einem Haarschaft.

Schimmelpilze in Nagelsubstanz

In Großzehennägeln wachsen weitaus häufiger, als allgemein bekannt ist, verschiedene Schimmelpilze, entweder allein oder in Gesellschaft mit anderen Pilzen, z. B. mit Dermatophyten. Diese Schimmelpilze sind ausgesprochene „Fadenpilze", d. h. ihr Vegetationskörper ist fadenförmig, er besteht aus Hyphen (Fäden); botanisch spricht man von Hyphomyzeten.

Alle Hyphomyzeten bilden Fäden, aber nicht alle Hyphomyzeten sind Dermatophyten. Unter Tausenden von Fadenpilzarten gibt es nur ein paar Dutzend Dermatophytenarten.

Dieses Wissen ist in der medizinischen Pilzdiagnostik von entscheidender Bedeutung, um Fehlbestimmungen von Pilzfäden im Nativpräparat zu vermeiden.

An den Früchten erkennen

Nagelspäne, die Pilzfäden aufweisen, müssen kulturell untersucht werden, damit die Fäden Gelegenheit erhalten, Früchte zu bilden. An diesen Fruktifikationsformen (geschlechtlichen oder ungeschlechtlichen) sind die Pilze erkennbar.

Die **Abb. 34** zeigt typische rauhwandige Konidienketten von Scopulariopsis brevicaulis.

Pilzdiagnostik

Hans Rieth

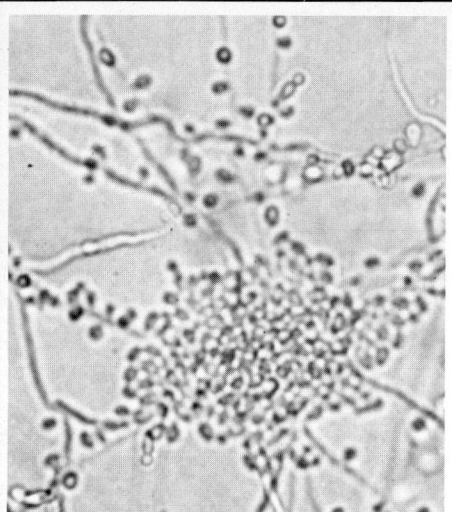

Abb. 35 Mikrokultur von Candida intermedia mit rundlichen Sproßzellen (= Blastosporen) und Pseudomyzel auf Reisagar.

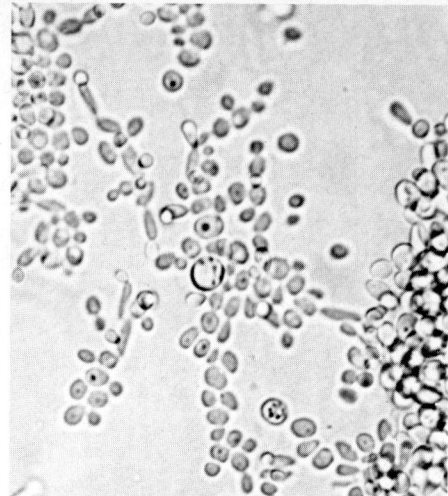

Abb. 36 Mikrokultur von Candida parapsilosis, einem carcinogenen Hefepilz, auf Reisagar. Beginnende Pseudomyzelentwicklung.

Candida albicans ist n i c h t die einzige pathogene Candida-Art

Außer Candida albicans müssen unbedingt auch Candida stellatoidea, C. tropicalis, C. pseudotropicalis, C. intermedia (**Abb. 35**), C. krusei, C. guilliermondii, C. parapsilosis (**Abb. 36**) und einige wenige weitere Arten als pathogen von den nicht pathogenen, aber auch auf der menschlichen Haut und Schleimhaut vorkommenden Hefen abgegrenzt werden.

Nicht pathogen sind z. B. Candida kefyr, die im Kefir vorkommt, oder Candida robusta, die imperfekte Form der Bierhefe.

Braunfärbung auf Nährboden mit Wismutsalzen beweist n i c h t, daß es sich um Candida-Hefen handelt

Es ist eine grobe Irreführung, wenn verbreitet wird, daß es richtig sei, auf Nährboden mit Wismutsalzen braun bis schwarz wachsende Kolonien ohne weitere Prüfung als Candida zu bezeichnen.

Noch fahrlässiger ist die Behauptung, die Braunfärbung auf solchem Agar ermögliche die Diagnose „Candida albicans".

Auch apathogene Hefen und sogar bestimmte Bakterien können in braunen Kolonien wachsen

Die Aussagekraft dieser sog. Selektivnährböden wird durch falsche Interpretation ins Gegenteil verkehrt. Es muß dringend gefordert werden, daß die Hersteller es unterlassen, auf falschen Behauptungen beruhende, dem mykologischen Laien aber durch Einfachheit imponierende Verfahren anzupreisen.

Es sollte genau angegeben werden, welche Organismen, die nicht zur Gattung Candida gehören, ebenfalls braune Kolonien bilden; andernfalls hat der Hersteller die falschen Diagnosen zu verantworten. Dies kann weitreichende juristische und finanzielle Folgen haben.

Haftung für Fehlbehandlung aufgrund billiger, aber falscher Diagnosen

Der ständig wiederholte Hinweis auf die Kostenexplosion im Gesundheitswesen sollte sich auch auf unnötige Behandlungskosten erstrecken, die gerade auf mykologischem Gebiet entstehen können, wenn der Arzt daran gehindert wird, zum Zweck der Diagnoseklärung einwandfreie Pilzkulturen anzulegen.

Pilzdiagnostik
Hans Rieth

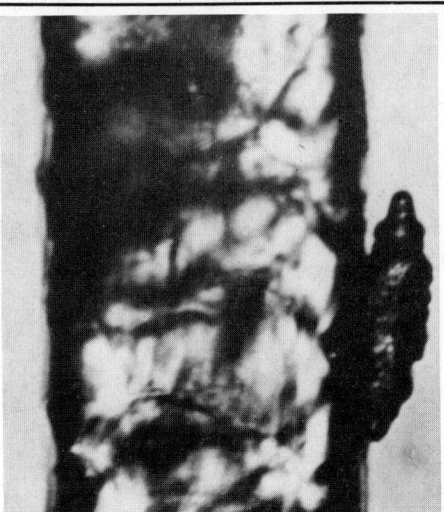

Abb. 37 Makrokonidie von Mikrosporum gypseum an einem Haarschaft (experimentelle Infektion).

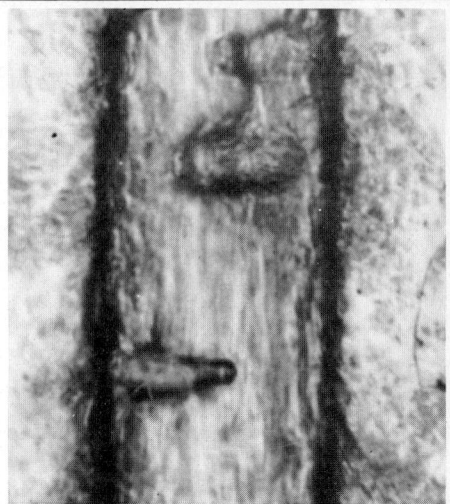

Abb. 38 Perforationszapfen im Haarschaft durch Mikrosporum canis nach experimenteller Infektion.

Mikrosporie breitet sich aus

Zahlreiche Katzen sind mit Mikrosporum canis infiziert, ohne daß zu Beginn der Erkrankung Kahlstellen im Fell zu bemerken sind. Besonders Jungtiere sind befallen.

Auch kleine Hunde erkranken an Mikrosporie. Sie können von Kindern infiziert werden und — umgekehrt — auch Kinder infizieren.

Klinische Frühdiagnose äußerst schwierig

Die Anfangserscheinungen der Infektion sind beim Menschen wie auch beim Tier unauffällig. Oft sind zunächst nur vereinzelte Haarfollikel befallen. Es kann sich dabei um Lanugohaare am Stamm, im Gesicht oder auch an den Extremitäten handeln.

Zeitsparende Diagnostik mit der Woodlichtuntersuchung

Die von Mikrosporum audouinii oder Mikrosporum canis befallenen Haare fluoreszieren grünlich. Unter dem Einfluß dieser Pilze entstehen Stoffwechselprodukte im Haar, die diese typische Fluoreszenz aufweisen.

Innerhalb von Sekunden läßt sich auf diese Weise die Diagnose klären; allerdings muß betont werden, daß nur die Haare fluoreszieren, nicht aber die Hautschuppen.

Die Fluoreszenz darf auch nicht bläulich sein — sonst handelt es sich meist um Textilfusseln. Gelborangefarbene Fluoreszenz rührt von Seifen, Salben, Cremes und dergleichen her.

Von Mikrosporum gypseum befallene Haare fluoreszieren dagegen nicht

Die für Mikrosporum audouinii und Mikrosporum canis so typische grünliche Fluoreszenz tritt bei Infektion durch Mikrosporum gypseum nicht auf. Bleibt die Fluoreszenz also aus, dann kann es trotzdem eine Mikrosporie sein — oder eine Trichophytie, die ebenfalls nicht fluoresziert.

Experimentelle Untersuchungen im Pilzlabor

Die **Abb. 37** zeigt eine ungeschlechtliche Pilzspore (Makrokonidie) von Mikrosporum gypseum an einem Haarschaft. Es dauert — bei mehr als 90% Feuchtigkeit in der umgebenden Luft — etwa 3 Tage, bis die auskeimenden Pilzfäden in das Haar eindringen.

In **Abb. 38** ist ein Haarschaft von Mikrosporum canis befallen.

Pilzdiagnostik 21
Hans Rieth

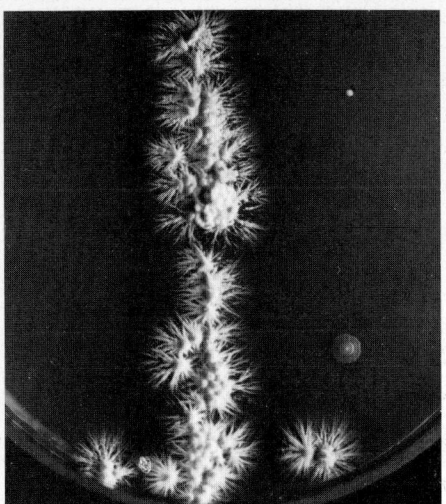

Abb. 39 Typische Primärkultur von Trichophyton soudanense in einer Petrischale auf Kimmig-Agar.

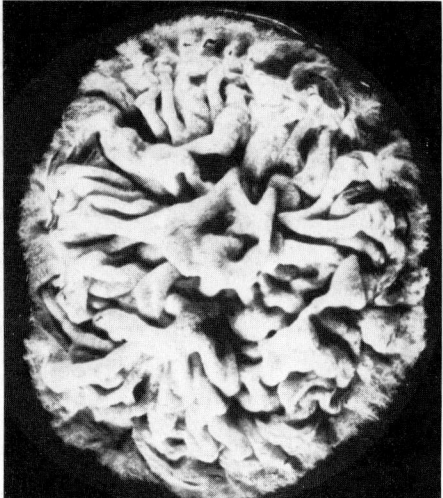

Abb. 40 Subkultur von Trichophyton concentricum, von einem Patienten aus Ostasien isoliert.

Einschleppung von Hautpilzen aus anderen Kontinenten

Der gesteigerte Reiseverkehr trägt auch auf mykologischem Gebiet zum Wandel des Erregerspektrums bei. Aus nahen und fernen Kontinenten lassen sich Hautpilze importieren, die in Europa bislang überhaupt nicht vorkamen.

Die Krankheitsbilder sind mitunter den bekannten Dermatomykosen ähnlich, so daß der Verdacht auf eine exotische Mykose zunächst gar nicht aufkommt.

In anderen Fällen sind die Erscheinungen atypisch, so daß nicht unbedingt der Verdacht begründet erscheint, daß Pilze überhaupt mit im Spiele sind. Die Diagnose wird geklärt, sofern kulturelle Untersuchungen auf Pilze durchgeführt werden.

Identifizierung exotischer Pilze mitunter schwierig

Von einem Routine-Pilzlabor kann man nicht erwarten, daß selten vorkommende Pilze richtig erkannt werden. Immerhin gibt es aber die Möglichkeit, unbekannte Pilze an andere Laboratorien weiterzugeben und um Indentifizierung zu bitten. Gute Dienste leistet das Centraalbureau voor Schimmelcultures, Oosterstraat 1, Baarn, Niederlande.

Trichophyton soudanense, in Zentralafrika weit verbreitet

Dieser 1912 zuerst beschriebene Pilz ist nicht nur im Sudan, sondern auch in Togo, Nigeria, Zaire und anderen afrikanischen Ländern als Erreger vor allem von Kopftrichophytie bekannt, jedoch wird auch die Haut der Extremitäten und des Stammes befallen.

Die Kultur (**Abb. 39**) ist — wenn sie typisch wächst — durch ein eigentümliches Oberflächenbild charakterisiert. In weniger typischen Fällen kann eine Verwechselung mit Trichophyton tonsurans erfolgen.

Trichophyton concentricum, Erreger der Tinea imbricata

Die Tinea imbricata wird auch „tropischer Ringwurm" genannt. Typisch sind dachziegelförmig (imbrex = Dachziegel) gelagerte Hautschuppen am Stamm und an den Extremitäten.

Da die Krankheitserscheinungen nicht zentral abblassen oder abheilen — wie das sonst bei oberflächlichen Dermatomykosen oft der Fall ist —, entstehen konzentrische Ringbildungen, wenn es sich um jahrelang bestehende Fälle handelt.

In noch nicht sehr ausgeprägten Fällen hilft nur die Kultur, diese Krankheit richtig zu erkennen. Das Wachstum ist stark gewulstet (**Abb. 40**).

Pilzdiagnostik 22
Hans Rieth

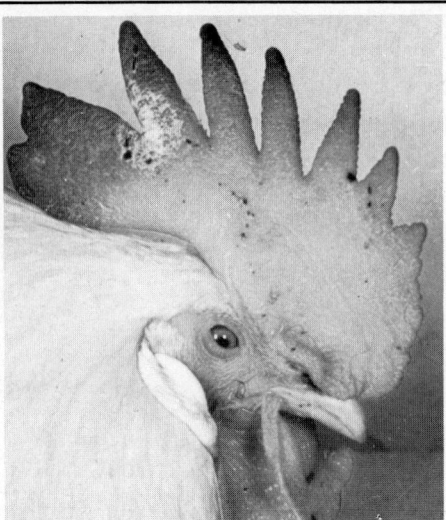

Abb. 41 Hahnenkammdermatophytie durch Trichophyton gallinae bei der Rasse Leghorn. Typischer kreisrunder Herd.

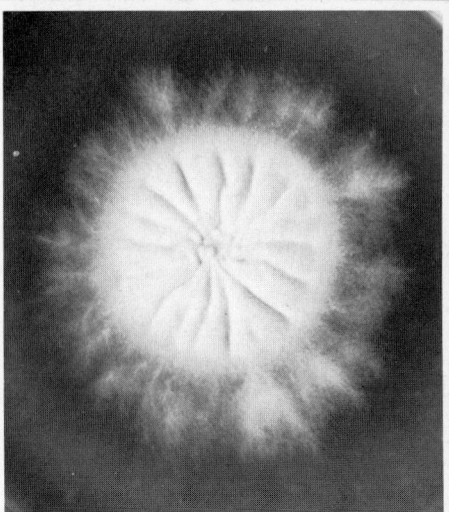

Abb. 42 Reinkultur von Trichophyton gallinae nach Isolierung von einem experimentell infizierten Hahnenkamm.

Pilzkranke Tiere sind ansteckend

Die Überbetonung der Ansteckungsgefahr in Schwimmbädern, Wasch- und Duschräumen hat zu einer Vernachlässigung der Schutzmaßnahmen gegenüber Ansteckungen durch Tiere geführt.

Lange Zeit hindurch hegte man die Hoffnung, Pilze würden sich — ähnlich wie bei manchen Pflanzen — so sehr auf bestimmte Tierarten spezialisieren, daß eine Übertragung auf den Menschen praktisch nicht in Betracht käme.

Heute weiß man, daß diese Hoffnung trog. Immer wieder werden Pilze von Tieren auf den Menschen übertragen; allerdings kommt es auch bisweilen zur umgekehrten Übertragung, nämlich vom Menschen auf ein Tier, eine kleine Katze, einen jungen Hund.

„Hühnerfavus"

Die Bezeichnung „Favus" stammt noch aus einer Zeit, in der man geneigt war, Pilzerkrankungen bei Tieren, die durch Grind charakterisiert waren, Tierfavus zu nennen, insbesondere bei Hunden, Katzen, Hühnern und Mäusen.

Als man erkannte, daß es Pilze der Gattung Trichophyton waren, sprach man von Trichophytie. Die Bezeichnung „Hahnenkammtrichophytie" wurde nicht recht akzeptiert, weil mancher mykologisch weniger Bewanderte meint, bei Trichophytie handele es sich um eine Erkrankung der Haare; die aber hat der Hahnenkamm ja nicht.

„Hahnenkammepidermophytie" andererseits führte zu dem Mißverständnis, der Erreger sei ein Epidermophyton; tatsächlich aber ist er ein Trichophyton.

Deshalb ist nur Hahnenkammdermatophytie korrekt; denn Dermatophyten sind sowohl Trichophyton wie auch Epidermophyton. Die **Abb. 41** zeigt einen von Trichophyton gallinae befallenen Hahnenkamm mit einem kreisrunden Herd, der an der Stelle zwischen den beiden erkrankten Zacken eine sektorförmige Aussparung aufweist.

Die Erkrankung wird gelegentlich auf Geflügelzüchter übertragen. Infolge der verbesserten Stallhygiene ist der „Hühnerfavus" jedoch selten geworden. Trotzdem — oder vielleicht gerade deshalb — muß man in einschlägigen Fällen bei Geflügelzüchtern oder -rupferinnen daran denken und Pilzkulturen anlegen.

Die Reinkultur von Trichophyton gallinae (**Abb. 42**) ist stark radiär gefurcht, von fast weißer Farbe, nur wenig rosa tingiert. Rötliches Pigment diffundiert in den Agar, oft allerdings nur schwach, wenn wenig Glukose im Nährboden ist.

Pilzdiagnostik 23
Hans Rieth

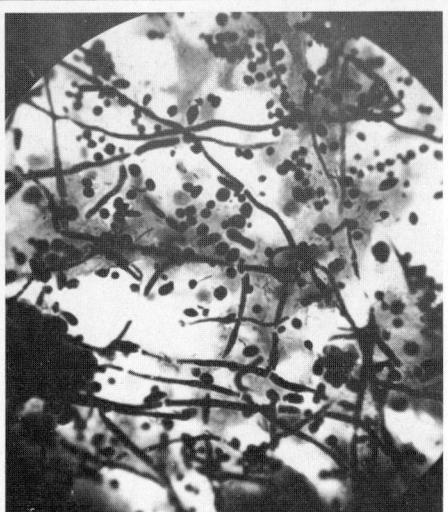

Abb. 43 Nach Gram gefärbtes Vaginalsekret mit Hyphen und Blastosporen von Candida albicans zwischen den Epithelien.

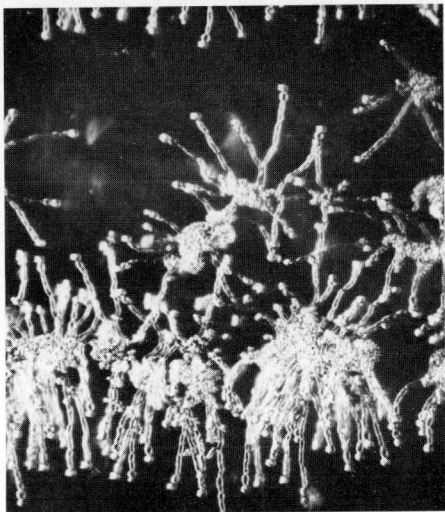

Abb. 44 Mikrokultur von Candida albicans auf Reisagar. Schrägbeleuchtung mit Dunkelfeldeffekt.

Hefediagnostik in der Praxis

Beim Dermatologen, Gynäkologen, Pädiater und Internisten geben die Erkrankungen durch pathogene Hefen immer wieder Rätsel auf.

Die aus alter Zeit überkommenen Vorstellungen vom „nur sekundären" Pilzbefall stehen im krassen Gegensatz zu Todesfällen durch eben diese bagatellisierten Hefen.

Wie bei jeder Infektion sind auch bei Levurosen (Erkrankungen durch Hefepilze) Umweltbedingungen von Bedeutung; darüber gibt es keine Diskussion. Fehlen jedoch die Infektionserreger, z. B. die pathogenen Hefen, dann bleiben die Mykosen aus — trotz aller sonst förderlichen Umweltfaktoren.

Deshalb richtet sich das Augenmerk richtig informierter Ärzte auf den Nachweis und die Erkennung pathogener Pilze und deren Beseitigung.

Mikroskopische Untersuchung

Vaginalsekret (**Abb. 43**), Sputum, Magensaft, Urin, Liquor und seröse Flüssigkeiten werden direkt oder nach Zentrifugieren unter sterilen Bedingungen auf dem Objektträger mit etwas Kalilauge ausgestrichen und nach Auflegen eines Deckglases ungefärbt untersucht.

Auch Färbungen, mit Methylenblau, nach Gram oder auf andere Weise, werden praktiziert; ihre Ausbeute ist aber im allgemeinen nicht besser als die des ungefärbten Kalilaugenpräparates.

Gebrauchsfertige Nährböden

Da die mikroskopische Untersuchung einerseits in einer zu großen Anzahl von Fällen keine zuverlässige Aussage erlaubt, muß zumindest bei negativen mikroskopischen Befunden eine Pilzkultur angelegt werden.

Andererseits erlaubt das mikroskopische Bild auch keine Unterscheidung zwischen den verschiedenen Hefegattungen, wie z. B. Candida, Torulopsis, Rhodotorula, Saccharomyces, Hansenula usw., ja nicht einmal innerhalb ein und derselben Gattung.

Es ist unmöglich, rein mikroskopisch pathogene und apathogene Hefen auseinanderzuhalten, also z. B. zwischen Candida pseudotropicalis und Candida kefyr zu unterscheiden.

Candida albicans, einer der Soorerreger, läßt sich sehr gut auf verschiedenen Spezialnährböden sicher erkennen, z. B. auf Reisagar. Die endständigen Chlamydosporen sind sehr charakteristisch (**Abb. 44**).

Pilzdiagnostik

Hans Rieth

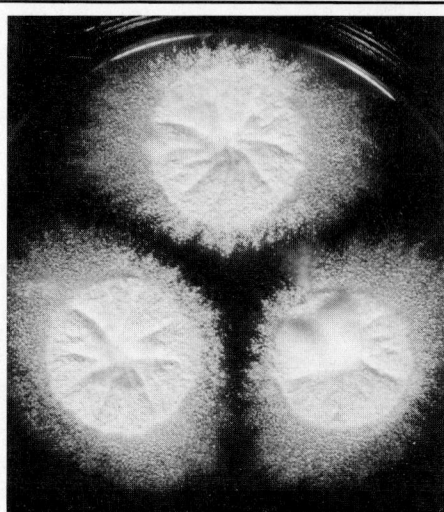

Abb. 45 Drillingskultur von Trichophyton quinckeanum, von einer weißen Maus isoliert, auf Glucose-Pepton-Agar.

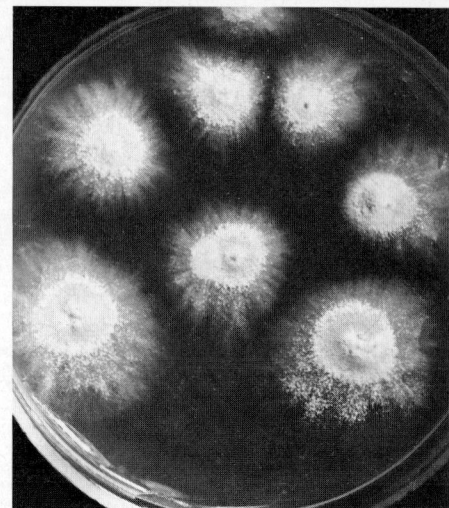

Abb. 46 Primärkulturen von Trichophyton quinckeanum, von einem Kaninchen isoliert, auf Glucose-Pepton-Agar.

Kultivierung und Erkennung des Mäusefavus-Erregers

Die zunehmende Verbreitung der diagnostischen Verwendung von Pilzkulturen hat bereits zu der Forderung geführt, nicht nur **D** (= Dermatophyten), **H** (= Hefen) und **S** (= Schimmel und sonstige Pilze) zu unterscheiden, sondern — wenn ohne allzu großen Aufwand möglich — Gattung und Art eines kultivierten Pilzes exakt zu bestimmen.

Das kulturelle Aussehen von Trichophyton quinckeanum, wie der Erreger des Mäusefavus genannt wurde, hängt einerseits vom Nährboden ab, auf dem der Pilz wächst (**Abb. 45**), andererseits aber auch von dem Nährstoffvorrat, den er noch in sich trägt und der z. B. aus einem Mäusehaar stammt.

Sehr charakteristisch ist die grobe Granulierung der Oberfläche, die durch eine üppige Bildung ungeschlechtlicher Sporen (Konidien) zustande kommt.

Peripherie und Zentrum der Kolonien sehen ganz verschieden aus, wenn es sich um Primärkulturen handelt; später verwischen sich die Unterschiede.

In der Literatur wird der Erreger des Mäusefavus auch als Trichophyton mentagrophytes var. granulosum oder als Trichophyton mentagrophytes var. quinckeanum bezeichnet (var. bedeutet „variatio"), da einzelne Wuchsformen — besonders in Subkulturen — die Abgrenzung in T. mentagrophytes und T. quinckeanum erschweren oder zuweilen gar unmöglich machen.

Gehäuftes Vorkommen bei Meerschweinchen und Kaninchen

Wenn Nagetiere spontan an einer Dermatomykose erkranken, ist die Wahrscheinlichkeit groß, daß es sich um einen Dermatophyten handelt, meist Trichophyton quinckeanum (**Abb. 46**) oder T. mentagrophytes.

Die Krankheit wird häufig auf Menschen übertragen, besonders auf solche, die in Laboratoriumstierställen arbeiten, oder auf Kinder, die mit den Tieren spielen. Die Tiere brauchen nicht krank auszusehen.

Pilznachweis mittels Bürstenmethode

Mit einer sterilen Zahnbürste wird mehrfach durch das Fell der Tiere gebürstet; anschließend wird die Bürste in einen Pilzagar in einer Petrischale gestippt. Falls Pilzsporen an den Borsten hängen geblieben waren, können sie auf dem Agar auskeimen.

Pilzdiagnostik 25
Hans Rieth

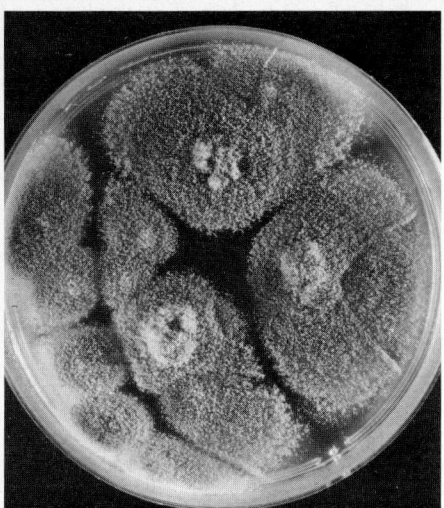

Abb. 47 Reife Kultur von Aspergillus flavus, aus Sputum eines Lungenkranken isoliert, auf Kimmig-Agar.

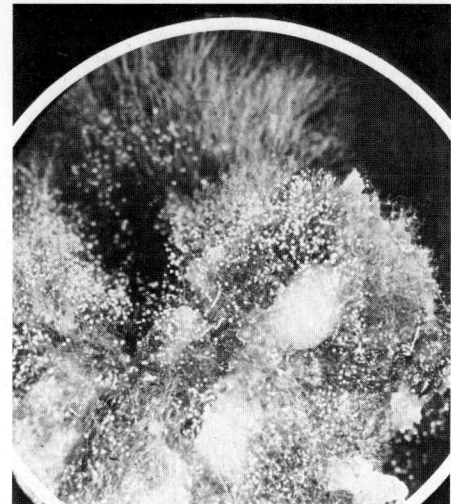

Abb. 48 Junge Kultur von Aspergillus flavus mit gut erkennbaren hellen Köpfchen auf Bratwurstunterlage.

Diagnostik bei Verdacht auf Lungenmykose

Das klinische Bild ist uncharakteristisch. Ausgesprochen pathognomonische Zeichen fehlen.

Im Röntgenbild ist die „Luftsichel" über einem „Pilzball" in einer Kaverne ein sehr wichtiges diagnostisches Zeichen, allerdings nur dann, wenn Schimmelpilze die Erreger sind und in einem Hohlraum wachsen.

Diffuse Schimmelmykosen oder Levurosen (Hefemykosen) der Lunge sind nicht an „Luftsicheln" erkennbar.

Mykologische Untersuchungen von Sputum, Bronchialsekret usw. sind stets erforderlich; sie erfolgen mikroskopisch im Direktpräparat sowie kulturell auf Pilznährböden.

Mykologische Labordiagnostik setzt Ausbildung und Weiterbildung voraus

Autodidaktische Bemühungen mit Hilfe von Text und Abbildungen sind unzulänglich. Ohne praktische Tätigkeit in einem für mykologische Ausbildung geeigneten Labor ist kein Ausbildungsstand zu erreichen, der für verantwortliche Befunderhebung verlangt werden muß.

Giftschimmel im Respirationstrakt

Die **Abb. 47** zeigt einen aus Sputum isolierten Aspergillus flavus. Aus Stämmen dieser Pilzart wird das bekannte Mykotoxin mit der Bezeichnung Aflatoxin B_1 gewonnen. Dieses Gift ist vor allem lebertoxisch. In sehr niedrigen, sog. „subtoxischen" Dosen wirkt es karzinogen.

Pathogene und toxinogene Schimmel in Lebens- und Futtermitteln

Schimmel ist nicht gleich Schimmel. Ähnlich wie bei den Waldpilzen gibt es eßbare und giftige Vertreter. Die Unterscheidung kann für den Laien unmöglich und für den Fachmann schwierig sein.

Zu betonen ist vor allem, daß das Schimmelgift nicht sofort tödlich wirkt. Die krebserzeugenden Eigenschaften wirken sich sowieso erst nach langer Zeit aus.

Giftschimmel wachsen auch auf Lebensmitteln, wie die **Abb. 48** erkennen läßt.

Über Futtermittel gelangt Pilzgift in Tiere und Tierprodukte. Dies soll nach einem neuen Gesetz weitgehend verhindert werden.

Mykosentherapie

Hans Rieth

Die Therapie der Mykosen gibt noch immer manches Rätsel auf. Trotz der Entwicklung zahlreicher fungistatischer und fungizider Substanzen nehmen die verschiedensten Mykosen sowohl relativ wie auch absolut immer noch zu.

Dieser unbefriedigende Zustand hat eine ganze Reihe von Gründen. Unkenntnis und falsche Vorstellung, allzu hochgespannte Erwartungen und Nachlässigkeit, bei langdauernder Behandlung sehr hohe Arzneikosten und andere Ursachen wirken sich in ihrer Gesamtheit so negativ aus, daß mancher pilzkranke Patient vor der endgültigen Heilung aufgibt und selbst pilzkranke Ärzte ihre eigene Mykose als eine Art Kavaliersdelikt einstufen und sich mit dem Pilz arrangieren: Der Mensch wird ein bißchen pilzkrank, der Pilz wird ein bißchen menschkrank. Man hängt aneinander.

Neue Hoffnung

Chronischer Pessimismus ist jedoch heute nicht mehr gerechtfertigt. Wer die zur Zeit verfügbaren Antimykotika richtig und **lange genug** bei den tatsächlich pilzkranken Patienten einsetzt, kann mit sehr hohen Heilungsquoten rechnen.

Voraussetzungen für den Therapiebeginn

Die im Altertum schon gängige Mutmaßung, es seien Götter gewesen, die vor die Therapie die Diagnose gesetzt hätten, ist durch nichts belegt.

Geht man bei der Betrachtung diagnostisch-therapeutischer Zusammenhänge um Jahrhunderte zurück, dann ist sehr schnell klar, wie kurz die Zeitspanne erst ist, seitdem sichere Diagnosen der Therapie vorausgehen. Rationales, naturwissenschaftlich begründetes Handeln und Behandeln beginnt sich mehr und mehr durchzusetzen; sehr groß sind aber immer noch die Bezirke, in denen die Therapie beginnt, bevor die Diagnose gesichert ist. Um der Form Genüge zu tun, wird die Diagnose „angenommen", mit einer mehr oder weniger großen Wahrscheinlichkeit, aber oft ohne die erforderliche Bestätigung.

Der Entschluß, eine Mykose „anzunehmen", ist leicht gefaßt, wenn Krankheitserscheinungen, die in das Bild passen, vorhanden sind. In der Praxis ist dies die häufigste Voraussetzung für den Therapiebeginn. „Angenommene", aber nicht bestätigte Diagnosen lassen sich im Verlauf der Therapie korrigieren, wenn die Heilung ausbleibt oder Zweifel auftreten.

Pilznachweis

Eine bessere Voraussetzung für den Beginn der Behandlung ist der **Pilznachweis**. Es kann jedoch große Schwierigkeiten machen, nachzuweisen, daß der gezüchtete Pilz tatsächlich der Erreger der in Frage stehenden Krankheitserscheinungen ist. Immerhin aber kann als gesichert angesehen werden, daß es keine physiologische Pilzflora der gesunden und gepflegten Haut gibt. Eine Beseitigung nachgewiesener Pilze ist in jedem Falle gerechtfertigt. Waren es nur Schmutzschmarotzer ohne pathologische Bedeutung, dann verschwinden sie bei gründlicher Reinigung. Gelingt das nicht, dann muß eine angemessene Therapie einsetzen.

Therapie nach ätiologischen Gesichtspunkten

Am bekanntesten ist die Tatsache, daß das innerlich einzunehmende Griseofulvin (Fulcin® S, Likuden® M) nur dann helfen kann, wenn es sich um eine Mykose durch Dermatophyten handelt. Der sichere Nachweis von Dermatophyten — das sind Pilze der Gattungen Trichophyton, Mikrosporum, Epidermophyton und Keratinomyces — ist unabdingbare Voraussetzung für eine Griseofulvintherapie.

Liegt eine Mischinfektion vor (z. B. Dermatophyten + Hefen oder Dermatophyten + Bakterien oder Dermatophyten + Schimmelpilze usw.), dann kann zwar eine Besserung eintreten, weil die Dermatophyten daran gehindert werden, in nachwachsendes, griseofulvinhaltiges Keratin einzudringen, die anderen Keime können aber, wenn sie sich weitervermehren, alles Erreichte wieder zunichte machen oder jede Besserung verhindern.

Mykosentherapie 2
Hans Rieth

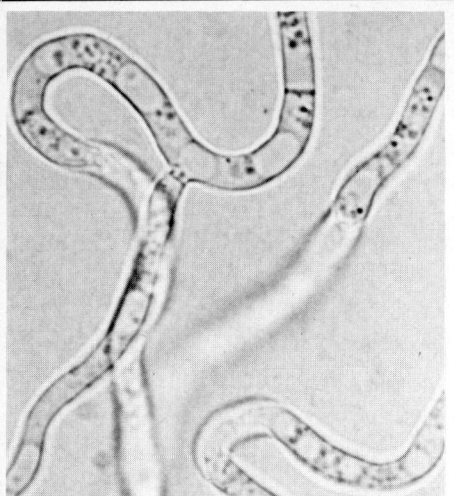

Abb. 1 „Curling effect" durch Griseofulvin. Die Pilzfäden wachsen in Kurven.

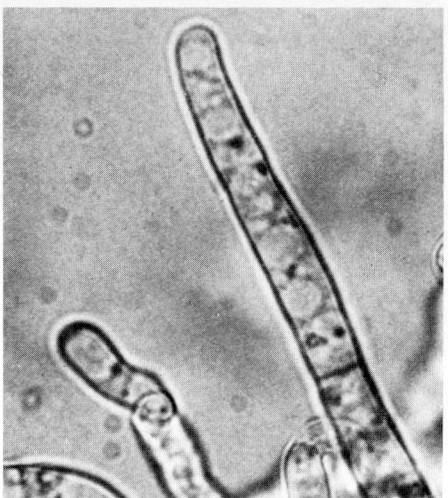

Abb. 2 Links griseofulvinempfindlicher, rechts griseofulvinunempfindlicher Pilzfaden am selben Myzel.

Die Griseofulvinbehandlung der Dermatophytien

Griseofulvin ist ein aus dem Schimmelpilz Penicillium griseofulvum und verwandten Arten isoliertes und gegen Dermatophyten wirksames Antibiotikum.

Im Handel ist Griseofulvin unter den Bezeichnungen Fulcin® S und Likuden® M. Routinemäßig wird bei Erwachsenen (mit einem Körpergewicht von etwa 70 kg) pro Tag 1/2 Gramm Griseofulvin gegeben, aufgeteilt in 4 Portionen zu 125 mg. Das sind 4 Tabletten, die auf den Tag gleichmäßig verteilt werden.

Da Griseofulvin fettlöslich ist, wird empfohlen, nicht zu wenig Fett zu essen, wenn Griseofulvin eingenommen wird. Auch reichlich Gemüse ist vorteilhaft.

Indikationen

Unter den humanpathogenen Pilzen sind nur die sogenannten Dermatophyten griseofulvinempfindlich.

In der Praxis bedeutet dies, daß vor jeder Griseofulvinbehandlung durch mykologische Untersuchung einwandfrei festgestellt sein muß, daß **Dermatophyten** die Erreger der betreffenden Krankheitserscheinungen sind, die mit Griseofulvin bekämpft werden sollen.
In Betracht kommen die verschiedenen Arten der Gattungen

Trichophyton
Mikrosporum
Epidermophyton.

Sämtliche Dermatophyten sind griseofulvinempfindlich. Alle zeigen den „Curling-Effekt" **(Abb. 1)**. Infolge der Wellung der Pilzfäden ist das Vordringen der Pilze in die Tiefe verlangsamt, so daß die Möglichkeit gegeben ist, daß Haare und Nägel schneller herauswachsen, als die Pilze hineinwachsen. In diesem Falle kann der befallene Organismus die Pilze loswerden, weil sich durch Griseofulvin das Verhältnis der Wachstumsgeschwindigkeiten umgekehrt hat; die durch Griseofulvin geschädigten Pilze sind aber nicht völlig abgetötet, so daß eine Lokalbehandlung erforderlich ist.

Die Frage nach einer eventuellen Griseofulvinresistenz hat einen sehr interessanten Akzent erhalten, als bekannt wurde, daß nur das vegetative Myzel griseofulvinempfindlich ist. Dieses Myzel dient der Ernährung, es nimmt Griseofulvin mit der Nahrung auf. Das fruktifizierende Myzel dagegen zeigt keinen „Curling-Effekt", ist also „resistent" **(Abb. 2)**. Eine einzige Pilzkolonie ist also sowohl resistent wie auch empfindlich. Dies kann in der Therapie eine Rolle spielen. Gerade in solchen Fällen ist die zusätzliche Lokalbehandlung mit fungiciden Mitteln unentbehrlich.

Mykosentherapie 3
Hans Rieth

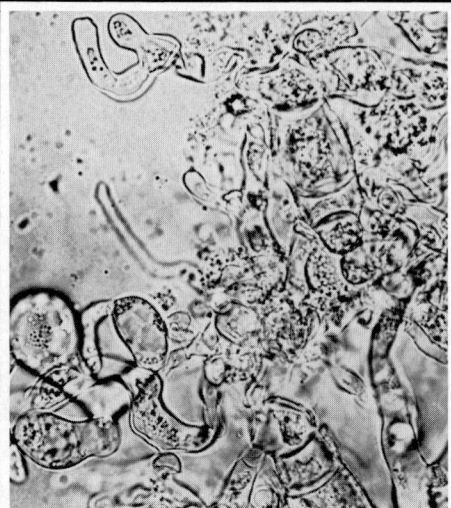

Abb. 3 Blasige Verformung der Keimhyphen von Mikrosporum gypseum durch 10γ/ml Griseofulvin im Nährboden

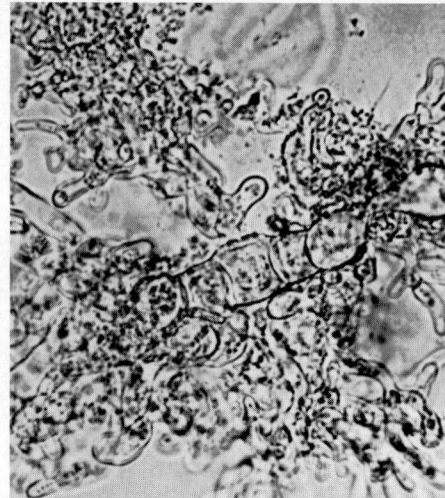

Abb. 4 Überstürzte Bildung von Keimhyphen mit Rupturen bei Mikrosporum gypseum durch 10γ/ml Griseofulvin im Nährboden

Trichophytie

Erkrankungen durch Pilze der Gattung Trichophyton können an verschiedenen Stellen des Körpers auftreten. Der Ätiologie und der Lokalisation entsprechend lauten die Krankheitsbezeichnungen

Trichophytia capitis
Trichophytia corporis usw.

Mikrosporie

Pilze der Gattung Mikrosporum verursachen das Krankheitsbild der Mikrosporie. Die klassische Form betrifft vorwiegend den behaarten Kopf von Kindern. Die viel zahlreicheren atypischen Fälle mit Krankheitsherden auf der lanugobehaarten Haut kommen nicht nur bei Kindern, sondern auch bei Erwachsenen vor. Die Krankheitsbezeichnungen lauten

Microsporia capitis
Microsporia corporis usw.

Epidermophytie

In der Gattung Epidermophyton gibt es nur die Art E. floccosum. Streng genommen müßte das Krankheitsbild der Epidermophytie durch diesen Erreger verursacht sein, z. B. die

Epidermophytia cruris.

Aus historischen Gründen wird jedoch immer noch häufig jede Pilzerkrankung der unbehaarten Haut als Epidermophytie bezeichnet. Die Nichtbeachtung dieser Paradoxie kann zu Fehlurteilen und Mißerfolgen führen.

Keratinomykose

Hierunter versteht man Erkrankungen durch Keratinomyces ajelloi, der im Erdboden häufig vorkommt; da Erkrankungen durch Vertreter dieser Gattung beim Menschen jedoch äußerst selten sind, wird erst später in einem besonderen Kapitel auf Keratinomyces näher eingegangen.

Semifungizide Wirkung von Griseofulvin

Während geringe Griseofulvindosen den „Curling-Effekt" — die Wellung der Pilzfäden — zur Folge haben, verursachen höhere Dosen blasige Auftreibungen der Hyphen (Pilzfäden), Zellwandrupturen mit Ausfließen des granulierten Zellinhaltes **(Abb. 3 und 4).**

Trotz der schweren Schädigung bleibt ein Teil des Pilzes am Leben, so daß — um den Pilz ganz zu töten — die zusätzliche lokale Anwendung eines Antimykotikums erforderlich ist.

Mykosentherapie 4
Hans Rieth

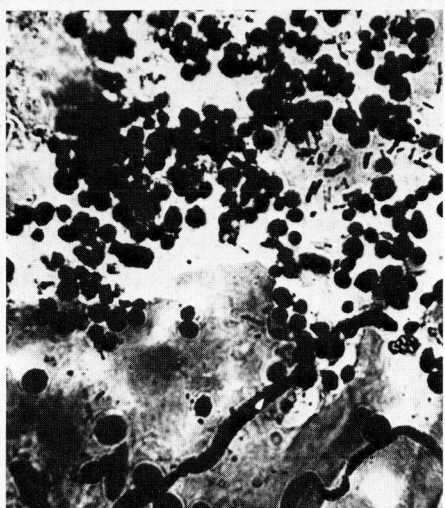

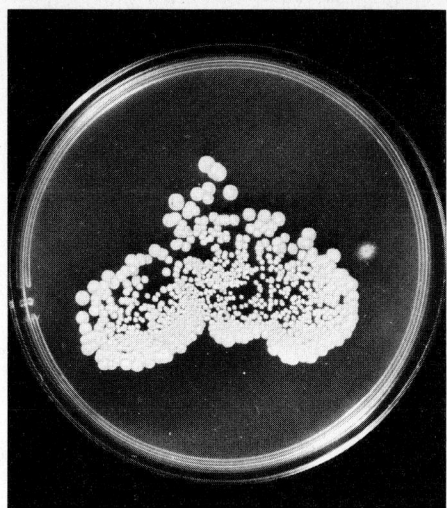

Abb. 5 Gefärbter Ausstrich eines Vaginalsekretes mit Sproßzellen und Fäden von Hefen; daneben auch Döderlein-Stäbchen.

Abb. 6 Typische „Abklatschkultur" von der Glans penis auf Kimmig-Agar mit Penicillin-Streptomycin-Zusatz.

Therapie der Levurosen

Levurosen sind Erkrankungen durch Hefepilze (französisch: Hefe = levure). Diese allgemeine Bezeichnung geht auf das Lateinische zurück und ist in den romanischen Sprachen erhalten geblieben.

Die Überbetonung der durch Candida verursachten Erkrankungen und die Vernachlässigung der Infektionen durch andere Hefen hat zu der grotesken Gepflogenheit geführt, auch Erkrankungen durch Torulopsis ebenfalls Candida-Mykose zu nennen.

Solange es sich dabei nur um Unwissenheit handelt, mag das entschuldbar sein. Aus Angst vor einer Ausweitung des Wissens aber Falsches in Büchern und Zeitschriften beharrlich zu propagieren, ist nicht ein Zugeständnis an die didaktische Vereinfachung, sondern unverantwortliche Irrlehre.

Krankheitsbezeichnungen

Candidose oder Candida-Mykose sind die korrekten Bezeichnungen für Erkrankungen durch Vertreter der Gattung Candida. Die infolge eines (falschen) Analogieschlusses aus Amerika übernommene Bezeichnung Candidiasis ist erwiesenermaßen falsch, denn der Erreger heißt nicht Candidia, sondern Candida.

Im vorigen Jahrhundert hieß Candida albicans noch Monilia albicans, daraus ergab sich der längst obsolete Name Moniliasis; noch früher war Oidium albicans in Gebrauch, wovon sich Oidiomykose ableitete. Wenn nicht immer wieder aus alten Büchern unüberlegt und ohne fachliche Beratung abgeschrieben würde, brauchte man nicht betonen, daß die alten und falschen Namen nur medizin-historisches Interesse haben.

Was ist Soor?

Unter Soor versteht man den durch Pilze verursachten weißlichen, meist schmierigen Belag auf der Schleimhaut oder auch der Haut, der oft durch Candida albicans verursacht ist. Als Erreger kommen aber auch andere Hefen und sogar hefeartige Schimmelpilze in Betracht. Der Pilznachweis erfolgt mikroskopisch und kulturell (**Abb. 5 und 6**).

Antimykotika mit Wirkung gegen Hefen

Es gibt eine ganze Reihe von Antibiotika, die eine hervorragende Wirkung gegen Hefen aufweisen, außerdem aber auch zahlreiche synthetische Verbindungen, die gegen Hefen auf Haut und Schleimhaut eingesetzt werden können.

Die Therapie von Organmykosen und Candida-Sepsis ist noch in den Anfängen der Entwicklung, doch wäre Resignation völlig fehl am Platz.

Mykosentherapie 5
Hans Rieth

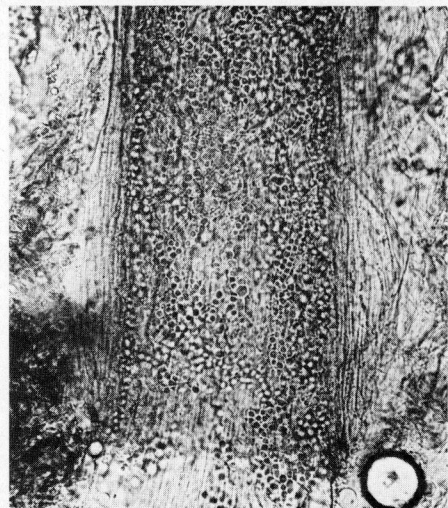

Abb. 7 Haar mit Pilzsporenmanschette von Mikrosporum canis. Rechts unten eine Luftblase in der Kalilauge.

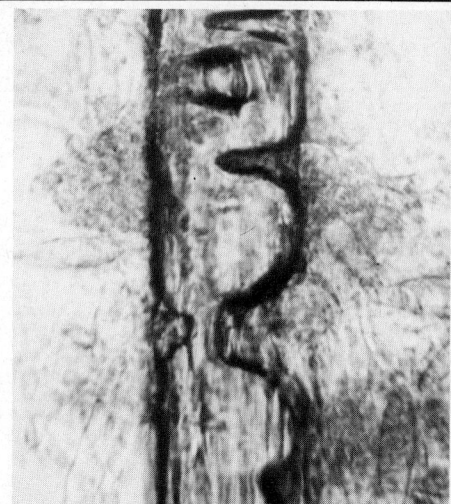

Abb. 8 Saprophytischer Abbau eines Haares durch Perforationszapfen von Mikrosporum canis.

Therapie der Mikrosporie

Die Therapie verfolgt zwei Ziele:
1. Heilung der Erkrankten, 2. Schutz der Umgebung vor den hochinfektiösen Erregern.
Die Behandlung erfolgt in schweren Fällen systemisch und lokal, in leichten Fällen nur lokal.

Orale (systemische) Behandlung

Für die systemische Behandlung steht Griseofulvin (Fulcin S, Likuden M) zur Verfügung. Die Dosierung richtet sich nach Lebensalter und Körpergewicht. Erwachsene mit durchschnittlichem Körpergewicht erhalten 4mal täglich 1 Tablette zu 125 mg, Kinder 1 bis 3mal täglich 1 Tablette zu 125 mg. Bei schlechter Ansprechbarkeit kann die Dosis auf das Anderthalbfache gesteigert werden. Fett- und gemüsereiche Kost begünstigt die Resorption.
Die Dauer der Behandlung hängt vom Erfolg ab. Nach Abklingen der klinischen Erscheinungen muß noch weiterbehandelt werden, bis mikroskopisch und kulturell keine Pilze mehr nachweisbar sind.

Lokalbehandlung

Da Griseofulvin die Pilze weder in vitro noch in vivo restlos tötet, ist es dringend erforderlich, zusätzlich zur oralen Behandlung sofort auch eine wirksame Lokalbehandlung durchzuführen, und zwar mit Mitteln, die eine totale Wachstumshemmung oder eine Abtötung der Mikrosporum-Pilze zustande bringen.

Um die richtigen Wirkstoffe zu wählen, muß man sich darüber im klaren sein, daß Mikrosporie-Erreger zu den Dermatophyten gehören. In unwissenschaftlicher Manier werden die Dermatophyten bisweilen immer noch mit „Fadenpilzen" gleichgesetzt. Zwar sind Dermatophyten Fadenpilze (Hyphomyzeten), aber zahllose Schimmelpilze und alle Candida-Arten sowie andere fadenbildende Hefen, z. B. Trichosporon, imponieren auch als „Fadenpilze".

Man muß also verlangen, daß der Wirkstoff nachweislich gegen Mikrosporum canis geprüft ist und für gut wirksam befunden wurde. Hinweise hierüber sind bereits in einigen Beipackzetteln und in Präparate-Verzeichnissen zu finden.

Wirksam in vitro bedeutet nicht immer auch wirksam in vivo

In vivo ist die parasitische Form der Pilze in Aktion, die Sporen um das Haar herum (**Abb. 7**) und im Haar müssen abgetötet werden. In vitro (**Abb. 8**) wachsen die Pilze ganz anders und sind meist leichter abzutöten.

Mykosentherapie 6
Hans Rieth

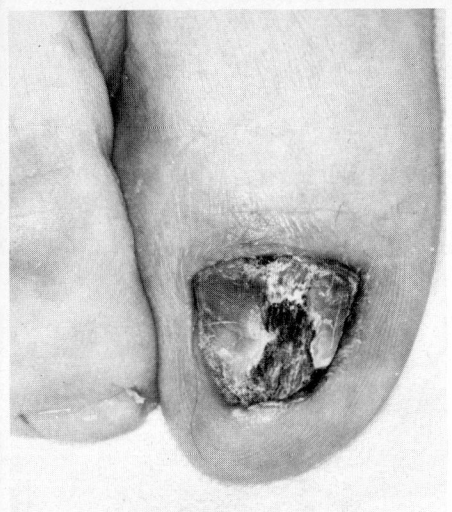

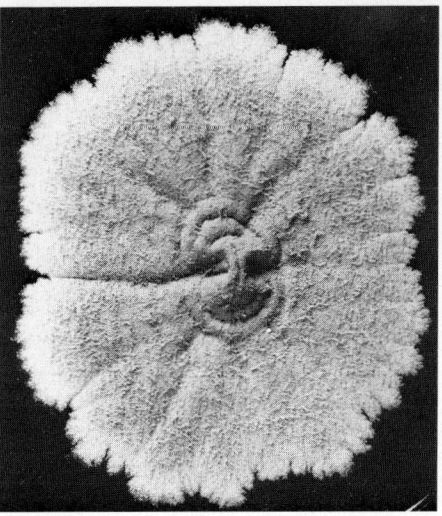

Abb. 9 Onychomykose des Großzehennagels durch den Schimmelpilz Scopulariopsis brevicaulis.

Abb. 10 Scopulariopsis brevicaulis, aus bräunlich verfärbtem Großzehennagel isoliert, auf Glukose-Pepton-Agar.

Behandlung von Schimmelpilz-Infektionen der Haut und ihrer Anhangsgebilde

Ist die Diagnostik soweit geklärt, daß feststeht, daß ein Schimmelpilz eliminiert werden muß, dann gibt es die bekannten zwei Möglichkeiten:

1. Der in der Pilzkultur gewachsene Schimmel hat sich aus Sporen entwickelt, die zufällig auf die Haut, an den Nagel oder ans Haar gelangt sind; dann besteht die Eliminierung in Reinigungsmaßnahmen.

2. Ließen sich die Pilze durch sorgfältige Reinigung nicht entfernen, dann ist ihnen auf jeden Fall eine pathogenetische Bedeutung beizumessen; ob eine primäre oder eine sekundäre, ist im Einzelfall abzuklären. Sekundäre Mykosen sind immer gefährlicher als primäre, da sie ja auf eine andere Krankheit auftreffen, durch die der Patient schon geschädigt ist.

Onychomykosen durch Schimmelpilze

In Großzehennägeln siedeln sich — besonders bei Erwachsenen, weniger bei Kindern — mitunter Pilze der Gattung Scopulariopsis an. Der Nagel wird brüchig, bröckelig und verfärbt sich bräunlich; die Nagelplatte zerfällt mehr und mehr (**Abb. 9**).

Entfernt man die oberflächlichen, schon weitgehend zerstörten Nagelteile und entnimmt aus der Tiefe Material für die Pilzkultur, dann kann man den Erreger in Reinkultur züchten, z. B. Scopulariopsis brevicaulis (**Abb. 10**).

Die Gattung Scopulariopsis ist der Gattung Penicillium nahe verwandt. In älteren Schriften kann man deshalb auch das Synonym Penicillium brevicaule finden.

Der Nachweis in der Tiefe des Gewebes ist auch mikroskopisch möglich, selbstverständlich auch in gefärbten histologischen Schnitten.

Doppelinfektionen

Es kommt auch vor, daß außer Scopulariopsis-Arten ein Trichophyton rubrum oder ein anderer Dermatophyt am Krankheitsgeschehen beteiligt ist. Für die Therapie ist dies natürlich zu berücksichtigen.

Systemische Therapie

Griseofulvin (Fulcin S, Likuden M) wirkt nur gegen Dermatophyten (Trichophyton, Mikrosporum, Epidermophyton), also **nicht** gegen Scopulariopsis brevicaulis. Selbst wenn z. B. Trichophyton rubrum nachgewiesen ist, kann die Heilung ausbleiben, weil zusätzlich ein Schimmelpilz beteiligt war.

Mykosentherapie 7
Hans Rieth

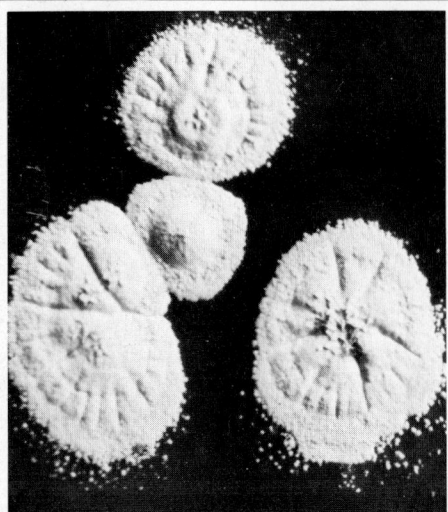

Abb. 11 Chrysosporium pannorum (Synonym: Aleurisma carnis), Schimmelpilz, von weniger Geübten mit Trichophytonarten verwechselt.

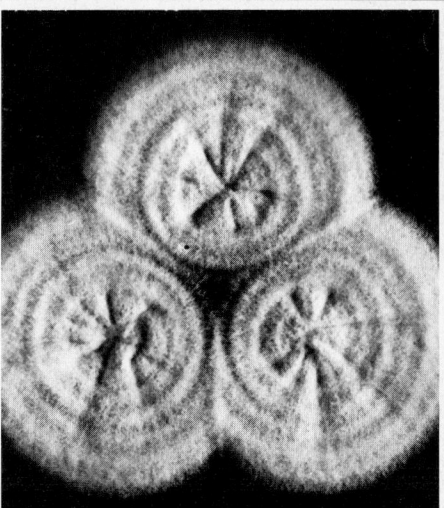

Abb. 12 Drillingskultur von Cephalosporium acremonium, aus einem Hornhautabszeß mit Pilzendophthalmie isolierter Schimmelpilz.

Lokaltherapie der Schimmelpilzinfektionen

Zweckmäßig ist es, eine Reihe von Unterteilungen vorzunehmen, und zwar einerseits nach der Lokalisation — Haut oder Schleimhäute — sowie nach den verschiedenen Erregern: Aspergillus, Scopulariopsis, Cephalosporium, Chrysosporium usw.

In der Praxis hat es sich bewährt, davon auszugehen, daß eine „normale", „physiologische" Schimmelpilzflora der Haut oder der Schleimhäute **nicht** existiert.

Infolgedessen ist es logisch, die Entfernung von Schimmelpilzen in allen Fällen anzustreben, die den Verdacht begründen, diese Pilze könnten eine pathologische Bedeutung haben.

Breitspektrum-Antimykotika

Vorausgesetzt, die nachgewiesenen Schimmelpilze sind tatsächlich die Krankheitserreger in dem betreffenden Falle — oder zumindest Miterreger — dann bieten sich sowohl die neuen, sehr wirksamen Chemotherapeutika an, die ein breites Wirkungsspektrum haben, wie auch einige ältere, schon seit Jahren bewährte; außerdem sind auch einige Antibiotika durchaus in der Lage, Schimmelpilze zu töten.

Chrysosporium pannorum **(Abb. 11)** kann auf der Haut Krankheitserscheinungen hervorrufen, die einer durch Dermatophyten verursachten Mykose ähnlich sehen. Reine Dermatophytenmittel, mit denen Pilze der Gattungen Trichophyton, Mikrosporum und Epidermophyton bekämpft werden, haben keine spezifische Wirkung auf diesen Pilz.

Wirksam sind vor allem Amykon®, Canesten®, Daktar®, Decoderm® trivalent, Dequafungan®, Epi-Monistat®, Exomycol®, Fissafung®, Fungiplex®, Merfen®, Mycatox®, Myco-Jellin®, Onycho-Fissan®, Phebrocon®, Wespuril®.

Unter den Antibiotika ragt Pimafucin® wegen seines breiten Wirkungsspektrums heraus, das außer Dermatophyten und Hefen auch Schimmelpilze umfaßt.

Hornhautabszeß durch Schimmelpilz

Nicht jeder Pilz, der an die Hornhaut des Augapfels oder in den Bindehautsack gelangt, löst Krankheitserscheinungen aus.

Bei Verletzungen jedoch können bestimmte Schimmelpilze, z. B. Cephalosporium acremonium **(Abb. 12),** tief in das Gewebe eindringen, eine Endophthalmie verursachen und das Auge zerstören, so daß es enukleiert werden muß.

Mykosentherapie 8
Hans Rieth

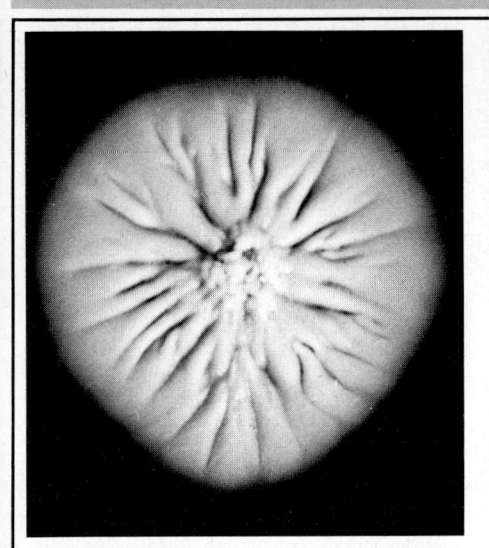

Abb. 13 Reinkultur von Trichosporon cutaneum mit typischer radiärer Furchung und zentraler Wulstbildung.

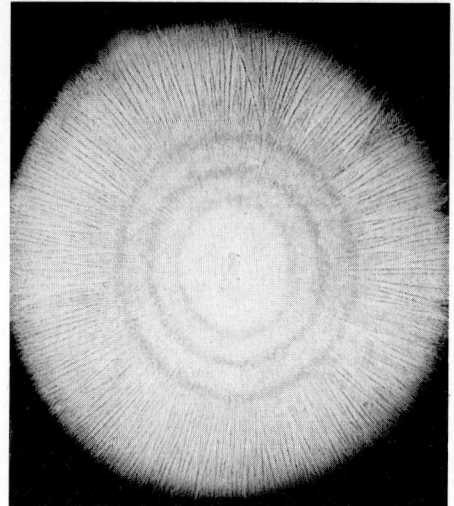

Abb. 14 Reinkultur des hefeähnlichen Schimmelpilzes Geotrichum candidum mit Fältelung und Ringbildung.

Trichosporose

Erkrankungen durch den Hefepilz Trichosporon capitatum betreffen nach den relativ geringen bisherigen Erfahrungen in erster Linie die Schleimhaut des Respirationstraktes.

Da die Gattung Trichosporon einerseits Sproßzellen (Blastosporen) bildet und sich damit als Hefe erweist, andererseits aber auch echtes, septiertes Myzel — das in Arthrosporen zerfällt —, kann das zu Verwechslungen führen.

Die Kultur dagegen ist sehr typisch **(Abb. 13)**, besonders die Mikrokultur, wenn Arthrosporen gebildet werden.

Trichosporon-Arten sind gut nystatinempfindlich (Candio-Hermal®, Moronal®). Auch Pimaricin = Natamycin (Pimafucin®) und Amphotericin B (Ampho-Moronal®) wirken ausgezeichnet.

Bei Befall der Atemwege sind Inhalationen indiziert. Verwendet werden die sterilen Reinsubstanzen in der vom Hersteller vorgeschriebenen Zubereitung. Bei Nystatin und Pimaricin handelt es sich um sterile Suspensionen, bei Amphotericin B infolge Zugabe eines Lösungsvermittlers um eine sterile Lösung.

1—2mal tägliche Inhalationen von 1—2 ml Suspensionen oder Lösung werden innerhalb von je 5—15 Min. nach kurzer Einübungszeit gut vertragen. Die Behandlung wird bis zum Verschwinden der Hefen fortgesetzt; in leichten Fällen kann es sich um 1—2 Wochen handeln, in schweren Fällen entsprechend länger.

Bei Befall der Haut ist die Behandlung mit hefespezifischen Lokaltherapeutika oder mit Breitspektrumantimykotika angezeigt.

Geotrichose

Geotrichum-Arten unterscheiden sich von Trichosporon-Arten dadurch, daß sie keine Sproßzellen bilden, sondern nur Myzel und daraus entsprechende Arthrosporen.

Die Kultur sieht in den ersten Tagen hefeartig aus **(Abb. 14)**, dann bildet sich feines Luftmyzel, bis die Kultur schimmelig aussieht.

Länger andauernde Besiedelung mit Geotrichum candidum oder anderen Geotrichum-Arten ist als pathologisch anzusehen. Betroffen sind am ehesten die Schleimhäute des Respirations- und des Digestionstraktes.

Therapeutisch sind die gleichen Maßnahmen wirksam wie bei Trichosporose, da Geotrichum-Arten auf die gleichen Mittel ansprechen.

Mykosentherapie 9
Hans Rieth

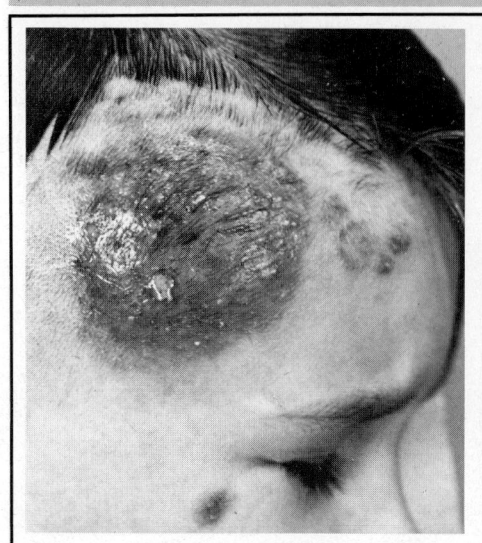

Abb. 15 Tiefe Trichophytie der Schläfengegend eines Jungen mit Streuherden an Stirn und Wange. Erreger: Trichophyton verrucosum.

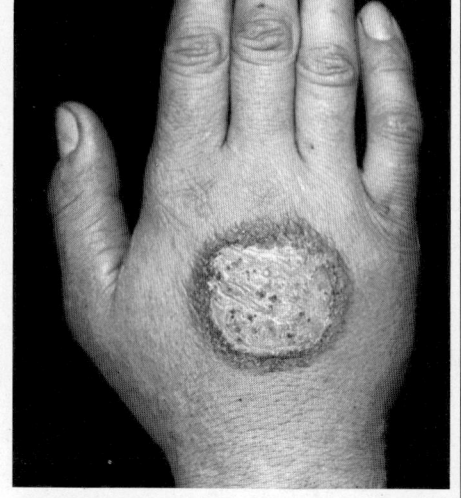

Abb. 16 Tiefe Mikrosporie des rechten Handrückens einer Gärtnerin nach Arbeiten mit Blumenerde. Erreger: Mikrosporum gypseum.

Therapie der von Rindern übertragenen tiefen Trichophytie

Besteht die Erkrankung erst verhältnismäßig kurze Zeit (einige Wochen) und sind erst wenige Haarfollikel befallen, dann ist die Selbstheilungstendenz noch gering. Es ist in diesen Fällen damit zu rechnen, daß trotz der eingeleiteten Behandlungsmaßnahmen ein Fortschreiten des Krankheitsprozesses stattfindet. Dies muß man den Patienten — meist Kindern — und ihren Angehörigen vorsorglich mitteilen.

Die innerliche Behandlung erfolgt nach wie vor mit Griseofulvin (Fulcin® S, Likuden® M), und zwar in einer Dosierung, die vom Körpergewicht abhängt und sich an der Erwachsenendosis von 4mal tgl. 1 Tablette pro 70 kg Körpergewicht orientiert.

Die lokale Behandlung ist aus hygienischen und epidemiologischen Gründen in allen Fällen unbedingt erforderlich.

Dabei ist zu beachten, daß die eingesetzten Mittel auch dermatophytenwirksam sind. Ähnlich wie Griseofulvin wirkt auch Tolnaftat (Tonoftal®) spezifisch gegen Dermatophyten. Die modernen Breitspektrumantimykotika wie Clotrimazol (Canesten®), Dibenzthion (Fungiplex®) und Miconazol (Daktar®, Epi-Monistat®) sind ebenfalls dermatophytenwirksam; gleiches gilt für Dequalinium-Verbindungen, z. B. Dequafungan®.

Liegt die Ansteckung schon viele Monate zurück, dann ist die Immunisierung schon weit fortgeschritten, so daß die Heilungstendenz hoch eingeschätzt werden darf und die Prognose günstig beeinflußt. Siehe hierzu die **Abb. 15.**

Mindestens zweimal pro Tag werden Salbe, Creme oder Lösung aufgetragen, je nach Hautzustand, Verträglichkeit und zur Verfügung stehender Zubereitungsform.

Therapie der aus Erde übertragenen tiefen Mikrosporie

Die durch Mikrosporum gypseum verursachten Mikrosporie-Fälle neigen alle dazu, nach 4 bis 6 Wochen auch ohne medikamentöse Behandlung abzuheilen. Deshalb ist hier die innerliche Therapie mit Griseofulvin nur in Ausnahmefällen erforderlich, nämlich dann, wenn die Heilung nach 6 Wochen keine Fortschritte macht.

Die Erkrankung auf dem Handrücken der Gärtnerin in **Abb. 16** heilte nach reiner Lokalbehandlung.

Für die Prognose sehr wertvoll ist die Kenntnis des Erregers nach Gattung und Art.

Mykosentherapie 10
Hans Rieth

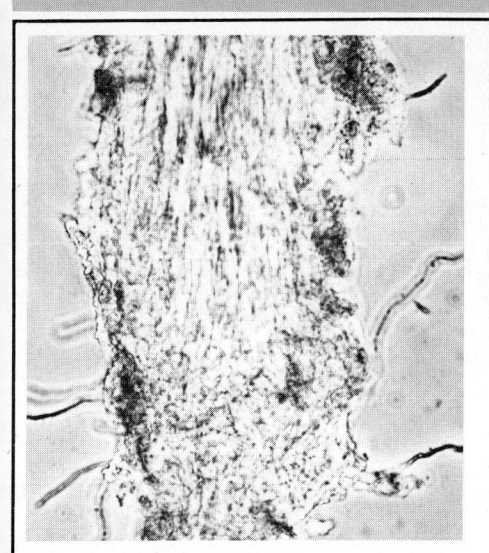

Abb. 17 Von Candida albicans befallenes menschliches Kopfhaar. Nur Fäden sind erkennbar, aber keine Sproßzellen, die an Hefen denken lassen.

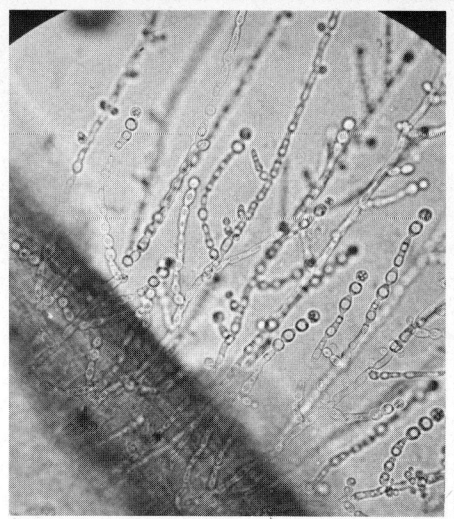

Abb. 18 Von Candida albicans befallenes menschliches Haar auf Reisagar. Zahlreiche Chlamydosporen sind am gut erkennbaren Pseudomyzel entstanden.

Haarcandidose — ein sehr schwieriges therapeutisches Problem

Auf dem Kopf von Soorkindern oder im Bartbereich von Männern mit chronischer Soormykose der Zunge, ferner bei follikulärer Mykose der Unterschenkel (vorwiegend bei Frauen) oder im Gebiet der Schambehaarung kann Candida albicans in den Haarfollikel eindringen und dort echte septierte Fäden bilden.

Es kann sogar vorkommen, daß diese Fäden in das Haar eindringen, und zwar in die äußeren Schichten. Sie werden dann leicht mit Fäden von Dermatophyten verwechselt.

Zieht man ein Haar heraus, bleiben meist einige Fäden am Haarschaft in Wurzelnähe hängen **(Abb. 17)**, denen man nicht ansieht, um was für einen Pilz es sich handelt.

Um keinen für die Therapie folgenschweren Irrtum zu begehen, ist die Kultur eines solchen Haares auf Reisagar zu empfehlen. Innerhalb von 24 bis 48 Stunden bilden sich bei allen Hefen Sproßzellen, bei Candida albicans die typischen Chlamydosporen **(Abb. 18)**.

Alle Candida-albicans-Stämme sind empfindlich gegenüber Amphotericin B, Nystatin und Pimaricin

Wenn die Hefen oberflächlich angesiedelt sind, macht die Behandlung keine Schwierigkeiten. Sitzen die Hefen aber tief im Haarfollikel und ist ein Fadengespinst ums Haar entstanden, bedarf es einer langdauernden gründlichen Therapie, eventuell unter Epilation einzelner Haare.

Auch Breitspektrumantimykotika sind wirksam, wenn sie in den Haarfollikel eindringen

Da die Breitspektrumantimykotika gegen D, H und S wirken, muß nur erreicht werden, daß ein Kontakt zwischen Medikament und Hefepilz stattfindet. Dringen die Mittel nicht in den Haarfollikel ein, dann bleiben lebensfähige Pilze dort als Rezidivquelle erhalten.

Griseofulvin ist bei Candidose völlig unwirksam

Die Verordnung von Griseofulvin (Fulcin® S, Likuden® M) ist bei Candidose nicht indiziert.

Mykosentherapie 11
Hans Rieth

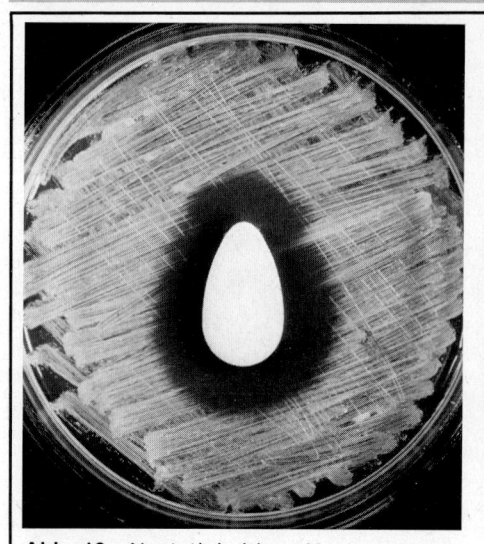

Abb. 19 Nystatinhaltiges Vaginalovulum auf Kimmig-Agar im Hemmhoftest gegenüber Candida albicans.

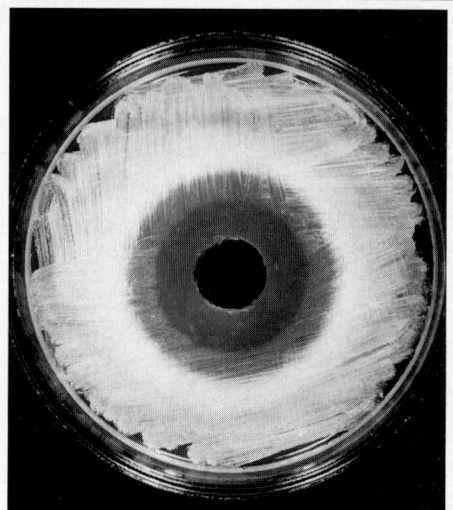

Abb. 20 Nystatin-Suspension, 1 : 1000 verdünnt auf Kimmig-Agar im Lochtest gegenüber Candida albicans.

Empfindlichkeitsprüfung oder Resistenzbestimmungen

Therapieresistente oder ständig rezidivierende Levurosen (Erkrankungen durch Hefepilze) werden in der Praxis häufiger beobachtet als noch vor wenigen Jahren. Gründe dafür gibt es viele. Immer wieder wird gefragt, ob es sich um resistente Stämme handeln könne. Gemeint ist damit eine echte Erregerresistenz, die in vitro getestet werden kann.

Literaturberichte über Resistenzzunahme tun ein übriges, um auch in der ärztlichen Praxis die Frage aktuell werden zu lassen.

Bei vielen Substanzen können als Nährmedium die üblichen festen Nährböden, wie Kimmig-Agar oder Grütz-Agar oder Sabouraud-Glukose-Agar, verwendet werden, um Hemmhöfe gegenüber den Testpilzen sichtbar zu machen **(Abb. 19)**.

Definition von Resistenz nicht eindeutig festgelegt

Entsteht im Test ein gut meßbarer Hemmhof, dann ist klar, daß hier ein gegenüber der Testsubstanz empfindlicher Stamm vorliegt.

Meinungsunterschiede ergeben sich, wenn der Grad der Empfindlichkeit angegeben werden soll, insbesondere, wenn aus der Hemmhofgröße Schlüsse gezogen werden sollen, welches Medikament besser oder schlechter für die Therapie geeignet sei. Hier sollte man große Zurückhaltung üben und am besten nur zwischen empfindlich und unempfindlich unterscheiden. Der Hemmhofdurchmesser ist kein geeigneter Parameter, um die Wirksamkeit verschiedener Substanzen miteinander zu vergleichen.

Antagonistenfreier Nährboden

Bei bestimmten Substanzen, z. B. 5-Flucytosin, kann es vorkommen, daß im Test ein Hemmhof nicht zustande kommt, obwohl es sich um einen empfindlichen Stamm handelt. Der Grund dafür liegt in der Anwesenheit von Antagonisten gegenüber der Prüfsubstanz im Nährboden. Deshalb sind für solche Fälle Spezialnährböden zu verwenden.

Lochtest

Aus dem Agarnährboden wird mit einem Röhrchen ein Loch ausgestanzt, in das mehrere Tropfen der Prüflösung eingebracht werden. Der Teststamm ist kurz zuvor mit Öse oder Spatel auf der Oberfläche möglichst gleichmäßig verteilt worden **(Abb. 20)**.

Bei Hefen wird der Test nach mehreren Tagen abgelesen, je nach Schnellwüchsigkeit der Stämme.

Mykosentherapie 12
Hans Rieth

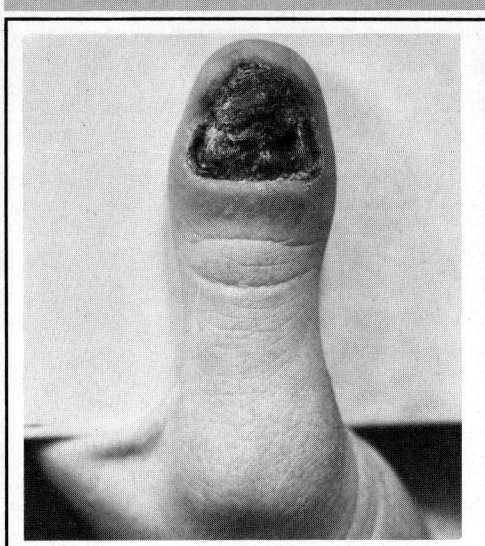

Abb. 21 Von Candida albicans befallene Daumennagelplatte.

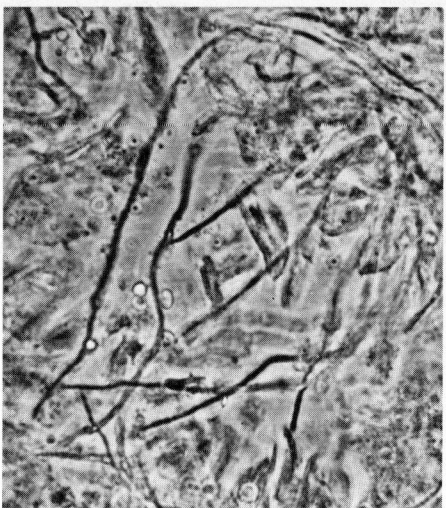

Abb. 22 Echtes Myzel von Candida albicans in der Daumennagelplatte.

Paronychia et Onychomycosis candidosa durch Nagelkauen bei Stomatitis candidosa

Zu den durch Candida albicans an den Nägeln verursachten Krankheitserscheinungen gehört ohne Zweifel in erster Linie und weitaus am häufigsten die Paronychie.

Dem Krankheitsbild sieht man nicht an, ob Hefen allein sich angesiedelt haben oder ob sie mit Staphylokokken vergesellschaftet sind; auch läßt sich mit dem „klinischen Blick" nicht ermitteln, welche Candida-Art ätiologisch beteiligt ist.

Es wäre aber falsch, die Beteiligung der Hefen nur auf die Paronychie zu beschränken und die Nagelplatte prinzipiell den Dermatophyten (und vielleicht noch den Schimmelpilzen) zu überlassen.

Im Einzelfall kann durchaus auch die Nagelplatte von Hefen zerstört werden. Siehe hierzu die **Abb. 21**. Die chronische Infektion wurde in diesem Falle durch ständiges Nagelkauen unterhalten, da eine chronische Stomatitis candidosa bestand.

Therapie

Gleichzeitige Eliminierung der Hefen aus Mundhöhle und Nagel mit hefespezifischen Mitteln.

Dabei ist dem Patienten einzuschärfen, daß zuckerhaltige Nahrungsmittel, insbesondere auch Obst, die Vermehrung der Hefen sehr begünstigen.

Mundspülen mit hefewirksamen Mitteln sowie ständiges Lutschen antimycetischer Pastillen oder Tabletten muß wochenlang durchgeführt werden.

Candida albicans ist Fadenpilz und Sproßpilz zugleich

Immer wieder muß betont werden, daß Candida albicans imstande ist, echte septierte Fäden zu bilden, wie sie in der **Abb. 22** dargestellt sind. Nicht eine einzige Sproßzelle (Blastospore) braucht dabei erkennbar zu sein.

Zur Nomenklatur

Hier und da liest man noch den Ausdruck „blastomycetica", wenn eine Infektion durch Candida damit bezeichnet werden soll.

Der Name Blastomyces hat sich nur für den Erreger der Nordamerikanischen Blastomykose, Blastomyces dermatitidis, erhalten. Ironischerweise ist dies aber ausgerechnet ein Schimmelpilz und keine Hefe. Bei 37°C und im Gewebe hat er lediglich eine Hefephase, sonst wächst er mit Luftmyzel und bildet Konidien.

Die richtige Bezeichnung, die auf Candida Bezug nimmt, lautet „candidosa", während „blastomycetica" Erkrankungen durch Blastomyces vorbehalten ist.

Mykosentherapie 13
Hans Rieth

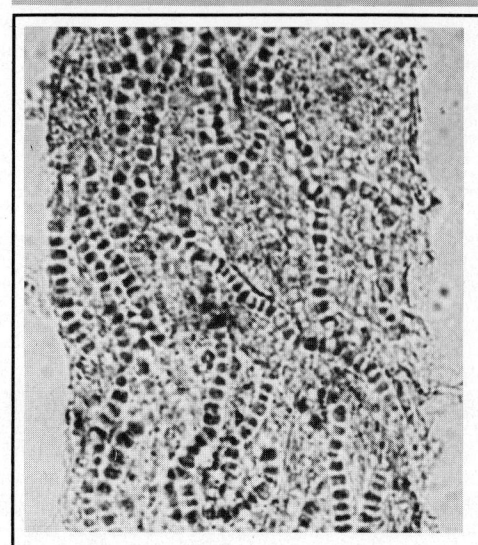

Abb. 23 Pferdehaar mit versporten Pilzfäden von Keratinomyces ajelloi, in 15%iger Kalilauge aufgehellt.

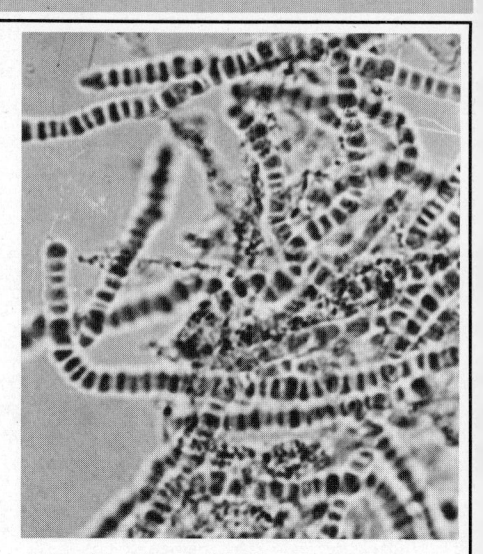

Abb. 24 Hautschuppe vom Pferd, von engseptierten Fäden von Keratinomyces ajelloi durchwachsen.

Keratinomykose durch Keratinomyces ajelloi

Bisher gibt es nur sehr wenige Einzelbeobachtungen über Erkrankungen durch den Keratin verwertenden Bodenpilz Keratinomyces ajelloi.

Der erste Fall, der sich bei kritischer Nachprüfung als echte Dermatomykose erwies (und nicht als Kontamination durch einen Saprophyten), war die Erkrankung eines Pferdes mit typischen Herden einer sogenannten „Scherflechte", wie sie durch Pilze der Gattungen Trichophyton und Mikrosporum verursacht wird.

Das Pferd hatte bereits mehrere Wochen unter den Krankheitserscheinungen sehr gelitten. In dicken Krusten waren die Haare fest eingebacken. Beim Abscheuern der Krusten traten kleine Blutungen auf.

Parasitische Phase des Pilzes im Haar

Sehr auffällig war die sehr enge Septierung der Pilzfäden, die auf der Oberfläche und im Innern des Haares wuchsen. Siehe hierzu die **Abb. 23**.

Auch die ungewöhnliche Länge der relativ dicken Hyphen war nicht zu übersehen.

Ein gleichzeitig von Mikrosporum gypseum infiziertes Pferd wies einen völlig anderen Pilzbefall des Haares auf.

Irgendwelche saprophytischen Fruchtformen (Mikro- und Makrokonidien) waren nirgends zu entdecken, ein Zeichen, daß der Pilz in vivo das Haar befallen hatte und nur die parasitische Wuchsform ausbilden konnte.

Überlange Pilzsporenketten in Hautschuppen

Die **Abb. 24** zeigt das eigenartige Aussehen der parasitischen Phase von Keratinomyces ajelloi in Hautschuppen.

Lange, verzweigte, verschlungene Pilzfäden sind in Gliederstücke zerfallen, die teilweise nicht einmal halb so lang sind wie breit.

Therapiemöglichkeiten

Keratinomyces ajelloi hat gegenüber Griseofulvin etwa eine Empfindlichkeit wie Mikrosporum gypseum, d.h. er ist nur schwach empfindlich.

Auf die neuen und alten Breitspektrumantimykotika spricht er gut an, soweit sich das in vitro beurteilen läßt.

Die wenigen beim Menschen beobachteten Infektionen durch Keratinomyces ajelloi heilten durch Lokalbehandlung.

Mykosentherapie 14
Hans Rieth

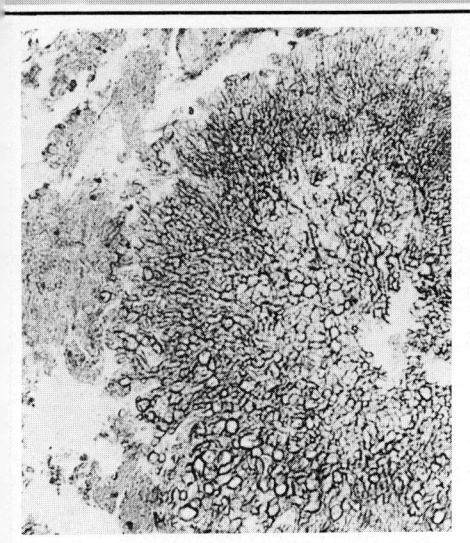

Abb. 25 Schnitt durch ein kleines Lungenaspergillom mit deutlicher Schädigung der Pilzelemente.

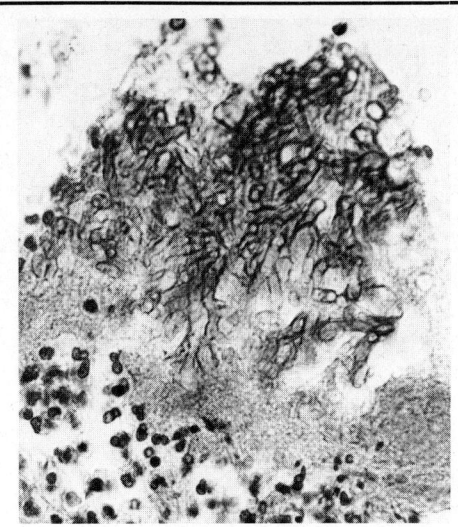

Abb. 26 Verknäuelte Pilzfäden in der Lunge im Randbezirk eines Aspergilloms.

Therapie des Lungenmycetoms

Je nach Gattung und Art der Erreger kann erwogen werden, ob eine medikamentöse Therapie bessere Aussichten bietet als chirurgische Maßnahmen oder ob beide Verfahren in Betracht kommen.

Mycetome durch Hefepilze

Cryptococcome oder Candidome kommen zwar vor, doch ist ihre Diagnose intra vitam ohne Biopsie kaum zu stellen.

Infektionen durch Cryptococcus neoformans gehören therapeutisch zu den schwierigsten Aufgaben. Versuchsweise kommen Amphotericin B, Clotrimazol, Miconazol und Econazol in Betracht.

Bei Infektionen durch Candida albicans oder andere pathogene Candida-Arten sind die Aussichten mit den genannten Antimykotika besser; auch 5-Flucytosin ist hier zu nennen.

Mycetome durch Schimmelpilze

Chirurgisches Vorgehen hat sich hier bis heute am besten bewährt. Bei gut zugänglichen Mycetomen ist in Einzelfällen eine partielle Auflösung der Tumormassen durch Instillation antimycetischer Stoffe gelungen.

Die Chemotherapie mit oral oder parenteral zugeführten Präparaten steckt noch in den Anfängen.

Schwächung und Stärkung der Abwehrmechanismen

Da es sich bei sekundären Mykosen um „Krankheiten bei schon vorher Kranken" handelt, muß alles Verfügbare getan werden, um eine weitere Schwächung der Abwehr zu verhindern, also: Absetzen bestimmter antibakterieller Antibiotika (z. B. Penicillin), Zytostatika, Immunsuppressiva, kritische Verwendung von Kortikosteroiden, Bekämpfung von Grundkrankheiten (z. B. Diabetes) usw.

Eine Diät, die optimale Mengen an Eiweiß, Vitaminen und Mineralien enthält, ist einer kohlenhydrat- und fettreichen Kost bei weitem vorzuziehen.

Roborierende Maßnahmen sind sehr zu empfehlen, da mit einer spezifischen Vernichtung von Pilzelementen durch die körpereigene Abwehr zu rechnen ist.

In den **Abb. 25 und 26** ist deutlich zu erkennen, daß die Pilzelemente geschädigt sind: Blasige Auftreibungen, Vakuolisierung, pathologische Hypersegmentierung und Hyphenrupturen sind vor allem dort nachzuweisen, wo sich die Pilzelemente mit dem noch gesunden Gewebe auseinandersetzen müssen.

Mykosentherapie 15
Hans Rieth

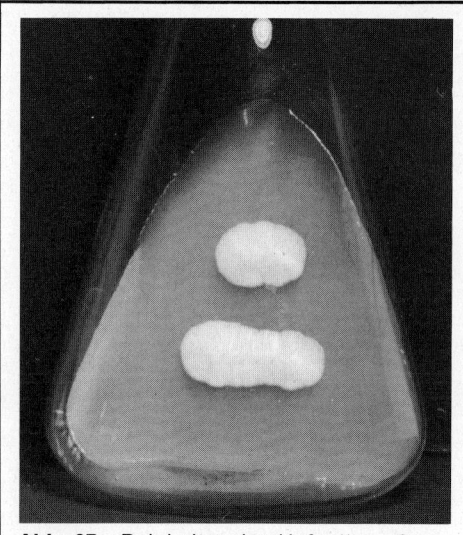

Abb. 27 Reinkultur des Hefepilzes Cryptococcus neoformans in Erlenmeyer-Kölbchen.

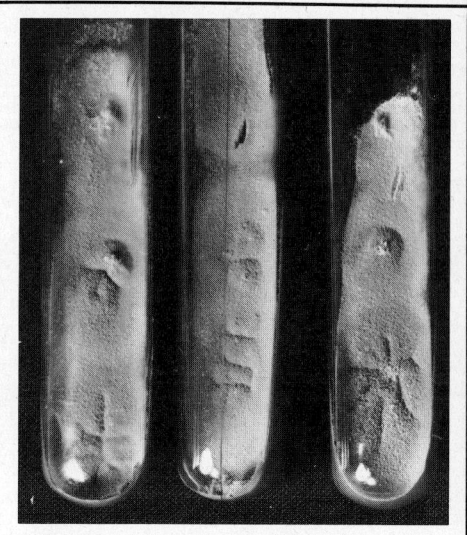

Abb. 28 Reinkulturen des Schimmelpilzes Scopulariopsis brevicaulis in Reagenzröhrchen.

Einteilung nach dem D-H-S-System (Dermatophyten, Hefen, Schimmel- und sonstige Pilze)

Aus therapeutischen Gründen mußte die Gruppe der Dermatophyten, der „Hautpilze" im engeren Sinne, von allen übrigen Pilzen abgegrenzt werden.

Hierzu gehören die Pilze der Gattungen Trichophyton, Mikrosporum, Epidermophyton und Keratinomyces.

Alle Dermatophyten sind griseofulvinempfindlich.

Hefepilze dagegen sind **nicht** griseofulvinempfindlich, auch dann nicht, wenn sie echte Fäden bilden und deshalb mit Dermatophyten verwechselt werden.

Fadenpilz und Dermatophyt ist n i c h t dasselbe

Hefen und Schimmelpilze, die Fäden bilden, sind zwar „Fadenpilze", aber trotzdem keine Dermatophyten. Deshalb sollte die Verwendung von Fadenpilz = Dermatophyt — weil irreführend — aufgegeben werden.

Allerdings ist es nicht möglich, den Irrtum nachträglich aus älteren Büchern auszumerzen. Bei der Übernahme älterer Passagen in neuere Publikationen darf man jedoch Hoffnung haben, daß Auffassungen, die nicht mehr zu halten sind, allmählich verschwinden.

Hefemykothek

Hefepilze sind in einer Pilzsammlung von großem Wert. Jeder, der sich damit beschäftigt, ist überrascht von der Tatsache, daß die Mehrzahl der heute über 350 verschiedenen Hefearten sich morphologisch nur schwer oder gar nicht voneinander abgrenzen läßt. Siehe **Abb. 27**.

Wer Hefen identifizieren will, benötigt dringend zum Vergleich der physiologischen Eigenschaften die häufigsten und wichtigsten Arten.

Die Frage, ob eine Mykothek mit Vergleichskulturen vorhanden ist und auch besichtigt werden kann, erweist sich immer wieder als sehr nützliche „Gretchenfrage", bei der Farbe bekannt werden muß.

Schimmelpilzmykothek

Auch die wichtigsten Schimmelpilze, die als Krankheitserreger vorkommen, gehören in eine Pilzsammlung.

Außer Erlenmeyer-Kölbchen lassen sich auch gut Röhrchen zur Aufbewahrung der Pilzstämme verwenden. Siehe **Abb. 28**.

Mykosentherapie 16
Hans Rieth

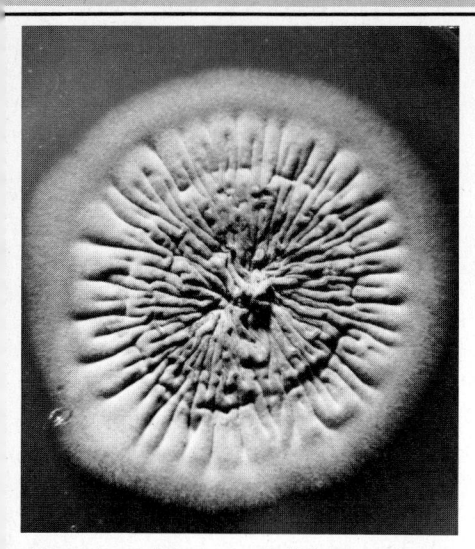

Abb. 29 Reinkultur von Epidermophyton floccosum ohne Flöckchenbildung auf Glukose-Erde-Agar.

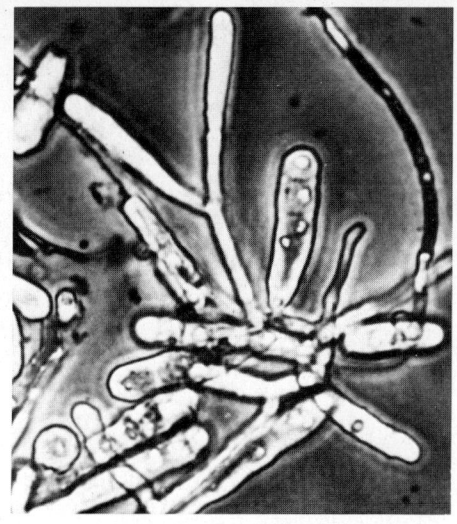

Abb. 30 Büschelförmig gebildete Makrokonidien von Epidermophyton floccosum (Phasenkontrastaufnahme).

Therapie der Dermatomykosen durch Epidermophyton floccosum

Je nach Lokalisation und Ausmaß der Krankheitserscheinungen ist abzuklären, ob eine Lokalbehandlung ausreichen wird oder ob eine innerliche Behandlung mit Griseofulvin (Fulcin®S, Likuden® M) zusätzlich erforderlich ist.

Um die Weiterverbreitung der Pilze zu stoppen, ist die Lokalbehandlung zur Abtötung der Pilze in jedem Falle erforderlich.

Alle Stämme von Epidermophyton floccosum erwiesen sich bei den bisherigen Prüfungen in vitro als gut griseofulvinempfindlich. Trotzdem sind Fälle bekannt geworden, die sich in vivo als resistent gegen die Griseofulvintherapie erwiesen.

Es kann sich hierbei um Resorptionsstörungen oder um Störungen der Ablagerung von Griseofulvin im pilzbefallenen Gewebe handeln.

Variabilität

Die Variabilität im Aussehen der Pilzkulturen — in **Abb. 29** hatten sich nach 6 Wochen noch keine weißen Flöckchen gebildet — ist nicht nur von äußeren Faktoren abhängig, sondern auch von endogenen. Ob die Variabilität auch in vivo eine Rolle spielt und wie man sie erkennen kann, ist noch nicht geklärt.

Variationen bei der Bildung von Makrokonidien wurden bisher nicht beschrieben. Unterschiede im Aussehen können durch das optische System des Mikroskopes oder durch die Aufnahmetechnik bedingt sein. Siehe hierzu die **Abb. 30**.

Dermatophytenmittel und Breitspektrumantimykotika

Speziell gegen alle Dermatophyten (Pilze der Gattungen Epidermophyton, Trichophyton, Mikrosporum und Keratinomyces) wirkt Tolnaftat (Tonoftal®). Ältere Breitspektrumantimykotika, wie z. B. Dibenzthion (Fungiplex®), Dequaliniumderivate (in Amykon®, Dequafungan®, u. a.), Phenylhydrargyri boras (Exomycol®, Merfen®) wirken sämtlich gegen die durch Epidermophyton floccosum hervorgerufenen Dermatomykosen. Gleiches gilt auch für die neueren Breitspektrumantimykotika, wie z. B. Clotrimazol (Canesten®), Miconazol (Daktar®, Epi-Monistat®), Econazol und Isoconazol. Ohne Wirkung gegen Dermatophyten ist 5-Flucytosin (Ancotil®).

Mykosentherapie 17
Hans Rieth

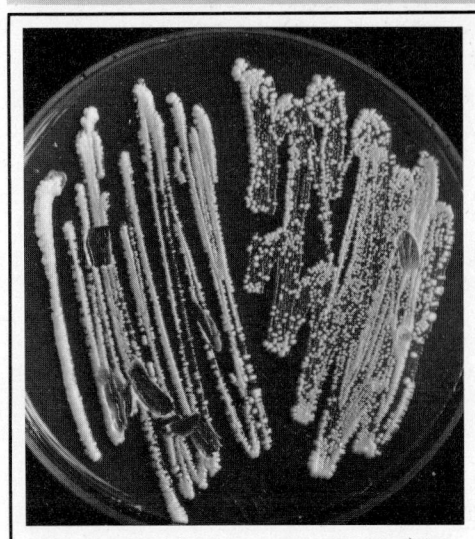

Abb. 31 Stuhlkultur nach Ausstreichen von Faeces mit der Impföse auf Kimmig-Agar.

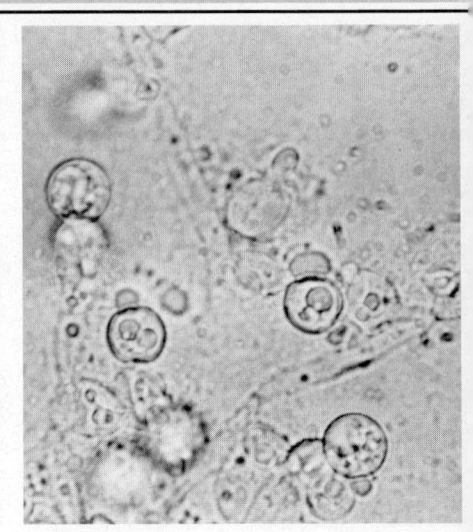

Abb. 32 Zerstörung von Candida albicans — Blastosporen, Pseudomyzel und Chlamydosporen — durch Pimafucin®.

Eliminierung pathogener Hefen aus dem Darm

Da es aus dem Darm heraus außen herum, auch unter Beteiligung von Wäschestücken, immer wieder zu Rezidiven von Mykosen im Vaginalbereich kommen kann, ist die Eliminierung pathogener Hefen aus dem Darm in diesen Fällen indiziert.

Sind Hefen kulturell nachgewiesen (siehe hierzu die **Abb. 31**), dann ist zu überlegen, ob es sich um pathogene oder apathogene Pilze handelt.

Apathogene Hefen harmlos

Es kommt natürlich vor, daß völlig harmlose Hefen als passagere Keime den Verdauungsvorgang überstehen und — noch lebend — in den Faeces ausgeschieden werden. Das ist aber nicht die Regel, vielmehr werden sie, wie andere Nahrung, verdaut.

Nur wenn große Mengen eßbarer Hefen verzehrt werden, z. B. bei einer Weintraubenkur, erscheint mitunter ein Teil dieser Hefen wieder in den Faeces. Sie verschwinden von selbst, wenn die ständige Zufuhr aufhört. Ein natürlicher Standort ist der Darm für Bierhefe oder Weinhefe n i c h t, auch nicht für den heute wieder interessant gewordenen „Kefirpilz", die Candida kefyr.

Kein allgemeiner Antagonismus zwischen Bakterien und Pilzen

Die Verallgemeinerung der Tatsache, daß es einen Antagonismus zwischen ganz bestimmten Organismen gibt, ist falsch, insbesondere auch in der Ausdeutung, die bakterielle Darmflora — vor allem Escherichia coli — biete Schutz gegen Pilze.

Erwiesenermaßen ist das nicht der Fall. Die gefürchtete Vermehrung pathogener Hefen während der Behandlung Schwerkranker mit gewissen antibakteriellen Antibiotika ist das Resultat mehrerer Faktoren, wobei die übliche kohlenhydratreiche Diät (z. B. süße Obstsäfte) bei gleichzeitiger fahrlässiger Gleichgültigkeit gegenüber den schon vorhandenen pathogenen Hefen die Pilzvermehrung enorm fördert.

Pathogene Hefen bei Kranken sofort spezifisch bekämpfen!

Für die orale Behandlung stehen mehrere hochwirksame antimycetische Antibiotika zur Verfügung, insbesondere Nystatin (Candio-Hermal®, Moronal®), Pimaricin = Natamycin (Pimafucin® — siehe **Abb. 32** —) und Amphotericin B (Ampho-Moronal®).

Auch Dequaliniumsalze sind gut wirksam.

Mykosentherapie 18
Hans Rieth

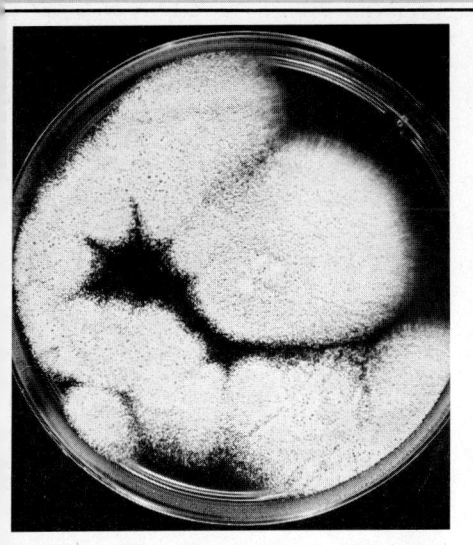

Abb. 33 Reinkultur von Aspergillus flavus mit deutlicher Körnelung der Oberfläche infolge der Köpfchenbildung.

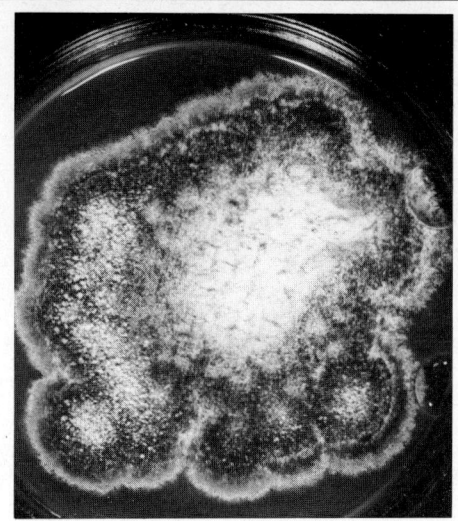

Abb. 34 Reinkultur von Aspergillus amstelodami — grüngelbe Oberfläche — von Marmelade isoliert.

Therapie der Schimmelpilzinfektionen

Von vornherein muß klargestellt sein, daß bei diesen Fadenpilzen Griseofulvin **n i c h t** helfen kann.

Onychomykosen, die durch Fadenpilze aus dem Bereich der Schimmel verursacht oder mitverursacht sind, sprechen auf eine versuchte Griseofulvinbehandlung nicht spezifisch an.

Wird aus Unkenntnis dieser Grundinformation trotzdem Griseofulvin verordnet, sind Regreßforderungen gerechtfertigt. Durch Pilzkulturen läßt sich die Diagnose **v o r** Beginn der Behandlung klären.

Bei Verweigerung der Kostenübernahme für Pilzkulturen trifft den Verweigerer die Schuld für die meist hohen Kosten der Fehlbehandlung.

Antimykotika mit breitem Wirkungsspektrum

Gut wirksam gegen die meisten keratinophilen Schimmelpilze sind die alten und die neuen Breitspektrumantimykotika, also z. B. Dequaliniumsalze, Dibenzthion, Clotrimazol, Miconazol. Auch Amphotericin B, Pimaricin (= Natamycin) und sogar Nystatin können von Fall zu Fall gegen diesen und jenen Schimmelpilz wirksam sein.

Mykosen, Mykoallergosen, Mykotoxikosen

Eine Reihe von Pilzen schadet nicht nur durch Wachstum in Gewebe, sondern auch durch Allergene oder Toxine.

Die **Abb. 33** zeigt eine Reinkultur von Aspergillus flavus, der Nagelmykosen, aber auch Lungenmykosen verursachen kann. Dieser Pilz erzeugt mindestens 8 verschiedene Aflatoxine, unter denen das Aflatoxin B_1 in subtoxischer Dosis ein gefährliches Cancerogen darstellt.

Infektion durch verschimmelte Nahrung

Mykotoxin bildende Schimmelpilze können auf zahlreichen Lebens- und Futtermitteln gut gedeihen und dort Gift bilden.

Aber nicht nur die toxische Wirkung ist von Bedeutung. Dieselben Pilze, z. B. Aspergillus amstelodami — **Abb. 34** — können auf der Haut, in Nägeln oder in inneren Organen Mykosen verursachen.

Schimmelpilzinfektionen sind meist sekundär, d. h. schon vorher Kranke werden infiziert. Die Prognose ist deshalb ungünstiger als bei primären Mykosen.

Mykosentherapie 19
Hans Rieth

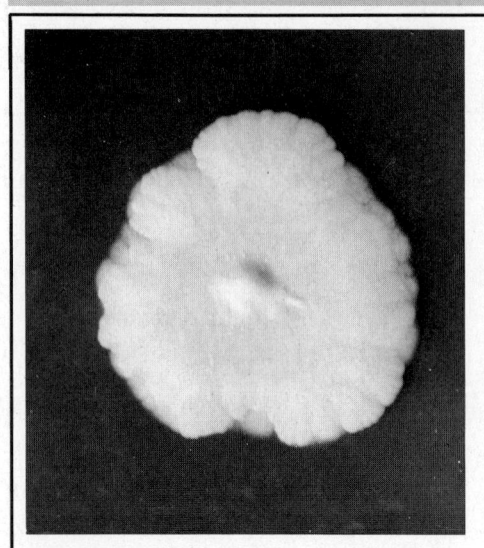

Abb. 35 Makrokultur von Candida krusei mit (nicht typischer) Knopfbildung im Zentrum und Randfurchung.

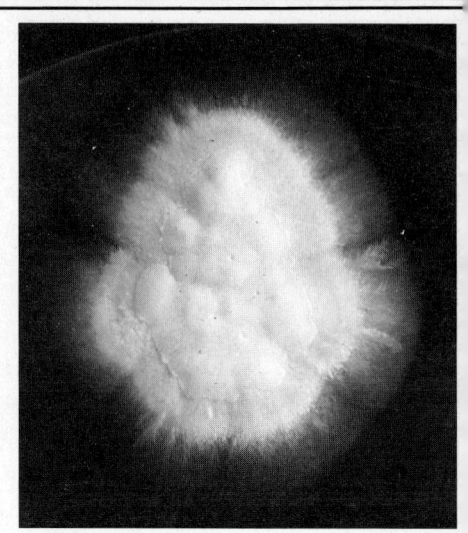

Abb. 36 Makrokultur von Candida tropicalis mit (nicht immer) deutlich ausgeprägtem Randsaum aus Myzel und Pseudomyzel.

Rechtzeitige Therapie der Levurosen

Levurosen sind Erkrankungen durch pathogene Hefen. Unter diesen Sammelbegriff fallen die Candidose, die Cryptococcose, die Torulopsidose, die Rhodotorulose, die Trichosporose, die Sporobolomykose usw.

Es ist verständlich, wenn sich sowohl die nicht mykologisch bewanderten Kliniker wie auch die niedergelassenen Ärzte sträuben, die Krankheitsbezeichnung erst dann formulieren zu können, wenn der Gattungsname des Erregers bestimmt ist.

Die meisten Laboratorien sind aber ohnehin in Sachen Hefedifferenzierung weit überfordert.

Nun einfach alles, was Sproßzellen bildet, kurzerhand Candida zu nennen, entbehrt der sachlichen Richtigkeit und stempelt den Nachplapperer eines solchen Unsinns als Ignoranten.

Zur Frage der Erregerempfindlichkeit gegenüber den gebräuchlichen Arzneimitteln ist festzustellen, daß praktisch alle pathogenen Stämme aus den Gattungen Candida (**Abb. 35 und 36**), Torulopsis, Rhodotorula und Trichosporon gut auf Amphotericin B, Natamycin (= Pimaricin) und Nystatin ansprechen.

Auch die alten und neuen Breitspektrumantimykotika, wie z. B. Dequaliniumsalze, Dibenzthion, Clotrimazol und Miconazol, sind gut wirksam gegen die genannten Hefen.

Sekundäre Levurosen geben Probleme auf

Bei Levurosen, die im Verlauf einer Krankheit auftreten, z. B. bei Diabetes, wird gern gemutmaßt, die Hefen würden von alleine verschwinden, wenn der Diabetiker gut eingestellt sei.

Leider ist dies nicht der Fall. Die Hefen sollten auf alle Fälle eliminiert werden, damit es nicht unversehens zur Generalisierung kommt, falls ungünstige Faktoren hinzukommen.

Levurosen nach antibakterieller antibiotischer Behandlung

Sie treten nur auf, wenn versäumt wurde, sofort bei Beginn der Behandlung nach einer etwaigen Hefeinfektion zu fahnden und diese mitzubehandeln.

Auch bei Corticoidgabe rechtzeitig auf Hefebefall der Haut und Schleimhäute achten

Rechtzeitig bedeutet: Sofort, wenn Corticoide verordnet werden, besser sogar vorher.

Mykosentherapie 20
Hans Rieth

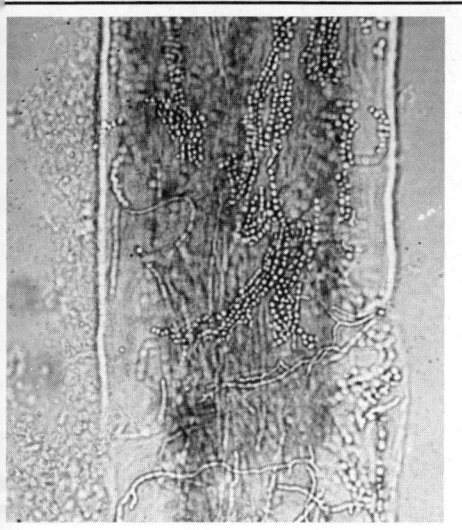

Abb. 37 Unterarmhaar mit Fäden und Sporenketten von Trichophyton mentagrophytes.

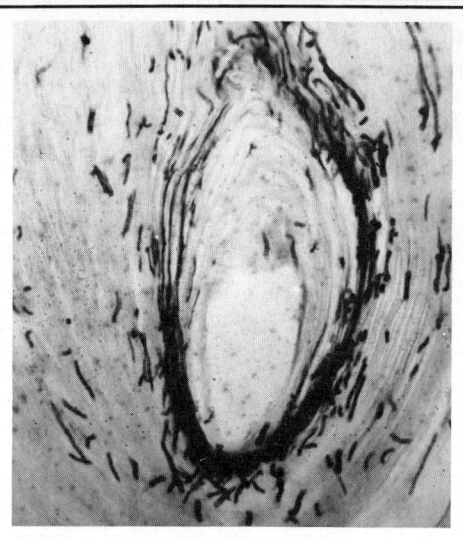

Abb. 38 Querschnitt durch ein Haar mit gefärbten Fäden von Trichophyton mentagrophytes.

Bei Mikrosporie im Haar oral und lokal behandeln

Die orale Behandlung erfolgt mit Griseofulvin, dem bis heute einzigen Mittel, das systemisch gegen Dermatomykosen durch Dermatophyten wirkt. Griseofulvin ist unter den Bezeichnungen Fulcin S und Likuden M im Handel.

Die Dosis richtet sich nach dem Körpergewicht. Erwachsene erhalten pro Tag 500 mg, neuerdings als Einmaldosis, z. B. als Fulcin S 500.

Kinder erhalten entsprechend weniger; bei Säuglingen kann man 1/4 Tablette täglich geben, also 125 mg.

Die gleiche Dosis verordnet der Tierarzt auch kleinen Katzen und Hunden.

Griseofulvin erzeugt den Curling-Effekt

Hierunter versteht man, daß die Pilzfäden wellig oder spiralig gedreht wachsen. Ruhende Pilzelemente werden nicht davon getroffen. Alle Pilzteile bleiben bei der therapeutischen Dosis am Leben.

Deshalb ist die Lokalbehandlung mit pilztötenden Mitteln in allen Fällen zusätzlich zur oralen Griseofulvintherapie erforderlich. Gut geeignet sind spezifische Dermatophytenmittel, wie z. B. Tolnaftat. Aber auch die alten und neuen Breitspektrumantimykotika sind indiziert, z. B. Dequaliniumsalze, Dibenzthion, Clotrimazol und Miconazol.

Auch bei Haarbefall durch Trichophyton mentagrophytes ist Griseofulvin indiziert.

Betrachtet man ein Haar, in dessen Innerem ungezählte in Sporen zerfallene Pilzfäden erkennbar sind (**Abb. 37 und 38**), dann ist verständlich, warum eine reine Lokalbehandlung eine außergewöhnlich lange Behandlungszeit erfordert.

Für ein Lokaltherapeutikum ist der Weg in das Haar bis zur letzten Pilzzelle kaum zu schaffen.

Das weitere Vordringen der wachsenden Pilzelemente wird durch oral eingenommenes Griseofulvin sicher gestoppt.

Einzeln stehende Kolbenhaare mit der Pinzette epilieren.

Beet- oder Kolbenhaare können Rezidive verursachen, wenn sie lebende Pilzsporen in sich bergen. Weder auf systemischem Wege noch durch Lokalbehandlung mit Antimykotika ist eine rasche Heilung sicher erreichbar.

Dagegen hilft das Epilieren der Haare ganz außerordentlich.

Mykosentherapie 21
Hans Rieth

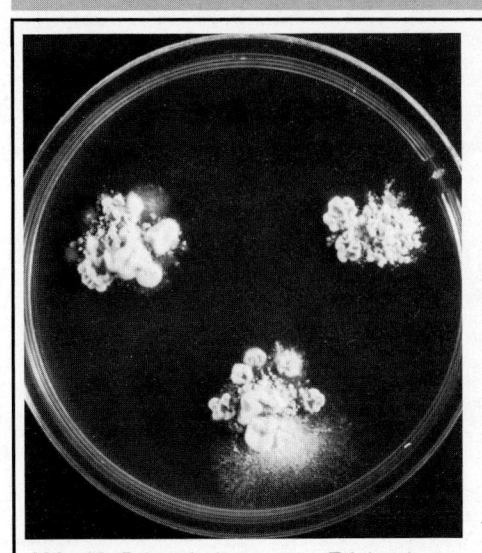

Abb. 39 Primärkulturen von Trichophyton schoenleinii, vom Kopf eines Yemeniten isoliert.

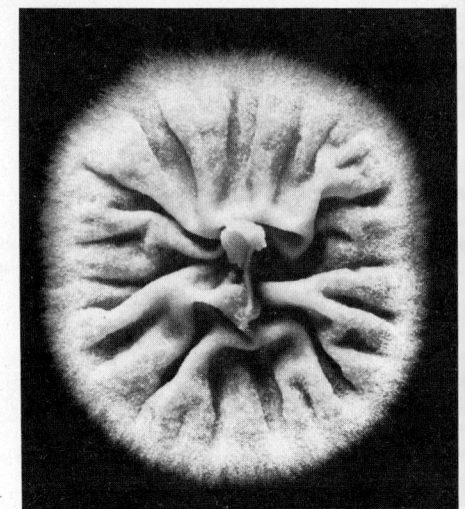

Abb. 40 Mikrosporum ferrugineum, Mikrosporie-Erreger aus Zentralafrika, in Reinkultur.

Systemische und lokale Behandlung des klassischen Favus

Da der Favus seit einigen Jahren vor allem aus dem Vorderen Orient wieder eingeschleppt wird, ist die Therapie des Favus, der durch Trichophyton schoenleinii (**Abb. 39**) hervorgerufen wird, wieder aktuell geworden.

Da bei Kopfbefall haarlose Narben kosmetisch sehr stören können, ist dringend zu empfehlen, bei allen Pilzerkrankungen des behaarten Kopfes kulturell abzuklären, ob es sich um Favus handelt oder nicht.

Die Bildung der sog. Scutula ist nicht immer ausgeprägt; außerdem können auch andere Pilze — z.B. Trichophyton violaceum oder Mikrosporum gypseum — Scutula bilden.

Die Therapie muß immer sowohl systemisch wie auch lokal durchgeführt werden. Für die innerliche Behandlung kommt nur Griseofulvin (Fulcin S oder Likuden M) in Betracht. Die Tagesdosis für Erwachsene beträgt 500 mg; Kinder erhalten je nach Alter und Gewicht die Hälfte bis ein Viertel oder drei Viertel dieser Dosis. Die Behandlungsdauer kann Monate dauern. Die Lokalbehandlung erfolgt mit den bekannten Lokalantimykotika, z.B. Clotrimazol (Canesten®) Miconazol (Epi-Monistat®, Daktar®) Tolnaftat (Tonoftal®) Dibenzthion (Fungiplex®).

Als Basistherapie und wichtige hygienische Maßnahme ist die Verwendung von Syndets zu empfehlen, z.B. Dermowas® oder Mycatox® Bad, auch als Zusatz für Hand- und Fußbäder.

Mützentausch verbieten!

Atatürk wußte seinerzeit, warum er den roten Fes verbot: Er übertrug Krankheitserreger von Generation zu Generation.

Auch heute kommt es vor, daß Pilzkrankheiten übertragen werden, wenn Kinder ihre Mützen tauschen.

Die Ferrugineum-Mikrosporie

In Afrika und in Ostasien ist diese besondere Art von Mikrosporie heimisch. Das Krankheitsbild unterscheidet sich in typischen Fällen kaum von der klassischen Mikrosporie, die durch Mikrosporum audouinii oder M. canis hervorgerufen wird.

Die richtige Diagnose läßt sich nur stellen, wenn Pilzkulturen angelegt werden. Auffällig ist die — vom Nährboden etwas abhängige — orange- bis rostfarbene, manchmal etwas grünliche, meist gefurchte Kultur von gummiartiger Konsistenz (**Abb. 40**).

Die Therapie ist die gleiche wie bei Favus. Kulturelle Therapiekontrolle ist notwendig und nach der Gebührenordnung abzurechnen.

Mykosentherapie 22
Hans Rieth

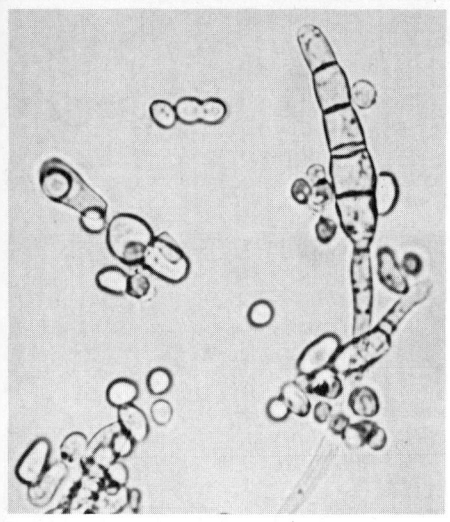

Abb. 41 Mikroskopisches Kulturbild von Trichophyton equinum mit einer Makrokonidie und mehreren Mikrokonidien.

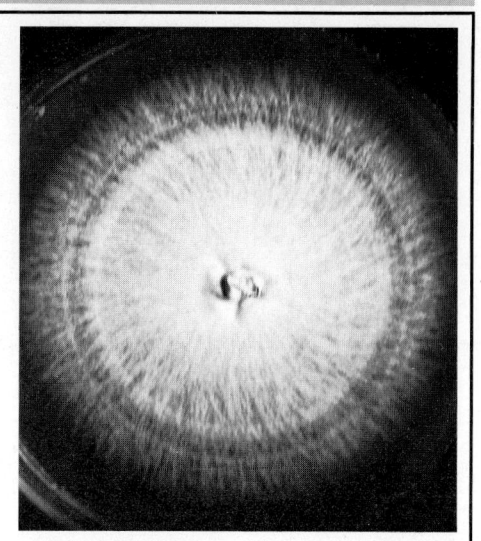

Abb. 42 Reinkultur von Trichophyton equinum nach Isolierung aus Trichophytieherden eines Pferdes.

Trichophytie bei Pferd und Reiter

Die Behandlung der Trichophytie erfolgt bei Tier und Mensch in gleicher Weise am besten gleichzeitig sowohl systemisch mit Griseofulvin (Fulcin S oder Likuden M) wie auch lokal mit einem geeigneten und wirksamen fungiciden Präparat.

Die Behandlung des Pferdes führt — wie es selbstverständlich ist — der Tierarzt durch. Die großflächige Ausbreitung der Dermatomykose erfordert entsprechende Mengen Antimykotikum, die sich als Spray verhältnismäßig leicht applizieren lassen.

Beim Menschen hängt die Applikationsform davon ab, ob nur die Haut oder auch die Haare befallen sind. Nägel sind selten befallen. Sind sie dennoch pilzinfiziert, sollte kulturell geprüft werden, ob es sich tatsächlich durch einen vom Pferd übertragenen Pilz handelt oder — wahrscheinlicher — um eine anders zustande gekommene Onychomykose.

Das Kulturbild von Trichophyton equinum zeigt mikroskopisch glattwandige mehrzellige Makrokonidien und einzellige Mikrokonidien (**Abb. 41**).

Makroskopisch ist die Kultur feinflaumig, weiß mit rötlichem Pigment, mitunter ringförmig stärker ausgeprägt (**Abb. 42**), auch auf der Unterseite erkennbar.

Ansteckung bei Geburtshilfe

Wenn Tierärzte mit bloßem Arm Geburtshilfe leisten, besteht Ansteckungsgefahr an den Berührungsstellen mit Krankheitsherden.

Verhütung und Frühbehandlung

Wird rechtzeitig an eine mögliche Ansteckung gedacht, sind alle gefährdeten Hautpartien mit einem antimyzetischen Syndet (z. B. Dermowas oder Mycatox Bad) gründlich zu dekontaminieren.

Sind bereits Krankheitsherde entstanden, weil Desinfektion und Dekontamination vernachlässigt wurden, dann sollte unverzüglich mit der antimykotischen Lokalbehandlung begonnen werden, sobald Material für die Klärung der Diagnose entnommen wurde.

Beim Nachweis von Pilzfäden im Kalilaugenpräparat ist die Lokalbehandlung mit einem Breitspektrumantimykotikum angezeigt.

Ist kulturell ein Dermatophyt, z.B. Trichophyton equinum, gewachsen, dann ist die innerliche Behandlung mit Griseofulvin zusätzlich indiziert.

Die Tagesdosis für den Erwachsenen beträgt 500 mg. Sie kann in einer Portion oder auf den Tag verteilt gegeben werden.

Mykosentherapie 23
Hans Rieth

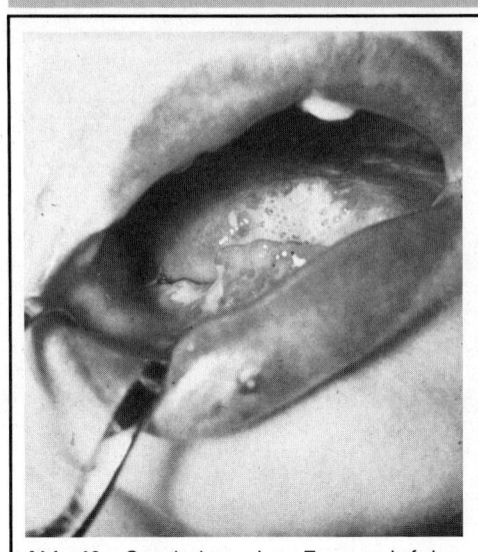

Abb. 43 Soorbelag der Zunge infolge nichtbeachteter Infektion durch pathogene Pilze, z. B. durch Candida albicans.

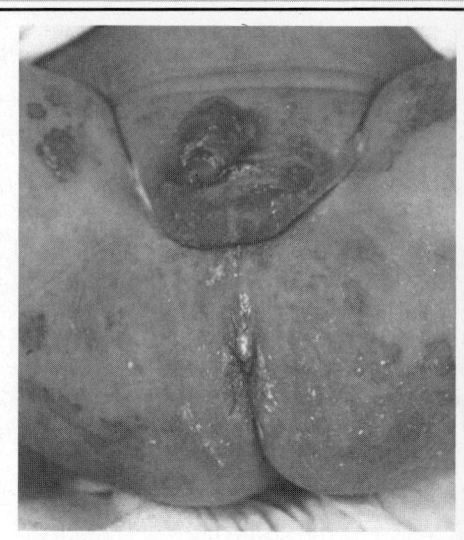

Abb. 44 Sog. Windeldermatitis infolge vernachlässigter mucocutaner Candidose nach Infektion bei der Geburt.

Soor-Erreger gibt es mehrere

Immer wieder ist zu hören oder zu lesen, Candida albicans sei der Soorpilz. Diese Meinungsäußerung beruht auf Fehlinformation aus einer zurückliegenden Zeit.

Damals wurden vielerlei Pilze — mangels geeigneter Differenzierungsmethoden — in einen Topf geworfen und allesamt Candida albicans genannt.

Heute läßt sich ein solches Verfahren nicht mehr rechtfertigen. Daß es dennoch hier und da praktiziert wird, spricht nur für die Unreife der Ausbildung.

Als Erreger von Soorbelägen (**Abb. 43**) kommen — außer Candida albicans — folgende Pilze in Betracht: Candida tropicalis, Candida pseudotropicalis, Candida krusei, Candida parapsilosis, Candida guilliermondii, aber nicht Candida robusta (die imperfekte Form von Saccharomyces cerevisiae) oder Candida kefyr (der bekannte Kefirpilz).

Auch Torulopsisarten müssen in Betracht gezogen werden, z. B. Torulopsis candida, Torulopsis dattila und Torulopsis glabrata.

Sogar der Milchschimmel Geotrichum candidum, der gar nicht zu den Hefen zählt, kommt in Soorbelägen vor.

Pathogene Hefen in der Mundhöhle bei Säuglingen und Kleinkindern rechtzeitig bekämpfen

Unter „rechtzeitig" ist zu verstehen: bevor die typischen Soorbeläge auftreten. Der Nachweis des Befalls durch pathogene Hefen ist mit Hilfe gebrauchsfertiger Nährböden einfach zu erbringen; man muß es nur richtig lernen.

Die Therapie des Mundsoors besteht in der Verabreichung hefewirksamer Medikamente, die möglichst lange in der Mundhöhle verweilen. Gut geeignet sind die hefespezifischen Antibiotika Nystatin (Candio-Hermal® bzw. Moronal®), Pimaricin (Pimafucin®) und Amphotericin B (Ampho-Moronal®).

Neu eingeführt wurde Soorgel mit Dequaliniumsalz als pilztötendem Wirkstoff. Diese Applikationsart scheint besonders vorteilhaft zu sein, weil die Verweildauer verlängert wird.

Mucocutane Candidosen

Sie erscheinen oft unter dem Bild der sog. Windeldermatitis (**Abb. 44**). Hier muß betont werden, daß die pathogenen Hefen die primäre Ursache sein können. Erst die konsequente Eliminierung dieser Pilze auch aus dem Magen-Darm-Trakt schafft die Voraussetzungen für Dauerheilung.

Mykosentherapie 24
Hans Rieth

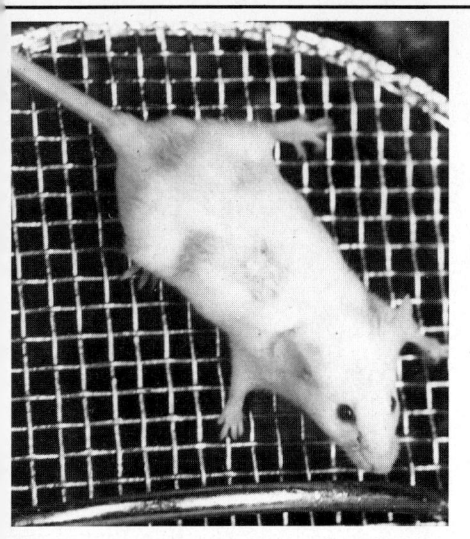

Abb. 45 Trichophytieherd mit alabasterweißen Schuppen auf dem Rücken einer weißen Maus. Natürliche Infektion.

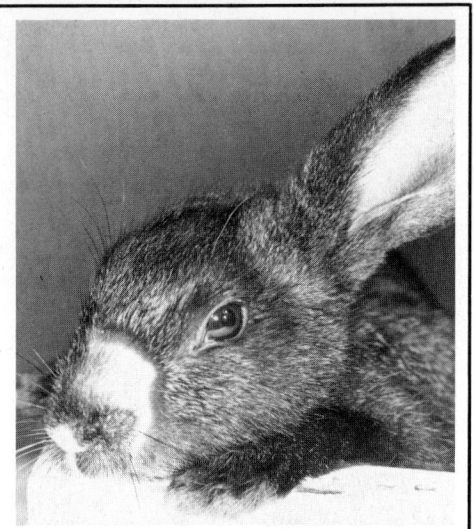

Abb. 46 Alopecie infolge Trichophytie auf dem Nasenrücken eines grauen Kaninchens. Natürliche Infektion.

Pilzbekämpfung in Laboratoriumstierställen

Eine Verseuchung der Tierställe, in denen Versuchstiere gehalten werden, mit Pilzen, die auf Menschen übertragen werden können, läßt sich durch nichts rechtfertigen, durch Unwissenheit oder Ahnungslosigkeit schon gar nicht.

Die Bekämpfung dieser human- und animalpathogenen Pilze erfolgt auf zweierlei Weise:

1. Sauberkeit und regelmäßige Desinfektion sowie mikrobiologische Dekontamination der Ställe, Zurückweisen pilzverseuchter Einstreu.

2. Isolierung der pilzkranken Tiere bis zur mykologisch gesicherten Abheilung.

Therapie der animalen Mykosen

Dermatophytien sprechen bei Tieren auf die gleichen Medikamente an, die auch beim Menschen wirksam sind.

Beim gesicherten Nachweis eines Dermatophyten kann innerlich Griseofulvin (Fulcin® S, Likuden® M) gegeben werden. Die Dosis bestimmt der Tierarzt nach dem Gewicht des Tieres.

Die Lokalbehandlung erfolgt mit einem fungiziden Mittel. Sie ist schon deshalb erforderlich, um die weitere Verstreuung der Pilzelemente sofort zu stoppen.

Die Hautschüppchen vom Rücken einer pilzkranken Maus (**Abb. 45**) sind hochinfektiös, ebenso Kaninchenhaare aus Krankheitsherden, die zur Alopecie führen (**Abb. 46**).

Selbstheilung primärer Mykosen

Sowohl experimentelle wie auch auf natürliche Weise entstandene Dermatophytien heilen bei Nagetieren nach einer Reihe von Wochen von selbst. Eine medikamentöse Therapie ist hierbei nicht erforderlich.

Anders ist die Frage zu beurteilen, ob man animale Dermatomykosen infolgedessen unbeachtet lassen kann. Von einem solchen Verhalten ist jedoch strikt abzuraten; man müßte es als soziale und wissenschaftliche Fahrlässigkeit bezeichnen.

Der Schutz der Mitarbeiter vor Infektionen aus dem Tierstall ist unabdingbar. Dies ist die eine Seite.

Die andere betrifft das Problem, ob pilzkranke Versuchstiere im wissenschaftlichen Experiment überhaupt eingesetzt werden dürfen.

Vom Standpunkt exakter Wissenschaft muß diese Frage verneint werden. Die Konsequenzen daraus sollten gezogen werden.

Mykosentherapie 25
Hans Rieth

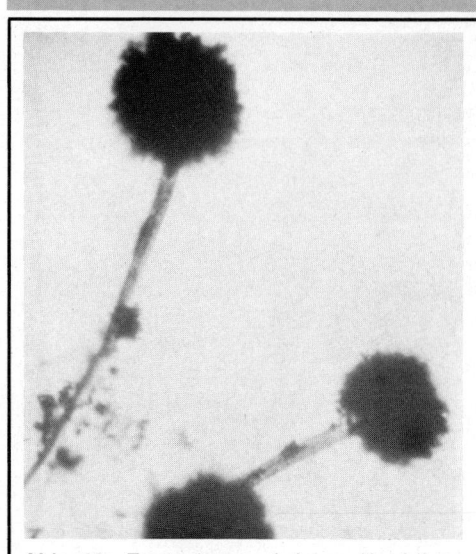

Abb. 47 Typische, noch junge Konidienköpfchen von Aspergillus niger, aus einem Gehörgang isoliert.

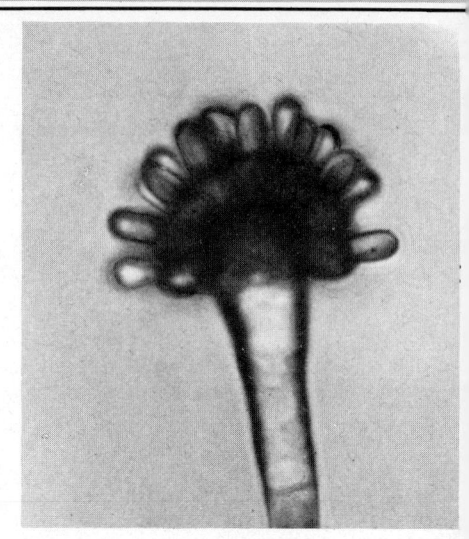

Abb. 48 Mit Sterigmata besetztes Köpfchen von Aspergillus fumigatus kurz vor der Entwicklung der Konidien.

Otomykosen durch Aspergillus-Arten

Im äußeren Gehörgang können sich — vor allem in feucht-warmem Klima — Schimmelpilze ansiedeln, die zu Pilzrasen anwachsen.

Ceruminalpfröpfe, denen eine normalerweise vorhandene natürliche Pilzfestigkeit fehlt, verschimmeln sichtbar.

Häufig handelt es sich dabei um Pilze der Gattung Aspergillus, z. B. Aspergillus niger (**Abb. 47**), der auf abgesonderter oder abgestorbener organischer Substanz saprophytisch lebt und in diesem Stadium die bekannten Aspergillusköpfchen bildet.

Auch der grünliche Aspergillus fumigatus (**Abb. 48**) kann aus dem äußeren Gehörgang isoliert werden.

Warnung vor rein visueller klinischer Diagnostik

Das Erkennen eines grünen Farbtones in der Tiefe des äußeren Gehörganges ist kein Beweis für eine Otomykose durch einen grünen Schimmelpilz und berechtigt nicht zum Herumprobieren mit pilzwirksamen Medikamenten.

Wer Wasser aus Waschbecken oder Wannen im Gehörgang duldet, läuft Gefahr, daß sich ein Pyocyaneus (Pseudomonas aeruginosa) vom Ablaufstöpsel ins Ohr begibt und dort grün anläuft. Aerugo heißt ja Grünspan.

Therapie der schimmelbedingten Otomykose

Zunächst muß abgeklärt werden, ob es eine reine Schimmelinfektion ist oder ob Hefen und vielleicht sogar (in seltenen Fällen) Dermatophyten beteiligt sind. Wichtig ist auch, ob und welche Bakterien zu einer Sekundärinfektion geführt haben und ob ein Gehörgangsekzem besteht.

Schimmelpilze werden am ehesten durch ein Antimykotikum mit breitem Wirkungsspektrum erfaßt. Es gibt deren eine ganze Reihe, sowohl ältere, wie z. B. Dequaliniumsalze (in Dequonal®), Dibenzthion (Fungiplex®), Phenylhydrargyri boras (Exomycol®), Merfen®), und neuere, insbesondere Clotrimazol (Canesten®) und Miconazol (Daktar®, Epi-Monistat®).

Bei Gehörgangsekzem sind von Fall zu Fall Kortikoide indiziert, bei Pilzbefall des äußeren Gehörganges jedoch nur, wenn gleichzeitig auch die Pilze bekämpft werden. Die alleinige Verwendung eines Kortikoides ist in solchen Fällen ausgesprochen kontraindiziert.

Pilzdiagnostik
Mykosentherapie

Band I

Stichwortverzeichnis

Vorbemerkung: Die Folgen der Serie „Pilzdiagnostik" (P1–P25) finden sich in der ersten Hälfte des Heftes, die der Serie „Mykosentherapie" (M1–M25) in der zweiten Hälfte.

Dem Fußpilz auf der Spur.

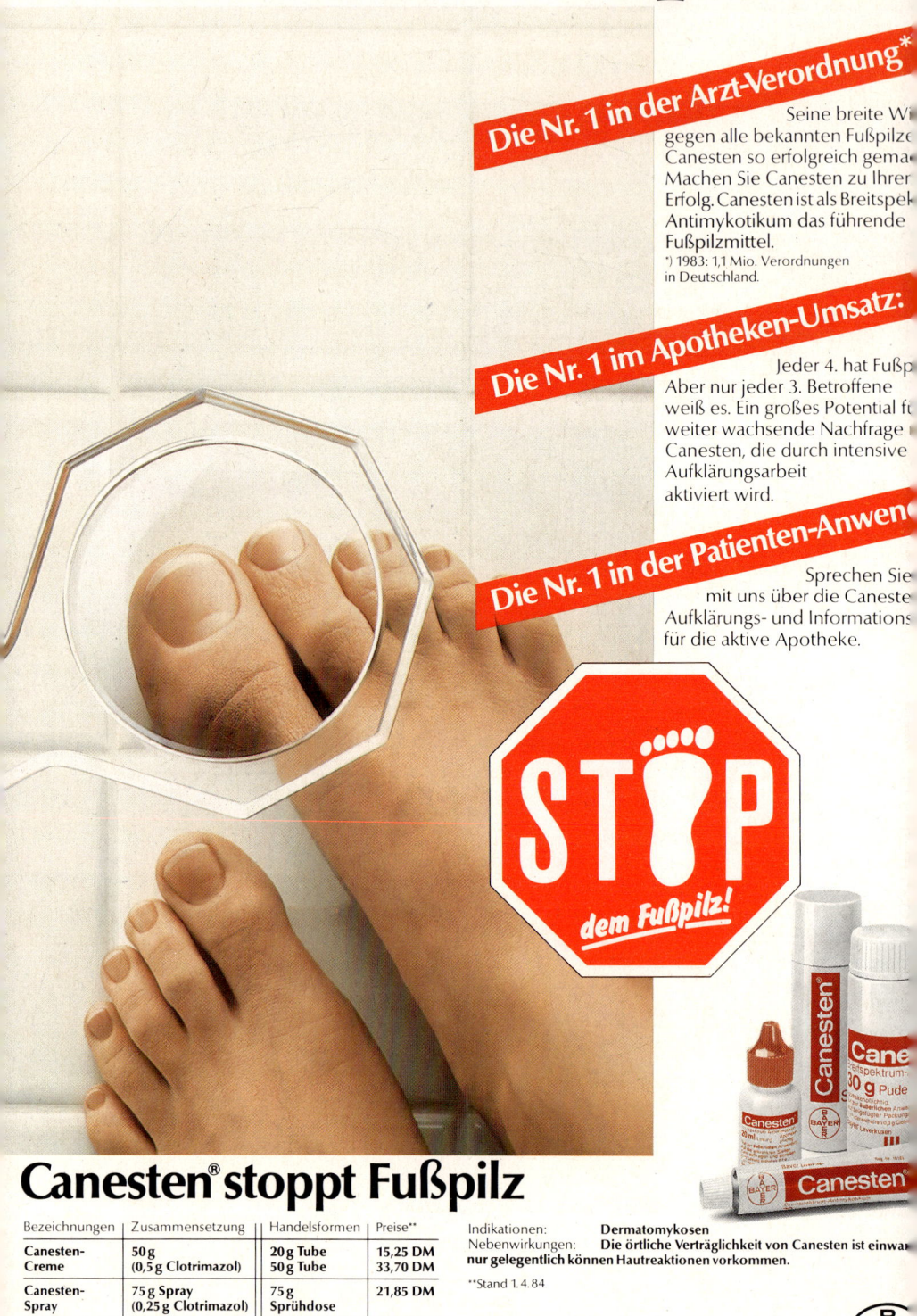

Die Nr. 1 in der Arzt-Verordnung*

Seine breite Wi[rkung]
gegen alle bekannten Fußpilze
Canesten so erfolgreich gema[cht.]
Machen Sie Canesten zu Ihrer[m]
Erfolg. Canesten ist als Breitspe[ktrum-]
Antimykotikum das führende
Fußpilzmittel.

*) 1983: 1,1 Mio. Verordnungen in Deutschland.

Die Nr. 1 im Apotheken-Umsatz:

Jeder 4. hat Fußp[ilz.]
Aber nur jeder 3. Betroffene
weiß es. Ein großes Potential f[ür eine]
weiter wachsende Nachfrage [nach]
Canesten, die durch intensive
Aufklärungsarbeit
aktiviert wird.

Die Nr. 1 in der Patienten-Anwen[dung]

Sprechen Sie
mit uns über die Canest[en-]
Aufklärungs- und Information[smittel]
für die aktive Apotheke.

STOP dem Fußpilz!

Canesten® stoppt Fußpilz

Bezeichnungen	Zusammensetzung	Handelsformen	Preise**
Canesten-Creme	50 g (0,5 g Clotrimazol)	20 g Tube / 50 g Tube	15,25 DM / 33,70 DM
Canesten-Spray	75 g Spray (0,25 g Clotrimazol)	75 g Sprühdose	21,85 DM
Canesten-Lösung	50 ml (0,5 g Clotrimazol)	20 ml Flasche / 50 ml Flasche	15,25 DM / 33,70 DM
Canesten-Puder	30 g (0,3 g Clotrimazol)	30 g Streudose	19,25 DM

Indikationen: **Dermatomykosen**
Nebenwirkungen: **Die örtliche Verträglichkeit von Canesten ist einwa**[ndfrei,] nur gelegentlich können Hautreaktionen vorkommen.

**Stand 1.4.84

Bayer Leverkusen

A

Abklatschkultur M4
Aflatoxin B1 .... P25 M18
Aflatoxine P14 M18
Aleurisma carnis M7
Allergene M18
Allergosen M18
Alopecie, Kaninchen M24
Ampho-Moronal® M8 M17 M23
Amphotericin B ....
   M8 M10 M14 M17 M18 M19 M23
Amykon® M7 M16
Ancotil® M16
Antagonisten im Nährboden M11
Antibiotika M14
apathogene Hefen P11 P17
Aspergillom M14
Aspergillose P6 P14
Aspergillus P3
– amstelodami P14 M18
– candidus P6
– flavus P14 P25 M18
– fumigatus P14 M25
– nidulans P14
– niger P6 M25
Aspergillusköpfchen P14
Assimilation P17
Atemwege M8
Augapfel M7
Ausbildung P1 P25
Ausschlag P9
Ausstrich, Färbung M4

B

Bäckerhefe P4
Bakterien P6 P12 P19 M25
Bart M10
Beurteilung, qualitativ P7
Beurteilung, quantitativ P7
Bierhefe P4 P19 M17
Bindehautsack M7
Biopsie M14
Blastomyces dermatitidis M12
Blastomykose, nordamerikanische M12
Blastosporen P17 P19 P23
Blumenerde P9
Breitspektrum-Antimykotika M7 M8
   M9 M10 M13 M16 M18 M19 M20
Bronchialsekret P14 P25
Brühreis P8 P11
Bürstenmethode P24
Bundes-Seuchengesetz[1] P5
Bundes-Tierseuchengesetz P5

C

Candida albicans P4 P8 P11
   P17 P19 P23 M4 M10 M11 M14
– – Daumennagel M12
– – Soorbelag M23
– – Zerstörung durch Pimafucin® M17
– guilliermondii P4 P19 M23
– intermedia P19
– kefyr P4 P19 M17 M23
– krusei P4 P17 P19 M19 M23
– parapsilosis P3 P4 P19 M23
– pseudotropicalis P4 P19 M23
– robusta P19 M23
– stellatoidea P4 P11 P19
– tropicalis P4 P8 P17 P19 M23
Candida-Mykose M4
Candida-Sepsis P4
Candidome M14
Candidose M4
– mucocutane M23
Candio-Hermal® M8 M17 M23
Canesten® M7 M9 M16 M21 M25
Cancerogen M18
Carcinogene P14 P19
Carotinoides Pigment P12
Centraalbureau voor Schimmel-
   cultures P21
Cephalosporium P3
– acremonium P18 M7
Ceruminalpfröpfe M25
chirurgische Maßnahmen, Mycetom M14
Chlamydosporen P8 P23 M10
Chlamydosporenbildung P11
Chrysosporium pannorum M7
Clotrimazol M9
   M14 M16 M18 M19 M20 M21 M25
Corticoidgabe, Hefebefall M19
Cryptococcome M14
Cryptococcus P4
– neoformans P4 M14 M15
Curling effect M2 M3 M20

D

Daktar® M7 M9 M16 M21 M25
Darmflora M17
Decoderm® M7
Dekontamination M22 M24
Dequafungan® M7 M9 M16
Dequaliniumderivat M16
Dequaliniumsalze ....
   M17 M18 M19 M20 M23 M25

---

[1]) Seit der Änderung des Bundes-Seuchengesetzes durch die Novelle vom 17.12.1979 entfällt die Meldepflicht der Mikrosporie, gleich welcher Mikrosporie-Erreger isoliert wurde.

Dequalinium-Verbindungen......... M9
Dequonal®....................... M25
Dermatomykosen P1
— Identifizierung und Klassifizierung P2
Dermatomyzeten................ P2 P3
Dermatophyten P2 M3 M6 M15
— Erdboden P13
— geophil......................... P9
— Lymphdrüsen P3
Dermatophytenmittel........ M16 M20
Dermowas®................. M21 M22
Desinfektion M22 M24
D, H, S-System............... P10 M15
Diabetes................... M14 M19
Diät................................ M14
Diagnostik, klinische M25
Dibenzthion.........................
   M9 M16 M18 M19 M20 M21 M25
Differenzierung, Hefen.............. P17
— — morphologisch P4 P8
— Pilze P15
Digestionstrakt..................... M8
Döderlein-Stäbchen................. M4
Doppelinfektion M6
Drillingskultur...................... P7
Duodenalsaft...................... P12

E

Econazol.................... M14 M16
Ekzem, Gehörgang................ M25
Empfindlichkeitsprüfung..... M11 M19
endogene Mykose P1
Endomykose....................... P1
Endophthalmie..................... M7
Epidemie, Mikrosporie............... P5
Epidermis.......................... P3
Epidermophytie.................... M3
Epidermophyton P2 M2
— floccosum................. P16 M16
Epilation P10
Epilieren.......................... M20
Epi-Monistat® M7 M9 M16 M21 M25
Erdboden......................P9 M3
— Dermatophyten.................. P13
Erdbodenpilze P7
Erde............................... M9
Escherichia coli M17
exogene Mykose.................... P1
Exomycol®.............. M7 M16 M25
exotische Pilze, Identifizierung P21
experimentelle Infektion P20 P22
— Tinea aspergillosa P6
— Untersuchungen P20

F

Fadenbildung um das Haar P10
Fadenpilze... P18 M5 M12 M15 M18
Faeces P12 M17
Färbungen........................ P23
Favus...................... P22 M21
Fehlbehandlung, Haftung P19
Fermentation...................... P17
fettreiche Kost M5
Fissafung®........................ M7
Flechten........................... P9
Flüssigkeiten, seröse P23
5-Flucytosin M11 M16
Fluoreszenz....................... P20
Follikel......................P16 P20
follikuläre Mykose................. M10
Frühbehandlung M22
Fruktifikation...................... P18
Fulcin® S P5 M1 M2 M5 M6
   M9 M10 M16 M20 M21 M22 M24
Fungiplex®.... M7 M9 M16 M21 M25
Futtermittel P25 M18

G

Gärtnerei-Mikrosporie.............. P9
Galle............................. P12
gebrauchsfertige Nährböden P23
Geburt........................... M23
Geburtshilfe, Tiere................. M22
Gehörgang M25
Gehörgangsekzem................ M25
gemüsereiche Kost................. M5
geophiler Dermatophyt P9
Geotrichose M8
Geotrichum candidum......... M8 M23
Giftschimmel..................... P25
Glans penis M4
Gramfärbung..................... P23
Grind P22
Griseofulvin... P5 M1 M2 M3 M5 M6
   M9 M10 M13 M18 M20 M21 M22 M24
griseofulvinempfindlich M15 M16
Griseofulvinresistenz M2

H

Haar...... P1 P10 P18 P20 M5 M13
Haarbefall....................... M20
Haarcandidose................... M10
Haarfollikel.... P10 P16 P20 M9 M10

Haarköder P13 P18
Haarschaft P18 P20
Haarstümpfe P10
Haftung, Fehlbehandlung P19
Hahnenkammdermatophytie P22
Haut P3 P4 M4 M7
Hautflora P8
Hautpilze M15
Hefe, apathogene P4, P17, M17
— pathogene P4 P17 M17 M23
Hefebakterien P6
Hefediagnostik P4 P23
Hefemykose P25
Hefemykothek M15
Hefephase M12
Hefepilze P6 P19
Hemmhoftest M11
Hornhautabszeß M7
Hornsubstanz P18
Hühner P22
Hühnerfavus P22
Hund P5 P20 P22 M20
Hygiene M21
Hyphen P18 P23 M3
Hyphomyzeten P18 M5

I

Identifizierung, Dermatomykosen P2
— exotischer Pilze P21
— Trichophytonarten P2
Immunsuppressiva M14
Infektion, experimentelle P20 P22
— intestinale, Hefen P12
— Schimmelpilze M18
Infektionsquellen P1
Inguinalbereich P16
Inhalation M8
Instillation M14
Interdigitalmykose P16
intestinale Infektionen, Hefen P12
in vitro, Wirksamkeit M5
in vivo, Wirksamkeit M5
Isoconazol M16

K

Kälber P9
Kahlstellen P20
Kalilauge P10 P14 P23 M13
Kaliumnitrat, Assimilation P17
Kaninchen P24 M24
Katze P5 P20 P22 M20
Kaufmann-Wolf-Pilz P2
Kefir P19
Kefirpilz P4 M17 M23

Keratin M13
Keratinomyces P2
— ajelloi P13 M13
Keratinomykose M3 M13
Keratinophilie P3 P13 P18 M18
Kinder P5 P9 P20 M3 M9
Klassifizierung, Dermatomykosen P2
klinische Diagnostik M25
klinisches Bild P16
Knotenbildung, Subcutis P3
Kolbenhaare M20
Konidien P24
Konidienköpfchen, Asp. niger M25
Kortikosteroide M14 M25
Krankheitsbezeichnungen M4

L

Laboratorien, mykologische P4 P15
Lebensmittel P4 P25 M18
Leopard P5
Levurosen P17 P23 P25 M4 M11 M19
— sekundäre M19
Likuden® M P5 M1 M2 M5 M6
M9 M10 M16 M20 M21 M22 M24
Lochtest M11
Löwe P5
Lokaltherapeutika M8
Lokaltherapie der Schimmelpilz-
  infektionen M7
Luftmyzel P6 P12
Luftsichel, Röntgenbild P25
Lunge P14 M14
Lungenaspergillom M14
Lungenmycetom P14 M14
Lungenmykose P14 P25 M18
Lymphdrüsen, Dermatophyten P3

M

Magen-Darm-Trakt M23
Magensaft P12 P23
Makrokonidien, Ep. floccosum P16 M16
— Keratinomyces ajelloi P13
— Mikrosporum gypseum P20
— Trichophyton equinum M22
Marmelade M18
Materialentnahme P10
Maus P22 P24 M24
Meerschweinchen P24
Meldepflicht [1] P5
Merfen® M7 M16 M25
Methylenblau P23
Miconazol M9
  M14 M16 M18 M19 M20 M21 M25

---

[1]) Seit der Änderung des Bundes-Seuchengesetzes durch die Novelle vom 17.12.1979 entfällt die Meldepflicht der Mikrosporie, gleich welcher Mikrosporie-Erreger isoliert wurde.

Mikrokonidien, Ep. floccosum P16
— Trich. equinum M22
Mikrokultur, Candida intermedia P19
— — pseudotropicalis P4
— — stellatoidea P11
— — tropicalis P17
— Scop. brevicaulis P18
Mikroskopische Untersuchung P23
Mikrosporie[1] P5 P9 P20 M3 M5 M20
— tiefe M9
Mikrosporum P2 P5 P10 M2 M13
— audouinii P5 P20 M21
— canis P5 P15 P20 M5 M21
— ferrugineum M21
— gypseum ....
P9 P10 P20 M3 M9 M13 M21
Milchschimmel M23
Mischinfektion M1
Mischkultur P8
Monilia albicans M4
Moniliasis M4
Moronal® M8 M17 M23
mucocutane Candidose M23
Mundhöhle P4 M12 M23
Mundsoor M23
Mycatox® M7 M21 M22
Mycetom P14 M14
Myco-Jellin® M7
Mykoallergosen M18
Mykologische Laboratorien P4 P15
Mykose, endogene P1
— exogene P1
— follikuläre M10
Mykothek P2 P15 M15
Mykotoxikosen M18
Mykotoxin P25 M18
Myzel, pleomorphes P16

N

Nährböden P19 M11
— gebrauchsfertige P9 P11 P23
Nagel P1 P18 M6 M12
Nagelgewebe P7
Nagelmykosen P3 M18
Nagelplatte P3
Nagetiere P24 M24
Narben M21
Natamycin M8 M17 M18 M19
Nativpräparat P14 P15 P16
Neugeborene P1
Nomenklatur M12
Nordamerikanische Blastomykose M12
Nystatin M10 M11 M17 M18 M19 M23
Nystatinempfindlichkeit M8

O

Oidiomykose M4
Oidium albicans M4
Onychofissan® M7
Onychomycosis M12
Onychomykose P1 M6 M18 M22
Organmykose P1
Otomykosen M25

P

Paronychia M12
pathogene Hefen ... P11 P17 M17 M23
Penicillium brevicaule M6
— claviforme P7
— roqueforti P7
Pepton, Assimilation P17
Pferd M22
Pferdehaar M13
Phebrocon® M7
Phenylhydrargyri boras M16 M25
physiologische Kriterien P17
— Pilzflora M1
Pigment im Nährboden P13
Pilzball P14 P25
Pilzdifferenzierung P15
Pilzfäden P18 M3
— Wellung M2 M3
Pilzflora M7
— physiologische M1
Pilzlabor P20
Pilznachweis M1
Pilznester P13
Pilzsammlung P15
Pilzsporenmanschette M5
Pimafucin® M7 M8 M17 M23
Pimaricin M8 M10 M17 M18 M19 M23
Pityriasis versicolor P15
pleomorphes Myzel P16
Primärkulturen P24
Pseudomonas aeruginosa M25
Pseudomyzel ... P4 P8 P17 P19 M10
Pyocyaneus M25

R

Reisagar P4 P11 P17 P19 M10
Reisagar-Methode P8
Reisagarplatte P8
Reiseverkehr P21

---

1) Seit der Änderung des Bundes-Seuchengesetzes durch die Novelle vom 17.12.1979 entfällt die Meldepflicht der Mikrosporie gleich welcher Mikrosporie-Erreger isoliert wurde.

Reisplatte, Beimpfung P8 P11
Resistenz M2 M11 M16
Resistenzbestimmung M11
Resorptionsstörung M16
Respirationstrakt P14 P25 M8
Rezidive M10 M11 M17 M20
Rhodotorula P4
– mucilaginosa P12
– rubra P4 P12
Rinder M9
Rinderflechte P3
Rindertrichophytie P9
Ringwurm, tropischer P21
roborierende Maßnahmen M14
Roquefort-Käse P7

S

Saccharomyces cerevisiae M23
Säugling M23
Saprophyt P8
Schambehaarung M10
Scherflechte M13
Schimmelpilz, apathogen P7
– keratinophil P18
– pathogen P17
Schimmelpilzinfektion M6 M7 M18
Schimmelpilzmykothek M15
Schleimhaut P4 P19 M4 M7 M8
Schleimhautmykose P1
Schmutzschmarotzer M1
Scopulariopsis P3
– brevicaulis P18 M6
Scutula M21
Selbstheilung M24
Selbstheilungstendenz M9
Selektivnährböden P19
Sepsis, Candida P4
seröse Flüssigkeiten P23
Seuchengesetz[1) P5
Soor M4 M10
Soorbelag M23
Soorerreger P23 M23
Soor-Gel M23
Sporen P24
Sporenketten im Haar P10
Sproßpilz M12
Sproßzellen P12 P19
Sputum P23 P25
Staphylokokken M12
Sterigmen P14
– Asp. fumig M25
Stomatitis candidosa M12
Stuhlkultur M17
Subcutis P3
Syndets M21 M22

T

Therapiekontrolle M21
Tiefe Mikrosporie M9
– Trichophytie M9
Tierarzt M20 M22 M24
Tiere P5 P20 P22 M22 M24
Tierfavus P22
Tier-Seuchengesetz P5
Tierställe M24
Tiger P5
Tinea imbricata P21
– aspergillosa, experimentelle P6
Todesfälle P11 P23
Tolnaftat M9 M16 M20 M21
Tonoftal® M9 M16 M21
Torulopsis P4 M4
– candida P4 M23
– dattila P4 M23
– glabrata P4 M23
Toxikosen M18
Toxine M18
Trichophytie P5 P16 P22 M3 M22
– tiefe M9
Trichophytieherd, Maus M24
Trichophyton P2 P10 P22 M2 M13
– concentricum P21
– equinum M22
– gallinae P22
– mentagrophytes P2 P24 M20
– quinckeanum P24
– rubrum P2 P10 M6
– schoenleinii M21
– soudanense P21
– tonsurans P15 P21
– verrucosum P3 P9 M9
– violaceum P3 M21
Trichophytonarten, Identifizierung P2
Trichosporon capitatum P4 M8
– cutaneum P4 M8
Trichosporose M8
Tropischer Ringwurm P21
Tuberkulose P14
Tumor P14

U

Unterschenkel M10
Untersuchung,
    direkte mikroskopische P23
– mikromorphologische, Hefen P11
Urin P23

---

1) Seit der Änderung des Bundes-Seuchengesetzes durch die Novelle vom 17.12.1979 entfällt die Meldepflicht der Mikrosporie, gleich welcher Mikrosporie-Erreger isoliert wurde.

V

Vaginalbereich M17
Vaginalmykose P1
Vaginalovulum M11
Vaginalsekret P23 M4
Variabilität der Pilzkulturen M16
Vergärung P17
Vergleichskulturen P2 P15 M15
verschimmelte Nahrung M18
Versuchstiere M24
viszerale Mykose P1

W

Weinhefe P4 M17
Weiterbildung P25
Wellung der Pilzfäden M2 M3
Wespuril® M7
Windeldermatitis M23
Wirksamkeit in vitro M5
Wirksamkeit in vivo M5
Wismutsalze P19
Woodlichtuntersuchung P20
Wuchsformen P24

Z

Zuckervergärung P17
Zunge M23
Zytostatika M14

Pilzdiagnostik
Hans Rieth

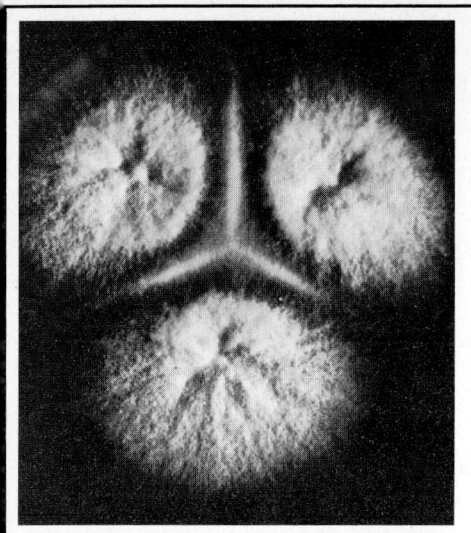

Abb. 49 Drillingskultur von Mikrosporum canis auf Sabouraud-Glukose-Agar. Zarte Wuchsform.

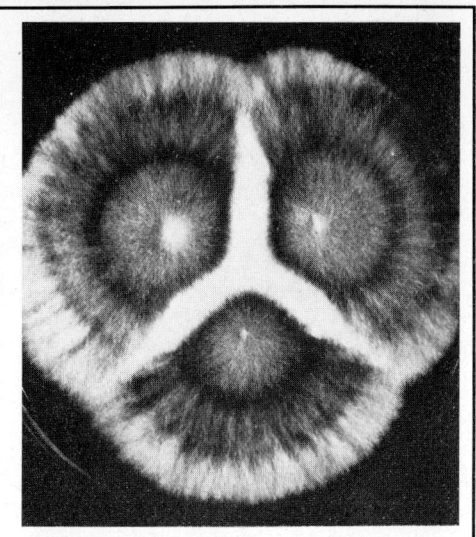

Abb. 50 Drillingskultur von Mikrosporum canis auf Sabouraud-Glukose-Agar. Kräftige Wuchsform.

Überwindung von Schwierigkeiten bei der Identifizierung von Pilzkulturen

Nicht immer wachsen Pilze so typisch, daß sie sofort erkennbar sind. Es gibt auch keinen Standardnährboden, der immer wieder und ohne Ausnahme das gleiche Oberflächenbild einer Pilzkultur ermöglicht.

Um die daraus entstehenden Schwierigkeiten beim Identifizieren von Pilzen zu überwinden, ist es erforderlich, das Variationsspektrum der wichtigsten Pilzarten zu kennen. Nur dann ist das Erkennen einfach.

Variationen von Mikrosporum canis

In Primärkulturen wächst Mikrosporum canis aus infizierten Haarstümpfen fast ausnahmslos so charakteristisch, daß auf Anhieb — schon nach kurzem Identifizierungstraining in einem Pilzlabor mit Mykothek — die Diagnose gelingt.

Die aus infizierten Hautschuppen gewachsenen Kolonien sind fast immer genauso leicht erkennbar.

Werden jedoch Subkulturen angelegt, dann hängt es von einer ganzen Reihe zum Teil bekannter, zum Teil unbekannter Faktoren ab, wie die Kolonien aussehen.

Das Variationsspektrum von Mikrosporum canis umfaßt mehrere Dutzend verschieden aussehender Wuchsformen. Dabei kann auch die Bildung von gelbem, in den Agar diffundierendem Pigment unterbleiben.

Sogar auf ein und demselben Nährboden können die Kolonien stark voneinander abweichen, wie die **Abb. 49 und 50** erkennen lassen.

Trotzdem gibt es Anhaltspunkte für den Weg zur richtigen Diagnose, z. B. die sternförmige Myzelbildung zwischen den Kolonien beim Anlegen von Drillingskulturen, wie die Abbildungen deutlich zeigen.

Parallelkulturen

Es ist sehr zu empfehlen, bei nicht sofort diagnostizierbaren Pilzarten Parallelkulturen anzulegen, d. h. man verimpft gleichzeitig mit dem zu identifizierenden Pilz diejenigen Pilzarten, die differentialdiagnostisch in Betracht gezogen werden müssen.

Ratsam ist es, diese Untersuchungen auf mindestens zwei verschiedenen Nährböden durchzuführen, z. B. Kimmig-Agar und Sabouraud-Glukose-Agar.

Es ist auch vorteilhaft, je eine Platte nur im Zentrum zu beimpfen, die andere aber in Form einer Drillingskultur.

Pilzdiagnostik
Hans Rieth

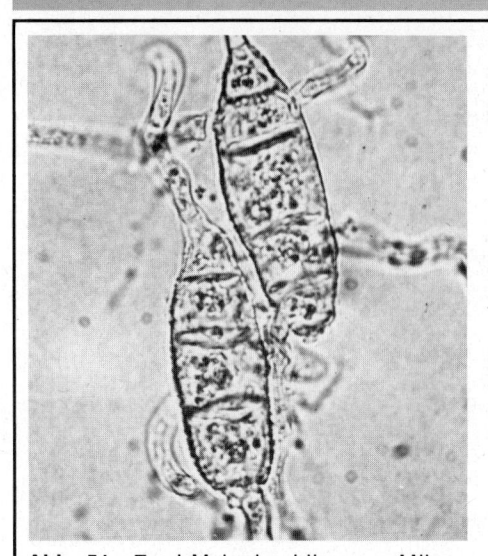

Abb. 51 Zwei Makrokonidien von Mikrosporum gypseum auf Kimmig-Agar, typisch für das saprophytische Stadium.

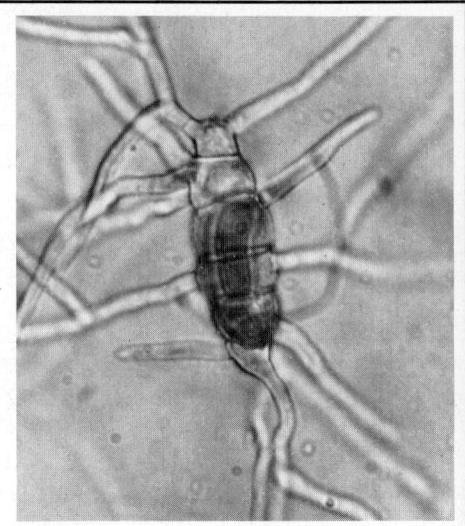

Abb. 52 Fünfzellige Makrokonidie von Mikrosporum gypseum auf Kimmig-Agar. Alle Zellen sind ausgekeimt.

Geophile Mikrosporum-Arten

Im Erdboden befinden sich nicht selten Nester von Dermatophyten der Gattung Mikrosporum, vor allem Mikrosporum gypseum, Mikrosporum fulvum, Mikrosporum cookei und Mikrosporum nanum.

Diese Pilze haben sich an das Dasein im Erdboden gewöhnt, sie werden deshalb „geophil" (= „mit Erde befreundet") genannt. In Mistbeeterde gedeihen sie gut. Auch in Blumentopferde werden sie angetroffen.

Sie leben ohne Schwierigkeiten von verrotteten Pflanzenteilen; auf Keratin sind sie nicht angewiesen.

Gelangen jedoch keratinhaltige Stoffe, z. B. Haut, Haare und Nägel von Mensch und Tier oder Federn, Hufe usw., in den Erdboden, dann nutzen Dermatophyten diese Hornsubstanz; deshalb heißen sie auch „keratinophil".

Da es sich bei diesen Überresten um abgestorbene organische Substanz handelt, wachsen die Pilze im sogenannten „saprophytischen" Stadium. Nur in diesem Stadium entwickeln sich am Luftmyzel die typischen Fruchtformen, an denen man den Pilz erkennt, meist asexuelle, bei einigen Arten auch sexuelle.

Typische Makrokonidien

Für Mikrosporum gypseum sind spindelförmige asexuelle Sporen charakteristisch; die großen, aus meist 4—6 Zellen bestehenden werden als Makrokonidien bezeichnet (**Abb. 51**).

Da die Querwände (Septen) erst nach Entstehen der spindelförmigen Auftreibung des Pilzfadens gebildet werden, nennt man sie auch Kammern.

Die Außenwand der Konidien ist rauh; die rauhen Protuberanzen lösen sich jedoch in Feuchtigkeit ab, z. B. beim Anfertigen eines Objektträgerpräparates in Kalilauge oder physiologischer Kochsalzlösung oder beim Auskeimen einer Makrokonidie auf Nährboden (**Abb. 52**).

Bei Mikrosporum gypseum keimen alle 6 Kammern aus. Die Keimhyphen können sich schon bald verzweigen, so daß ein sehr charakteristisches Bild entsteht.

Meldepflicht auch für geophile Mikrosporumarten

Das Bundesgesundheitsamt hat darauf aufmerksam gemacht, daß alle Fälle von Mikrosporie der Meldepflicht unterliegen, ganz gleich, um welche Mikrosporumart es sich als Erreger handelt.

Pilzdiagnostik 28
Hans Rieth

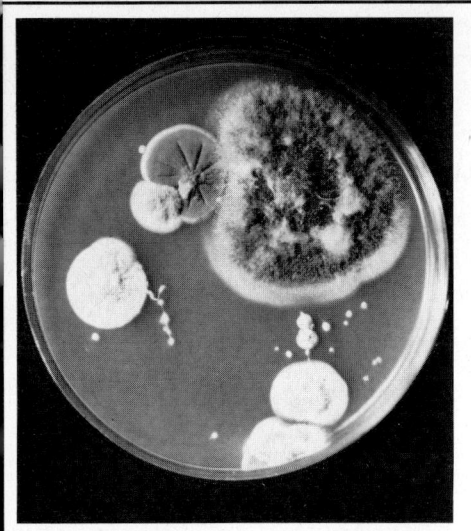

Abb. 53 Mischkultur aus stecknadelkopfgroßen Kolonien von Trichophyton verrucosum neben verschiedenen Schimmelpilzen, 14 Tage alt.

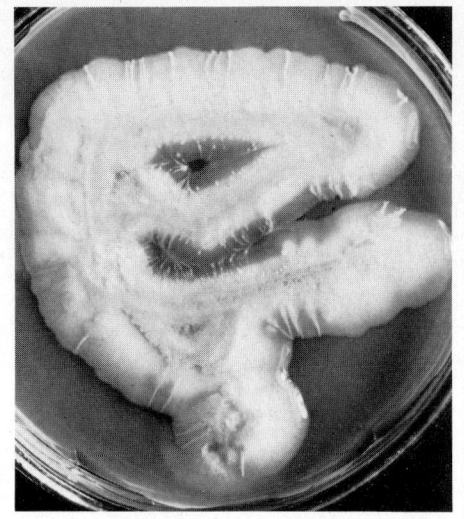

Abb. 54 Mischkultur aus Trichophyton rubrum und Bakterien trotz Zusatz von Penicillin und Streptomycinsulfat, 14 Tage alt.

Differenzierung von Mischkulturen

Ärzte, die in ihrem Praxislabor die auf Nährböden gewachsenen Pilze identifizieren wollen, stehen immer wieder vor der Frage, wie man Mischkulturen bewerten soll.

Eine gute Hilfe ist dabei die Unterteilung der Pilze nach dem D-H-S-System: D = Dermatophyten, H = Hefen, S = Schimmel- und sonstige Pilze.

Trichophyton verrucosum und Schimmelpilze

Die **Abb. 53** zeigt eine Mischkultur mit sehr kleinen Kolonien von Trichophyton verrucosum und mehreren größeren Kolonien verschiedener Schimmelpilze. Der Dermatophyt T. verrucosum hat primär pathogenetische Bedeutung, die Schimmel sind als Kontamination zu verstehen.

Trichophyton rubrum in Gesellschaft von Bakterien

Da es keinen prinzipiellen Antagonismus zwischen Pilzen und Bakterien gibt, wachsen sogar nach Zusatz bestimmter antibakterieller Antibiotika zum Nährboden resistente Bakterien zusammen mit Pilzen.

Dabei entstehen mitunter Wuchsformen, die große Schwierigkeiten bei der Differenzierung machen.

In der **Abb. 54** ist der innerhalb der Bakterienkolonie wachsende Dermatophyt Trichophyton rubrum zunächst überhaupt nicht als solcher zu erkennen. Bei der Trennung der Bakterien von den Pilzen kommt es darauf an, beim Anlegen der Subkulturen dem Nährboden ein Bakteriostatikum zuzusetzen, das sich im Test als wirksam gegen die betreffenden Bakterien erwiesen hat.

Wert und Grenzen von sogenannten Selektivnährböden

Die Hoffnung, man könnte Nährböden bekommen, die eine einfache und rasche Unterscheidung zwischen pathogenen und apathogenen Pilzen ermöglichen, war trügerisch.

Fazit: Die falschen Hoffnungen begraben!

Es läßt sich nämlich nicht leugnen, daß auf „Selektivagar" sowohl pathogene wie auch apathogene Pilze wachsen und daß andererseits sowohl pathogene wie auch apathogene Pilze unterdrückt werden.

Der Wert eines actidionhaltigen Agars besteht darin, daß in manchen Fällen rasch wachsende Pilze ganz oder teilweise am Wachsen gehindert werden, so daß langsam wachsende Pilze besser zum Zuge kommen.

Pilzdiagnostik

Hans Rieth

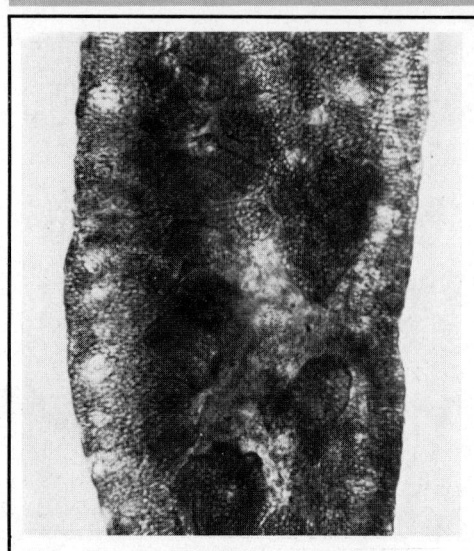

Abb. 55 Von Piedraia hortae befallenes menschliches Kopfhaar mit aufgetriebenem Haarschaft und schwarzen Knötchen (Piedra nigra).

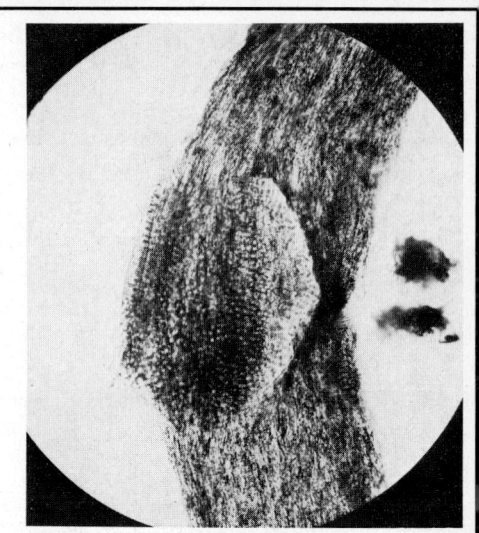

Abb. 56 Einzelnes Piedra-nigra-Knötchen am Haarschaft, aus zahlreichen rundlich-ovalen Fruchtkörpern gebildet.

Schwarze Pilzknötchen am Kopfhaar: Piedra nigra

In feuchtwarmen Gebieten, vor allem in den Tropen und Subtropen, wird das Kopfhaar bisweilen mit Pilzsporen infiziert, die dann in der Rindenschicht des Haares auskeimen und zu steinharten Knötchen heranwachsen.

Die Bezeichnung „Piedra" (Stein) ist deshalb gerechtfertigt.

Der Haarschaft kann mit Knötchen verschiedener Größe übersät sein. Im Reifestadium bildet der Pilz ganze Lager von Pilzelementen (**Abb. 55**).

Es handelt sich um den Pilz Piedraia hortae, der zu den Askomyzeten gehört.

Fruchtkörper mit Sexualsporen

In den Knötchen am Haarschaft bilden sich rundlich-ovale Fruchtkörper, die unter dem Mikroskop unter Verwendung feiner Nadeln herauspräpariert werden können (**Abb. 56**).

Piedra nigra in Affenhaar

Bei einer Untersuchung von Affenfellen in einem New Yorker Museum erwiesen sich zahlreiche Haare als von Piedraia hortae befallen. Die Knötchen unterschieden sich nicht von denen in Menschenhaar.

Affen müssen demnach als mögliches Pilzreservoir angesehen werden.

Pilznachweis mit Kalilauge

Die schwarzen Knötchen am Haar sind bereits mit bloßem Auge erkennbar.

Wird das sichtbar befallene Haar in Kalilauge (10—20%ig) 5—10 Minuten aufgehellt und zwischen Objektträger und Deckglas ein wenig gedrückt — z. B. mit einem Holzstäbchen oder einer Präpariernadel —, dann werden allmählich die Fruchtkörper sichtbar.

In den Fruchtkörpern befinden sich die bananenförmigen Sporen, und zwar je 8 in einem Askus. An einem Ende haben die Sporen einen dünnen Faden, sie sind „geschwänzt".

Kultur von Piedraia hortae auf Kimmig-Agar

Verimpft man Bruchstücke von Haaren, an denen sich Piedra-nigra-Knötchen befinden, auf Kimmig-Agar, so geht die Kultur leicht an.

Innerhalb einer Woche sind die tiefschwarzen Kolonien etwa pfenniggroß.

Das Luftmyzel ist sehr dicht und samtig bis wollig.

Mögliche Reservoire auf Pflanzen

Piedraia hortae gehört zu den sogenannten „Schwärzepilzen", unter denen zahlreiche Erreger von Schwarzfleckenkrankheiten bei Pflanzen bekannt sind.

Pilzdiagnostik
Hans Rieth

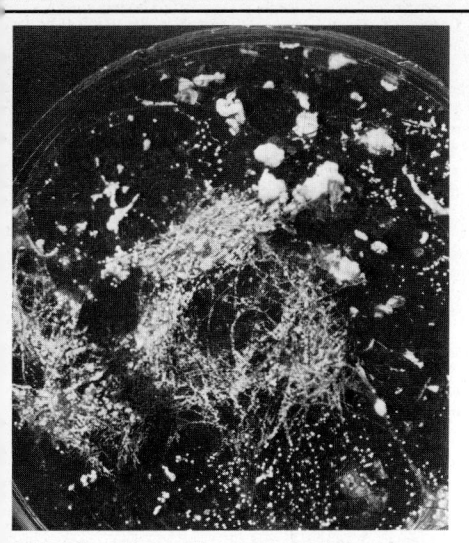

Abb. 57 Nachweis von geophilen, keratinophilen Pilzen in Erdboden mittels Haarködern.

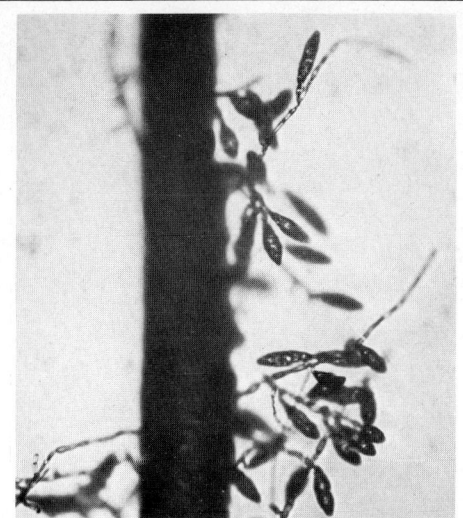

Abb. 58 Einzelnes Haar mit spindelförmigen Makrokonidien von Mikrosporum gypseum, aus Erde isoliert.

Pilznachweis in Mistbeeterde

Bei der Ermittlung der Ansteckungsquelle kann es erforderlich sein, den Nachweis zu führen, daß bestimmte Erregerreservoire existieren.

Seitdem erkannt wurde, daß nicht nur Schwimmbäder, Waschräume oder Sportplätze gut funktionierende Pilztauschzentralen sind, begann eine gründliche Suche nach verborgenen Pilznestern.

In einer ganzen Reihe von Fällen erwies sich gedüngte Gartenerde als guter Nährboden für Hautpilze, die Hornsubstanz verwerten und deshalb keratinophil genannt werden.

Um sie aus der Erde zu „angeln" gibt es verschiedene „Köderverfahren", z. B. mit Hilfe von sterilen kurz geschnittenen Haaren, die man in Büscheln auf die Erde legt (**Abb. 57**).

Nur Pilze, die das Haar angreifen, sind imstande, oberhalb der Erde vom Haar allein zu leben. Dabei entstehen charakteristische Wuchsformen, wie z. B. Makrokonidien (**Abb. 58**), an denen man die Gattung des Pilzes und manchmal auch die Art erkennen kann.

Mykosen können im Zusammenhang mit Infektionsquellen im Bereich des Arbeitsplatzes stehen.

Hinweise zur Technik der Haarködermethode

Sehr wichtig ist, daß die zur Untersuchung gelangende Erdprobe richtig feucht gehalten wird. Zuviel steriles Wasser in die erdehaltige Petrischale zu pipettieren, ist genauso nachteilig wie Austrocknung infolge nachlässiger Handhabung des Nachweises.

Von Vorteil ist es, nicht den ganzen Boden der Petrischale mit Erde auszufüllen, sondern nur zwei gegenüber liegende Viertel. Die Haare werden so darüber gelegt, daß einige Haare zwischen den Erdhäufchen im Durchlicht beobachtet werden können.

Es ist auch zweckmäßig, einige Haarbüschel so anzuordnen, daß der Deckel der Petrischale von innen berührt wird. Da sich bei ausreichender Feuchtigkeit Kondenswasser am Deckel niederschlägt, herrscht dort ein sehr sauberes Milieu mit optimalen Entwicklungsbedingungen für keratinophile Pilze, die am Haar emporwachsen und — frei von Erdverschmutzung — am Deckel der Petrischale fruktifizieren.

Nach etwa 2—3 Wochen lassen sich Pilzelemente am Deckel der Petrischale erkennen. Man nimmt ihn ab und untersucht ihn — umgedreht — direkt mikroskopisch auf Pilze.

Pilzdiagnostik 31
Hans Rieth

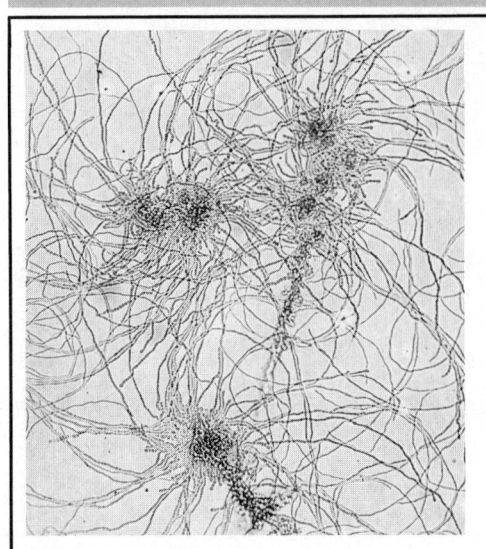

Abb. 59 Trichosporon cutaneum, ein fadenbildender Hefepilz mit Blastosporen und Arthrosporen (Gliedersporen).

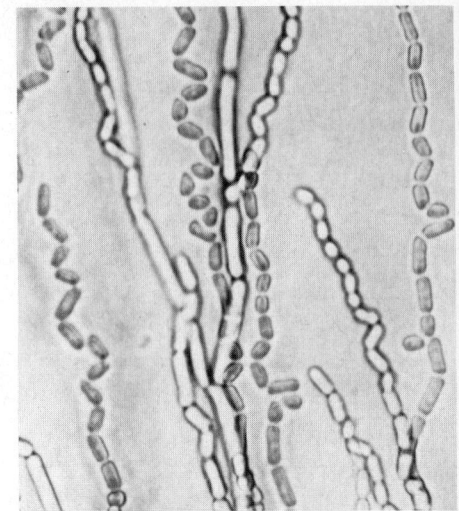

Abb. 60 Geotrichum candidum, ein zeitweise hefeähnlicher Schimmelpilz mit Arthrosporen, jedoch ohne Blastosporen.

Hefen und hefeähnliche Pilze auf Reisagar unterscheiden

Die Bezeichnung „Hefen und Pilze" ist völlig sinnlos, denn Hefen sind ja auch Pilze. Wer von „Hefen und Pilzen" spricht oder schreibt, disqualifiziert sich damit selbst, mykologisch gesehen. Richtig ist dagegen, von Hefen und anderen Pilzen zu sprechen.

Hefeähnlich bedeutet: zwar keine Hefe, aber einer Hefe ähnlich. Schimmelpilze können bisweilen Hefen ähnlich sein, ohne selbst Hefe zu sein.

Nach internationaler Verständigung sind Sproßzellen (Blastosporen) für Hefen ein charakteristisches Merkmal. Außer Sproßzellen können von verschiedenen Hefegattungen auch noch andere Strukturen gebildet werden, z. B. Pseudomyzel, echtes Myzel, Chlamydosporen, Askosporen, Arthrosporen.

Trichosporon cutaneum

Wenn echtes Myzel in Gliederstücke zerfällt, nennt man diese Arthrosporen. Trichosporon cutaneum (**Abb. 59**) bildet auf Reisagar typische Arthrosporen und außerdem Blastosporen, ist also ein Hefepilz.

Erkrankungen durch Trichosporon-Arten heißen Trichosporose.

Geotrichum candidum

Der Milchschimmel Geotrichum candidum bildet ebenfalls auf Reisagar Arthrosporen (**Abb. 60**), aber Blastosporen können nicht gebildet werden. Deshalb ist der Milchschimmel keine Hefe, sondern ein Schimmelpilz.

Unter bestimmten Bedingungen jedoch sehen junge Kolonien des Milchschimmels hefeähnlich aus. Außerdem werden die Arthrosporen bisweilen mit Blastosporen verwechselt.

Ältere Kulturen entwickeln ein weißes Luftmyzel, womit deutlich wird, daß es sich tatsächlich um Schimmel handelt. Diesen Schimmel kann man auf der Oberfläche von Dickmilch oder auf etwas älterem Quark beobachten.

Verwechslung von Milchschimmel mit Hefen

Bei der Untersuchung von Sputum werden die Arthrosporen des Milchschimmels, die mit der Nahrung aufgenommen wurden, leicht mit Hefezellen verwechselt.

Dies ist mit ein Grund für die Forderung, zur Ergänzung der mikroskopischen Untersuchung auch die kulturelle mykologische Untersuchung durchzuführen.

Pilzdiagnostik 32
Hans Rieth

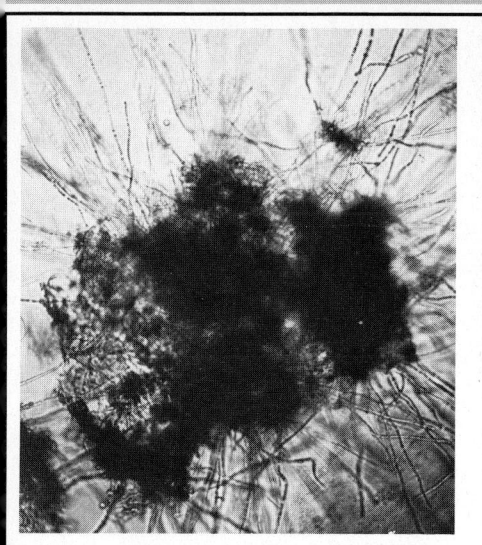

Abb. 61 Mikrokultur einer Hautschuppe, aus der zahlreiche Pilzfäden herauswachsen.

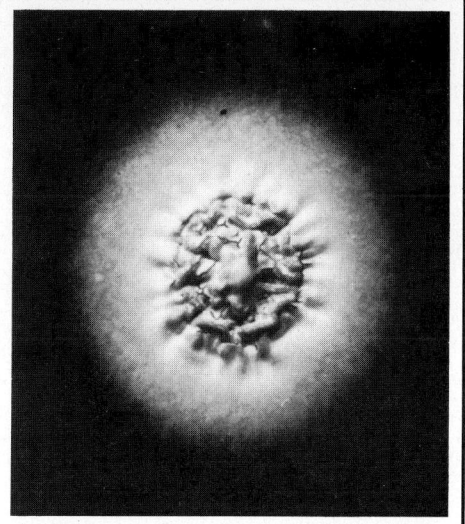

Abb. 62 Reinkultur von Trichophyton tonsurans var. epilans (cerebriforme) auf Kimmig-Agar.

Mikrokulturen zum Nachweis von Pilzen

Die Diagnose „Erkrankung durch Pilze" steht und fällt mit dem gesicherten Nachweis des Erregers.

Die klinischen Zeichen sind in vielen Fällen nicht so eindeutig, daß im Falle therapeutischer Schwierigkeiten oder Mißerfolge in erster Linie an Erregerresistenz zu denken ist.

Der erste Gedanke gilt in solchen Fällen der Frage, ob denn zu Beginn der Behandlung versucht wurde, die klinische Verdachtsdiagnose mykologisch zu sichern.

War dies nicht der Fall, dann sollte bei der Fortsetzung der Therapie unbedingt der Ausfall der mykologischen Untersuchungen berücksichtigt werden.

Kultur im hängenden Tropfen

Einige gut zerkleinerte Hautschuppen, Nagelteile oder Haarstümpfe werden auf ein Deckglas gelegt, ein Tropfen Nährlösung wird hinzugegeben. Das Deckglas wird dann vorsichtig so umgedreht, daß der Tropfen nach unten hängt, und auf einem hohlgeschliffenen Objektträger mit etwas Vaseline befestigt.

Als Nährlösung eignen sich Kimmig-Bouillon oder Sabouraud-Glukose-Bouillon oder eine Bouillon, die nichts weiter enthält als 0,5 % Fleischpepton und 1 % Glukose.

Agarblockkultur nach Kaden

Unter sterilen Bedingungen wird aus einer Nährbodenplatte in einer Petrischale ein rechteckiges Stück herausgeschnitten und auf einen Objektträger gelegt. Das Auftragen des Untersuchungsgutes kann an den vier Seiten und auch auf der Oberfläche erfolgen. Anschließend wird ein Deckglas aufgelegt. Diese Mikrokultur wird in einer feuchten Kammer einige Tage bei Zimmertemperatur bebrütet.

Ablesen der Mikrokulturen

Schon nach 1—2 Tagen läßt sich im positiven Falle die Entwicklung von Pilzfäden beobachten. Siehe **Abb. 61**.

Damit ist klargestellt, daß Pilze mit im Spiel sind und der Eliminierung bedürfen, sei es durch Reinigung, sei es durch gezielte, gegen den Pilz gerichtete Behandlung.

Gewinnung von Reinkulturen

Die genaue Identifizierung eines Pilzes erfordert Reinkulturen auf bekannten Nährböden. Siehe **Abb. 62**.

Die in einer Mikrokultur gewachsenen Pilzfäden lassen sich leicht mit einem mykologischen Haken (einer aufgebogenen Impföse) auf festen Nährboden in einer Petrischale übertragen.

Pilzdiagnostik 33
Hans Rieth

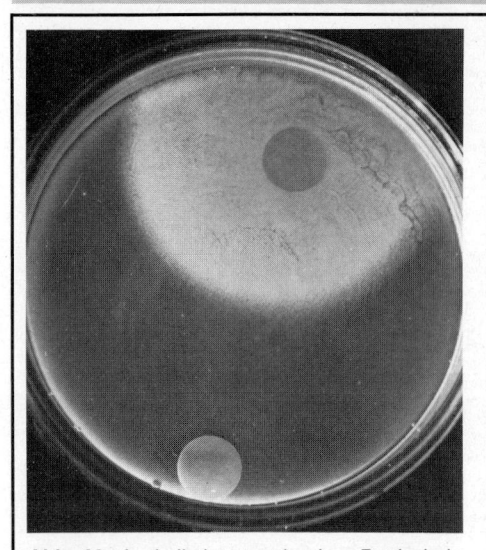

Abb. 63 Assimilationstest in einer Petrischale mit Candida albicans. Pepton (oben) positiv; Kaliumnitrat (unten) negativ.

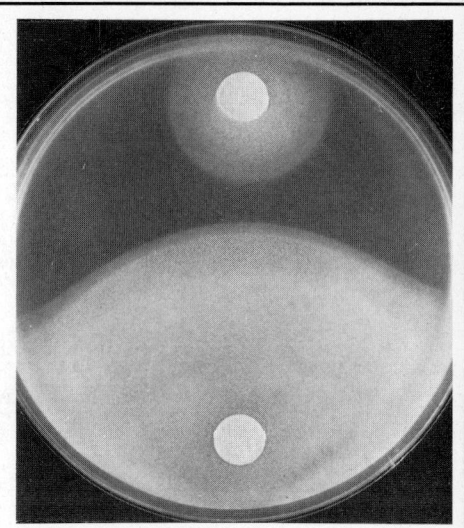

Abb. 64 Assimilationstest mit Candida utilis im Basismedium. Pepton (oben) positiv; Kaliumnitrat (unten) positiv.

Differenzierung von Hefen mittels Assimilationstests

Die mehr als 400 verschiedenen Hefearten lassen sich morphologisch nicht sämtlich auseinanderhalten. Zu gering sind bei zahlreichen Arten die makroskopisch oder mikroskopisch erkennbaren Unterschiede.

Deshalb sind physiologische Verfahren ausgearbeitet worden, um die Arten voneinander abzugrenzen.

Stickstoffassimilation

Geprüft wird, ob eine Hefe imstande ist, nicht nur eine organische Stickstoffquelle (Pepton) zu assimilieren, sondern auch eine anorganische (Kaliumnitrat).

Das Prüfverfahren wird so durchgeführt, daß die zu untersuchende Hefe einem Basisagar zugemischt wird, der nach Verflüssigung auf etwa 45°C abgekühlt ist.

Dieser Agar enthält Glukose als Kohlenstoffquelle und Puffersalze, aber keine Stickstoffquelle.

Nach dem Erstarren und Abtrocknen der Oberfläche werden Filterpapierplättchen aufgelegt; eines enthält Pepton, das andere Kaliumnitrat.

Die Bebrütung erfolgt für 1 Tag im Brutschrank bei 37°C; bei Zimmertemperatur dauert es bis zur Ablesung 1/2 bis 1 Tag länger.

Im positiven Falle bildet sich ein Wuchshof rund um das Plättchen. Form und Durchmesser des Wuchshofes haben keine diagnostische Bedeutung. Es wird nur zwischen positiv und negativ unterschieden.

Beispiele

Die **Abb. 63** zeigt einen Stickstoff-Assimilationstest mit Candida albicans im Basisnährboden. Die Pepton-Assimilation ist positiv, die Nitrat-Assimilation negativ.

Candida albicans kann also keinen anorganischen Stickstoff verwerten, ist stets auf eine organische Stickstoffquelle angewiesen.

Die **Abb. 64** läßt erkennen, daß Candida utilis, als „Futterhefe" bekannt – gelegentlich auch noch als „Torula utilis" bezeichnet –, außer organischem Stickstoff auch anorganischen Stickstoff assimiliert, in diesem Falle Kaliumnitrat.

Diese Eigenschaft kann technisch genutzt werden, um aus Industrieabfällen eiweißreiche Futtermittel herzustellen.

Differenzierung innerhalb der Hefegattung

In der taxonomischen Studie von Lodder gibt es 19 Candida-Arten, die Nitrat assimilieren, und 63 Arten, die diese Fähigkeit nicht besitzen.

Pilzdiagnostik   34
Hans Rieth

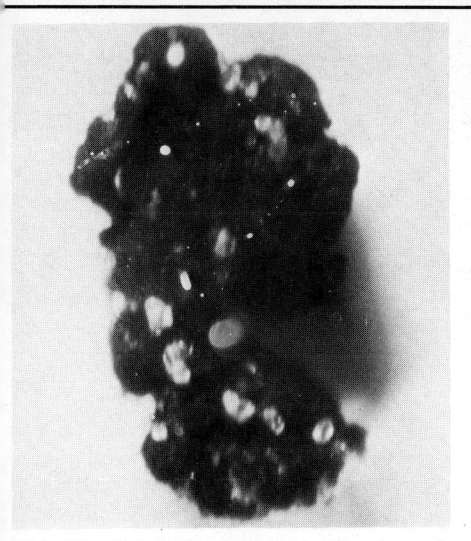

Abb. 65 Steinhartes schwarzes Körnchen mit weichen weißlichen Einlagerungen, aus Fisteln eines Fußmyzetoms isoliert.

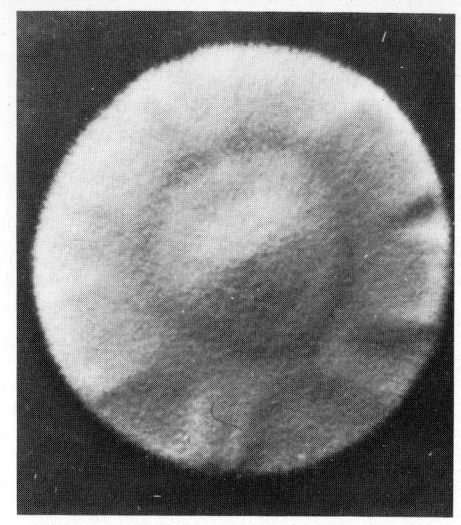

Abb. 66 Reinkultur von Madurella mycetomi, aus einem schwarzen Myzetomkörnchen isoliert, auf Kimmig-Agar, 20 Tage alt.

Diagnostik von Myzetomen

Myzetome sind von Pilzen verursachte Tumoren, die sich nach Eindringen von Pilzelementen ins Gewebe entwickeln.

Meist sind kleine Verletzungen der Haut durch Dornen, spitze Gräser und ähnliches die Voraussetzung für das Verschleppen von Pilzen in die Cutis oder in das subcutane Gewebe.

Gelegentlich können Myzetome auch an der Schleimhaut entstehen, z. B. ein Candida-Myzetom im Dickdarm.

Die Auseinandersetzung zwischen Pilz und befallenem Organismus führt in vielen Fällen zur Bildung kleiner Körnchen, die über Fistelgänge ausgestoßen werden. Dies ist ein Versuch der Selbstreinigung.

Farbe der Körnchen

Die Farbe der Körnchen ist von der Farbe des Erregers abhängig. Grauschwarze oder braunschwarze Pilze bilden fast schwarze Körnchen (siehe **Abb. 65**).

Weiße oder gelbliche Pilze lassen weiße oder gelbliche Körnchen entstehen usw.

Echte Pilze und Strahlenpilze

Die Myzetome lassen sich unterteilen in:
1. Eumyzetome, die durch echte Pilze hervorgerufen werden; meist sind es Schimmelpilze, z.B. Madurella mycetomi (siehe **Abb. 66**) seltener Hefepilze.

Mitunter kommen auch Mischinfektionen aus Schimmel und Hefe vor; die Hefepilze bilden dann weißliche Einlagerungen, wie in **Abb. 65** zu erkennen.

In diesem Falle handelt es sich um Kolonien von Candida guilliermondii.

2. Aktinomyzetome, die durch Strahlenpilze hervorgerufen werden. In der neueren Systematik werden die Aktinomyzeten (Strahlenpilze) mit all ihren Gattungen zu den Bakterien gestellt.

Die Erreger der Aktinomyzetome gehören meistens in die Gattungen Nocardia oder Streptomyces.

Klinisch kaum zu unterscheiden

Vom klinischen Bild her lassen sich die Myzetome, z. B. am Fuß – dort auch Madurafuß genannt –, praktisch so gut wie nicht unterscheiden.

Werden Körnchen abgesondert, so kann dadurch ein Hinweis gegeben sein:

Schwarze Körnchen sprechen für „Schwärzepilze", das sind verschiedene Schimmelpilze, die bisweilen auch hefeartig wachsen und dann als „schwarze Hefen" bezeichnet werden.

Rote Körnchen sprechen für ein Aktinomyzetom, bei gelben und weißen Körnchen bleibt die Frage offen. Sie wird nach mikroskopischer und kultureller Untersuchung im Pilzlabor entschieden.

Pilzdiagnostik 35
Hans Rieth

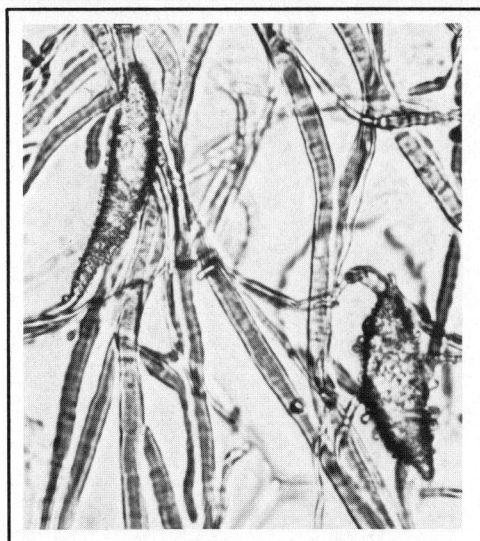

Abb. 67 Mikrokultur von Mikrosporum audouinii mit zwei rauhwandigen, unterschiedlich geformten Makrokonidien.

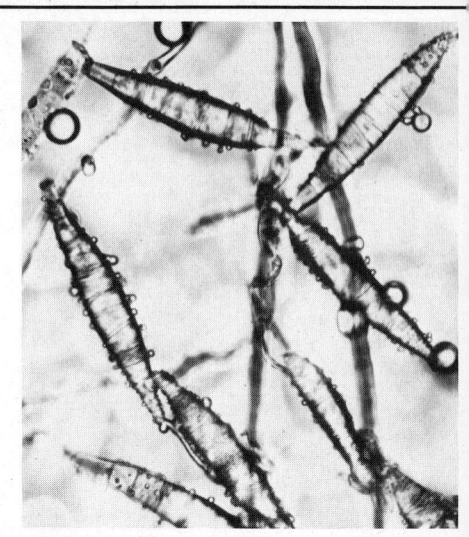

Abb. 68 Mikrokultur von Mikrosporum canis mit acht rauhwandigen schlanken Makrokonidien.

Mikrosporie immer noch aktuell

Trotz aller Fortschritte auf dem Gebiet der Therapie der Mykosen nimmt die Zahl der Mikrosporie-Fälle weiter zu.

Durch eine rechtzeitige Diagnose läßt sich zwar erreichen, daß die Erkrankten so früh wie möglich behandelt werden und dadurch als Infektionsquelle ausscheiden, es gibt aber offenbar noch wenig beachtete Reservoire, die epidemiologisch von Bedeutung sind.

Heimendemien selten geworden

Die früher so sehr gefürchteten Heimendemien durch Mikrosporum audouinii, die gelegentlich sogar epidemischen Charakter aufwiesen, treten nur noch sehr sporadisch auf.

Durch Verbesserung der Hygiene sind die Ansteckungsmöglichkeiten mit der typischsten anthropophilen Mikrosporumart geringer geworden.

Haustiere als Überträger

Die Katzen stehen heute an erster Stelle im Hinblick auf Übertragung von Pilzsporen auf den Menschen. Kinder und ältere Personen werden am leichtesten infiziert.

Die Katzen sehen meist ganz gesund aus, sind es auch in vielen Fällen tatsächlich; dennoch halten sich Pilzsporen lange Zeit in ihrem Fell.

Am häufigsten handelt es sich um den Pilz Mikrosporum canis, der auch bei Hunden vorkommt oder bei Pferden, bei Löwen, Tigern usw.

Differentialdiagnose zwischen M. audouinii und M. canis

Einige Hinweise gibt mitunter das klinische Bild. Die typische Mikrosporie der Kinderköpfe ohne Entzündungserscheinungen galt früher als charakteristische Audouinii-Infektion, während die Canis-Mikrosporie mehr entzündlichen Charakter aufwies. Heute werden jedoch Fälle beobachtet, die klinisch an M. audouinii denken lassen, aber in Wirklichkeit durch M. canis verursacht sind.

Auch die Körperherde lassen nicht erkennen, um welchen Erreger es sich handelt. Das klinische Bild klärt also nicht zuverlässig die Differentialdiagnose.

Pilzkulturen erforderlich

Ohne kulturelle mykologische Untersuchung bleibt die Diagnose im Ungewissen. Allerdings ist die Unterscheidung zwischen M. audouinii und M. canis auch in der Kultur nicht einfach.

Unterschiedliche Makrokonidien

Die Makrokonidien von M. audouinii sind fast immer nur sehr spärlich vorhanden oder gar nicht zu entdecken. Ihre Form ist meist unregelmäßig **(Abb. 67)**.

Bei M. canis werden sie manchmal in großer Anzahl gebildet. Sie sind sehr gut zu erkennen **(Abb.68)**.

Pilzdiagnostik   36
Hans Rieth

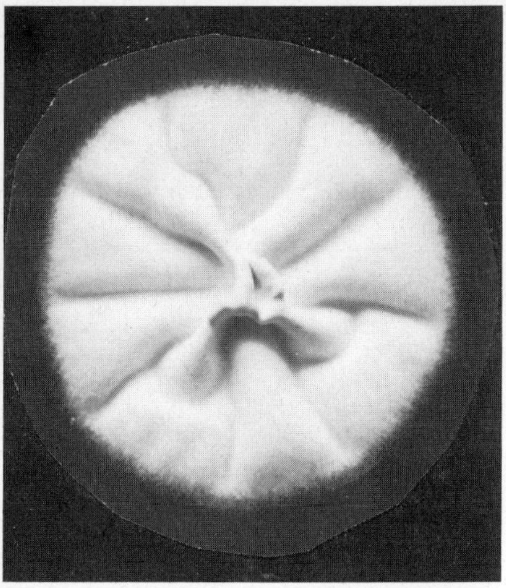

Abb. 69 Mikrosporum rivalieri in Reinkultur auf 3%igem Pepton-Agar, 4 Wochen alt. Die „Nasenspitze" im Zentrum ist auffällig.

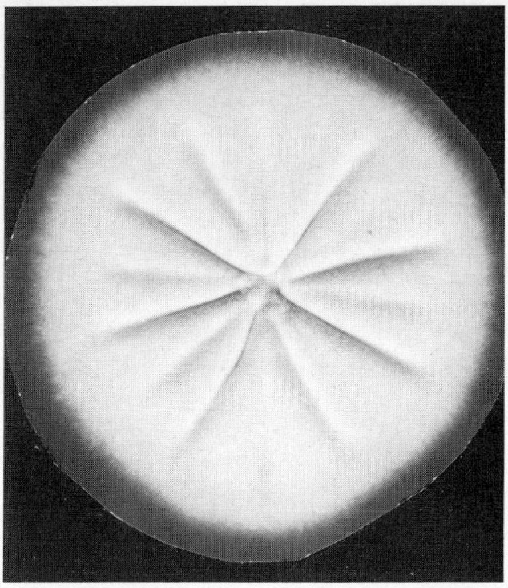

Abb. 70 Mikrosporum langeronii in Reinkultur auf Glukose-Pepton-Agar, 4 Wochen alt, mit radiärer Furchung der samtigen Oberfläche.

Seltene Mikrosporie-Erreger

Die Mikrosporie, die nach dem Bundes-Seuchengesetz nach wie vor meldepflichtig ist, wird nicht nur durch den früher auch in Europa sehr häufigen Pilz Mikrosporum audouinii und durch den heutzutage sehr viel häufigeren Pilz Mikrosporum canis hervorgerufen, sondern auch durch einige andere aus anderen Erdteilen.

In Zentralafrika entdeckte Vanbreuseghem zwei Mikrosporum-Arten, die imstande sind, auf Kinderköpfen das klassische Bild der Mikrosporie zu verursachen.

Infolgedessen wurden diese Arten mykologisch auch in die Nähe von Mikrosporum canis gestellt.

Mikrosporum rivalieri

Abb. 69 zeigt Mikrosporum rivalieri in Reinkultur. Dieser Pilz neigt dazu, auf der Oberfläche der Kultur bizarre Formen zu bilden, die an ein Gesicht erinnern.

Zur Identifizierung dienen verschiedene Nährböden, meist nebeneinander Kimmig-Agar sowie Glukose-Pepton-Agar und Pepton-Agar.

Mikrosporum langeronii

In **Abb. 70** ist ein ebenfalls seltener Erreger zu erkennen: Mikrosporum langeronii in Reinkultur. Zur Identifizierung sind auch in diesem Falle Kulturen auf verschiedenen Nährböden zu empfehlen.

In der Mikrokultur finden sich, wie auch bei M. rivalieri, rauhwandige Makrokonidien, die die Diagnose Mikrosporum sichern.

Bei Touristen mit Kindern auf Mikrosporie achten

Unter afrikanischen Kindern ist die Mikrosporie noch weit verbreitet. Auch Tiere, vor allem Katzen und Hunde, mit denen die Kinder spielen, verbreiten die Pilze.

Die Ansteckungsgefahr ist bei engerem Kontakt gegeben und sollte zu besonderer Aufmerksamkeit Anlaß geben.

Französische Forscher geehrt

Die Namen M. rivalieri und M. langeronii erinnern an die beiden französischen Forscher Rivalier und Langeron, die sich jahrzehntelang mit mykologischer Forschung befaßten.

In dem bekannten Buch „Précis de Mycologie" von M. Langeron hat R. Vanbreuseghem die Kapitel über Medizinische Mykologie geschrieben.

Bedeutung einer Mykothek

Um seltene Pilzarten zu identifizieren, erweist es sich immer wieder als sehr vorteilhaft, Vergleichskulturen zur Verfügung zu haben.

Diesem Zweck dient eine Sammlung von Pilzen, auch Mykothek genannt, die lebende Pilzkulturen enthält.

Pilzdiagnostik 37
Hans Rieth

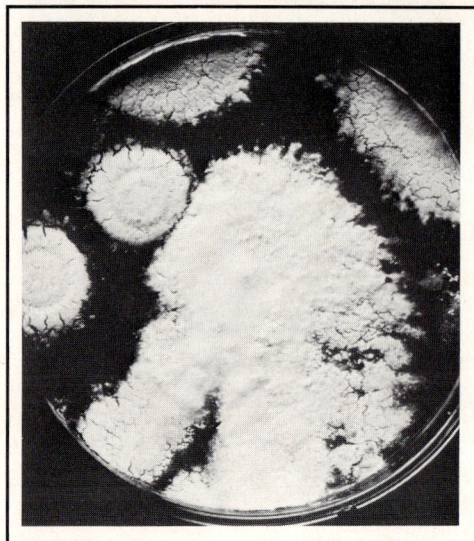

Abb. 71 Reinkultur von Trichophyton terrestre auf Kimmig-Agar, aus Erde isoliert, 28 Tage alt.

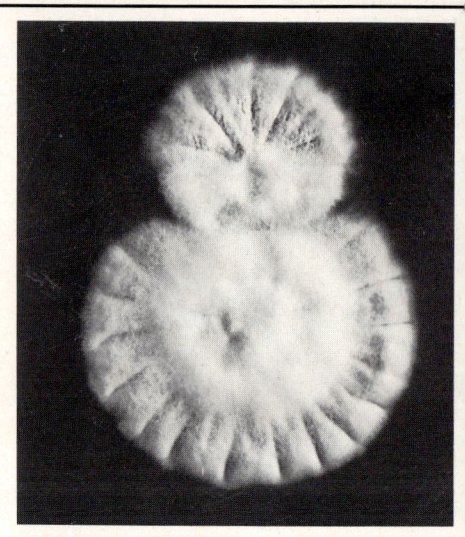

Abb. 72 Reinkultur von Trichophyton terrestre auf Pepton-Agar, aus Erde isoliert, 28 Tage alt.

Erdbodenpilze mit schwachen hautpathogenen Eigenschaften

Geophile Dermatophyten kommen gelegentlich in Krankheitserscheinungen vor, ohne daß sie selbst diese krankhaften Veränderungen der Haut, Haare oder Nägel hervorgerufen haben müssen.

Die Erkennung dieser Pilze setzt voraus, daß man sie kennt, daß man sie mikroskopisch und makroskopisch studiert hat.

Kulturen auf verschiedenen Nährböden

Die meisten Mikropilze sehen auf Nährböden verschiedener Zusammensetzung sehr unterschiedlich aus.

Auf Medien mit Glukose, wie z. B. Kimmig-Agar, werden oft andere Oberflächenstrukturen ausgebildet, als wenn Glukose ganz fehlt, wie z. B. in reinem Pepton-Agar.

Trichophyton terrestre, ein weit verbreiteter Erdbodenpilz von sehr charakteristischem würzigen Geruch, wächst auf Kimmig-Agar sehr üppig **(Abb. 71)**.

Die Farbe des Luftmyzels ist rein weiß; wenn massenhaft Mikrokonidien gebildet werden, sieht die Oberfläche feinsandig oder gipsig-pulverig aus.

Nach einigen Wochen können auf dieser gipsigen Oberfläche flaumige Fäden entstehen, die meist als Zeichen pleomorpher Entartung gedeutet werden.

Kompakte Kolonien

Auf zuckerfreiem Pepton-Agar ist das Wachstum der meisten Dermatophyten langsamer; die Konidienbildung ist geringer, als wenn sich Zucker im Nährboden befinden. Der Geruch der Kultur ist würzig wie auf Kimmig-Agar.

Auch die Kolonien von Trichophyton terrestre sehen auf Pepton-Agar sehr kompakt aus **(Abb. 72)**. Der Rand ist bei älteren Kulturen oft radiär gefurcht, das Zentrum ist von dichtem weißen Flaum bedeckt.

Vergleichskulturen in der Mykothek

Wer im Pilzlabor sichere Diagnosen stellen will, die über die Erkennung von Trichophyton rubrum, T. mentagrophytes und Epidermophyton floccosum hinausgehen, braucht Vergleichskulturen in einer gut gepflegten Sammlung lebender Pilze (Mykothek).

Pilze, die differentialdiagnostisch in Betracht kommen, werden aus der Sammlung entnommen und mit dem zu diagnostizierenden Stamm unter gleichen Bedingungen in ein und derselben Petrischale kultiviert.

Zweckmäßig ist es, dies auf verschiedenen Nährböden vorzunehmen, z. B. Kimmig-Agar, Glukose-Pepton-Agar nach Sabouraud und reinem Pepton-Agar. Die Beurteilung erfolgt makroskopisch und mikroskopisch.

Pilzdiagnostik 38
Hans Rieth

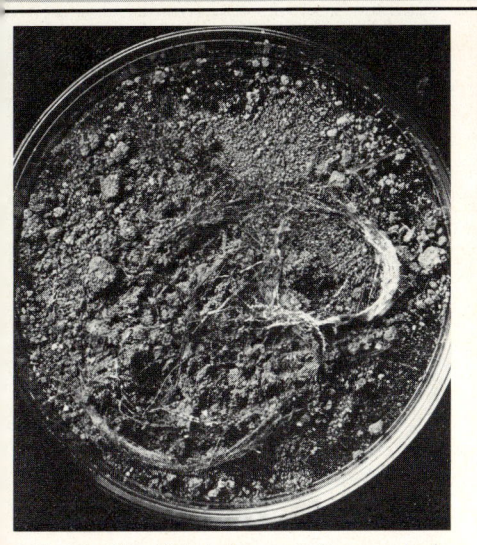

Abb. 73 Haarköderkultur auf Gartenerde in einer Petrischale; weißflaumig: Arthroderma quadrifidum/Trichophyton terrestre.

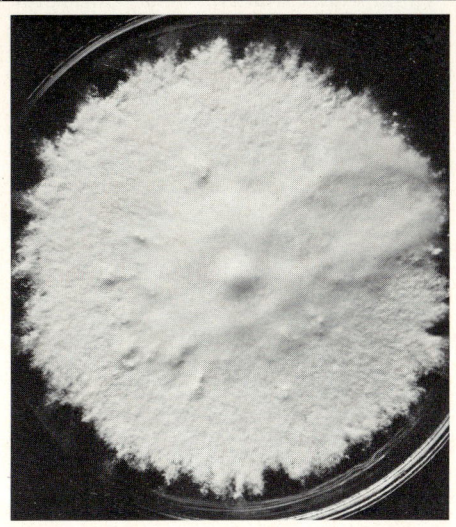

Abb. 74 Reinkultur von Arthroderma quadrifidum/Trichophyton terrestre mit Cleistothecienkügelchen auf Kimmig-Agar.

Sexualformen von Dermatophyten

Die meisten humanpathogenen Pilze, insbesondere die Dermatophyten (Trichophyton, Mikrosporum, Epidermophyton, Keratinomyces) werden üblicherweise zu den „Fungi imperfecti" gezählt.

Hierunter versteht man Pilze, deren sexuelle Fruchtformen entweder nicht bekannt sind oder gar nicht gebildet werden.

Die natürliche Einteilung der Pilze – wie aller Pflanzen – beruht aber nun einmal auf Gestalt und Entwicklung der Sexualorgane.

Die unvollkommenen oder unvollständigen Pilze lassen sich infolgedessen in einem natürlichen System nicht unterbringen.

Arthroderma quadrifidum, die Sexualform von Trichophyton terrestre

Verbesserte Suchtechniken haben in den letzten 20 Jahren dazu geführt, daß entgegen allen Erwartungen vermeintlich asexuelle Dermatophyten Sexualorgane ausbildeten.

Zu den neuen Techniken gehört die Haarködermethode, mit Hilfe deren im Erdboden befindliche keratinverwertende Pilze gleichsam geangelt werden **(Abb. 73)**.

Auf diese Weise gelang es, in Gartenerde, die aus Salzburg in Österreich stammte, die Sexualform von Trichophyton terrestre nachzuweisen.

Zunächst wuchs auf Kimmig-Agar die Reinkultur mit typischen Mikro- und Makrokonidien sowie Übergangsformen zwischen diesen beiden.

An einigen Stellen der Oberfläche der Kulturen bildeten sich nach etwa 2–3 Wochen winzige Kügelchen innerhalb eines feinen weißen Flaumes, wie die **Abb. 74** erkennen läßt.

Der Geruch dieser sowohl asexuellen wie auch sexuellen Kolonien war typisch würzig wie bei allen Trichophyton-terrestre-Kulturen.

Nomenklaturfragen

Nach den mykologischen Nomenklaturregeln ist derjenige Namen zu verwenden, mit dem die jeweils höhere Fruchtform bezeichnet wird.

Sexuelle Fruchtformen, z. B. Cleistothecien, sind von höherem taxonomischen Rang als die asexuellen Makrokonidien. Im vorliegenden Falle – Vorkommen von beiden Fruchtformen in derselben Kolonie – muß die Diagnose also „Arthroderma quadrifidum" lauten.

Subkulturen, die – aus welchen Gründen immer – zum Zeitpunkt der Diagnosestellung keine Sexualformen, sondern nur Konidien bilden, müssen als „Trichophyton terrestre" bezeichnet werden. Beide Namen sind gültig: Trichophyton terrestre für die imperfekte Form, Arthroderma quadrifidum für die perfekte.

Pilzdiagnostik 39
Hans Rieth

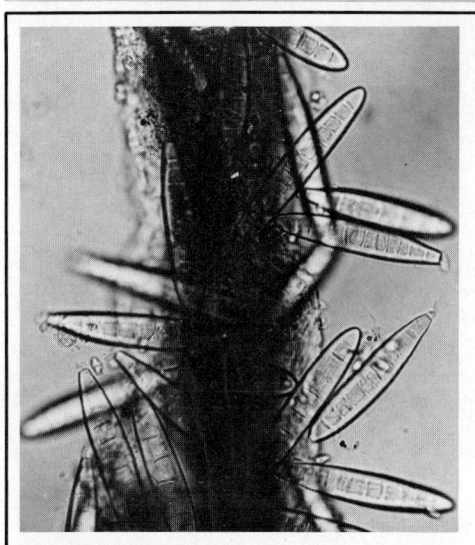

Abb. 75 Menschenhaar, experimentell mit Keratinomyces ajelloi infiziert, mit typischen, langgestreckten, mehrfach septierten Makrokonidien.

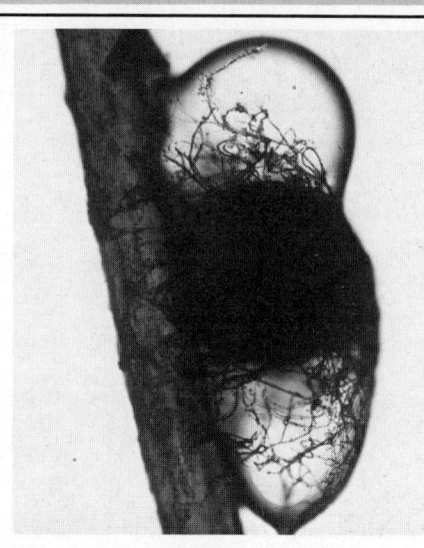

Abb. 76 Cleistothecium von Arthroderma uncinatum/Keratinomyces ajelloi in einer Luftblase an einem Menschenhaar.

Hautpathogene Pilze aus verseuchtem Erdboden

Pilze, die das Haarkeratin verwerten können, kommen – nesterweise verstreut – in den verschiedensten naturbelassenen oder kultivierten Erdböden vor.

Sie verrichten dort eine biologisch wichtige Aufgabe, indem sie mit ihren Enzymsystemen die Hornsubstanz angreifen und abbauen.

Vor noch nicht allzulanger Zeit ging man von der Hypothese aus, daß ein bestimmtes Enzym – die Keratinase – den Keratinabbau bewirke.

Experimentelle Untersuchungen führten jedoch inzwischen zu der Auffassung, daß ein noch nicht im einzelnen definierter Enzymkomplex den Abbau vollzieht.

Imperfekte Fruchtformen von Keratinomyces ajelloi am Haar

Werden abgeschnittene Haare mit Keratinomyces ajelloi infiziert, so wachsen die Pilzfäden mit Hilfe perforierender Organe in den Haarschaft hinein. Der Pilz lebt nunmehr vom Haar, bildet nach wenigen Tagen fruktifizierendes Luftmyzel, an dem sich innerhalb einer Woche typische langgestreckte, glattwandige Makrokonidien entwickeln (siehe **Abb. 75**).

Das Haar wird dabei nach und nach abgebaut, es verwandelt sich in den von ihm allein lebenden Pilz.

Perfekte Fruchtformen von Arthroderma uncinatum am Haar

Neben den Makrokonidien bilden sich auch perfekte Fruchtformen, allseits geschlossene Cleistothecien mit den darin befindlichen Ascosporen. Die **Abb. 76** zeigt ein solches Cleistothecium an einem Haarschaft.

Die Bezeichnung des perfekten Stadiums von Keratinomyces ajelloi lautet: Arthroderma uncinatum. Dieser Name wird auch dann gebraucht, wenn als Nebenfruchtform Makrokonidien und Mikrokonidien auftreten.

Die Sexualform wird als Hauptfruchtform bezeichnet. Hiernach wird die botanische Einteilung vorgenommen.

Erkennung von Arthroderma uncinatum/Keratinomyces ajelloi

Die Kultur auf Kimmig-Agar ist sehr schnellwüchsig. Innerhalb einer Woche wird das weißliche Luftmyzel sandfarben bis bräunlich infolge der massenhaft gebildeten Makrokonidien.

Die Rückseite färbt sich allmählich rötlich bis dunkelrot-violett. Dieses Pigment scheint mitunter bis in die Kulturoberfläche durch.

Sowohl auf demselben Nährboden wie erst recht auf verschiedenen Nährböden – natürlichen wie auch künstlichen – entstehen sehr zahlreiche Variationen.

Pilzdiagnostik
Hans Rieth

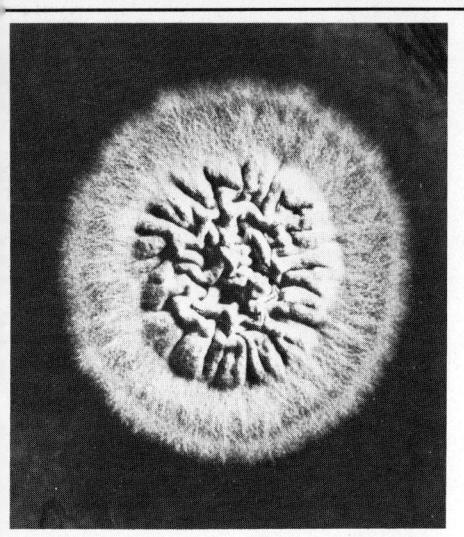

Abb. 77 Trichophyton equinum auf Sabouraud-Pepton-Agar, 34 Tage alt, im Zentrum stark gewulstet, in der Peripherie rötlich pigmentiert.

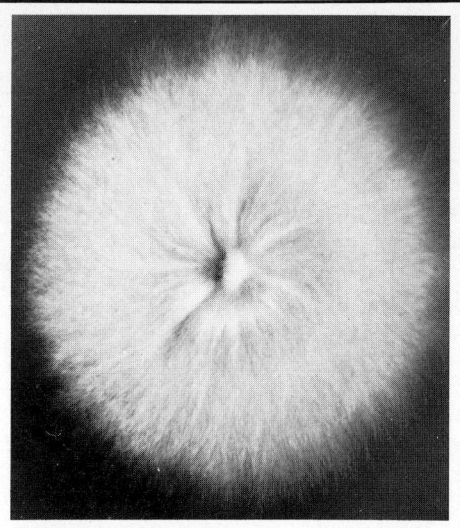

Abb. 78 Mikrosporum equinum auf Kimmig-Agar, 17 Tage alt, sehr feinflaumig, graugelblich bis weißlichgrau pigmentiert.

Erkennung vom Pferd übertragener Dermatomykosen

Pferde erkranken sowohl an Trichophytie als auch an Mikrosporie.

Das klinische Bild ist nicht so eindeutig, daß die Diagnose aus den klinischen Erscheinungen gestellt werden kann.

Mikroskopische Diagnose

Die mikroskopische Untersuchung der nach Abbrechen der pilzbefallenen Haare im Krankheitsherd stehengebliebenen Haarstümpfe kann Hinweise auf den Erreger geben.

Bei Trichophytie sind die aus den Pilzfäden entstandenen Myzelsporen größer als bei der klassischen Mikrosporie.

Trichophyton equinum wird beim Pferd vorwiegend im Innern des Haares gefunden, beim Menschen dagegen in Form dicker Sporen außen am Haar.

Mikrosporum equinum bildet sehr kleine Sporen, die um die Haare herum eine unvollkommen ausgeprägte Sporenscheide bilden können.

Im Innern des Haares findet man feine, verzweigte und teilweise versporte Fäden von Mikrosporum equinum.

Kulturelle Diagnose

Die Kulturen wachsen gut auf Kimmig-Agar oder Sabouraud-Glukose-Pepton-Agar. Nach zwei bis drei Wochen sind die Kolonien meist ausgewachsen.

Trichophyton equinum

Trichophyton equinum bildet feinflaumige, meist flache, mitunter aber auch im Zentrum stark gewulstete Kolonien (**Abb. 77**) mit rötlichem Pigment, das am Rande durchscheint und auf der Unterseite deutlicher ausgeprägt ist.

Die Oberfläche wird mit der Zeit weißflaumig wie bei vielen anderen Dermatophyten, z. B. Trichophyton rubrum.

Mikrosporum equinum

Mikrosporum equinum hat ähnliche Kolonien wie Mikrosporum audouinii; der Flaum ist sehr fein, graugelblich bis weißlichgrau (**Abb. 78**).

Einige Autoren halten M. equinum für identisch oder für nahe verwandt mit M. canis, obwohl die typische Gelbfärbung nicht beobachtet wird.

Auf Reiskörnern ist schwaches flaumiges Wachstum festzustellen, aber nicht die dunkle Braunfärbung mit fast völlig fehlendem Luftmyzel, wie sie für M. audouinii charakteristisch ist.

Meldepflicht

Erkrankungen durch Mikrosporum equinum sind laut Bundes-Seuchengesetz beim Menschen meldepflichtig, bei Tieren nach dem Bundes-Tierseuchengesetz jedoch nicht.

Zur Meldung verpflichtet ist jeder, der beruflich mit der Klärung der Diagnose befaßt ist.

Pilzdiagnostik   41
Hans Rieth

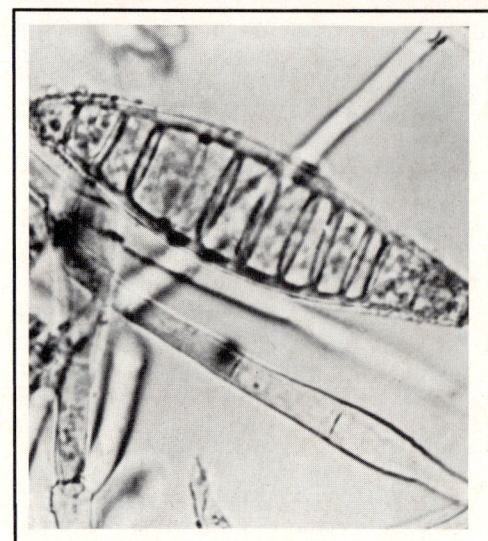

Abb. 79 Makrokonidie von Mikrosporum canis in Mikrokultur auf Kimmig-Agar mit faßreifenartiger Septierung, ursprünglich rauhwandig.

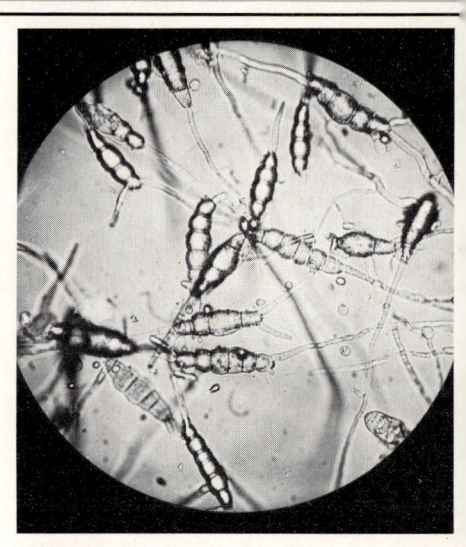

Abb. 80 Mehrere Makrokonidien von Mikrosporum gypseum, im hängenden Tropfen ausgekeimt, ursprünglich ebenfalls rauhwandig.

Diagnose der meldepflichtigen Mikrosporie

Mikrosporie nennt man Erkrankungen durch Pilze der Gattung Mikrosporum. Allgemein anerkannt sind zur Zeit folgende Arten:

- Mikrosporum amazonicum
- Mikrosporum audouinii
- Mikrosporum canis
- Mikrosporum cookei
- Mikrosporum distortum
- Mikrosporum equinum
- Mikrosporum ferrugineum
- Mikrosporum fulvum
- Mikrosporum gypseum
- Mikrosporum nanum
- Mikrosporum persicolor
- Mikrosporum racemosum
- Mikrosporum vanbreuseghemii

In der Diskussion, ob es weitere abgrenzbare Arten gibt, stehen z. B.

- Mikrosporum boullardii
- Mikrosporum praecox
- Mikrosporum ripariae

Klinisches Bild vielgestaltig

Die klassische Mikrosporie der Kinderköpfe ist selten geworden. Kahlstellen vom Aussehen einer „abgemähten Wiese" sind heute die Ausnahme, da die Diagnose oft schon gestellt wird, bevor die pilzbefallenen Haare kurz oberhalb des Hautniveaus abbrechen. Viel häufiger sind Herde im Gesicht, am Hals, an Armen und Beinen und am Stamm. Sie können sehr leicht mit Trichophytie verwechselt werden.

Fluoreszenz unter Woodlicht

Von Mikrosporum audouinii, Mikrosporum canis und nahen Verwandten befallene Haarstümpfe fluoreszieren unter UV-Licht mit Woodfilter grünlich.

Keine Fluoreszenz verursacht der Befall durch Mikrosporum gypseum und nahe Verwandte.

Typisch für Mikrosporum: Rauhwandige Makrokonidien

Als Gattungsmerkmal gelten rauhwandige Makrokonidien. Es muß jedoch ausdrücklich darauf hingewiesen werden, daß sich die Rauhigkeiten auflösen, wenn Objektträgerpräparate in Flüssigkeit hergestellt werden, um sie mikroskopisch zu betrachten.

Makrokonidien von Mikrosporum canis

Sie sind an beiden Enden zugespitzt und mehrfach septiert, wie in **Abb. 79** zu erkennen.

Makrokonidien von Mikrosporum gypseum

Sie sind an den Enden etwas abgeflacht und weniger häufig septiert; bis zu 5 Septen werden gebildet, wie die **Abb. 80** zeigt.

Pilzdiagnostik   42
Hans Rieth

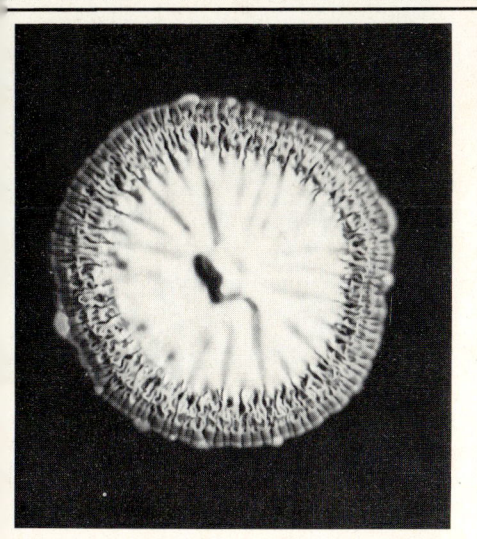

Abb. 81 Trichophyton tonsurans variatio crateriforme in Reinkultur auf 3%igem Pepton-Agar.

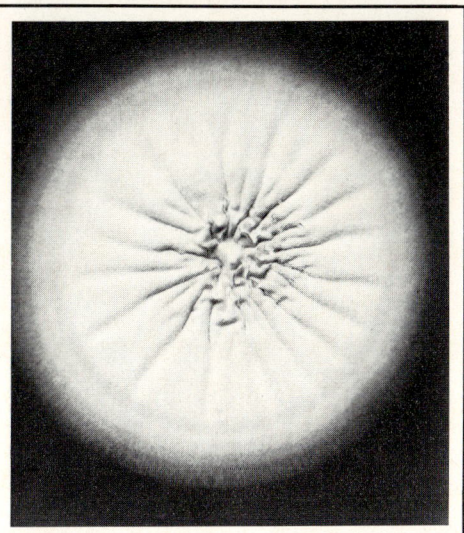

Abb. 82 Trichophyton tonsurans variatio sabouraudii in Reinkultur auf Glukose-Pepton-Agar.

Differenzierung von Variationen bei Dermatophyten

Bestimmte Arten von Dermatophyten bilden Variationen, je nachdem auf welchem Nährboden sie wachsen oder aus welchem Untersuchungsmaterial sie stammen.

Pilze, die aus Nagelspänen wachsen, bringen eine andere „Marschverpflegung" mit als solche, die sich zuvor aus Interdigitalschuppen ernährt haben.

Ob Kopfhaare oder Flaumhaare als Nahrungsquelle für Pilze dienten, kann in der Primärkultur Wachstumsunterschiede ausmachen.

Diese aus der Herkunft herrührenden Unterschiede verlieren sich auf künstlichen Nährböden, wenn die Pilze mehrfach auf frische Nährböden überimpft werden.

Differenzierungskulturen erfordern Sachkenntnis und Aufwand

Die Sachkenntnis wird in mykologischen Seminaren erworben, die im Rahmen von Fortbildungs- und Weiterbildungsveranstaltungen angeboten werden.

Der höhere Aufwand an Zeit und Material wird honorarmäßig berücksichtigt.

Trichophyton tonsurans wächst sehr variabel

In älteren Klassifizierungssystemen wurden die verschiedenen Variationen als eigene Art geführt, je nachdem ob zentrale Erhebungen oder Kraterbildungen entstanden.

Dabei kam es vor, daß ein Pilz, der anfangs im Zentrum einen tiefen Krater erkennen ließ und deshalb „crateriforme" genannt wurde, bei weiteren Subkulturen im Zentrum keinen Krater, sondern einen kleinen Hügel bildete **(Abb. 81)**.

Auch das Gegenstück kam vor: Zentrale Erhebungen verschwanden in den Subkulturen; statt dessen entstanden zentrale Vertiefungen mit deutlichen auf den Krater zulaufenden Furchen. Siehe hierzu die **Abb. 82**.

Einfluß der Nährbodenbestandteile

Ob sich nur Pepton im Nährboden befindet oder zusätzlich noch Glukose, wirkt sich erheblich auf das Wachstum der Pilze aus. Fleischpepton ist besser geeignet als Caseinpepton.

Nun ist es aber nicht so, daß auf einem einzigen Nährboden alle Pilze gut voneinander unterschieden werden könnten, da die Nahrungsbedürfnisse der Pilze von Natur aus unterschiedlich sind.

Zur Differenzierung sehr ähnlich aussehender Pilze braucht man deshalb von Fall zu Fall Kulturen auf verschiedenen Nährböden.

Zu empfehlen sind Parallelkulturen auf Kimmig-Agar, Sabouraud-Glukose-Agar und Sabouraud-Pepton-Agar.

Pilzdiagnostik 43
Hans Rieth

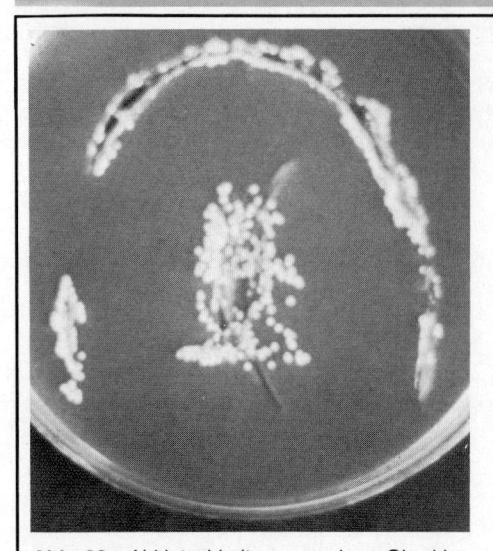

Abb. 83 Abklatschkultur von einer Oberkiefer-Zahnprothese mit zahlreichen Hefeherden an den Berührungsstellen.

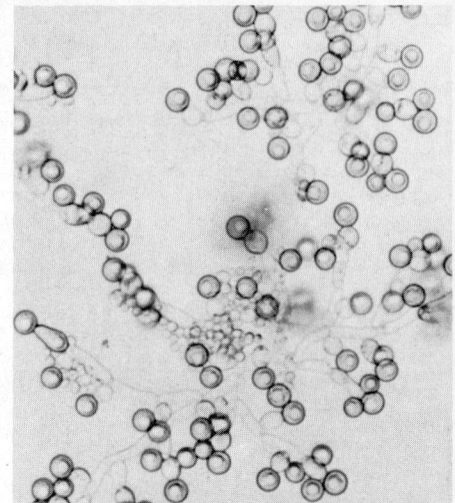

Abb. 84 Zahlreiche Chlamydosporen von Candida albicans auf Reisagar, von Zahnprothese isoliert.

Zahnprothesen mit pathogenen Hefepilzen

Ein total vernachlässigtes Gebiet ist die Verpilzung von Zahnprothesen, ganz gleich ob es Vollprothesen oder Teilprothesen sind.

Die klinischen Erscheinungen der Gaumencandidose werden gewöhnlich als „Druckstellen" bezeichnet.

Ein „locus minoris resistentiae" bietet Pilzen gute Ansiedlungsbedingungen. Zwischen Gaumen und Prothesen entwickeln sich die Pilze wie in einem Brutschrank.

Meist handelt es sich um Hefen, seltener um Schimmelpilze, praktisch niemals um Dermatophyten.

Abklatschkultur zum Pilznachweis

Man nimmt einen gebrauchsfertigen Nährboden, z. B. Kimmig-Agar, entfernt das Klebeband, hebt den Deckel der Petrischale ab und drückt die herausgenommene Prothese vorsichtig gegen die Nährbodenschicht.

Es empfiehlt sich, die Prothese dabei ein wenig rundum zu kippen, damit auch die Zahnreihe den Nährboden berührt.

Bebrütung der Kultur

Nachdem der Deckel wieder aufgesetzt und das Klebeband lose umgelegt ist (damit etwas Luftaustausch möglich ist), kann die Bebrütung sowohl bei Zimmertemperatur – etwa 22 °C – wie auch im Brutschrank – etwa 30 bis 37 °C – erfolgen.

Im Brutschrank wachsen humanpathogene Hefen etwas schneller; man gewinnt etwa einen Tag. Andererseits entwickeln sich dann aber auch zahlreiche Bakterien (und können stören), die bei Zimmertemperatur nicht wachsen.

Ablesen des Ergebnisses

Meist schon innerhalb von 24 Stunden sind im positiven Falle kleine Kolonien wahrnehmbar, die sich von Tag zu Tag vergrößern.

Schließlich wird infolge des Pilzwachstums an den Berührungsstellen die Kontur der Prothese auf dem Agar sichtbar, wie die **Abb. 83** erkennen läßt.

Identifizierung der Pilze

In der Praxis ist zunächst die Feststellung von Bedeutung, ob es sich um Pilze oder um Bakterien handelt. Mit Hilfe eines einfachen Objektträgerpräparates in einem Tropfen Kalilauge, physiol. Kochsalzlösung oder Aqu. dest. läßt sich dies bei mittelstarker Vergrößerung unter dem Mikroskop rasch klären.

Ist eine weitere Differenzierung erforderlich, dann wird auf Reisagar geprüft, ob es sich um Candida albicans handelt, die an den typischen Chlamydosporen erkannt wird (**Abb. 84**).

Pilzdiagnostik   44
Hans Rieth

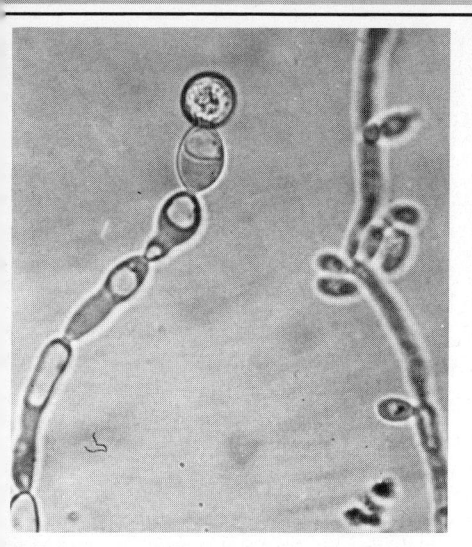

Abb. 85 Candida stellatoidea mit endständiger Chlamydospore an Protochlamydosporen; daneben Blastosporen an Pseudomyzel.

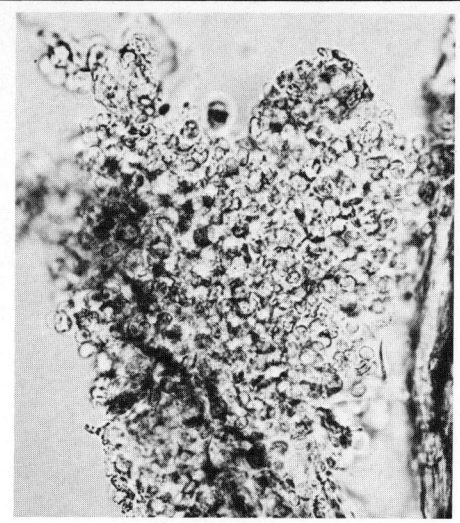

Abb. 86 Candida guilliermondii in Form dicht beieinander liegender Blastosporen aus einem Myzetomkörnchen.

Candida-Diagnostik

In der Praxis spielt die Frage, ob pathogene Hefen auf der Haut oder Schleimhaut nachgewiesen werden können, eine Rolle, die zunehmend mehr an Bedeutung gewinnt.

In erster Linie wird dabei an Hefen der Gattung Candida gedacht, noch genauer gesagt: an Candida albicans.

Hier beginnt aber bereits die Diskrepanz zwischen Vorstellungswelt und Wirklichkeit.

In der Vorstellung, die auf Mutmaßungen aus dem vorigen Jahrhundert beruht, gilt Candida albicans als der Soor-Erreger schlechthin.

In Wirklichkeit gibt es mehrere Soor-Erreger. Sie gehören nicht einmal alle in die Gattung Candida, sondern auch in andere Gattungen, z. B. Torulopsis.

Candida-Agar

Dieser Nährboden wird mißverständlicherweise so propagiert, als handle es sich um einen Agarnährboden, auf dem nur Candida wächst.

In Wirklichkeit ist dies nicht der Fall. Auch andere Hefen wachsen sehr ähnlich wie Candidapilze.

Praktische Bedeutung hat ein solcher Agar nur als Suchtest. Er erleichtert das Auffinden von Pilzen, insbesondere von Hefepilzen.

Chlamydosporen-Test-Medium

Da einige Hefen charakteristische Chlamydosporen bilden, hat es sich eingebürgert, Test-Medien zu verwenden, die die Bildung dieser Chlamydosporen fördern, z. B. Maismehl-Agar, Reisagar mit und ohne Zusatz von Cholesterin, Methylglucosid, Tween® 80 u. a.

Candida stellatoidea

Diese Hefe kann mit Candida albicans morphologisch verwechselt werden, da sie ähnliche Chlamydosporen bildet **(Abb. 85)**.

Die Unterscheidung erfolgt mit Hilfe der Saccharose-Assimilation: Candida albicans assimiliert Saccharose, während C. stellatoidea dies nicht vermag.

Candida guilliermondii an einem Myzetom-Körnchen

Myzetome sind Pilztumoren, die vorwiegend – aber nicht ausschließlich – an den Extremitäten lokalisiert sind.

Aus Fisteln entleert sich Eiter, in dem sich winzige Körnchen von 1 mm und weniger Durchmesser befinden. Je nach Pilzart sind die Körnchen weiß, gelb, rot oder schwarz, gelegentlich auch gesprenkelt.

Aus einem schwarzweißen Körnchen wurde außer dem Schimmelpilz Madurella mycetomi die Hefe Candida guilliermondii isoliert **(Abb. 86)**. Die Nester befanden sich außen an dem Körnchen.

Pilzdiagnostik
Hans Rieth

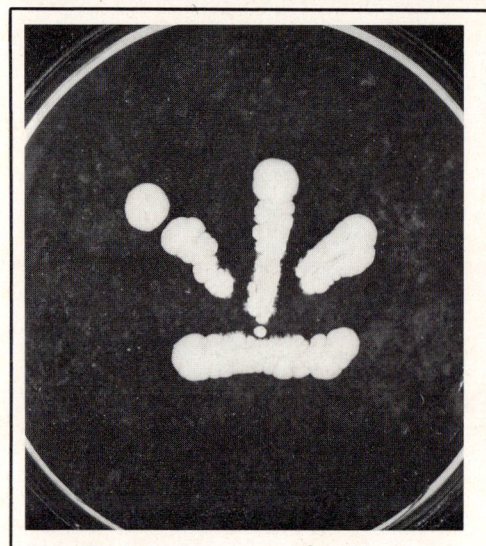

Abb. 87 Ausstrichkultur von Candida parapsilosis, dem häufigsten Erreger der Onychomycosis candidosa.

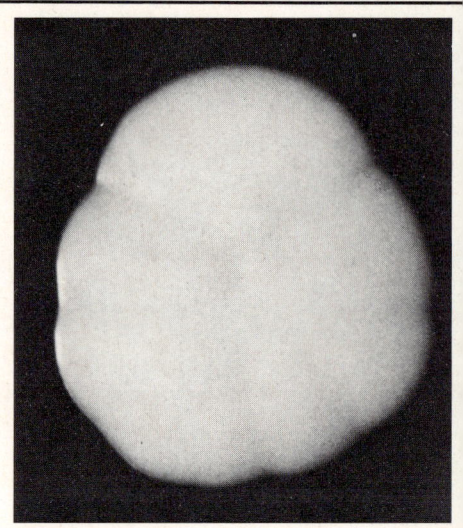

Abb. 88 Reinkultur von Torulopsis candida (ältere Bezeichnungen: Torulopsis famata, Cryptococcus minor).

Hefedifferenzierung

In der Praxis stellt sich oft die Frage, ob es erforderlich ist, die im Untersuchungsmaterial nachgewiesenen Hefen zu differenzieren.

In Betracht kommt zunächst die Feststellung, um welche Gattung es sich handelt, z. B. Candida, Cryptococcus, Rhodotorula, Torulopsis, Trichosporon, Saccharomyces, Pichia, Hansenula usw., usw.

Sodann wäre zu klären, welche der über 500 verschiedenen Arten vorliegt. In der Gattung Candida gibt es inzwischen mehr als 150 Arten. Von diesen sind aber nur wenige pathogen, etwa 1 bis 2 Dutzend.

Eine einfache Methode, um zwischen pathogen und nichtpathogen zu unterscheiden, gibt es nicht.

Selektivagar für pathogene Pilze

Diese Bezeichnung wird leicht mißverstanden. Es wird vermutet, auf einem solchen Nährboden würden nur pathogene Pilze wachsen. So ist es aber gar nicht. Auf Selektivagar für pathogene Pilze wachsen auch zahlreiche nichtpathogene Pilze. Es gibt außerdem pathogene Pilze, die darauf nicht wachsen.

Selektivagar für pathogene Hefen

Diese Bezeichnung ist genauso irreführend. Denn es wird überhaupt nicht zwischen pathogenen und nichtpathogenen Hefen unterschieden.

In der Praxis stellt man sich am besten auf den Standpunkt, daß es keine Körperpartie gibt, auf der Hefen benötigt werden.

Es ist also in jedem Falle gerechtfertigt, jede Art von Hefen zu beseitigen, auch wenn es sich bei genauerer Differenzierung um eine nichtpathogene Art handeln sollte, z. B. Candida robusta, die imperfekte Form der Bäckerhefe, oder um Candida kefyr, den bekannten und beliebten eßbaren Kefirpilz.

Candida parapsilosis kann Carcinogene bilden

Unbekannte Hefen irgendwo im Organismus des Menschen zu dulden, ist nicht empfehlenswert, da es sich um eine Hefe handeln kann, die imstande ist, krebserzeugende Stoffe zu bilden.

Sicher nachgewiesen ist die Fähigkeit bei Candida parapsilosis **(Abb. 87)**.

Torulopsis-Arten bilden keine Fäden

Hefen der Gattung Torulopsis unterscheiden sich von Hefen der Gattung Candida vor allem dadurch, daß sie weder Pseudomyzel noch echtes Myzel bilden.

Häufig beim Menschen vorkommende Arten sind Torulopsis candida **(Abb. 88)**, T. dattila und T. glabrata.

Pilzdiagnostik 46
Hans Rieth

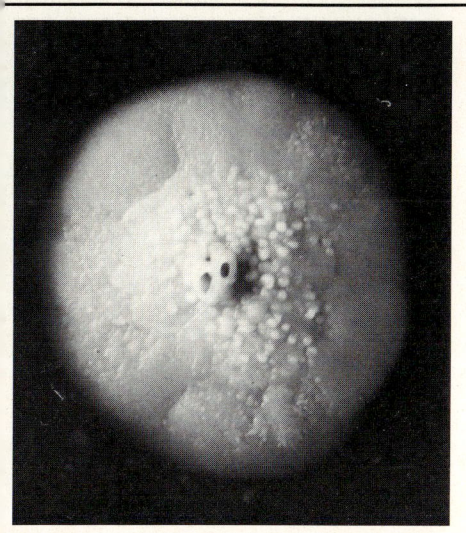

Abb. 89 Candida stellatoidea, aus der Mundhöhle eines Kindes isolierte Kultur auf Kimmig-Agar.

Abb. 90 Candida parapsilosis, aus Fußnagelplatte isolierte, zart gefranste Kolonien auf Kimmig-Agar.

Pathogene Hefen identifizieren

Unter den inzwischen mehr als 500 verschiedenen Hefearten, die bis jetzt bekannt und nach den gültigen Nomenklaturregeln beschrieben sind, gibt es etwa 2 Dutzend, die fähig sind, beim Menschen Krankheiten zu verursachen.

Es ist also nicht gleichgültig, welche Hefen auf der Haut oder Schleimhaut angetroffen werden. Harmlose Hefen, wie Weinhefen, Bierhefen, Bäckerhefe oder der bekannte Kefirpilz – Candida kefyr –, bedürfen keiner therapeutischen Eliminierung. Sie sind eßbar und werden verdaut, pathogene Hefen dagegen nicht. Man sollte sie erkennen und beseitigen.

Candida stellatoidea in der Mundhöhle eines Kindes

Candida albicans ist zwar immer noch der häufigste Erreger von Soorbelägen in der Mundhöhle, aber nicht der einzige.

Andere Candida-Arten, z. B. Candida stellatoidea **(Abb. 89)**, breiten sich ebenfalls auf der Mundhöhlenschleimhaut aus und senden echte Pilzfäden, nicht nur Pseudomyzel, tief ins Gewebe und lösen dort Krankheitserscheinungen aus.

Sogar die Blutgefäße werden „angefressen", so daß es zunächst zur Fungämie und später zur Pilzsepsis kommt. Praktisch alle inneren Organe können befallen werden, insbesondere Gehirn, Lunge, Herz und Nieren.

Candida parapsilosis in der Nagelplatte Erwachsener

Candida albicans verursacht häufig Paronychien, Candida parapsilosis dagegen echte Onychomykosen. Aus Spänen der Nagelplatte läßt sich diese Hefe auf Kimmig-Agar innerhalb weniger Tage nachweisen. Siehe hierzu die **Abb. 90**.

Candida parapsilosis – es muß immer wieder betont werden – gehört zu den Pilzen, die imstande sind, Karzinogene zu bilden. Diesen Hefepilz zu verniedlichen und als harmlos zu bezeichnen, wie dies aus Unwissenheit vorkommt, ist fehl am Platz.

Die Identifizierung von Candida parapsilosis im Nativpräparat ist unmöglich. Bei sehr großer Erfahrung kann das Wachstum dieser Hefe in Kultur einige Anhaltspunkte liefern.

Beweisend allein für die Richtigkeit der Diagnose ist das Ergebnis der physiologischen Untersuchung vor allem der Fermentations- und Assimilationsfähigkeit.

Candida parapsilosis vergärt stark Glukose, seltener und nur schwach auch Galaktose. Assimiliert werden die Zucker Glukose, Galaktose, Saccharose, Maltose und Laktose, ferner Trehalose und D-Xylose.

Candida stellatoidea vergärt Glukose und Maltose und assimiliert Glukose, Galaktose, Maltose, Trehalose und D-Xylose.

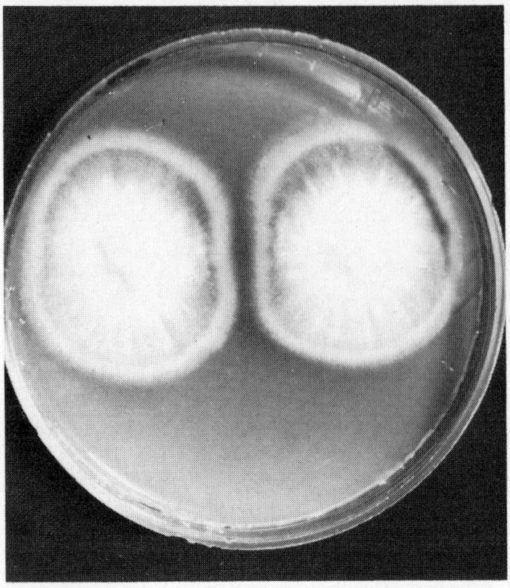

Pilzdiagnostik
Hans Rieth

Abb. 91 Zwei Reinkulturen von Trichophyton rubrum mit durchscheinendem Pigment, zentralem Knopf und Furchen.

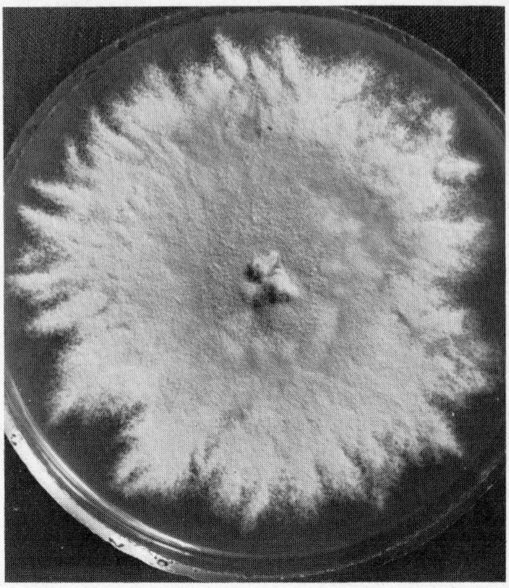

Abb. 92 Reinkultur von Mikrosporum gypseum mit gezacktem Rand und sandiger Oberfläche infolge üppiger Konidienbildung.

Identifizierung von Dermatophytenkulturen

Da die Mikrosporie noch immer meldepflichtig ist, muß die Differentialdiagnose zwischen Dermatophyten der Gattung Trichophyton und denen der Gattung Mikrosporum absolut zuverlässig – und nicht nach Kriterien der Wahrscheinlichkeit – gestellt werden.

Mikrosporie wird nur durch Mikrosporum-Arten verursacht

Vor einigen Jahrzehnten wurde immer wieder als Kuriosum herausgestellt, daß das Krankheitsbild der Mikrosporie auch durch Trichophyton ferrugineum hervorgerufen würde.

Diese schon immer seltsam anmutende Merkwürdigkeit beruhte jedoch auf einem Irrtum. Weil die für Mikrosporum typischen rauhwandigen Makrokonidien von einigen Untersuchern nicht gefunden worden waren, erfolgte die falsche Zuordnung zu Trichophyton.

Tatsächlich aber hatte Ota 1922 den Pilz als Mikrosporum ferrugineum beschrieben. Vanbreuseghem und Mitarbeiter haben klargestellt, daß die Makrokonidien rauhwandig sind. Damit ist die Kuriosität – Mikrosporie durch Trichophyton – beseitigt. Mikrosporie also nur durch Mikrosporum-Arten.

Trichophyton rubrum auf Kimmig-Agar leicht erkennbar

Verimpft man Hautschüppchen, Nagelspäne oder Haarstümpfe auf Kimmig-Agar, dann kann meist schon innerhalb von etwa 14 Tagen bis 3 Wochen am Aussehen der Kulturen sicher erkannt werden, daß es sich um Trichophyton rubrum handelt **(Abb. 91)**.

Im Zentrum der Kultur ist der Flaum reinweiß und seidig. Zum Rande hin wird die Kultur etwas flacher. Mitunter – aber durchaus nicht immer – scheint das rötliche Pigment durch den Flaum hindurch.

Kulturen, die aus Nagelmaterial stammen, neigen bisweilen zu einem etwas kompakteren Wachstum. Die Furchung kann Radspeichenstruktur annehmen, während ein zentraler Knopf sich deutlich abhebt.

Mikrosporum gypseum auf Kimmig-Agar sehr sandig

Infolge üppiger Makrokonidienbildung ist die Oberfläche gut entwickelter Kulturen von Mikrosporum gypseum sehr sandig **(Abb. 92)**.

Auch die Pigmentierung ist sandfarben. Bei mikroskopischer Betrachtung findet man leicht die typischen spindelförmigen rauhwandigen Makrokonidien, die zur richtigen Diagnose führen.

Pilzdiagnostik 48
Hans Rieth

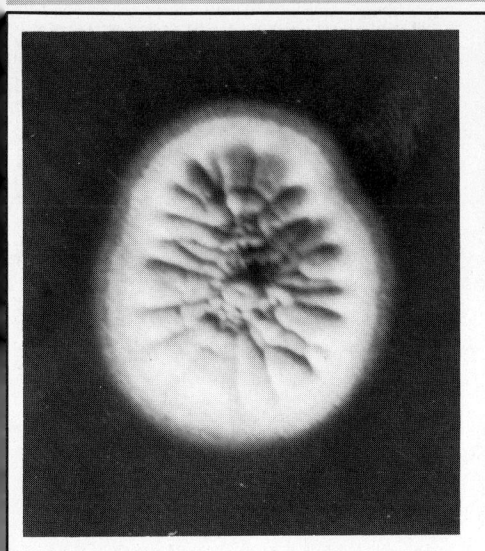

Abb. 93 Reinkultur von Trichophyton verrucosum variatio ochraceum, Erreger der „Rinderflechte".

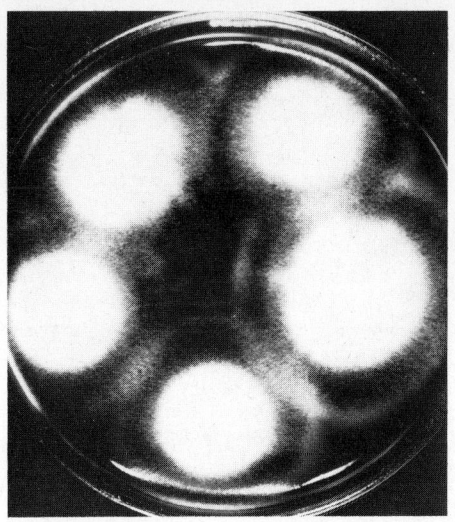

Abb. 94 Reinkultur aus fünf Kolonien von Trichophyton rubrum mit reinweißer flaumiger Oberfläche und rotem Rand.

Trichophyton verrucosum, ein faviformer Dermatophyt

Der Haupterreger der Rindertrichophytie, die auch Rinderflechte oder Kälberflechte genannt wird, ist der sehr langsam wachsende Dermatophyt Trichophyton verrucosum.

Da dieser Pilz direkt von den Tieren oder indirekt über Holzstangen, an denen sich pilzinfizierte Tiere scheuern, auch auf Menschen übertragen wird, hat er auch in der Humanmedizin epidemiologische Bedeutung.

Besonders Kinder, die mit Kälbern spielen, sind gefährdet. Auch Tierärzte haben sich schon bei Geburtshilfe angesteckt.

3 Variationen

Trichophyton verrucosum kommt in drei Variationen vor: 1. variatio album, faviform wachsend, weißlich, cerebriform oder verrukös; 2. variatio discoides, scheibenförmig, flach, weißflaumig; 3. variatio ochraceum, ockerfarben, mit Oberflächenfurchung **(Abb. 93)**.

Vorkommen und Verbreitung

Überall, wo eine intensive Rinderhaltung betrieben wird, kommt auch Trichophyton verrucosum vor, insbesondere wenn die Rinder in feuchtwarmen Stallungen gehalten werden und die Kälber schon bald nach der Geburt infiziert sind.

Trichophyton rubrum, Erreger von Tinea manus

Handmykosen durch Dermatophyten nehmen an Bedeutung zu, seitdem durch mykologische Laboruntersuchungen die Natur mancher Dermatose aufgeklärt wird.

Immer häufiger wird die Diagnose „Trichophyton rubrum" gestellt. Es fragt sich, ob damit ein Erregerwandel bewiesen ist oder ob andere Kriterien die Bezeichnung des Pilzes beeinflussen.

Kulturbild von Trichophyton rubrum

Das Aussehen von Trichophyton rubrum auf Kimmig-Agar erinnert außerordentlich an die Beschreibung des sogenannten Kaufmann-Wolf-Pilzes.

Frau Kaufmann-Wolf hatte während des 1. Weltkrieges den Erreger von Hand- und Fußmykosen als „dem Trichophyton equinum nahestehend" bezeichnet, also weißflaumig **(Abb. 94)**.

Trichophyton equinum bildet – vor allem auf der Rückseite der Kolonien – rötliches Pigment von verschiedener Intensität. Dies trifft auch auf Trichophyton rubrum zu.

Ob der Kaufmann-Wolf-Pilz in allen Fällen mit Trichophyton mentagrophytes identisch ist, erscheint heute wieder offen.

Pilzdiagnostik

Hans Rieth

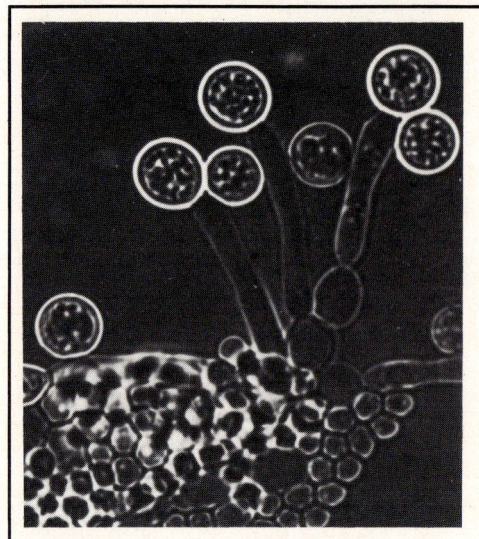

Abb. 95 Typische Chlamydosporen am Pseudomyzel und Blastosporenhaufen von Candida albicans auf Reisagar.

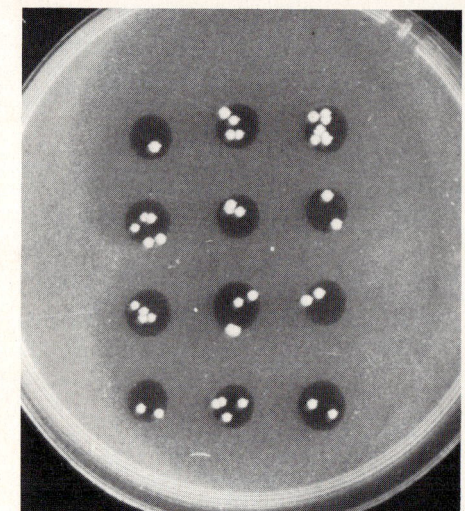

Abb. 96 Blutkultur auf Pilznährboden (Kimmig-Agar) mit Hefekolonien (Candida albicans) in allen Blutstropfen.

Sichere Identifizierung von Candida albicans

Candida albicans im Nativpräparat von Hautschuppen, Haaren oder Nägeln zu erkennen, ist absolut unmöglich.

Gleiches gilt für Identifizierungsversuche im Urinsediment, Vaginalsekret, Sputum, Speichel, Eiter und dergleichen mehr.

Auch im Phasenkontrast ist Candida albicans als Art nicht zu identifizieren.

Ohne Kultur geht es nicht

Wächst auf einem Nährboden eine Hefe, die vielleicht Candida albicans sein könnte, dann muß eine Identifizierungskultur angeschlossen werden, um die Diagnose zu stellen.

Auf Reisagar, Maismehl-Agar und ähnlichen Mangelnährböden bildet Candida albicans typische mikromorphologische Strukturen: Blastosporen, Pseudomyzel, Chlamydosporen **(Abb. 95)** und mitunter echtes septiertes Myzel. Ziemlich ähnlich sieht lediglich Candida stellatoidea aus, die aber außerordentlich selten ist.

Mit Hilfe der Zucker-Assimilation lassen sich diese beiden Hefen voneinander abgrenzen: Candida stellatoidea assimiliert keine Saccharose, im Gegensatz zu Candida albicans.

Blutkulturen mit Hefen

Der Nachweis von Hefen in der Blutbahn ist dann leicht, wenn z. B. bei Pilzsepsis pathogene Hefen ständig zirkulieren.

Man entnimmt einige Milliliter Venenblut und tropft eine größere Anzahl von Blutstropfen direkt auf Pilznährboden, z. B. Kimmig-Agar.

Sind zahlreiche Hefen im Blut, dann können sich in allen Blutstropfen Hefekolonien entwickeln, wie die **Abb. 96** zeigt.

Da Hefen aber oft nur schubweise ans Blut abgegeben werden – etwa von einem pilzbefallenen Organ –, muß im Verdachtsfalle die Blutkultur auf Hefen mehrfach wiederholt werden, wenn der Befund zunächst negativ ist.

Persorption

Auch durch Persorption von Hefen aus Nestern in Dünndarm oder Dickdarm gelangen einzelne Zellen in Lymph- und Blutbahn.

Ähnlich liegen die Gefahren, wenn der Geschwürsgrund eines Ulcus ventriculi oder duodeni von Hefepilzen durchwachsen ist, wie dies bereits vor mehr als 50 Jahren nachgewiesen wurde, als weder antibakterielle Antibiotika noch Kortikoide verordnet wurden.

Pilzdiagnostik
Hans Rieth

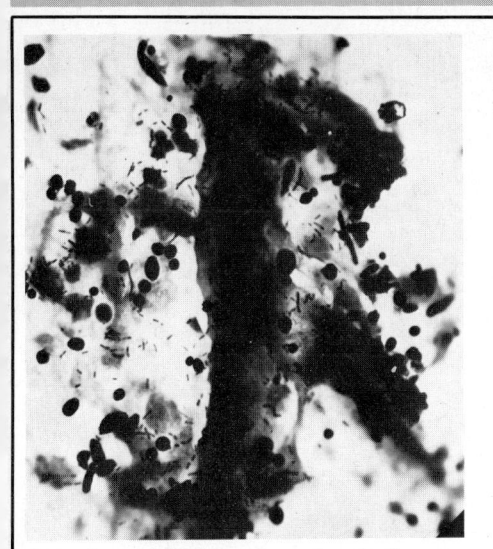

Abb. 97 Vaginalabstrich mit Sproßzellen von Candida albicans und Torulopsis glabrata sowie Döderlein-Stäbchen.

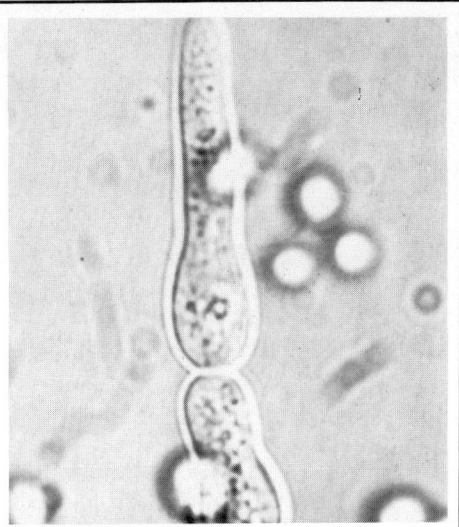

Abb. 98 Zwei aneinander hängende Pseudomyzelzellen von Candida albicans im Nativpräparat von Fisteleiter.

Mischpilze in Vaginalsekret

Die Auffassung, in der Vagina käme praktisch nur Candida albicans als einziger pathogener Hefepilz vor, entspricht nicht der Wirklichkeit.

Es ist auch nicht richtig, alle Sproßzellen, die in der Vagina gefunden werden, als „Candida" oder „Candida species" zu bezeichnen.

Aus der Hefegattung Torulopsis wird in der Vagina am häufigsten Torulopsis glabrata angetroffen.

Doppelinfektion durch Candida albicans und Torulopsis glabrata

Im ungefärbten oder gefärbten Nativpräparat läßt sich nicht entscheiden, ob und welche Doppelinfektion vorliegt. Hierzu bedarf es der kulturellen Isolierung mit anschließender Identifizierung aufgrund der physiologischen Eigenschaften.

Kein Antagonismus zwischen Hefen und Döderlein-Stäbchen

Die **Abb. 97** läßt erkennen, daß Hefen und Döderlein-Stäbchen nebeneinander vorkommen. Die Döderlein-Flora bietet keinen Schutz vor einer Infektion mit pathogenen Hefepilzen. Zahlreiche Hefen sind sowohl säurefest als auch alkalifest bei pH-Werten zwischen 1 und 12.

Candida-albicans-Nachweis in Fisteleiter

Schwer heilende, fistelnde, eitrige Prozesse können pilzbesiedelt sein, wodurch die Abheilung noch zusätzlich behindert wird.

Ein Versuch, die Pilze mikroskopisch und kulturell nachzuweisen, ist immer gerechtfertigt, da im positiven Falle neue Behandlungsmöglichkeiten in Betracht kommen.

Mikroskopische Untersuchung des Kalilauge-Präparates

Ein Tropfen Eiter wird mit 1–2 Tropfen 15%iger Kalilauge auf dem Objektträger vermischt, über einer Flamme vorsichtig erwärmt und bei mittelstarker Vergrößerung durchgemustert.

Rundliche Sproßzellen sind nur dann als solche zu erkennen, wenn sie gerade sprossen. Pseudomyzelzellen dagegen sind sicher zu erkennen **(Abb. 98)**.

Pseudomyzel entsteht aus Pseudofäden, diese wiederum bilden sich durch Längenwachstum aus runden oder ovalen Sproßzellen (Blastosporen).

Aus Pseudomyzelzellen kann sich ein echtes septiertes Myzel entwickeln, so daß eine Verwechslung mit anderen fadenbildenden Pilzen möglich ist.

Mykosentherapie 26
Hans Rieth

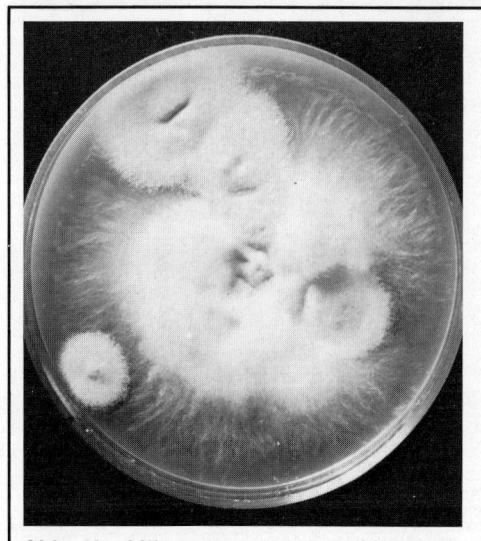

Abb. 49 Mikrosporum canis auf Kimmig-Agar nach Vorkultur auf Reiskörnern. Teils flaumige, teils sandige Kolonien.

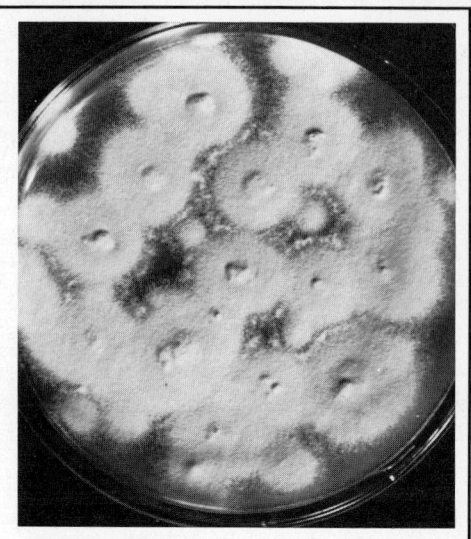

Abb. 50 Mikrosporum canis auf Sabouraud-Glukose-Agar nach Vorkultur auf Reiskörnern. Sehr sandige Kolonien.

Mikrosporie durch Mikrosporum canis am besten von innen und von außen behandeln

Die innerliche Behandlung erfolgt mit Griseofulvin (Fulcin® S, Likuden® M). Die Tagesdosis beträgt bei Jugendlichen und Erwachsenen 500 mg; sie kann morgens in einer einzigen Portion eingenommen werden.

Bei Kindern richtet sich die Tagesdosis nach dem Körpergewicht; pro kg werden 10 mg Griseofulvin gegeben.

In schweren Fällen kann die Dosis verdoppelt werden.

Die Verträglichkeit ist fast immer sehr gut. Anfängliche Störungen im Bereich des Magen-Darm-Traktes verschwinden bei Fortsetzung der Therapie von selbst oder nach Wechsel des Präparates, also: Fulcin® S statt Likuden® M oder umgekehrt.

Die Dauer der Behandlung hängt davon ab, wie lange es dauert, bis die grüngelbe Fluoreszenz der pilzbefallenen Haare unter Woodlicht verschwindet.

Neues Modell einer Wood-Lampe: Fluotest® Pocket

Diese Neuentwicklung hat zwei Vorteile: Sie ist batteriebetrieben und wird nicht heiß.

Lokaltherapie wichtig

Alle fungiziden Präparate sind für die Lokalbehandlung geeignet, sofern die Zubereitungsform die Anwendung im Bereich der Haare ermöglicht.

Kontrollkulturen während der Therapie

Es ist dringend zu empfehlen, etwa alle 1—2 Wochen Schuppen und Haare kulturell zu untersuchen, um sicher zu sein, daß die Lokalbehandlung die Pilze tötet.

Die Verwendung von gebrauchsfertigen Nährböden in Petrischalen ist zeitsparend und einfach durchzuführen.

Während der Therapie kann es zu Wuchsformvariationen kommen. Werden sehr viele Makrokonidien gebildet, dann sehen die Kolonien sehr sandig aus, wie die **Abb. 49 und 50** erkennen lassen.

Abschlußuntersuchung

Wenn keine fluoreszierenden Haare mehr gefunden werden, wird das in Abheilung befindliche Gebiet mit einer sterilen Zahnbürste mehrfach durchgebürstet. Bleiben noch lebende Pilzelemente an den Borsten hängen, dann entwickeln sich nach Einstippen der Borsten in den Nährboden Pilzkolonien.

Mykosentherapie 27
Hans Rieth

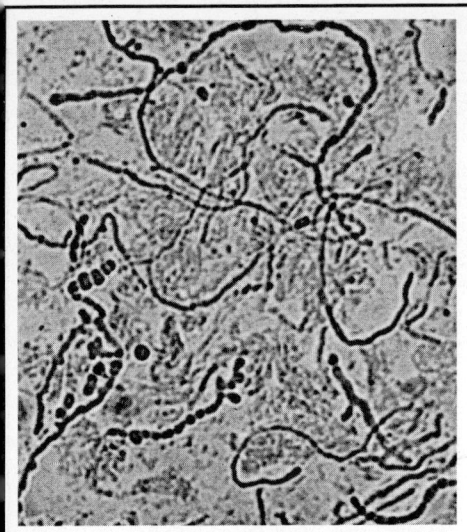

Abb. 51 Fäden und Myzelsporen von Mikrosporum gypseum in einer Hautschuppe vom Unterarm. Parasitisches Stadium.

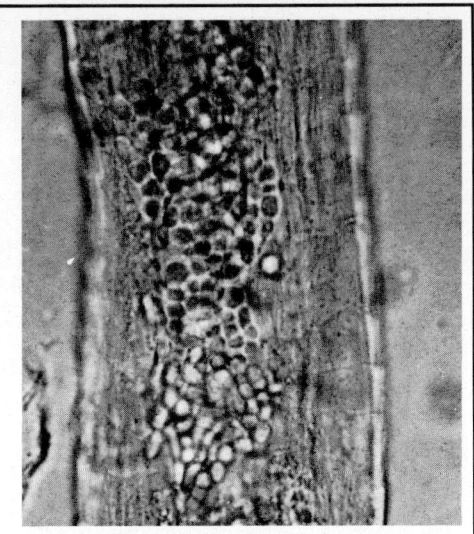

Abb. 52 Pilzsporenketten von Mikrosporum gypseum in der Rindenschicht eines Pferdehaares. Parasitisches Stadium.

Therapie der Gärtnerei-Mikrosporie

Für die Therapie einer durch Mikrosporum gypseum verursachten Mikrosporie — die auch als Gärtnerei-Mikrosporie bezeichnet wird — ist zweierlei von Bedeutung:

1. Die Griseofulvinempfindlichkeit ist für jeden Stamm von vornherein gegeben. Eine Resistenzprüfung ist in der Praxis deshalb ganz und gar überflüssig. Allerdings muß die Identifizierung als Mikrosporum gypseum zuverlässig sein.

2. In jedem Falle ist eine Lokalbehandlung durchzuführen. Das wirksamste Dermatophytenmittel für die Lokaltherapie ist immer noch Tolnaftat (Tonoftal®). Kein anderes Antimykotikum wirkt gegen Mikrosporum gypseum in einer derart starken Verdünnung.

Experimentelle Infektionen mit Mikrosporum gypseum am Unterarm gelingen in den meisten Fällen. Dabei verwandeln sich die verimpften Makrokoniden innerhalb von 3 bis 4 Tagen in typische Pilzfäden des parasitischen Stadiums (**Abb. 51**).

Da die Selbstheilungstendenz bei Infektionen durch geophile Dermatophyten gut ist, genügt in noch nicht lange bestehenden Fällen die Lokaltherapie.

Keine Fluoreszenz der von Mikrosporum gypseum befallenen Haare

Bei der Therapiekontrolle würden folgenschwere Irrtümer auftreten können, wenn nicht beachtet wird, daß geophile Mikrosporumarten nicht die grünlich-gelbe Fluoreszenz der Haare bewirken, wie sie für Infektionen durch Mikrosporum audouinii oder Mikrosporum canis typisch ist.

Keine Sporenmanschette ums Haar

Die Myzelsporen von Mikrosporum gypseum sind größer als die von M. audouinii und M. canis. Sie bilden auch nicht die sonst so typische Manschette aus unzähligen sehr kleinen Myzelsporen ums Haar herum.

Wenn keine Sporenmanschetten gefunden werden, kann daraus nicht geschlossen werden, daß sich eine Therapie erübrigt.

Ein Pferdehaar mit rundlichen Sporen von Mikrosporum gypseum in der Rindenschicht ist in **Abb. 52** zu sehen.

Heilungskontrolle

Dauert die Heilung länger als vier Wochen, dann sollte mikroskopisch und kulturell überprüft werden, ob noch Pilze nachzuweisen sind.

Mykosentherapie
Hans Rieth

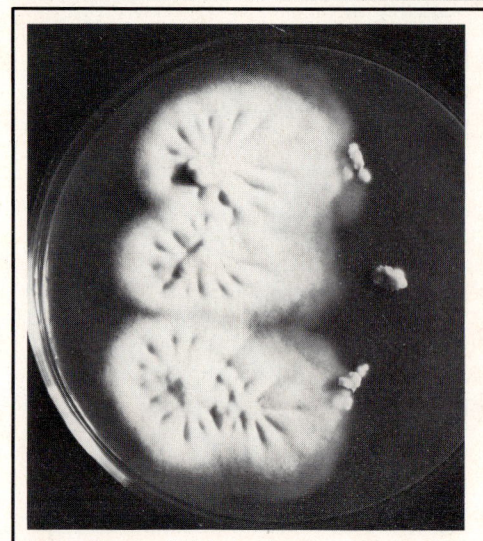

Abb. 53 Je drei Kolonien von Trichophyton rubrum (links) und Trichophyton verrucosum (rechts).

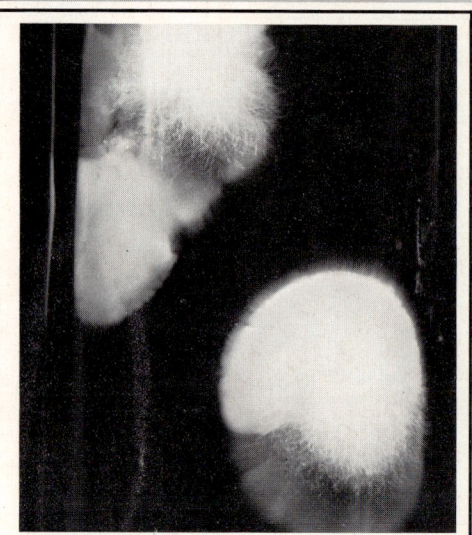

Abb. 54 Primäre Mischkultur von Trichophyton rubrum (watteartig) und Candida albicans (grauweiß, glatt).

Therapie von Mischinfektionen

Mehrere Möglichkeiten sind in Betracht zu ziehen, je nachdem, welche Kombinationen vorliegen.

Dermatophyten können mit Hefen oder Schimmelpilzen sowie Bakterien kombiniert sein. Es können auch zwei verschiedene Dermatophyten gleichzeitig vorliegen, wie die **Abb. 53** zeigt.

Doppelinfektion durch zwei Dermatophyten

Ein Patient kann z. B. eine chronische Trichophyton-rubrum-Infektion aufweisen und sich dann zusätzlich — durch Übertragung von Rindern — mit Trichophyton verrucosum anstecken. In diesem Falle sind reine Dermatophytenmittel angezeigt, d. h. innerlich Griseofulvin (Fulcin® S, Likuden® M) und äußerlich Tolnaftat (Tonoftal®).

Mischinfektionen durch Dermatophyten und Hefen (Abb. 54)

Sind Dermatophyten und Hefen gleichzeitig vorhanden, dann sind Mittel zu bevorzugen, die sowohl D wie auch H abtöten oder wenigstens so stark hemmen, daß sie sich in Haut, Haar und Nagel nicht weitervermehren. Kombinationen mit Nystatin sind indiziert, z. B. Tonoftal® N oder Candio-Hermal® E comp.; auch die Breitspektrum-Antimykotika Clotrimazol (Canesten®), Miconazol (Daktar®, Epi-Monistat®) und Econazol (Pevaryl®) sind angezeigt.

Bakterielle Sekundärinfektionen therapeutisch sofort berücksichtigen

Breitspektrum-Antimykotika, die auch eine Wirkung gegen eine Reihe von Bakterien zeigen, bieten ähnliche Vorteile wie Kompositionen, die sich gezielt gegen die Erreger richten.

Die in früheren Jahren üblichen fixen Kombinationen aus mehreren Desinfektionsmitteln sind z. T. auch heute noch erhältlich und werden vor allem in der Laienpresse propagiert: wegen erhöhter Sensibilisierungsgefahr werden diese Kombinationen jedoch mehr und mehr abgelehnt.

Kortikoide zeitweilig nützlich

Jede Mykose prinzipiell mit Antimykotikum + Kortikoid zu behandeln, wird von niemandem empfohlen.

Kortikoide ohne Antimykotikum sind bei Mykosen kontraindiziert.

Bei starken Entzündungen und allergischen Reaktionen können Kortikoide jedoch — begrenzt eingesetzt — sehr Gutes leisten.

Eine Dauerbehandlung mit Kortikoiden kommt bei Mykosen nicht in Betracht.

Mykosentherapie

Hans Rieth

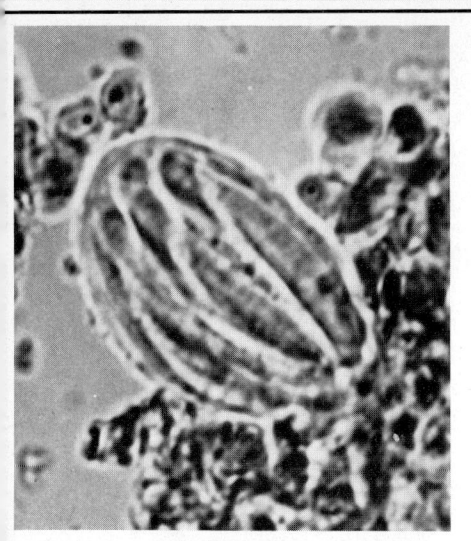

Abb. 55 Aus der Haarsubstanz freipräparierter sexueller Fruchtkörper (Ascus) von Piedraia hortae.

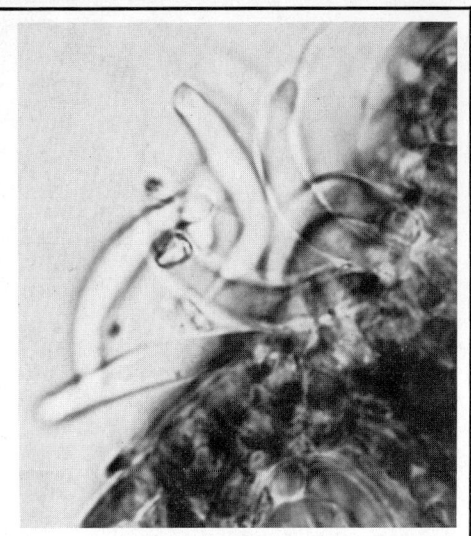

Abb. 56 Am Rande des Haarschaftes verlassen die bananenförmigen, geschwänzten Ascosporen den Ascus.

Behandlung von Piedra nigra

Die schwarzen, steinharten Knötchen am Haarschaft lassen sich zwar durch Antimykotika beeinflussen, jedoch ist die Wahrscheinlichkeit, alle Pilze im Haar zu erreichen, nicht besonders groß.

Am einfachsten wäre es, das gesamte Kopfhaar abzuschneiden, die stehen gebliebenen Haarstümpfe intensiv antimykotisch zu behandeln, z. B. mit Clotrimazol (Canesten®) oder Miconazol (Epi-Monistat®, Daktar®), und Sorge dafür zu tragen, daß keine Neuinfektion von der Umgebung ausgeht.

Baden des Kopfhaares

Waschaktive Substanzen mit ausgeprägter antimyzetischer Wirkung, z. B. Dermowas®, eignen sich gut, um die Pilzsporen im Kopfhaar zunächst mit einem feinen Film zu überziehen, der ein weiteres Wachsen — je nach Konzentration der Substanz — behindert oder ganz verhindert.

Einschäumen der Haare

Es ist vorteilhaft, die Haare mit der waschaktiven Substanz unter Verwendung von wenig Wasser einzuschäumen und etwa 10—15 Minuten zu warten, bevor mit warmem Wasser gewaschen und schließlich gründlich nachgespült wird.

Anschließend ist das Haar gründlich zu bürsten, am besten unter Zusatz eines flüssigen Breitspektrum-Antimykotikums.

Verhinderung der Sporenverbreitung

Die noch im Askus befindlichen Sexualsporen (**Abb. 55**) bleiben zunächst noch am Leben, wenn die pilzwirksame Substanz nur den Askus überzieht.

Platzt der reife Askus auf, dann verlassen die geschwänzten Ascosporen den Ascus und können weitere Haare infizieren (**Abb. 56**).

Deshalb ist es erforderlich, dieser Infektionsgefahr dadurch zu begegnen, daß täglich 1—2mal die Haare mit dem Antimykotikum behandelt werden.

Auch das Waschen der Haare sollte häufiger als gewöhnlich erfolgen, etwa 1—2mal in der Woche.

Kürzen und Herausschneiden der pilzbefallenen Haare

Sobald erkennbar ist, daß die nachwachsenden Haare keine Knötchen mehr aufweisen, läßt sich die Behandlungsdauer durch Kürzen der Haare oder durch Ausschneiden sichtbar befallener Haare abkürzen.

Mykosentherapie 30
Hans Rieth

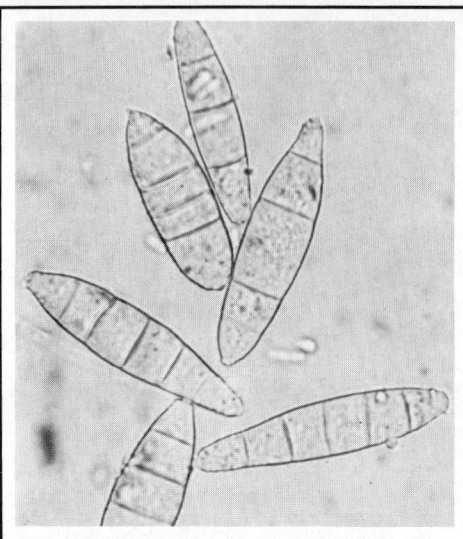

Abb. 57 Typische, aber nach Präparation in Flüssigkeit nicht mehr rauhe Makrokonidien von Mikrosporum gypseum.

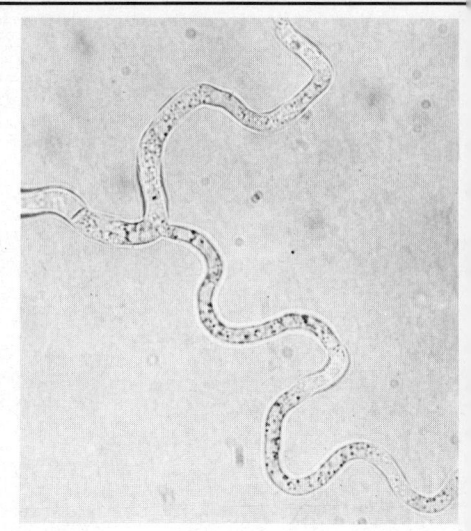

Abb. 58 Ausgeprägter Curling-Effekt (Wellung der Pilzfäden) nach Einwirkung von Griseofulvin in vitro.

Rasche Heilung durch kombinierte Behandlung

Ist eine durch Mikrosporum gypseum verursachte oberflächliche oder tiefe Mikrosporie nachgewiesen — und zwar durch kulturelle Identifizierung des Erregers —, dann ist die Therapie am besten sowohl von innen wie auch von außen durchzuführen.

Von innen erhalten Erwachsene 1 Tablette Fulcin® S 500 etwa 10—14 Tage hindurch, von außen ein Antimykotikum mit breitem Wirkungsbereich z. B. Clotrimazol (Canesten®), Dibenzthion (Fungiplex®), Miconazol (Epi-Monistat®, Daktar®), Haloprogin (Mycanden®) u. a.

Makrokonidien rauhwandig — oder glattwandig

Die Makrokonidien der Gattung Mikrosporum sind rauhwandig, sie weisen kleine Protuberanzen auf.

Man muß aber wissen, daß diese Rauhigkeiten sich in Flüssigkeiten auflösen oder abgespült werden, so daß die ursprünglich rauhwandigen Spindeln dann glattwandig aussehen. Siehe die **Abb. 57**. Da die Makrokonidien von Trichophyton, Epidermophyton und Keratinomyces glattwandig sind, könnten hier Verwechslungen entstehen.

Curling-Effekt und Griseofulvinempfindlichkeit

Alle Dermatophyten zeigen im vegetativen Myzel den Curling-Effekt (**Abb. 58**), wenn sie mit Griseofulvin — selbst in sehr kleinen Dosen, z. B. 1 mcg/ml — in Berührung kommen.

In der Praxis bedeutet dies, daß absolut griseofulvinresistente Stämme (die keinen Curling-Effekt zeigen) bei der Therapie keine Rolle spielen.

Wenn eine echte (meist nur scheinbare) Therapieresistenz vorliegt, müssen die Gründe woanders gesucht werden.

Das Ersuchen an ein Labor, die Griseofulvinresistenz eines Dermatophyten zu bestimmen, entbehrt der sachlichen Notwendigkeit.

Meldepflicht beachten

Es muß immer wieder darauf hingewiesen werden, daß jede Mikrosporie laut Bundes-Seuchengesetz meldepflichtig ist, und zwar für jeden, der davon Kenntnis erhält.

Um der Meldepflicht genügen zu können, muß die Unterscheidung zwischen Trichophytie und Mikrosporie — wenn die Krankheit am Stamm und an den Extremitäten auftritt — kulturell erfolgen.

Mykosentherapie 31
Hans Rieth

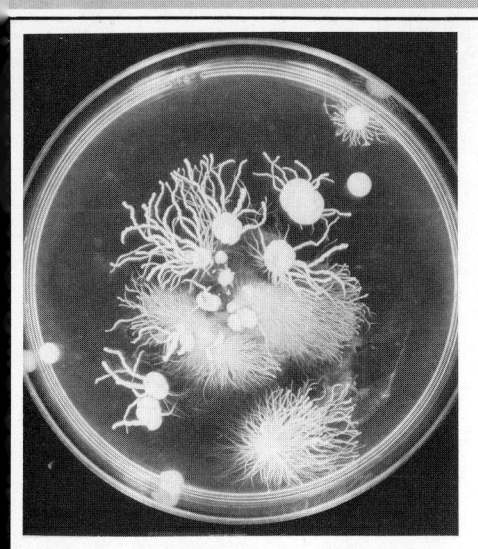

Abb. 59 Primärkultur von Candida albicans mit ungewöhnlich starker Entwicklung von Ausläufern aus Pseudomyzel und echtem Myzel auf Kimmig-Agar.

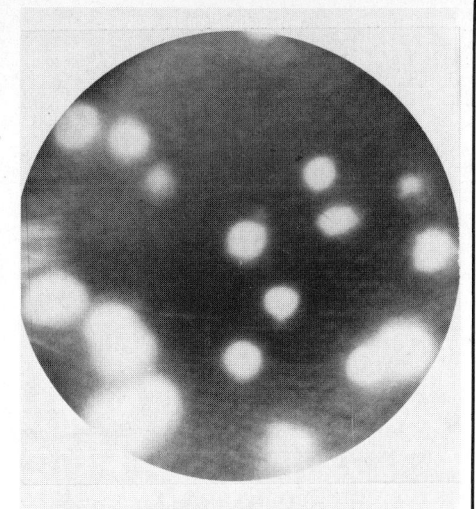

Abb. 60 Mehr als ein Dutzend Kolonien von Candida albicans in der Netzhaut des Auges bei septischer Candidose.

Therapie der Levurosen in der ärztlichen Praxis

Die Frühbehandlung der Infektionen durch pathogene Hefen ist eine Domäne des niedergelassenen Arztes.

Da es bisher keine sichere und gefahrlose Therapie der septischen Hefemykosen, z. B. der Candidose, gibt, ist größter Wert darauf zu legen, alle latenten Hefenester frühzeitig auszuräumen.

In der Praxis bedeutet dies, im Falle des sicheren Nachweises pathogener Hefen Antimykotika zur Reduzierung oder zur völligen Eliminierung dieser Krankheitserreger zu verordnen und den Patienten aufzuklären.

Es ist ja seit langem bekannt, daß im Falle schwerer Krankheiten, die plötzlich auftreten können, die Abwehr gegen pathogene Hefen geschwächt ist, so daß diese zu wuchern beginnen, Haut und Schleimhaut aktiv angreifen, durch die selbst geschaffenen Lücken in Lymph- und Blutbahn eindringen und lebensgefährliche Situationen herbeiführen.

Durch frühzeitige Bekämpfung der Hefen auf den äußeren und inneren Oberflächen läßt sich eine derartige Entwicklung verhindern. Ohne Pilz keine Mykose.

Außer schweren Krankheiten können auch Lebensmittel- und Arzneimittel eine Vermehrung der Hefen begünstigen. Deshalb ist es erforderlich, bei Anwendung dieser Medikamente stets auch eventuell schon oberflächlich angesiedelte pathogene Hefen zu erkennen und zu bekämpfen.

Dies gilt vor allem bei der Verordnung von Penizillinen, Tetrazyklinen, Kortikosteroiden, Zytostatika und Immunsuppressiva.

Interna zur Lokalbehandlung der Schleimhautcandidose

Eine orale Therapie läßt sich mit Mitteln durchführen, die resorbiert und mit dem Blutstrom verteilt werden; sie kann aber auch mit Mitteln erfolgen, die nicht resorbiert werden, sondern im Intestinaltrakt verweilen, bis sie wieder ausgeschieden werden.

Diese zweite Gruppe ist prädestiniert für die Bekämpfung der stets unerwünschten Besiedelung des Intestinaltraktes mit pathogenen Hefen.

Wird beispielsweise Candida albicans (**Abb. 59**) bei Ulcus ventriculi geduldet, dann können Hefezellen die Epitheldefekte nutzen und mit dem Lymph- und Blutstrom in die Netzhaut des Auges (**Abb. 60**) oder ins Gehirn gelangen.

Mykosentherapie 32
Hans Rieth

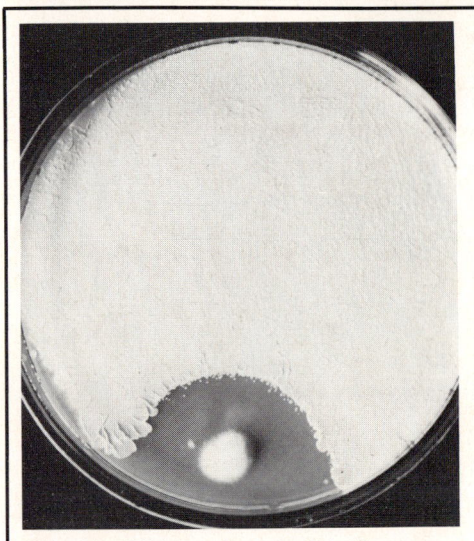

Abb. 61 Bildung eines Antibiotikums gegen sporenbildende Bakterien durch Trichophyton rubrum.

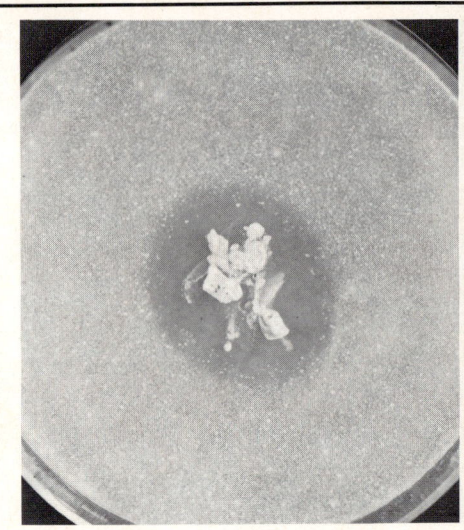

Abb. 62 Bildung eines Antibiotikums gegen sporenbildende Bakterien durch Candida albicans.

Bildung antibakterieller Antibiotika durch pathogene Pilze

Immer wieder kann man die Meinung hören, es sei zu einer Mykose gekommen, weil die antagonistische Bakterienflora durch Medikamente zerstört worden sei.

Abgesehen davon, daß erst einmal klargelegt werden müßte, welche Bakterien auf der Haut gegen welche Pilze tätig sind, sprechen mykologische Beobachtungen sogar für einen umgekehrten Antagonismus.

Antibakterielles Antibiotikum aus Trichophyton rubrum

Die **Abb. 61** zeigt eine noch kleine Kolonie von Trichophyton rubrum, 10 Tage alt, mit deutlichem Hemmhof gegen sporenbildende Bakterien.

Antibakterielles Antibiotikum aus Candida albicans

In **Abb. 62** ist ein deutlicher Hemmhof gegen sporenbildende Bakterien zu erkennen, der um die Kulturpartikel im Zentrum entstanden ist.

Zur Methodik ist zu sagen, daß Candida albicans sich in einer Vorkultur 10 Tage auf Kimmigagar entwickeln konnte. Von dieser Vorkultur wurden mehrere Ösen Impfgut auf die Testplatte übertragen, auf der sich nach 2 Tagen der Hemmhof bildete.

Therapeutische Schlußfolgerungen

Es ist nicht ratsam, darauf zu hoffen, daß eine wie auch immer zusammengesetzte bakterielle Hautflora sich gegen eine Pilzinfektion zur Wehr setzt. Andererseits steht nichts im Wege, die bakterielle Sekundärinfektion einer Mykose gezielt zu bekämpfen.

Daß pathogene Pilze imstande sein können, Stoffe gegen diese und jene Bakterien zu produzieren, ist nicht verwunderlich, sondern ein Zeichen dafür, daß innerhalb der Mikrobenwelt sehr unterschiedliche Wechselbeziehungen bestehen.

Mittel mit breitem Wirkungsbereich

In der Praxis bewähren sich Antimykotika, die nicht nur gegen Dermatophyten, Hefen und Schimmelpilze wirksam sind, sondern außerdem auch Bakterien hemmen oder abtöten.

Die hier und da geäußerte Befürchtung, durch eine länger dauernde Behandlung könnte die „Hautflora" Schaden nehmen, ist dagegen nicht begründet.

Eine Reduzierung der Hautbakterien ist wegen ihrer störenden Eigenschaften, wie Schweiß- und Fettzersetzung mit Geruchsbelästigung, schon aus ästhetischen Gründen immer erwünscht.

Mykosentherapie 33
Hans Rieth

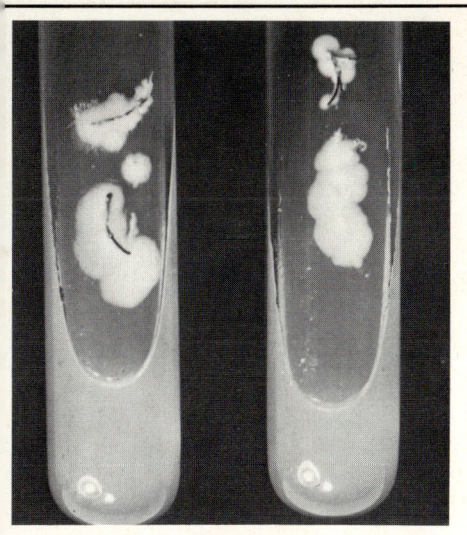

Abb. 63 Primärkultur von Barthaaren in Kimmig-Schrägagarröhrchen. Wachstum von Candida albicans innerhalb von 3 Tagen. Die Kultur von Candida tropicalis und verwandten Hefen würde auch nicht anders aussehen.

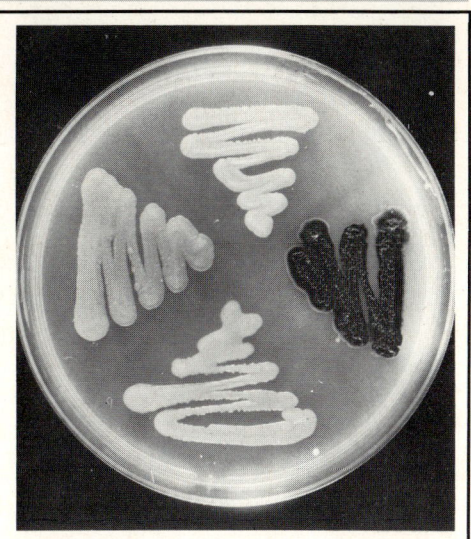

Abb. 64 Reinkulturen auf Kimmig-Agar. Oben: Candida albicans; links: Rhodotorula rubra; unten: Cryptococcus neoformans; rechts: als „schwarze Hefe" wachsender Schimmelpilz.

Tinea barbae durch Candida albicans

Eine Follikulitis barbae kann durch Bakterien (z.B. Staphylokokken) verursacht sein; die Behandlung muß dies berücksichtigen.

Sind Dermatophyten die Erreger (z.B. Trichophyton verrucosum, Trich. mentagrophytes oder Trich. rubrum), dann ist innerlich Griseofulvin indiziert. Die Lokalbehandlung erfolgt mit Antimykotika, die sicher gegen Dermatophyten gerichtet sind.

Viel zu wenig ist jedoch bekannt, daß auch pathogene Hefen den Haarfollikel befallen können. Dies läßt sich nur durch Pilzkulturen klären.

Die **Abb. 63** zeigt zwei Schrägagarröhrchen mit Wachstum von Candida albicans. Die Barthaare, von denen das Wachstum ausging, sind deutlich zu erkennen.

Therapie der Haarfollikelcandidosen

Sie erfolgt lokal mit Antimykotika, die sicher gegen Hefen gerichtet sind und tatsächlich in den Haarfollikel eindringen.

Lösungen mit hohem Benetzungsvermögen sind hierfür besser geeignet als Salben. Sehr zu empfehlen sind Spezifika, wie z. B. Ampho-Moronal ®Lösung oder Pimafucin ®Lösung.

Isolierung anderer Hefen vom Haar oder aus Haarfollikeln

Die **Abb.64** zeigt vier Ausstrichkulturen von Pilzen, die vom Haar isoliert werden können.

Bei der grauweißen Kolonie handelt es sich um Candida albicans, den bekanntesten unter den Soor-Erregern.

Wenn Candida albicans in den Follikeln der Schambehaarung verweilt, können von dort sehr hartnäckige Rezidive genitaler Mykosen ihren Ausgang nehmen.

Die etwas dunklere (in Natur rötliche) Kolonie ist Rhodotorula rubra. Diese Hefe gehört zu den fakultativ-pathogenen Arten.

Gelblich bis hellbraun sieht Cryptococcus neoformans aus.

Als „schwarze Hefe" wächst dieser und jener Schimmelpilz, wenn die Kulturbedingungen ihm dies gestatten. Es kann sich z.B. um Pilze der Gattung Cladosporium handeln.

Die Therapie der durch Schimmelpilze verursachten Mykosen erfordert besondere Erfahrung. Vorteilhaft sind in diesen Fällen Breitspektrumantimykotika oder Mittel, deren Wirksamkeit durch Empfindlichkeitstest ermittelt wurde.

Mykosentherapie   34
Hans Rieth

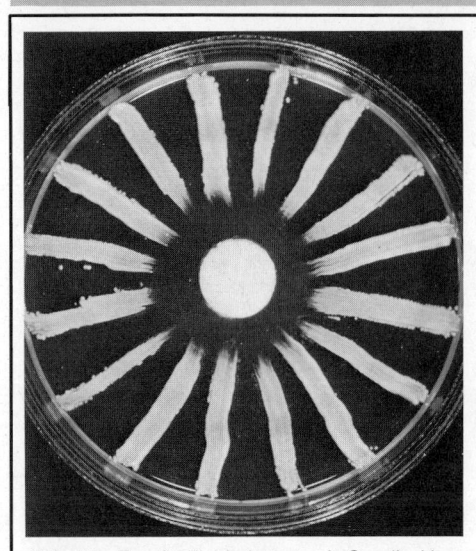

Abb. 65 Empfindlichkeitstest mit Candio-Hermal® Creme gegen 16 verschiedene Stämme von Candida albicans.

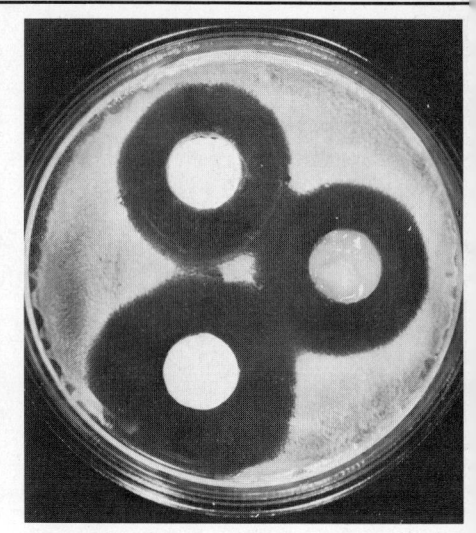

Abb. 66 Empfindlichkeitstest mit Candio-Hermal® Paste, Creme und Salbe gegen Candida albicans.

Empfindlichkeitstest mit Hefen

Bei Therapieresistenz taucht häufig die Frage auf, ob resistente Hefen dafür die Ursache sein können.

Tatsächlich gibt es Antimykotika, gegen die sich Hefen primär oder sekundär resistent verhalten. Dies gilt z. B. für das gegen Dermatophyten hochwirksame Griseofulvin. Alle Hefen sind dem Antibiotikum Griseofulvin gegenüber primär resistent.

Serumspiegel und minimale Konzentration für totale Hemmung

Wenn im Blut Krankheitserreger zu bekämpfen sind, z.B. bei einer Candidämie, dann gibt die Wirkstoffkonzentration, die für eine totale Wachstumshemmung des Erregers erforderlich ist, einen Anhalt für die Wirkstoffmenge, die im Blutserum benötigt wird.

Pilze, die bei der im Serum erreichbaren Konzentration sich weitervermehren, müssen als in dieser Beziehung resistent bezeichnet werden.

Gewebsspiegel

Sind Pilze im Haar oder in der Nagelplatte zu bekämpfen, dann ist die in diesen Geweben erreichbare Wirkstoffkonzentration die Bezugsgröße für die Beurteilung. Handelt es sich um eine systemische antimykotische Behandlung, z.B. mit Amphotericin B oder mit 5-Flucytosin, dann ist ein vergleichender Empfindlichkeitstest sinnvoll.

Wirkstoffkonzentration bei Lokaltherapie

Liegt eine oberflächliche Besiedelung der Haut oder Schleimhaut mit Hefen vor, dann kann man davon ausgehen, daß in den zur Anwendung gelangenden Zubereitungsformen der Antimykotika wesentlich höhere Konzentrationen vorliegen, als in Serum- und Gewebsspiegeln erreichbar sind.

Die Begründung dafür liegt in der Tatsache, daß nur ein Teil des Wirkstoffes vom Vehikel an das Substrat Haut oder Schleimhaut abgegeben wird.

Prüfung im Diffusionstest

Ob eine Hefe empfindlich ist oder nicht, läßt sich im Diffusionstest auf einfache Weise prüfen. Die Pilzstämme werden auf den Nährboden aufgetragen. Die Testsubstanz gibt man in ein Stanzloch.

Die **Abb. 65** zeigt einen solchen Test. Alle 16 gegen Candio-Hermal® Creme getesteten Candida-albicans-Stämme erwiesen sich als empfindlich.

Vergleichende Tests

Die **Abb. 66** betrifft einen Vergleich zwischen Candio-Hermal® Paste, Creme und Salbe. Die Hemmhöfe sind rings um die verschiedenen Zubereitungsformen des Wirkstoffes Nystatin gut ausgeprägt.

Aus den unterschiedlichen Hemmhofgrößen kann jedoch kein Unterschied in bezug auf die therapeutische Wirksamkeit abgeleitet werden.

Mykosentherapie 35
Hans Rieth

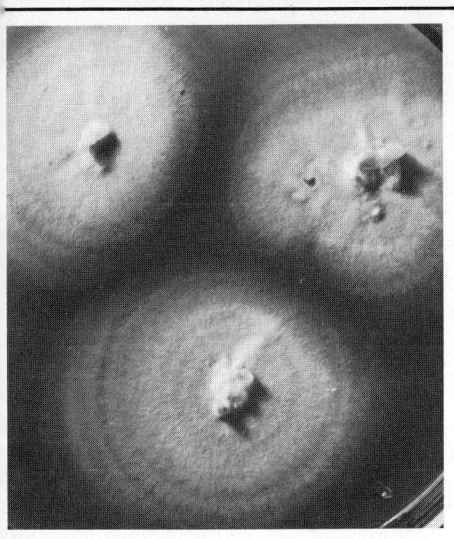

Abb. 67 Drillingskultur von Mikrosporum audouinii mit konzentrischen Ringen auf Kimmig-Agar.

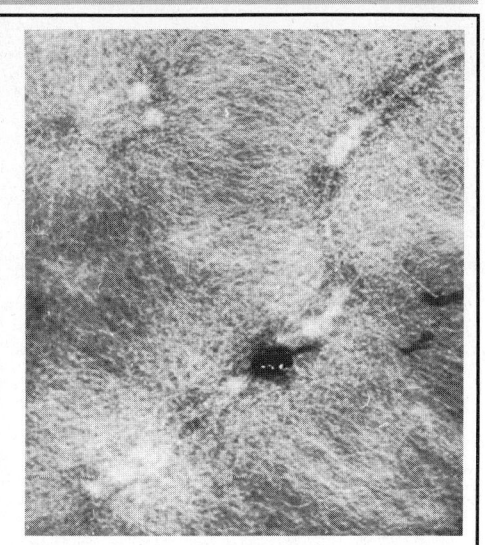

Abb. 68 Feinflaumige Kolonien von Mikrosporum canis nach Verimpfung durch einen Floh (unterhalb der Mitte).

Innerliche Therapie der Mikrosporie

Sie beginnt sofort nach Erstellung der Diagnose. Ist das Kopfhaar befallen und sind typische Sporenmanschetten um Haare herum sichtbar, aus denen sich einwandfrei ergibt, daß es sich um Mikrosporie handelt, dann ist Griseofulvin indiziert.

Im Handel ist Griseofulvin als Fulcin® S und als Likuden® M. Für die einmal tägliche Behandlung wird Fulcin® S 500 verordnet.

Erwachsene erhalten täglich 500 mg, entweder auf den Tag verteilt oder als Einmaldosis.

Kinder erhalten, dem Körpergewicht entsprechend, geringere Dosen.

Es hat sich bewährt, pro Woche einen Tag griseofulvinfrei zu lassen.

Auch Katzen und Hunde vertragen Griseofulvin, selbstverständlich in Dosen, die auch hier dem Körpergewicht angepaßt sind.

Lokaltherapie

Da die innerliche Behandlung nur dazu führt, daß das Pilzwachstum verändert wird (curling effect), der Pilz aber nicht völlig abgetötet wird, muß in jedem Falle dafür gesorgt werden, daß durch äußerliche Behandlung die Pilze vernichtet werden, um die Verbreitung zu stoppen.

Alle modernen Breitspektrum-Antimykotika erfüllen diesen Zweck. Das bekannteste spezielle Dermatophytenmittel Tolnaftat (Tonoftal®) wirkt nicht nur fungizid, sondern außerdem imprägnierend, so daß Behandlungspausen, die der Patient einlegt, überbrückt werden.

Therapiekontrolle

Es ist wichtig, während der Behandlung zu kontrollieren, ob die Pilze tatsächlich abgetötet werden. Dies erfolgt durch die Kultur, siehe hierzu die **Abb. 67**

Die zu untersuchenden Haarstümpfe werden am besten unter Woodlicht mit einer Pinzette einzeln entnommen.

Ungeziefer als Pilzreservoir ausschalten

Flöhe gehören zu den Überträgern von Pilzsporen, die nicht nur bei Katzen und Hunden, sondern auch beim Menschen sowohl aus ästhetischen wie auch aus epidemiologischen Gründen zu bekämpfen sind.

Die **Abb. 68** zeigt einen von einer Katze entnommenen Hundefloh, der sich auf dem Nährboden in einer Petrischale bewegte und an vielen Stellen Pilzsporen verimpfte.

Zahlreiche Kolonien entwickelten sich innerhalb einer Woche. Der Floh überlebte es nicht.

Mykosentherapie 36
Hans Rieth

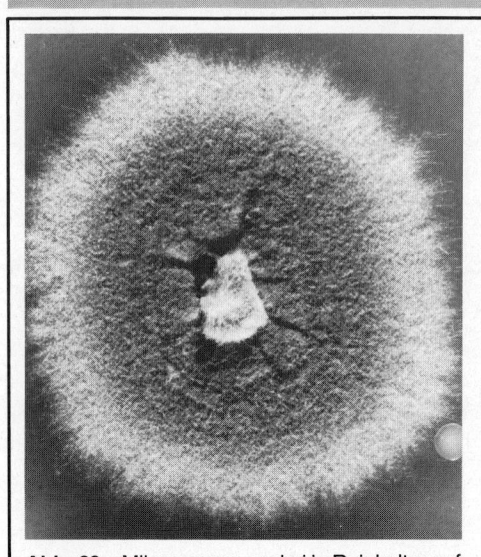

Abb. 69 Mikrosporum cookei in Reinkultur auf 3%igem Pepton-Agar, mit Haarködern aus Erdboden isoliert.

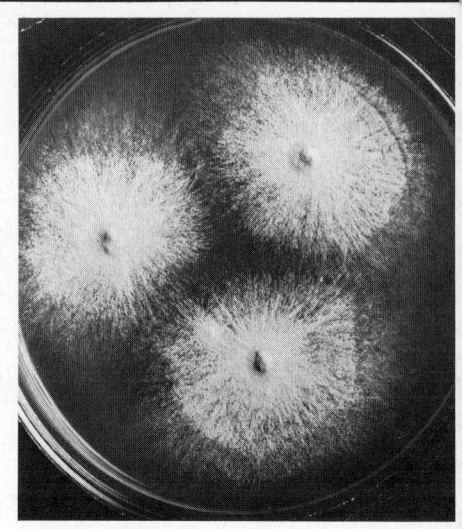

Abb. 70 Mikrosporum nanum in Reinkultur auf Kimmig-Agar, 17 Tage alt, von Schweinen isoliert, geozoophil.

Behandlung von Mykosen durch geophile und geozoophile Pilze

Die aus dem Erdboden stammenden Mikrosporum-Arten sind nicht imstande, das klassische Bild der „Mikrosporie der Kinderköpfe" mit entsprechenden typischen Kahlstellen hervorzurufen.

Das Krankheitsbild erinnert eher an oberflächliche oder tiefe Trichophytie und wird deshalb auch damit verwechselt.

Erst die Kultur sichert die Diagnose, die Voraussetzung für eine sachgerechte und gezielte Therapie ist.

Mikrosporum cookei

Abb. 69 zeigt eine Reinkultur von Mikrosporum cookei. Dieser Pilz ist eng verwandt mit Mikrosporum gypseum, der bekanntesten geophilen Mikrosporum-Art.

M.cookei wurde früher auch als rote Variante von M.gypseum bezeichnet. Vor allem die Unterseite der Pilzkultur zeigt meist ein rotes Pigment.

Die Krankheitsherde, die nur selten beobachtet werden, neigen zur Selbstheilung.

Für die Lokaltherapie ist es von Bedeutung, so früh wie möglich alle pilzhaltigen Schüppchen, Krusten und Sekrete zu entfernen. Hierzu eignen sich fungizide Syndets, z. B. DERMOWAS, deshalb besonders gut, weil sie infolge ihrer hohen Oberflächenaktivität in feinste Räume eindringen und die Pilzelemente direkt schädigen. Dieser echt therapeutische Effekt ist bisher viel zu wenig beachtet worden.

Mikrosporum nanum

Die Bezeichnung nanum (Zwerg) rührt von der geringen Größe der Makrokonidien her, die meist auch nur 1 bis 2 Querwände aufweisen.

Genauso wie M.cookei ist M.nanum ein Erdbodenpilz. Außerdem kommt M.nanum aber auch bevorzugt auf Schweinen vor und wird deshalb als geozoophil angesehen **(Abb. 70)**.

Meldepflicht neu überdenken

Nach dem Bundes-Seuchengesetz ist die Mikrosporie als Krankheit meldepflichtig, sogar schon bei Verdacht.

Logischerweise verursachen pathogene Mikrosporum-Arten Mikrosporie, die geophilen jedoch n i c h t die endemisch und epidemisch auftretende Form.

Es wird keine epidemiologischen Nachteile geben, die Erkrankungen durch Mikrosporum cookei, M.nanum und weitere geophile Dermatophyten aus der Meldepflicht herauszunehmen.

Lokaltherapie

Das spezielle Dermatophytenmittel Tolnaftat (Tonoftal®) ist voll wirksam. Gleiches gilt für die Antimykotika mit breitem Wirkungsspektrum.

Mykosentherapie 37
Hans Rieth

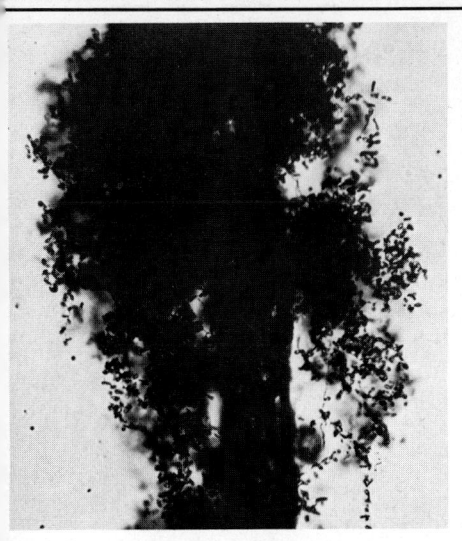

Abb. 71 Mikrokultur von Trichophyton terrestre mit dichten Haufen von Mikrokonidien an einem Haarschaft.

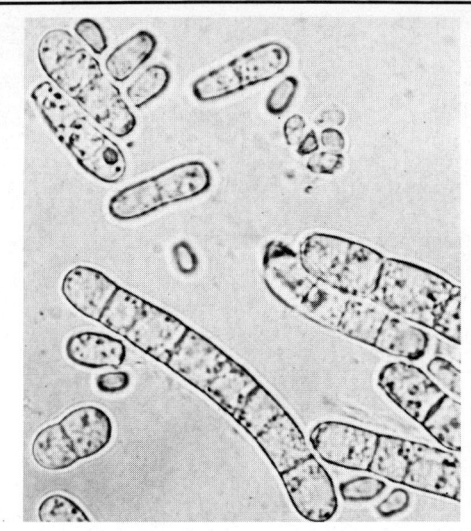

Abb. 72 Mikrokonidien, Makrokonidien und Übergangsformen von Trichophyton terrestre aus einer Mikrokultur.

Verhalten beim Nachweis von Trichophyton terrestre

Wird Trichophyton terrestre in mykoseverdächtigen Krankheitserscheinungen nachgewiesen, so kann daraus nicht ohne weitere Überlegung der Entschluß abgeleitet werden, sofort mit einer oralen oder lokalen Therapie zu beginnen.

Zwar sind alle Stämme von Trichophyton terrestre – wie alle Dermatophyten – prinzipiell griseofulvinempfindlich, doch ist eine spezifische Therapie nicht erforderlich, wenn es sich nur um Anflugkeime handelt, die aus dem Staub der Straße oder beim Barfußlaufen im Garten auf die Haut gelangt sind.

Erst reinigen, dann behandeln

Um keine überflüssige Therapie in Gang zu bringen, ist es zweckmäßig, die Hautoberfläche, von der Trichophyton terrestre isoliert wurde, gründlich zu reinigen.

Was durch Reinigung verschwindet, bedarf keiner Therapie

Vorsicht bei der Beurteilung ist vor allem dann geboten, wenn es nicht gelingt, Pilze in Fadenform auch mikroskopisch nachzuweisen.

Allerdings muß man hier einräumen, daß ein Nativpräparat „negativ" sein kann – gar nicht selten bei Trichophyton mentagrophytes –, obwohl in Wirklichkeit Pilzelemente vorhanden sind, nämlich dann, wenn die Pilzfäden in Arthrosporen zerfallen sind. Deshalb sind kulturelle Untersuchungen auch bei „negativem" Nativpräparat unentbehrlich.

Keratinophilie von T. terrestre

Mit Hilfe einer Mikrokultur läßt sich beweisen, daß T. terrestre imstande ist, das Keratin eines menschlichen Haares zu verwerten **(Abb. 71)**. Es entstehen am Haarschaft große Mengen von Konidien.

Typisch für T. terrestre sind Mikrokonidien, Makrokonidien und Übergangsformen zwischen beiden, wie sie die **Abb. 72** zeigt.

Diese Kulturformen beweisen, daß es sich um das saprophytische Stadium des Pilzes handelt. Werden sie in Material aus Krankheitserscheinungen gefunden, dann ist eine antimykotische Therapie nicht indiziert, wohl aber eine gründliche Reinigung.

Spontanheilung

Erkrankungen durch geophile Dermatophyten neigen zur Heilung, ohne daß spezifische therapeutische Maßnahmen erforderlich sind.

So kommt es, daß die wahre Natur einer solchen Dermatose nicht immer erkannt wird, da keine Pilzkultur angelegt wird.

Bei Verwendung lokal wirksamer Antimykotika kann die Heilung beschleunigt werden.

Mykosentherapie 38
Hans Rieth

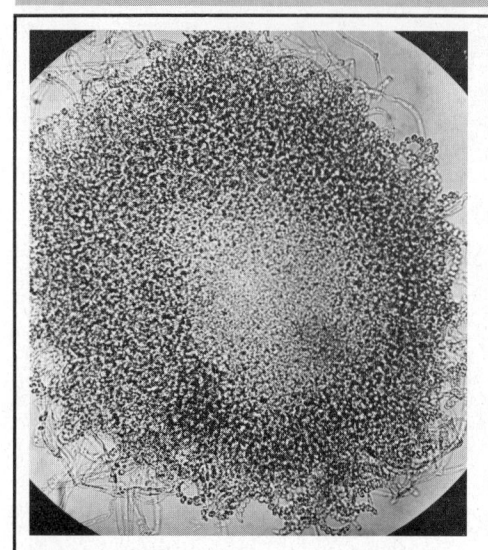

Abb. 73 Cleistothecium von Arthroderma quadrifidum mit ausgeprägten Gemshorn-Hyphen in der lockeren Cleistothecienwand.

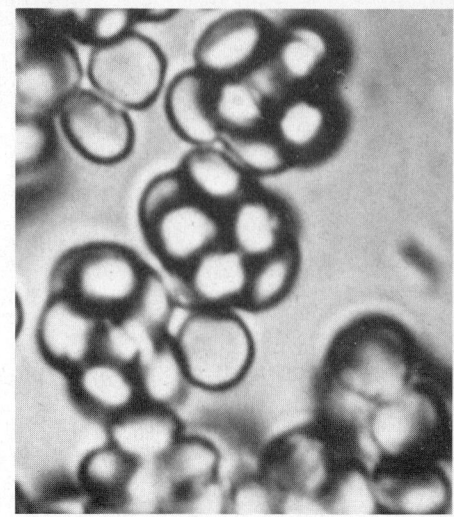

Abb. 74 Typische Asci von Arthroderma quadrifidum mit je 8 linsenförmigen Ascosporen, aus einem Cleistothecium isoliert.

Syndets als Antimykotika

Synthetische Detergentien haben zum Teil eine deutliche fungistatische und sogar fungizide Wirkung, die sowohl im Diffusionstest wie auch im Dilutionstest nachgewiesen wurde.

Syndets, die z. B. im Dermowas® oder im Mycatox® Bad in hoher Konzentration vorliegen, sind auf zweierlei Weise wirksam:

1. Sie wirken antimyzetisch gegen Dermatophyten, Hefen und Schimmelpilze;

2. sie wirken aufgrund ihrer hohen Oberflächenaktivität, indem sie in feinste Spalten eindringen und selbst in der Tiefe von Einrissen oder in Luftkanälen der Nagelplatte dort ruhende Pilzelemente erreichen und mit einem antimyzetischen Film überziehen.

Dekontamination

Bevor es zur Invasion pathogener Pilze in die Haut kommt, befinden sich Pilzelemente eine Zeitlang auf der Hornschicht, ohne daß es schon am ersten Tag zu Krankheitserscheinungen kommt.

Ist ausreichend Schmutz auf der Hornschicht und reicht die Feuchtigkeit zur Keimung der Pilze aus, dann ist ein saprophytisches Wachsen der Pilze in den Schmutzauflagerungen der Haut möglich.

Beseitigen von Schmutz und Schmutzkeimen nennt man heute Dekontamination.

Tenside zur Dekontamination geeignet

Das Schmutzlösevermögen von Tensiden, z. B. TEGO®, erfaßt im Schmutz befindliche Kontaminanten, zu denen auch geophile Pilze gehören, die mit Staub oder Erde auf den Menschen oder in seine unmittelbare Umgebung gelangen.

Die Wirksamkeit erstreckt sich sowohl auf die imperfekten wie auch auf die perfekten Fruchtformen, z. B. die Cleistothecien von Arthroderma quadrifidum **(Abb. 73)** und die darin befindlichen linsenförmigen Ascosporen **(Abb. 74)**.

Obgleich es bisher nur sehr wenige Berichte über Dermatomykosen durch Trichophyton terrestre gibt, ist es nicht empfehlenswert, diesen Dermatophyten auf der Haut oder in Haarfollikeln oder in Hand- oder Fußnägeln zu dulden.

Breitspektrum-Antimykotika

Beim Nachweis von Trichophyton terrestre/Arthroderma quadrifidum in Krankheitserscheinungen ist auch der Einsatz von Breitspektrum-Antimykotika indiziert, wenn Reinigungsmaßnahmen nicht zur Beseitigung des Dermatophyten geführt haben.

Eine wissenschaftliche Abklärung der pathogenen Eigenschaften – die wünschenswert ist, wenn sie durchführbar erscheint – sollte jedoch therapeutische Maßnahmen nicht hinauszögern.

Mykosentherapie 39
Hans Rieth

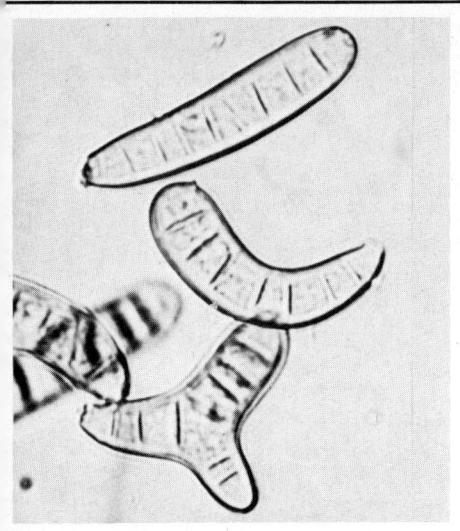

Abb. 75 Drei verschieden geformte Makrokonidien (walzenförmig, gebogen und dreieckig) von Keratinomyces ajelloi aus einer Kultur.

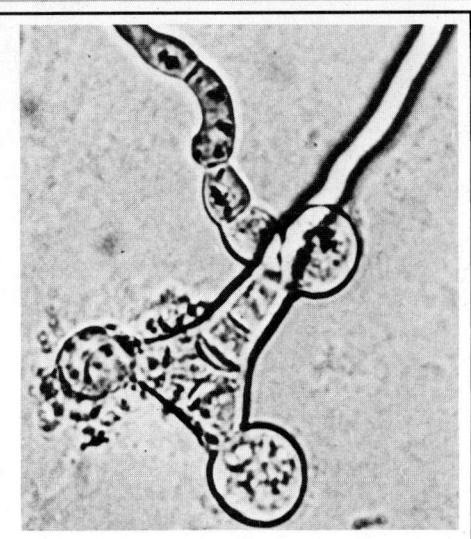

Abb. 76 Dreieckige rudimentäre Makrokonidie von Keratinomyces ajelloi. Die linke Keimkugel ist unter Griseofulvin geplatzt.

Die Griseofulvinempfindlichkeit von Keratinomyces ajelloi

Griseofulvinempfindlich nennt man Pilze, die durch Griseofulvin in charakteristischer Weise geschädigt werden.

In erster Linie ist der Curling-Effekt zu nennen. Dies ist das wellenförmige Wachsen der Pilzfäden, das Kurvenwachsen.

Dieser Effekt ist maßgebend für die therapeutische Wirkung von Griseofulvin: Der in Kurven wachsende Pilz dringt langsamer ins Haar ein, und zwar in Richtung Haarwurzel, als das Haar herauswächst. Der Pilz wird auf diese Weise, obwohl noch lebend, herausgeschoben.

Pilze, die selbst bei hohen Griseofulvindosen keinen Curling-Effekt aufweisen, sind griseofulvinresistent, z. B. fadenbildende Hefen oder Schimmelpilze, wie Scopulariopsis brevicaulis oder Cephalosporium acremonium.

In zweiter Linie handelt es sich um bizarre Formveränderungen der Pilzfäden, um blasige Auftreibungen mit Platzen der Zellen.

Alle Dermatophyten sind griseofulvinempfindlich

Unter den Dermatophyten ist bisher kein Stamm bekanntgeworden, der keinen Curling-Effekt zeigt und damit griseofulvinresistent wäre.

Empfindlichkeitsunterschiede therapeutisch ohne Bedeutung

Die Griseofulvinempfindlichkeit läßt sich auf verschiedene Weise testen, z. B. im

   A. Diffusionstest
   B. Dilutionstest
   C. Curlingtest

Die im Nährboden erreichbaren Griseofulvinkonzentrationen sind begrenzt. Nur bei einem Teil der Stämme gelingt eine völlige Wachstumshemmung.

Wird die Konzentration weiter erhöht, dann fällt das Griseofulvin kristallin aus, so daß eine echte Konzentrationssteigerung in diesen Fällen gar nicht vorliegt.

Keratinomyces ajelloi ist schwach griseofulvinempfindlich

Die Wachstumsunterdrückung ist bei vielen Stämmen unvollkommen. Trotzdem bildet sich der Curling-Effekt, und nur dies ist therapeutisch von Belang.

Um die Schädigung richtig zu beurteilen, müssen zunächst die vielfältigen natürlichen Variationen bekannt sein, z. B. Abweichungen in der Form, wie sie in **Abb. 75** erkennbar sind.

Erst dann läßt sich sagen, welche Abweichungen als Schädigung aufzufassen sind, z. B. das Platzen einer Keimkugel in **Abb. 76**.

Mykosentherapie 40
Hans Rieth

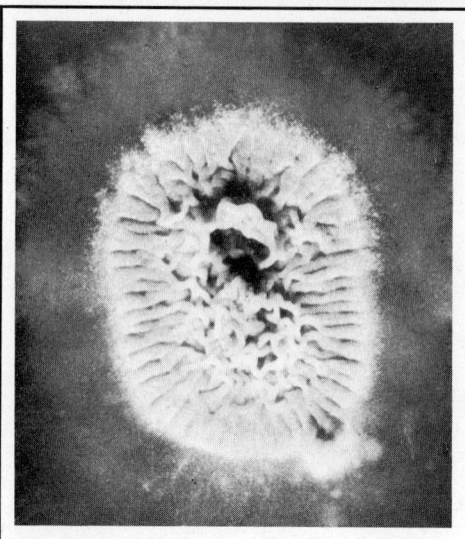

Abb. 77 Trichophyton verrucosum auf Kimmig-Agar mit sehr enger radiärer Furchung, im Zentrum cerebriform, graugelb pigmentiert.

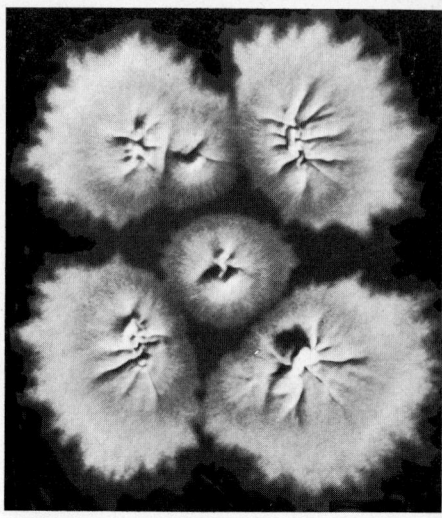

Abb. 78 Trichophyton quinckeanum auf Sabouraud-Glukose-Pepton-Agar mit Zusatz von Erde-Dekokt, peripher stärker wachsend als im Zentrum.

Therapie der Dermatomykosen durch zoophile Dermatophyten

Erkrankungen durch Dermatophyten, die von Tieren übertragen wurden, fallen durch eine anfänglich bestehende scheinbare Therapieresistenz auf.

Häufig kommt es sogar in den ersten Tagen nach Beginn der Behandlung mit topisch wirkenden Antimykotika zu einer weiteren Entwicklung der Krankheitserscheinungen anstatt zum Rückgang.

Dies betrifft vor allem diejenigen Formen, die bereits als beginnende tiefe Trichophytie zu bezeichnen sind.

In solchen Fällen sind die entzündlichen Reaktionen der Haut als Antwort auf die Aggression des Parasiten ein Zeichen der natürlichen Abwehr und nicht Ausdruck der Unverträglichkeit des Antimykotikums.

Bei konsequenter Weiterbehandlung klingen die Erscheinungen der scheinbaren Verschlimmerung ab, insbesondere wenn antiphlogistische Maßnahmen dazu beitragen.

Rinderflechte beim Menschen

Häufig betroffen sind Kinder, die mit Kälbern spielen oder mit infektiösen Gegenständen in Berührung kommen.

Oberflächliche und tiefe Trichophytie an Kopf, Hals, Rumpf und Extremitäten können durch den typischen Erreger der Rinder- oder Kälberflechte, Trichophyton verrucosum **(Abb. 77)**, verursacht sein.

Interdigitalmykose durch Trichophyton verrucosum

Auch das Krankheitsbild der Interdigitalmykose kann entstehen. Nach altem Brauch wird hierfür mitunter noch die Bezeichnung ,,Epidermophytie" gebraucht, obwohl der Erreger in diesem Falle ein Pilz der Gattung Trichophyton ist.

Solange Gattung und Art des Erregers nicht ermittelt sind, spricht man besser von ,,Mykose" anstelle von ,,Epidermophytie"; auch die Bezeichnung ,,Tinea" hat sich eingebürgert, obwohl ,,Mykose" in der Praxis voll ausreicht.

Mäusefavuserreger beim Menschen

Von kleinen Nagern, aber auch von Katzen, wird Trichophyton quinckeanum **(Abb. 78)** nicht selten auf den Menschen übertragen, vor allem in ländlichen Gebieten oder wenn Stadtkinder mit Nagetieren spielen.

Die Krankheitserscheinungen befinden sich oft im Gesicht, wenn die Kinder mit den Tieren schmusen.

Innerlich: Griseofulvin
Äußerlich: Lokal-Antimykotika

Die Abheilung wird beschleunigt, wenn gleichzeitig systemisch und topisch behandelt wird.

Die Griseofulvindosis beträgt für Erwachsene 500 mg täglich.

Mykosentherapie 41
Hans Rieth

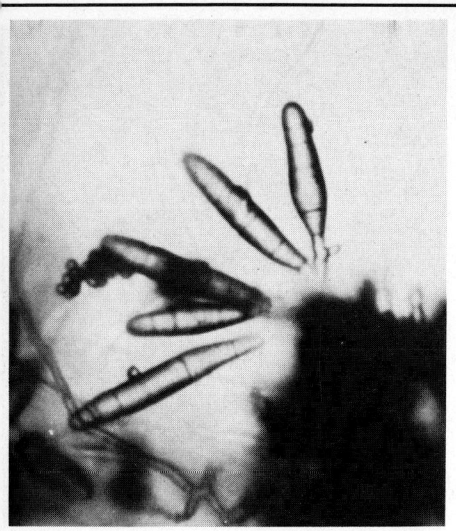

Abb. 79 Fünf Makrokonidien von Trichophyton mentagrophytes, walzenförmig, stets glattwandig, links einige Mikrokonidien.

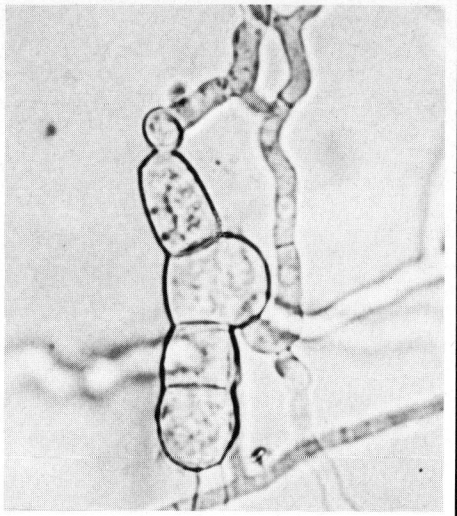

Abb. 80 Einzelne ausgekeimte Makrokonidien von Epidermophyton floccosum in Mikrokultur auf Kimmig-Agar, stets glattwandig.

Therapie der Trichophytie

Erkrankungen der Haut, Haare und Nägel durch Pilze der Gattung Trichophyton heißen Trichophytie, wenn man dem Prinzip folgt, die Krankheit nach dem Erreger zu benennen.

Dies ist eine Frage der Übereinkunft, um historische Hypotheken endlich loszuwerden, z. B. die These von der „Spezifität der Dermatophyten".

Darunter war zu verstehen, daß jeder Dermatophyt imstande sei, ein ganz spezifisches Krankheitsbild zu erzeugen, so daß man aus den Krankheitserscheinungen auf Gattung und Art des Erzeugers schließen könne.

Für die Therapie kann es von Bedeutung sein, ob ein Pilz imstande ist, das Haar zu befallen oder nicht. Muß man aus der Natur des Pilzes heraus dies ableiten, wird man sich eher zu einer innerlichen Behandlung mit Griseofulvin – z. B. Fulcin® S 500 – entschließen, um die Krankheitsdauer abzukürzen.

Eine zusätzliche Lokaltherapie ist in jedem Falle erforderlich, und zwar mit Antimykotika, die nachweislich gegen Dermatophyten wirksam sind.

Bei der Griseofulvinbehandlung ist es ratsam, an 1–2 Tagen in der Woche die Tabletteneinnahme auszusetzen. Dadurch wird die Möglichkeit etwaiger Nebenwirkungen entscheidend reduziert.

„Epidermophytie" durch Trichophyton (!) mentagrophytes

Pilzerkrankungen der unbehaarten Haut – z. B. Handflächen, Fußsohlen, Interdigitalfalten – pflegt man seit etwa 60 Jahren Epidermophytie zu nennen.

Aus solchen „Epidermophytien" gezüchtete Dermatophyten wurden – ohne Rücksicht auf ihre botanischen Eigenschaften – Epidermophyton genannt. Dadurch wurde fortan große Verwirrung gestiftet.

Es stellte sich nämlich heraus, daß es gar keinen Unterschied gibt zwischen „Epidermophyton" interdigitale und „Trichophyton" interdigitale (= mentagrophytes). Das Studium der Makrokonidien **(Abb. 79)** und anderer mikromorphologischer Strukturen trug entscheidend dazu bei.

Befall der Haarfollikel durch Epidermophyton floccosum

Obwohl Epidermophyton floccosum (siehe die **Abb. 80**) nicht das Haar selbst befällt, kann die Epidermis im Haarfollikel durchwachsen werden. Dies macht erhebliche therapeutische Schwierigkeiten.

Zusätzlich zur Lokaltherapie mit dermatophytenwirksamen Antimykotika ist die Verwendung eines fungiziden Syndets zu empfehlen, z. B. Dermowas®, das tief in die Haarfollikel eindringt und dort die Pilzelemente angreift, ausschwemmt und zerstört.

Mykosentherapie 42
Hans Rieth

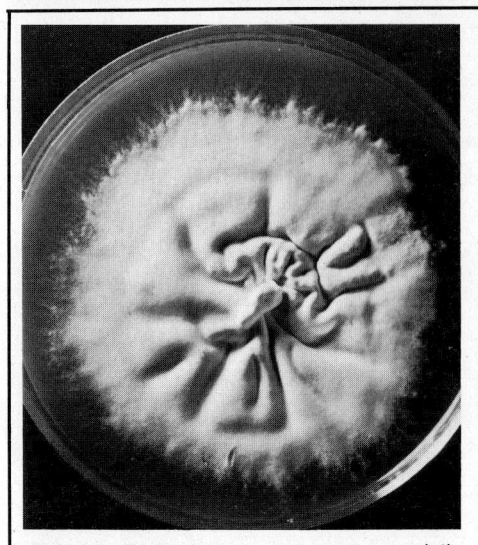

Abb. 81 Trichophyton tonsurans variatio epilans in Reinkultur auf Glukose-Pepton-Agar.

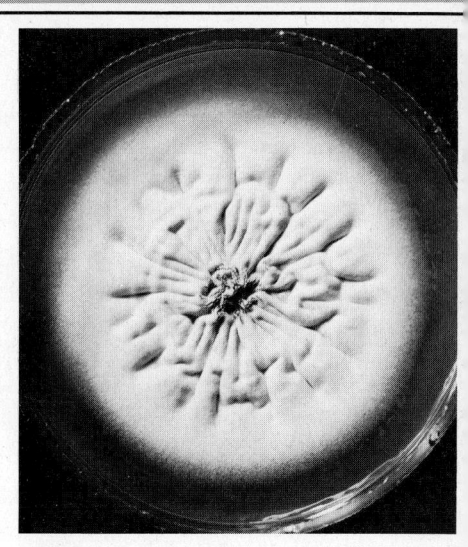

Abb. 82 Trichophyton tonsurans variatio sulfureum in Reinkultur auf Glukose-Pepton-Agar.

Therapie eingeschleppter Dermatomykosen

Urlauber und Gastarbeiter sind ständig dabei, die Pilzflora der verschiedenen Heimat-, Gast- und Urlaubsländer zu bereichern.

Immer wieder ist man überrascht, Pilzarten zu sehen, die man längst ausgestorben wähnte oder die man überhaupt noch nie zu Gesicht bekam.

Sobald durch mykologische Untersuchung mikroskopisch und kulturell klargestellt ist, daß es sich um einen Dermatophyten handelt, stellt sich die Frage nach der rationellsten Therapie.

Bei Haarbefall Griseofulvin

In den Mittelmeerländern gibt es bei Kindern und Erwachsenen häufiger Mykosen der Kopf- und Barthaare als in Mitteleuropa.

Erreger sind oft Variationen von Trichophyton tonsurans, z. B. die „variatio epilans" **(Abb. 81)** oder die „variatio sulfureum" **(Abb. 82)**. Bei der letztgenannten Variation ist die Oberfläche der Kultur meist schwefelgelb pigmentiert.

In diesen Fällen empfiehlt sich die systemische Behandlung mit Griseofulvin, z. B. morgens 1 Tablette Fulcin® S 500.

Die Behandlungsdauer richtet sich nach dem Verlauf. Meist genügen wenige Wochen.

Lokalbehandlung mit Tonoftal® oder Breitspektrum-Antimykotika

In allen Fällen von Pilzbefall der Haut, Haare und Nägel ist die Lokalbehandlung erforderlich, damit dem Pilz von außen entgegengewirkt wird und die Weiterverbreitung infektiöser Materialien aufhört.

Ein typisches Anti-Dermatophyten-Mittel ist z. B. Tonoftal®; typische Breitspektrum-Antimykotika sind z. B. Canesten®, Daktar®, Epi-Monistat®, Epi-Pevaryl®.

Bei Nagelmykosen durch Dermatophyten innerlich Griseofulvin

Wichtig ist dabei, kulturell einwandfrei festzustellen, daß es sich tatsächlich um Dermatophyten in Reinkultur handelt.

Bei Mischinfektionen mit anderen Pilzen und bei zusätzlicher Besiedelung mit Bakterien reicht Griseofulvin zur Heilung nicht aus.

Da jedoch stets neben der systemischen Griseofulvinbehandlung eine Lokaltherapie mit fungiziden Mitteln erforderlich ist, sollten Stoffe bevorzugt werden, die ein möglichst breites Wirkungsspektrum haben.

Viel zu wenig bekannt ist, daß auch Bakterien am Nagel eine pathologische Bedeutung haben können; dies ist therapeutisch zu beachten.

Mykosentherapie 43
Hans Rieth

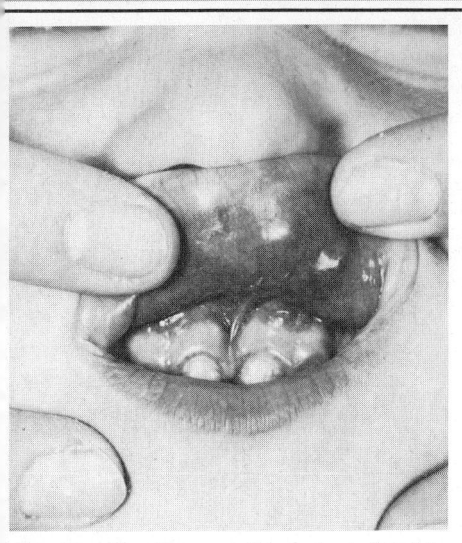

Abb. 83 Oberlippencandidose durch Candida albicans bei einem fünfjährigen Jungen. Auch die Mundhöhle ist befallen.

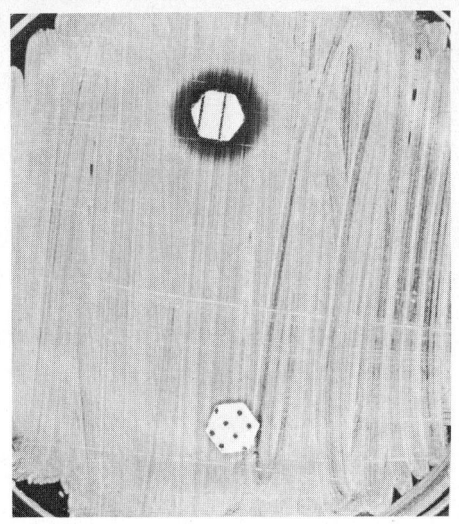

Abb. 84 Empfindlichkeitstest mit Nystatin gegen Candida albicans. Oben: mit Wirkstoff; unten: ohne Wirkstoff.

Behandlung der Oberlippencandidose

Entscheidend wichtig ist es, nicht nur den weißlichen Soorbelag als behandlungsbedürftig anzusehen, sondern auch die unsichtbaren kleinen Pilzherde an den verschiedensten Stellen der Mundhöhle.

Werden diese mit bloßem Auge noch nicht erkennbaren Herde unzulänglich behandelt, sind Rezidive kaum zu vermeiden.

Für die Lokaltherapie des Soorbelages auf der Innenseite der Oberlippe (siehe die **Abb. 83**) eignen sich die bekannten antimyzetischen Antibiotika Nystatin (Candio-Hermal® Fertig-Suspension, Moronal® Suspension) und Pimaricin (Pimafucin® Suspension 1 %) zum Betupfen und Einträufeln in die Mundhöhle.

Zum Lutschen geeignet sind Ampho-Moronal® Lutschtabletten, Pimafucin® Lutschpastillen und zahlreiche Munddesinfizientien, z. B. Efisol® oder Merfen® Tabletten.

Soor-Gel® verteilt sich gut in der Mundhöhle und haftet lange.

Zum Mundspülen nach jedem Essen ist Dequonal® deshalb besonders geeignet, weil es Hefepilze innerhalb von 30 Sekunden abtötet.

Diätetisch ist darauf zu achten, daß Süßigkeiten aller Art die Hefevermehrung stark fördern.

Behandlung der Gaumencandidose bei Prothesenträgern

Allgemein wichtig ist auch in diesen Fällen die Entpilzung der Mundhöhle mit den genannten Mitteln.

Die sorgfältige Säuberung der Prothese, die oft in den Belägen pathogene Hefen aufweist, erfolgt mit den üblichen Mitteln.

Dabei ist zu beachten, daß Zahnbürsten sehr häufig pilzbefallen sind, wenn man sie nicht desinfiziert, sondern einfach so herumstehen läßt, wie das oft geschieht.

Vor dem Wiedereinsetzen der Prothese wird Dynexan® MHP (Medizinisches Haftpulver) aufgestreut. Der darin befindliche fungizide Wirkstoff verhindert die Weiterentwicklung der Hefen in der feuchten Kammer zwischen Gaumen und Prothese und führt zur Heilung.

Empfindlichkeitstest

Auf einer Agarplatte werden die Hefen dünn ausgestrichen, dann wird ein Plättchen mit Wirkstoff aufgelegt.

Bei Empfindlichkeit entsteht nach 1–2 Tagen ein Hemmhof **(Abb. 84)**.

Mit Amphotericin B, Nystatin und Pimaricin (= Natamycin) entstehen immer Hemmhöfe.

Eine sogenannte Resistenzbestimmung gegenüber diesen Antimykotika ist infolgedessen überflüssig.

Mykosentherapie 44
Hans Rieth

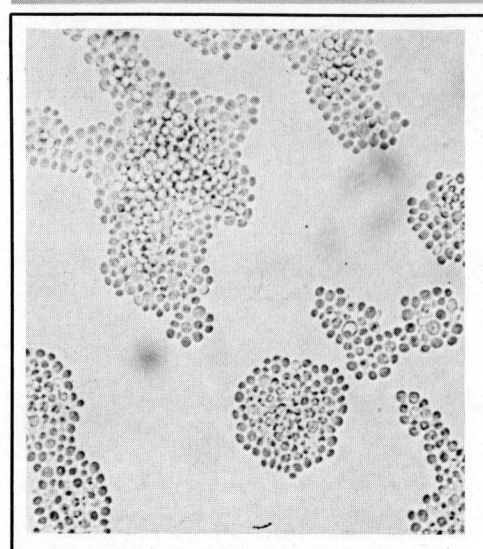

Abb. 85 Torulopsis candida (früher: Torulopsis famata) in Form dichter Blastosporenhaufen ohne Pseudomyzel.

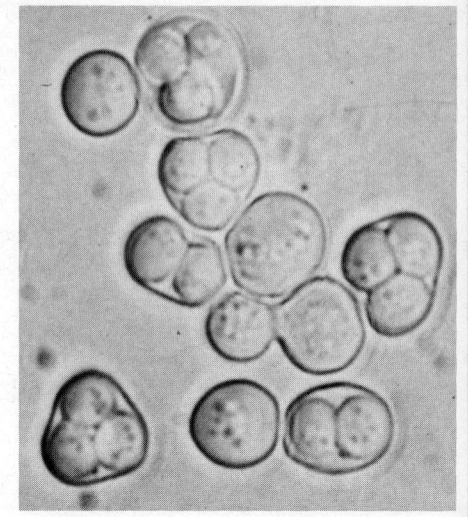

Abb. 86 Saccharomyces cerevisiae mit Ascosporen in einzelnen Zellen. Zwei Zellen in Kopulation.

Behandlung der Torulopsidose

Drei Torulopsis-Arten sind es, die beim Menschen häufiger aus Krankheitserscheinungen isoliert werden: Torulopsis candida, T. dattila, T. glabrata.

Nach Eintreffen eines Befundes mit Nachweis einer Hefe der Gattung Torulopsis stellt sich die Frage, was zu tun geboten ist oder ob man den Befund vernachlässigen darf oder sollte.

Prinzipiell muß betont werden, daß der Nachweis von Hefen irgendwelcher Art in Krankheitserscheinungen kein Beweis dafür ist, daß damit die Ätiologie sichergestellt sei.

In vielen Fällen handelt es sich um zufällig in Krankheitserscheinungen gelangte Hefepilze, die allerdings dort sekundär Störungen verursachen können.

Eine Eliminierung dieser Pilze ist in jedem Falle indiziert, sei es durch Reinigung, sei es durch therapeutische Maßnahmen.

Breitspektrum-Antimykotika

Alle Antimykotika mit breitem Wirkungsspektrum sind gegen Torulopsis-Hefen wirksam.

Die Behandlung ist so durchzuführen wie bei Infektionen durch Candida albicans oder andere Candida-Arten. Die Zubereitungsform hängt von der Lokalisation ab.

Torulopsis candida in der Vagina

In die Vagina gehören überhaupt keine Hefen, ganz gleich um welche Gattung und Art es sich handelt.

Immer handelt es sich um eine Infektion, deren Quelle nicht immer aufgefunden wird. Meist erfolgt die Infektion aus der Umwelt.

Torulopsis candida (**Abb. 85**) wurde früher als Torulopsis famata bezeichnet, noch früher als Cryptococcus minor.

Sie wird auch in Interdigitalräumen gefunden, wo sie lange Zeit von Absonderungen und Schmutz leben kann, ohne nennenswerte Krankheitserscheinungen zu verursachen.

Sobald aber die Toleranzgrenze überschritten ist, treten Symptome auf, z. B. eine typische Tinea pedis. Deshalb ist die Eliminierung angezeigt.

Besiedelung mit Bierhefe bedarf keiner ärztlichen Behandlung

Die imperfekte Form der Bierhefe heißt Candida robusta, die perfekte Form Saccharomyces cerevisiae (**Abb. 86**).

Beide Formen können zufällig auf Haut und Schleimhaut vorkommen. Wenn keine exakte Candida-Diagnostik betrieben wird, fehlt eine wichtige Basis für eine sinnvolle Therapie.

# Mykosentherapie 45
Hans Rieth

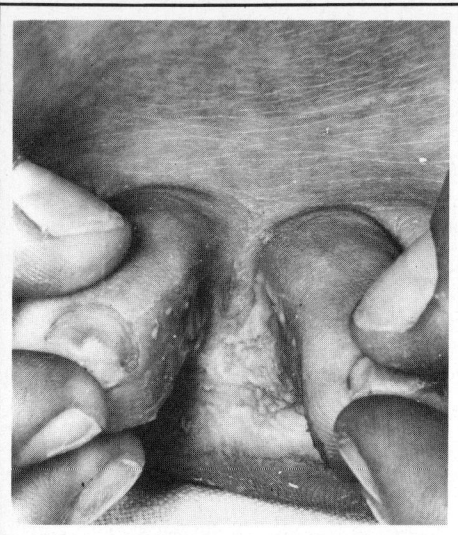

Abb. 87 Interdigitalerosion, Verdacht auf Mykose. Die Klärung erfolgt mikroskopisch und kulturell.

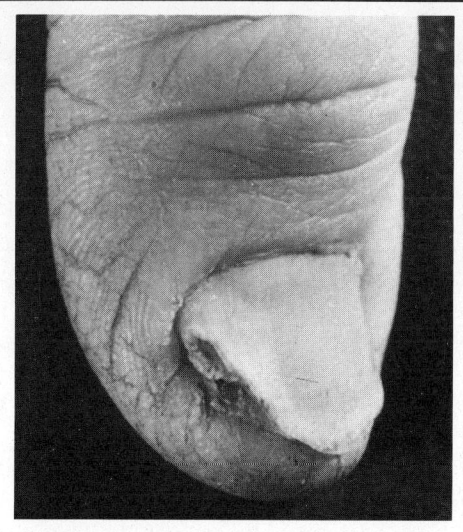

Abb. 88 Onychomycosis candidosa. Isolierung von Candida parapsilosis aus der Nagelplatte.

Therapie der Hefemykosen

Für die Therapie ist zunächst entscheidend, um welche Lokalisation es sich handelt, insbesondere ob eine Dermatomykose vorliegt oder eine Endomykose.

Bei Dermatomykosen ist von Bedeutung, ob allein die Mykose zu behandeln ist oder außerdem noch ein Grundleiden, wie z. B. Diabetes mellitus oder Ekzem.

Das Ekzem kann der Mykose vorausgehen, es kommen aber auch ekzematisierte Mykosen vor.

Bei Endomykosen unterscheidet man zwischen der Pilzbesiedelung innerer Oberflächen und Organmykosen.

Dermatomykosen durch Hefen

Häufig kann man sie klinisch nicht von Mykosen durch Dermatophyten abgrenzen, so daß offen bleibt, worum es sich handelt **(Abb. 87)**, es sei denn, daß Pilzkulturen angelegt werden.

Angesichts dieser Unsicherheit sind Mittel mit breitem Wirkungsspektrum vorteilhaft. In diese Gruppe gehören z. B. Clotrimazol (Canesten®), Miconazol (Daktar®, Epi-Monistat®) und Econazol (Epi-Pevaryl®).

Handelt es sich tatsächlich um eine Hefemykose, dann sind die antimyzetischen Antibiotika außerordentlich gut wirksam, insbesondere Amphotericin B (Ampho-Moronal®), Nystatin (Candio-Hermal®, Moronal®) und Pimaricin = Natamycin (Pimafucin®).

Bei Nagelerkrankungen durch Hefen **(Abb. 88)** sind die gleichen Substanzen wirksam, vorausgesetzt, sie gelangen direkt an die in der Nagelplatte oder im Nagelfalz lebenden Hefezellen, vor allem an die Hefefäden.

Es ist deshalb dringend erforderlich, durch Freilegen der tiefen mykotischen Herde die Substanzen an den Ort der Wirkung zu bringen.

Schleimhautmykosen

Die Hefebesiedelung der Schleimhäute zwischen Mund und Darmausgang nimmt an Bedeutung zu. Dabei ist es nicht als physiologisch anzusehen, wenn pathogene Hefen darunter sind, obwohl ein gesunder Organismus zeitweise damit leben kann, ohne großen Schaden zu nehmen.

Kranke Menschen dagegen können durch pathogene Hefen zusätzliche und sogar schwere Gesundheitsschädigungen erleiden und an einer Hefemykose sterben.

Deshalb sollten die Schleimhäute kranker Menschen unbedingt von Hefen befreit werden. Hierzu eignen sich die genannten antimyzetischen Antibiotika Amphotericin B, Nystatin und Pimaricin = Natamycin sowie für die Mundhöhle vor allem Dequaliniumsalze, z. B. im Dequonal®.

Mykosentherapie 46
Hans Rieth

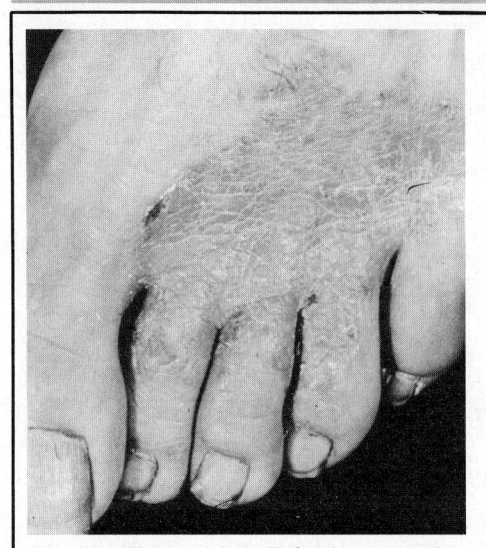

Abb. 89 Ekzematisierte Fußmykose, von den Interdigitalräumen ausgehend, auf Fußrücken übergreifend.

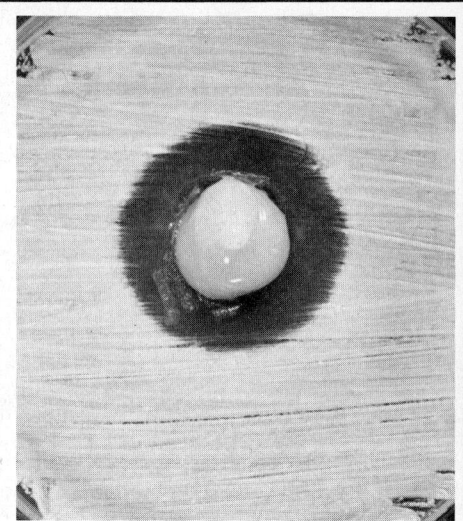

Abb. 90 Empfindlichkeitsbestimmung mit nystatinhaltiger Salbe im Lochtest gegenüber Candida albicans.

Tinea pedis durch Hefepilze

Die Bezeichnung Tinea ist ein schillernder Begriff, der von den verschiedenen Benutzern mit sehr verschiedenem Inhalt gefüllt wird.

Man kann darunter den überholten Begriff „Epidermophytie" verstehen und meint damit eine Pilzkrankheit der unbehaarten Haut durch Dermatophyten.

Da sich klinisch eine Dermatophytie nicht mit der notwendigen Sicherheit erkennen läßt, wird bisweilen auch jede Art von oberflächlicher Fußmykose als Tinea pedis bezeichnet.

In der Praxis ist es sogar nicht selten, daß bereits der Verdacht auf eine Pilzkrankheit die Bezeichnung Tinea pedis zur Folge hat.

Groteske Mißverständnisse

Vor kurzem war in einer Illustrierten ein gut gemeinter Artikel über Pilzinfektionen zu lesen. Darin hieß es: „. . . die harmlose Hefe Tinea pedis. ."

Dies war nun ganz neu und etwas eigenwillig. Als Name für eine Hefe, dazu noch eine harmlose, war Tinea bisher nicht gebraucht worden. Es spricht wenig dafür, daß sich dies einbürgert.

Tinea heißt eigentlich „Mottenwurm". In der Tat kann eine mykotisch veränderte Haut aussehen, als seien die Motten drin.

Ekzematisierte Fußmykosen

Interdigitalmykosen können auf die Fußsohle oder auf den Fußrücken übergreifen **(Abb. 89)**, wenn eine rechtzeitige und wirksame Behandlung unterbleibt.

Es kommt auch vor, daß Sensibilisierungen das Krankheitsbild komplizieren, so daß eine kombinierte Behandlung notwendig wird.

Die Eliminierung der Erreger ist dabei genauso wichtig wie „Antigenkarenz", das Weglassen der sensibilisierenden Stoffe.

Nystatinempfindlichkeit der Hefen

Nystatin, das zuerst entdeckte hefespezifische Antibiotikum, ist nach wie vor ausgezeichnet wirksam, wie sich durch Empfindlichkeitsbestimmungen leicht feststellen läßt **(Abb. 90)**.

Seit der Entdeckung im Jahre 1950 bis heute sind zwar immer wieder Mitteilungen über angebliche Nystatinresistenz erschienen. Damit waren aber bei näherer Betrachtung lediglich Empfindlichkeitsunterschiede gemeint.

Diese Unterschiede können in der Praxis dann von Bedeutung sein, wenn unterdosiert wird. Deshalb ist stets ausreichend hoch zu dosieren und dafür Sorge zu tragen, daß der Patient die verordnete Behandlung gewissenhaft durchführt.

Mykosentherapie 47
Hans Rieth

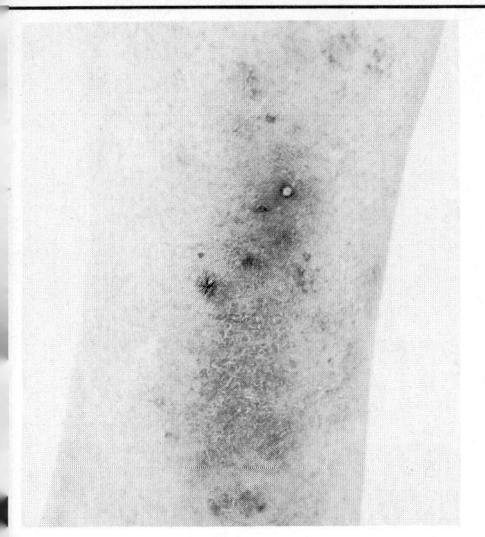

Abb. 91 Sehr charakteristische folliculäre Mykose am Unterschenkel. Als Erreger isoliert: Trichophyton rubrum.

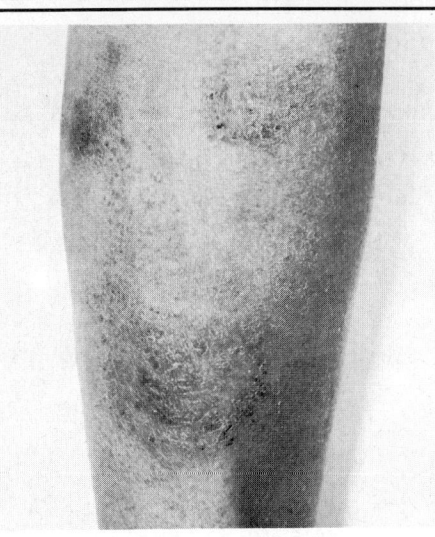

Abb. 92 Im Selbstversuch entstandene Mikrosporie am Unterarm. Als Erreger überimpft: Mikrosporum gypseum.

Unterschenkelmykose durch Trichophyton rubrum

Pilzbefall der Haarfollikel am Unterschenkel ist klinisch nicht eindeutig zu erkennen. Die mykologische Untersuchung klärt die Diagnose. Sie ist vor jeder Therapie unentbehrlich.

Am häufigsten ist Trichophyton rubrum der Erreger. Aber auch andere Dermatophyten kommen in Betracht und sogar Hefen, wie z. B. Candida albicans, Candida parapsilosis u. a.

Für die Therapie ist die Unterscheidung zwischen Dermatophyten und Hefen dann wichtig, wenn eine innerliche, systemische Behandlung mit Griseofulvin (Fulcin® S, Likuden® M) in Frage kommt. Nur Dermatophyten sprechen auf Griseofulvin an.

Ist eine Hefe als Erreger wirksam, dann sind reine Dermatophytenmittel völlig fehl am Platz. Eine derartige Fehlbehandlung würde sinnlos hohe Kosten verursachen und müßte von denen verantwortet werden, die eine korrekte Diagnose durch Honorarverweigerung für mykologische Untersuchungen verhindern.

Die Therapie erfolgt am besten sowohl systemisch wie auch lokal. Sehr zu empfehlen ist die Epilierung der Haarstümpfe aus den entzündeten Haarfollikeln **(Abb. 91)**.

Experimentelle Mikrosporie

Im Selbstversuch läßt sich gut studieren, wie eine Infektion mit Mikrosporum gypseum am Unterarm angeht, wie die Krankheit verläuft und allmählich wieder abheilt **(Abb. 92)**.

Sehr bemerkenswert ist die Feststellung, daß eine solche primäre Mykose bei einem gesunden Freiwilligen (meist sind es Ärzte im Selbstversuch) nach einigen Wochen oder Monaten von selbst abheilt, ohne daß eine medikamentöse Therapie erforderlich ist.

Das Durchhaltevermögen ist allerdings nur selten so ausgeprägt, daß die Selbstheilung abgewartet wird.

Lokaltherapie

Wenn die Krankheit mit stärkerer Entzündung, Juckreiz, Schuppen- und Krustenbildung einhergeht, verkürzt die Lokaltherapie die Krankheitsdauer ganz erheblich.

Sehr gut geeignet ist Tolnaftat (Tonoftal®), da es ein spezifisches Dermatophytenmittel ist und auch dann noch wirkt, wenn der Patient eine Behandlungspause einlegt.

Ausgezeichnet wirksam sind auch die neueren Breitspektrum-Antimykotika, insbesondere Clotrimazol (Canesten®), Miconazol (Daktar®, Epi-Monistat®) und Econazol (Epi-Pevaryl®).

Mykosentherapie 48
Hans Rieth

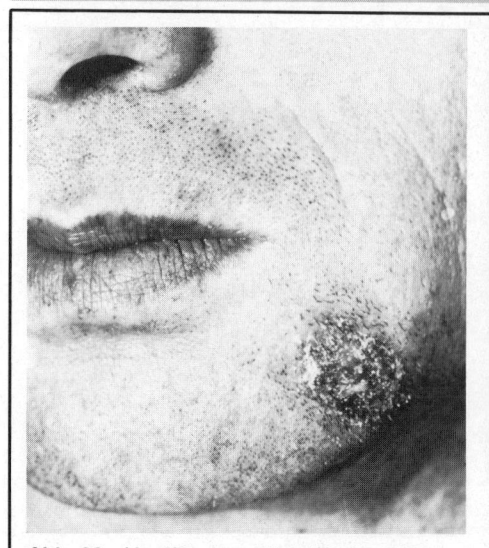

Abb. 93 Herdförmiger Pilzbefall der Barthaare durch Trichophyton verrucosum, von einem Rind übertragen.

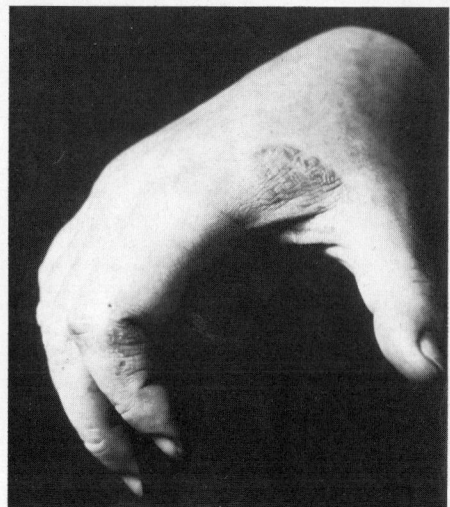

Abb. 94 Chronische Trichophytie am Zeigefinger und zwischen Zeigefinger und Daumen durch Trichophyton rubrum.

Barttrichophytie durch Trichophyton verrucosum

Wenn die Haare mitbefallen sind, handelt es sich um eine tiefe Trichophytie.

Die **Abb. 93** zeigt einen solchen Fall im Bereich des Unterkiefers. Die Pilzkultur ergab einwandfrei die Diagnose „Trichophyton verrucosum", während sich am Fuß des Patienten interdigital Trichophyton rubrum kulturell nachweisen ließ.

Für das Aufsuchen der Infektionsquelle ist die Identifizierung der Pilze von ausschlaggebender Bedeutung.

Für die Therapie der „Bartflechte", die durch Trichophyton verrucosum verursacht ist, kommt vor allem Griseofulvin (Fulcin®S, Likuden®M) in Betracht. Die Dosierung richtet sich nach dem Körpergewicht. Erwachsene von etwa 70 kg erhalten täglich 500 mg, Kinder von etwa 35 kg die halbe Dosis.

Die Lokaltherapie erfolgt mit Zubereitungen von Antimykotika, die in den Haarfollikel eindringen und fungizid wirken. Dies sind insbesondere die neueren Breitspektrum-Antimykotika, aber auch Tolnaftat, ein Dermatophytenmittel mit Imprägnierungseffekt.

Dauer der Therapie: Bis zur völligen Abheilung.

Chronische Trichophytie

Die therapeutischen Chancen sind um so größer, je früher an Pilze gedacht wird. Mikroskopische und kulturelle Untersuchungen sind absolut notwendig, um die Natur der Krankheit aufzuklären.

Behandlungsversuche allein aufgrund des klinischen Bildes sind nicht empfehlenswert.

Die **Abb. 94** zeigt einen Fall, der nicht als Mykose durch Trichophyton rubrum erkannt worden war.

Die Hauterscheinungen zwischen Daumen und Zeigefinger und am Zeigefinger galten lange Zeit als „Scheuereffekt", hervorgerufen durch eine Eisenkette, mit der die Patientin einen bissigen Affen bändigte, wenn jemand zu Besuch kam.

Langzeittherapie ohne Kortikoide

Die Therapie der Wahl ist eine Lokaltherapie mit einem Antimykotikum, das sicher Dermatophyten abtötet, z. B. Tolnaftat (Tonoftal®), Clotrimazol (Canesten®), Miconazol (Daktar®, Epi-Monistat®), Econazol (Epi-Pevaryl®), oder Isoconazol (Travogen®).

Um auch die in tieferen Gewebsschichten liegenden Pilzelemente zu erfassen, muß sich die Behandlung auf Wochen und Monate erstrecken.

Mykosentherapie 49
Hans Rieth

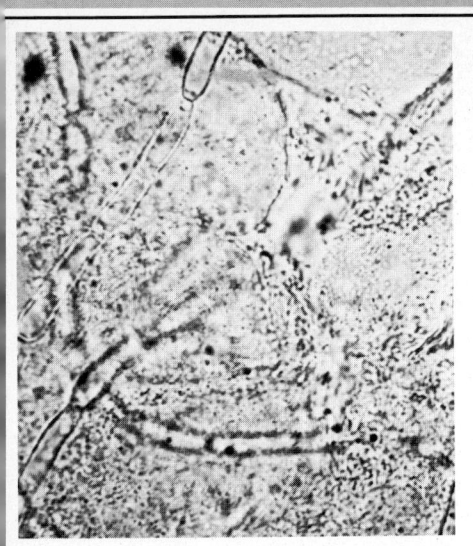

Abb. 95 Fadenförmig aneinander hängende Pseudomyzelzellen von Candida albicans in Urinsediment (Nativpräparat).

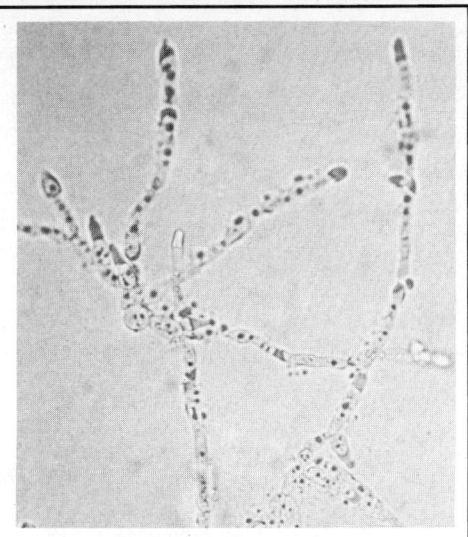

Abb. 96 Beginnende Zerstörung des Pseudomyzels und der Chlamydosporen von Candida albicans durch ein Antimyzetikum.

Hefe-Mykosen in der Urologie

Mykosen der Harnblase sind häufiger, als bisher vermutet wurde, wie sich bei Untersuchungen mit Zystoskop und Lenzner-Sonde ergab.

Wenn das echte Myzel von Candida albicans fadenförmig in die Blasenwand eindringt, kann es vorkommen, daß nur sehr wenige oder überhaupt keine Sproßzellen im Urinsediment zu finden sind.

Bisweilen findet man Pseudomyzel im Urin (**Abb. 95**), dies spricht für Hefen der Gattung Candida, wobei zunächst offenbleibt, um welche der mehr als 140 Candida-Arten es sich handelt.

Sind die technischen und personellen Voraussetzungen für eine exakte Hefediagnostik gegeben, dann ist die Artdiagnose möglich. Sie ist aber nicht notwendig, um die Therapie einzuleiten; denn physiologischerweise gehören überhaupt keine Hefen in den Urin.

Instillationen

Sterile Reinsubstanz von Nystatin (Candio-Hermal®, Moronal®) und ,,Amphotericin B zur Infusion" wurden von Lenzner in die Blase instilliert (notabene medici 8 [6]: 313–318 und 8 [8]: 417–421 [1978]). Von der Wirksamkeit her geeignet ist auch Pimaricin (Pimafucin®) in Form einer sterilen Suspension.

Fungizide Wirkung

Pilze abzutöten ist im allgemeinen besser, als sie nur zu hemmen. Die Zerstörung von Hefen, z. B. Candida albicans, läßt sich lichtmikroskopisch beobachten.

Sproßzellen, Pseudomyzel, echtes Myzel und Chlamydosporen werden verformt und aufgelöst, wie die **Abb. 96** erkennen läßt.

Dosierung und Behandlungsdauer

Pro Instillation werden 100 000 I.E. Nystatin oder 10 mg Amphotericin B gegeben, und zwar zunächst an 10 aufeinander folgenden Tagen. Sind die Kulturen dann noch positiv, wird die Behandlung so lange fortgesetzt, bis sie negativ sind.

Vulvovaginitis mitbehandeln

Fast immer besteht in Fällen von Cystitis mycotica eine Vulvovaginitis. Auch Trichomonaden können beteiligt sein, indem sie Hefen aus der Vagina in Harnröhre und Blase verschleppen.

Darmsanierung

Um Schmierinfektionen aus dem Darmbereich zu verhindern, ist die Beseitigung pathogener Hefen aus dem Darm erforderlich. Es ist auch daran zu denken, daß der Nachschub für den Darm aus Mund und Rachen, Speiseröhre und Magen erfolgen kann.

Mykosentherapie 50
Hans Rieth

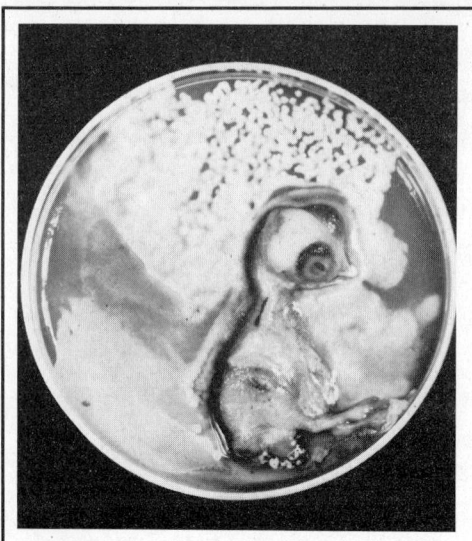

Abb. 97 An Candida-albicans-Sepsis zugrunde gegangener Hühnerembryo nach Infektion der Eihäute.

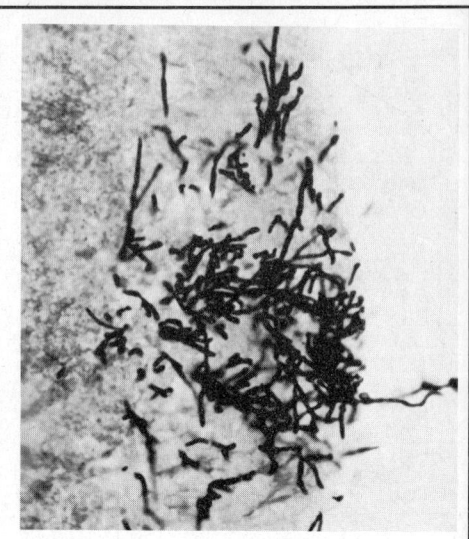

Abb. 98 Üppig entwickeltes Pseudomyzel von Candida albicans bei Candidose der Netzhaut des Auges.

Therapie der Hefesepsis

Eine Hefesepsis bestmöglich zu behandeln, erfordert die strikte Beachtung von zwei wesentlichen Gesichtspunkten:

1. die Vernichtung der Pilze in Lymph- und Blutbahn sowie in den befallenen inneren Organen;
2. die Verhinderung des Erregernachschubes aus Haut- und Schleimhautherden.

Systemische Behandlung

Zur Verfügung stehen – mit einiger Aussicht auf Erfolg – nur wenige Mittel, insbesondere Amphotericin B, 5-Flucytosin und Miconazol. Einzelheiten dieser Therapie müssen sehr sorgfältig studiert und beachtet werden.

Orale Lokaltherapie

Auf diesem Gebiet gibt es die meisten Mißverständnisse, wenn irrtümlicherweise angenommen wird, nach oraler Zufuhr von Amphotericin B, Natamycin (Pimaricin) oder Nystatin käme es zu einer therapeutisch relevanten Resorption dieser Antimykotika.

Tatsächlich ist dies aber nicht der Fall. Vielmehr handelt es sich um eine innerliche Lokaltherapie, um die Hefen auf den inneren Oberflächen zu bekämpfen und zu vernichten.

Die Abtötung dieser in Nestern angesiedelten Hefen ist von entscheidender Bedeutung, um den Nachschub in Lymph- und Blutbahn zu stoppen.

Pathogenitätsprüfungen

Nach dem derzeitigen Stand der Erkenntnisse verfügen etwa 1–3 Dutzend der mehr als 500 verschiedenen Hefearten über Fähigkeiten, bei Mensch und Tier Krankheiten zu verursachen. Zahlreiche Untersuchungen haben dies bewiesen. Siehe hierzu die **Abb. 97 und 98**.

Explosive Gärung durch Hefen und Traubenzucker

Alle Pilze verwerten Traubenzucker. Zahlreiche Hefen, darunter auch pathogene, vergären ihn, wobei Alkohole und Gase entstehen. Diese Tatsache gewinnt in der Gastroenterologie an Bedeutung.

Anti-Pilz-Diät

Grundprinzip: Starke Reduzierung der Kohlenhydrate, insbesondere aller Zukker. Obst und Obstsäfte – außer saurem Zitronensaft – sind bei Hefemykosen kontraindiziert.

Gemüse und Blattsalate sowie Schrot und Kleie sind dagegen infolge ihres Faserreichtums geeignet, bei der mykologischen Sanierung des Magen-Darm-Kanals gute Dienste zu leisten.

Pilzdiagnostik
Mykosentherapie

Band II

Stichwortverzeichnis

Vorbemerkung: Die Folgen der Serie „Pilzdiagnostik" (P26–P50) finden sich in der ersten Hälfte des Heftes, die der Serie „Mykosentherapie" (M26–M50) in der zweiten. Die **halbfett** gesetzten Angaben verweisen auf Abbildungen auf diesen Seiten.

Den Fußpilz fest im Griff.

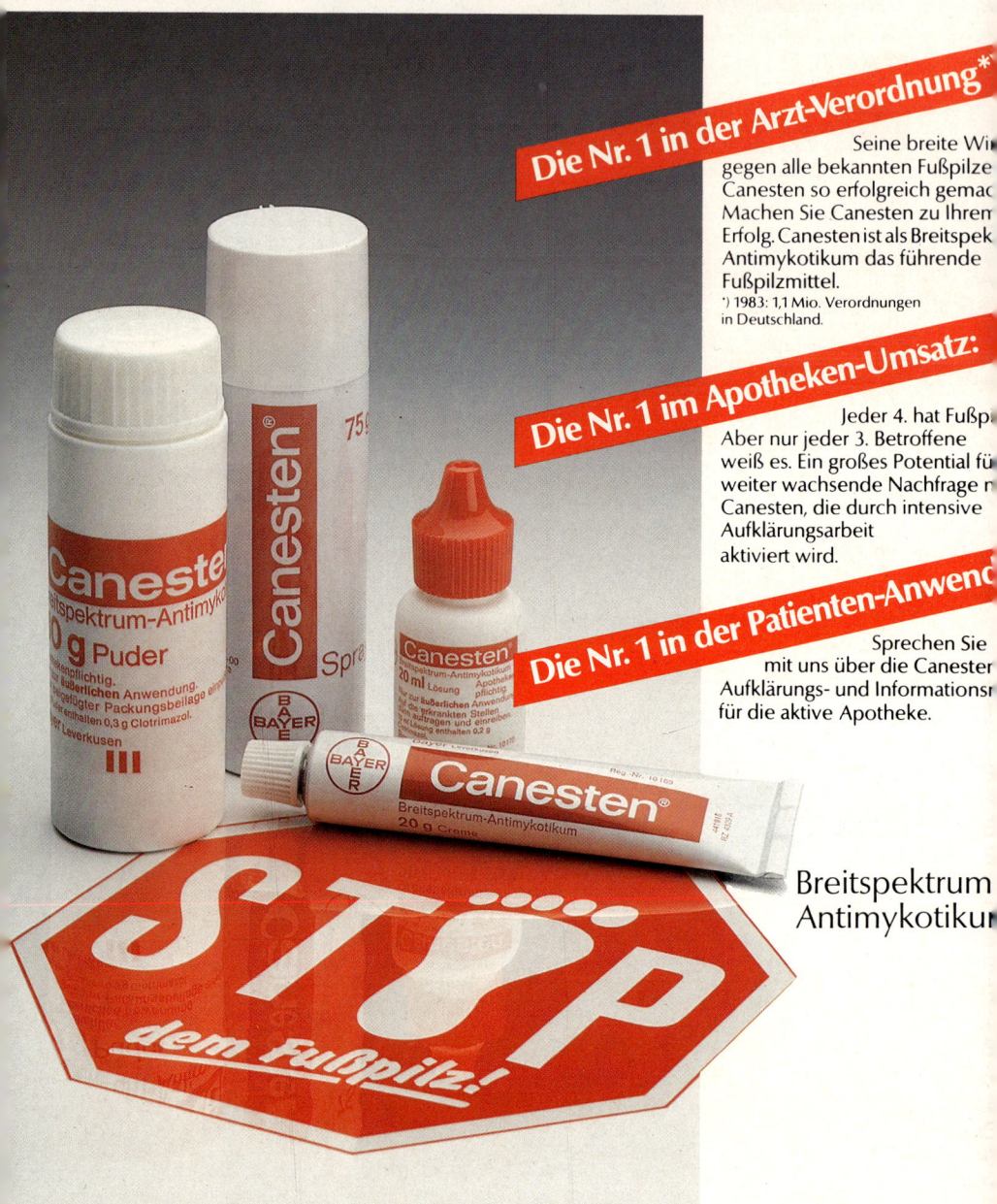

Die Nr. 1 in der Arzt-Verordnung*

Seine breite Wir... gegen alle bekannten Fußpilze... Canesten so erfolgreich gemac... Machen Sie Canesten zu Ihrem Erfolg. Canesten ist als Breitspek... Antimykotikum das führende Fußpilzmittel.

*) 1983: 1,1 Mio. Verordnungen in Deutschland.

Die Nr. 1 im Apotheken-Umsatz:

Jeder 4. hat Fußp... Aber nur jeder 3. Betroffene weiß es. Ein großes Potential fü... weiter wachsende Nachfrage n... Canesten, die durch intensive Aufklärungsarbeit aktiviert wird.

Die Nr. 1 in der Patienten-Anwend...

Sprechen Sie mit uns über die Canesten Aufklärungs- und Informations... für die aktive Apotheke.

Breitspektrum Antimykotiku...

STOP dem Fußpilz!

Canesten® stoppt Fußpilz

Bezeichnungen	Zusammensetzung	Handelsformen	Preise**
Canesten-Creme	50 g (0,5 g Clotrimazol)	20 g Tube 50 g Tube	15,25 DM 33,70 DM
Canesten-Spray	75 g Spray (0,25 g Clotrimazol)	75 g Sprühdose	21,85 DM
Canesten-Lösung	50 ml (0,5 g Clotrimazol)	20 ml Flasche 50 ml Flasche	15,25 DM 33,70 DM
Canesten-Puder	30 g (0,3 g Clotrimazol)	30 g Streudose	19,25 DM

Indikationen: **Dermatomykosen**
Nebenwirkungen: **Die örtliche Verträglichkeit von Canesten ist einwand... nur gelegentlich können Hautreaktionen vorkommen.**

**Stand 1.4.84

Bayer Leverkusen

A

Abklatschkultur, Zahnprothese	**P43**
Actidion®	P28
Affen	M48
Affenfelle	P29
Aktinomyzetome	P34
Alkohole	M50
Ampho-Moronal®	M33 M43 M45
Amphotericin B	M34 M43 M45 M49 M50
Antagonismus	P50 M32
Antibiotika, Bildung durch pathogene Pilze	**M32**
Anti-Pilz-Diät	M50
Arthroderma quadrifidum	**P38** M38
– uncinatum	P39
Arthrosporen	**P31** M37
– Trichosporon cutaneum	**P31**
Ascus, Arthroderma quadrifidum	**M38**
– Piedraia hortae	**M29**
Askomyzeten	P29
Askosporen	P31 P39 **M29**
– Arthroderma quadrifidum	**M38**
– Saccharomyces cerevisiae	**M44**
Assimilation	P49
Assimilationsfähigkeit	P46
Assimilationstest	**P33**
Auge	M31 **M50**

B

Bäckerhefe	P45 P46
Bakterien	P28 P34 P43 M32 M33 M42
Bakteriostatikum	P28
Bartflechte	M48
Barthaare	M33 M42 M48
Barttrichophytie	**M48**
Bebrütung, Kultur	P43
Behandlung, innerliche	M26 M35
Bierhefe	P46 M44
Blase	M49
Blastosporen	P31 **P44 P49** P50
– Torulopsis candida	**M44**
Blut	M34
Blutbahn	P49 M31 M50
Blutgefäße	P46
Blutkultur	**P49**
Breitspektrumantimykotika	M28 M29 M33 M35 M38 M42 M44 M47 M48
Bundes-Gesundheitsamt	P27
Bundes-Seuchengesetz[1]	P36 P40 M30 M36
Bundes-Tierseuchengesetz	P40

C

Candida	P45
– albicans	P33 **P43** P44 P46 P49 P50 **M28 M31** M32 **M33** M43 M46 M47
– – Netzhaut	**M50**
– – Urinsediment	**M49**
– guilliermondii	P34 **P44**
– kefyr	P45 P46
– parapsilosis	**P45 P46** M47
– robusta	P45 M44
– stellatoidea	**P44** P46 P49
– tropicalis	M33
– utilis	P33
Candida-Agar	P44
Candida-albicans-Sepsis, Hühnerembryo	**M50**
Candida-Diagnostik	P44 M44
Candidämie	M34
Candio-Hermal®	M34 M43 M45 M49
– E comp.	M28
Canesten®	M28 M29 M30 M42 M45 M47 M48
– bei Mikrosporie	M30 M47
– – Mischinfektionen mit grampositiven Bakterien	M28 M45
– – Piedra nigra	M29
– – Trichophytie	M48
Carcinogene	P45
Cephalosporium acremonium	M39
Chlamydosporen	P31 **P43 P49** M49
– Candida stellatoidea	**P44**
Cladosporium	M33
Cleistothecienkügelchen	**P38**
Cleistothecium, Arthroderma quadrifidum	**M38**
– – uncinatum	**P39**
Clotrimazol	M28 M29 M30 M45 M47 M48
– Wirkstoff von Canesten®	M28
Cryptococcus	P45
– minor	**P45** M44
– neoformans	**M33**
curling effect	**M30** M35 M39
Curlingtest	M39
Cystitis	M49

D

Daktar®	M28 M29 M30 M42 M45 M47 M48
Darmsanierung	M49

---

[1] Seit der Änderung des Bundes-Seuchengesetzes durch die Novelle vom 17. 12. 1979 entfällt mit Wirkung vom 1. 1. 1980 die Meldepflicht der Mikrosporie, gleich welcher Mikrosporie-Erreger isoliert wurde.

Dekontamination M38
Dequaliniumsalze M45
Dequonal® M43 M45
Dermatomykose M45
— eingeschleppte M42
Dermatophyten P27 M33 M34
— Sexualformen P38
Dermatophytenmittel . M27 M28 M35 M42
Dermowas® M29 M36 M38 M41
D-H-S-System P28
Diabetes M45
Diät M43
Dibenzthion M30
Differenzierung, Dermatophyten P42
— Hefen P33 P45
— Mischkultur P28
Differenzierungskulturen P42
Diffusionstest **M34** M39
Dilutionstest M39
Döderlein-Stäbchen P50
Doppelinfektion P50 M28
Drillingskultur, Mikrosporum audouinii **M35**
— — canis **P26**
Dynexan® MHP M43

E

Econazol M28 M45 M47 M48
Efisol® M43
Eihäute, Infektion M50
Einteilung der Pilze P38 P39
Eiter P49 P50
Ekzem M45 M46
Empfindlichkeitsbestimmung ... **M34 M46**
Empfindlichkeitstest M33 **M43**
Empfindlichkeitsunterschiede .. M39 M46
Endomykose M45
Entzündung M47
Epidemie P35
Epidermophytie M40 M41 M46
Epidermophyton M30
— floccosum M41
— interdigitale M41
Epilierung M47
Epi-Monistat® M28 M29
      M30 M42 M45 M47 M48
Epi-Pevaryl® M42 M45 M47 M48
Erdboden P27 P30 P39 M36
Erdbodenpilze P37
Erde P38 M38
Erregernachschub M50
Erregerreservoire P30
Eumyzetome P34

F

fadenbildende Hefen M39
— Pilze P50
— Schimmelpilze M39
Fermentationsfähigkeit P46
Fisteleiter P50
Floh, Mikrosporum canis **M35**
5-Flucytosin M34 M50
Fluoreszenz P41 M26 M27
Fluotest®-Pocket M26
Follikulitis barbae M33
Fortbildung P42
Fruchtformen P27
— imperfekte P39
— perfekte P39
Fruchtkörper, Piedraia hortae **M29**
Fulcin®S M26 M28
       M35 M41 M42 M47 M48
Fulcin®S 500 .... M30
Fungämie P46
Fungi imperfecti P38
Fungiplex® M30
Fungizidie **M49**
Fußmykose, ekzematisierte **M46**
Fußnagelplatte P46
Futterhefe P33

G

Gärtnerei-Mikrosporie M27
Gärung M50
Gartenerde P38
Gase M50
Gastarbeiter M42
Gastroenterologie M50
Gaumencandidose M43
Gehirn P46 M31
Gemshorn-Hyphen,
    Arthroderma quadrifidum **M38**
Geophilie P27 P30
       P37 M27 M36 M37 M38
Geotrichum candidum **P31**
Geozoophilie M36
Geruch, würziger P37 P38
Gewebsspiegel M34
Glukose-Pepton-Agar P36 P42
Griseofulvin M26 M28 M33
    M34 M35 M39 M40 M41 M42 M47 M48
— curling effect **M30**
Griseofulvinbehandlung M41
Griseofulvinempfindlichkeit M27
       M30 M39
Griseofulvinresistenz M39

H

Haar P39 P40 P41 P49
        M27 M29 M34 M35 M37 M41
Haarbefall M42
Haarfollikel M33 M47 M48
Haarköder M36
Haarköderkultur **P38**
Haarködermethode **P30**
Haarschaft P29
Haarstümpfe P26 P40 P47 M47
Haken, mykologischer P32
Haloprogin M30
Handmykosen P48
Harnblase M49
Harnröhre M49
Hauptfruchtform P39
Haustiere P35
Haut M44
Hautflora M32
Hautschuppen P26 P47 P49 M27
Hefekultur, Blut P49
Hefemykosen M45
– Urologie M49
Hefen, alkalifeste P50
– Differenzierung P33 P45
– fadenbildende M39
– Gärung M50
– Nystatinempfindlichkeit M46
– resistente M34
– säurefeste P50
Hefepilze M46
Hefesepsis, Hühnerembryo **M50**
Heilungskontrolle M27
Hemmhof **M32 M34** M43
Hemmung, totale M34
Hansenula P45
Herz P46
Hühnerembryo,
    Candida-albicans-Sepsis **M50**
Hunde P35 P36 M35

I

Identifizierung P36 P43
– Dermatophyten P47
– Hefen P46
– – Candida albicans P49
Immunsuppressiva M31
Imprägnierungseffekt M48
Infektion, experimentelle M27
Instillationen M49
Interdigitalerosion **M45**
Interdigitalmykose M40
Interdigitalräume M44 M46
Intestinaltrakt M31
Isoconazol M48
Isolierung, Hefen M33

J

Juckreiz M47

K

Kälberflechte P48 M40
Kalilauge P29 P43
– Präparat P50
Kaliumnitrat P33
Karzinogene P46
Katzen P35 P36 M35 M40
Kaufmann-Wolf-Pilz P48
Kefirpilz P45 P46
Keratinabbau P39
Keratinomyces M30
– ajelloi P39 M39
Keratinophilie P27 P30 M37
keratinverwertende Pilze P38
Kimmig-Agar P26 P36 P40 P42
Kimmig-Bouillon P32
Kinder P35 P36 P41 P46 P48 M40
Knötchen am Haar, Piedra nigra **M29**
Kombinationen mit Nystatin M28
Konidien P27 M37
Konidienbildung P47
Kontrollkulturen M26
Kopfhaar M29 M35 M42
– Knötchen, Piedra nigra **P29**
Kortikosteroide M28 M31
Krustenbildung M47
Kultur, hängender Tropfen P32

L

Langzeittherapie M48
Lenzner-Sonde M49
Levurosen M31
Likuden®M M26 M28 M35 M47 M48
Lochtest **M46**
Lokal-Antimykotika M40
Lokaltherapie M26 M27
            M33 M34 M35 M50
– Dermatophyten M36 M41
            M42 M47 M48
– Soor M43

Luftmyzel P31 P39
Lunge P46
Lutschpastillen M43
Lymphbahn P49 M31 M50

M

Madurella mycetomi **P34** P44
Mäusefavuserreger M40
Magen M49
Maismehl-Agar P44 P49
Makrokonidien P35 P47 M27
– Epidermophyton floccosum **M41**
– Keratinomyces ajelloi **P49 M49**
– Mikrosporum canis **P41**
– – gypseum **P27 P30 M30**
– Trichophyton mentagrophytes **M41**
– – terrestre **M37**
Mangelnährböden P49
Meldepflicht[1] P27 P36
  P40 P41 P47 M30 M36
Merfen® M43
Miconazol . M28 M29 M30 M45 M47 M48
Mikrokonidien P37 P39
– Trichophyton terrestre **M37**
Mikrokulturen P32
– Epidermophyton floccosum **M41**
– Mikrosporum audouinii **P35**
– – canis **P35**
– Trichophyton terrestre **M37**
Mikrosporie[1] P35 P36 P40
  P41 P47 M26 M27 M30 M35 M36 M47
– experimentelle M47
Mikrosporum amazonicum P41
– audouinii P35 P36 P41 M27 **M35**
– boullardii P41
– canis   P35 P36 P40 P41 **M26** M27 **M35**
– – Drillingskultur **P26**
– – Variationen **P26**
– cookei P27 P41 **M36**
– distortum P41
– equinum **P40** P41
– ferrugineum **P41**
– fulvum P27 P41
– gypseum . . . .
  P27 P30 P41 **P47** M27 M30 M36 M47
– langeronii **P36**
– nanum P27 P41 **M36**
– persicolor P41
– praecox P41
– racemosum P41
– ripariae P41
– rivalieri **P36**
– vanbreuseghemii P41
Milchschimmel P31
minimale Konzentration M34

Mischinfektionen M28 M42
– Myzetom P34
Mischkultur **P28 M28**
Mischpilze P50
Moronal® M43 M45 M49
Mottenwurm M46
Mund M49
Mundhöhle P46 M43 M45
Mycanden® M30
Mycatox® M38
Mykose M40
– genitale M33
– primäre M47
Mykothek P36 P37
Myzel P45 P49 P50
– Candida albicans M31
– echtes P31
Myzelsporen M27
Myzetom **P34**
Myzetomkörnchen P34 M44

N

Nährbodenbestandteile P42
Nährböden P26 P28 P37 P44 P49
Nagel P49
Nagelerkrankungen M45
Nagelfalz M45
Nagelmykosen M42
Nagelplatte P46 M34
Nagelspäne P47
Nager M40
Natamycin M43 M45 M50
Nativpräparat P49 M37
– Urinsediment **M49**
Netzhaut, Candida albicans **M31 M50**
Nieren P46
Nocardia P34
Nomenklatur P38
Nystatin . . . M28 M43 M45 M46 M49 M50
Nystatinempfindlichkeit M46
Nystatinresistenz M46

O

Oberlippencandidose **M43**
Objektträgerpräparat P43
Onychomykosen P46
Onychomycosis candidosa **P45**
Organe P46
– innere M50
Organmykosen M45

---

[1] Seit der Änderung des Bundes-Seuchengesetzes durch die Novelle vom 17. 12. 1979 entfällt mit Wirkung vom 1. 1. 1980 die Meldepflicht der Mikrosporie, gleich welcher Mikrosporie-Erreger isoliert wurde.

P

Parallelkulturen	P26 P42
Paronychien	P46
Pathogenitätsprüfungen	M50
Penizillin	M31
Pepton	P32 P33
Pepton-Agar	P36 P37 P42
Persorption	P49
Pevaryl®	M28
Pferde	P35 P40
Phasenkontrast	P49
pH-Wert	P50
Pichia	P45
Piedra nigra	**P29**
Piedraia hortae	P29 M29
Pigment, Trichophyton rubrum	P47
Pilz-Diät	M50
Pilzknötchen	P29
Pilznachweis	P29
– Erde	P30
Pilzreservoir	M35
Pilzsepsis	P46 P49
Pilzsporen	P35 M29
Pilzsporenketten, Pferdehaar	**M27**
Pimafucin®	M33 M43 M45 M49
Pimaricin	M43 M45 M49 M50
Pleomorphie	P37
Primärkultur	P42
– Candida albicans	**M31**
Prothesen	M43
Protochlamydosporen	**P44**
Pseudomyzel	P31 **P44** P45 P46 **P49** P50
– Candida albicans	P50 M31 M50
– Torulopsis candida	M44

R

Rachen	M49
Reinigung	M37
Reinigungsmaßnahmen	M38
Reisagar	P31 P43 P44 P49
Reiskörner	P40 M26
Reservoire	P29 M35
Resistenz	M30 M34
– Nystatin	M46
Resistenzbestimmung	M43
Resistenzprüfung	M27
Resorption	M50
Rezidive	M43
Rhodotorula	P45
– rubra	**M33**
Rinder	M28
Rinderflechte	P48 M40

S

Sabouraud-Glukose-Agar	P26 P42
Sabouraud-Glukose-Bouillon	P32
Sabouraud-Pepton-Agar	P40 P42
Saccharomyces	P45
– cerevisiae	**M44**
Saccharose-Assimilation	P44
Saprophytie	P27
Schambehaarung	M33
Scheuereffekt	M48
Schimmelpilze	P31 P34
– fadenbildende	M39
Schleimhaut	M44
Schleimhautcandidose	M31
Schleimhautherde	M50
Schleimhautmykosen	M45
Schmierinfektion	M49
Schmutz	M38 M44
Schmutzkeime	M48
Schrägagarröhrchen	**M33**
Schuppenbildung	M47
„Schwärzepilze"	P29 P34
„schwarze Hefe"	**M33**
Schweine	M36
Scopulariopsis brevicaulis	M39
Sekundärinfektion, bakterielle	M28 M32
Selbstheilung	M36 M47
Selektivagar	P45
Selektivnährböden	P28
Sensibilisierung	M46
Sepsis	P46 M31
– Hefe	P49
– Hühnerembryo	M50
Serumspiegel	M34
Seuchengesetz[1]	P40 M30 M36
Sexualform	P38 P39
Sexualsporen	P29
Soorbelag	P46 M43
Soor-Erreger	P44 M33
Soor-Gel®	M43
Speichel	P49
Speiseröhre	M49
Spezifität der Dermatophyten	M41
Sporen	P27
Sporenmanschetten	M35
– Haar	M27
Sporenscheide	P40
Sproßzellen	P31 P50
– Vaginalabstrich	**P50**
Sputum	P49
Stanzloch	M34
Staphylokokken	M33
Staub	M38
Stickstoffassimilation	P33
Strahlenpilze	P34
Streptomyces	P34
Subkulturen	P26 P28

---

[1]) Seit der Änderung des Bundes-Seuchengesetzes durch die Novelle vom 17. 12. 1979 entfällt mit Wirkung vom 1. 1. 1980 die Meldepflicht der Mikrosporie, gleich welcher Mikrosporie-Erreger isoliert wurde.

Syndets M36 M38 M41
systemische Behandlung, Hefen M50

T

Taxonomie P38
TEGO® M38
Tenside M38
Tests, vergleichende M34
Tetrazyklin M31
Therapiekontrolle M26 M27 M35
Therapieresistenz M30 M34 M40
Tiere P36
Tier-Seuchengesetz P40
Tinea M40 M46
– barbae M33
– manus P48
– pedis M44 M46
Toleranzgrenze M44
Tolnaftat .. M27 M28 M35 M36 M47 M48
Tonoftal® ....
        M27 M28 M35 M36 M42 M47 M48
Tonoftal®N M28
Torula utilis P33
Torulopsidose M44
Torulopsis P44 P45
– candida **P45 M44**
– dattila P45 M44
– famata **P45** M44
– glabrata P45 P50 M44
Touristen, Mikrosporie P36
Travogen® M48
Trichomonaden M49
Trichophytie P40 M36 M41 M48
– chronische **M48**
– tiefe M40 M48
Trichophyton M30
– equinum **P40** P48
– ferrugineum P47
– interdigitale M41
– mentagrophytes P48 M33 M41
– quinckeanum **M40**
– rubrum ....
    P28 **P47 P48 M28** M32 M33 M47 M48
– terrestre **P37** P38 M37
– tonsurans **P32 P42 M42**
– verrucosum ....
      P28 **P48 M28** M33 **M40** M48
Trichosporon P45
– cutaneum **P31**
Tropfen, hängender **P41**
– – Kultur P32
Tumor, Myzetom P34

U

Überträger P35
Ulcus duodeni P49
– ventriculi P49 M31
Unterarm, Mikrosporie **M47**
Unterschenkel, Mykose **M47**
Untersuchung, mikroskopische P50
Urin M49
Urinsediment P49
– Candida albicans **M49**
Urlauber M42
Urologie, Hefemykosen M49
UV-Licht, Fluoreszenz P41

V

Vagina M44 M49
Vaginalabstrich **P50**
Vaginalsekret P49
Variationen, Dermatophyten ... **P42** P48
– Kultur M26
– Mikrosporum canis **P26**
Verbreitung, Dermatophyten P48
Vergleichskulturen P36 P37
Vorkommen, Dermatophyten P48
Vulvovaginitis M49

W

Wachstumshemmung M34
Wachstumsunterschiede P42
waschaktive Substanzen M29
Weinhefe P46
Wellung, Pilzfäden **M30** M39
Wirkstoffkonzentration M34
Wirkung, fungizide M49
Woodlicht P41 M26 M35
Wuchsformen M26
Wuchshof P33

Z

Zahnprothese, Abklatschkultur **P43**
Zoophilie M46
Zystoskop M49
Zytostatika M31

Pilzdiagnostik 51
Hans Rieth

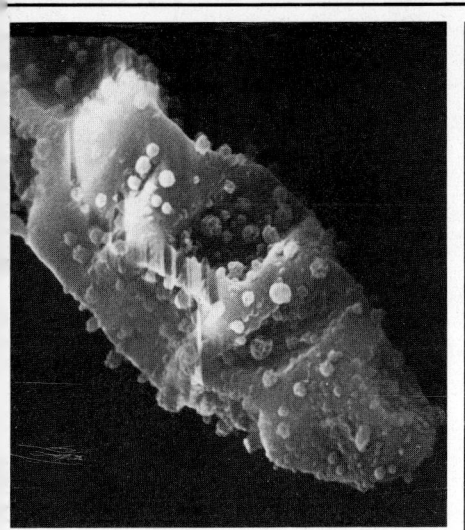

Abb. 99 Rasterelektronenmikroskopische Aufnahme einer rauhwandigen Makrokonidie von Mikrosporum gypseum.

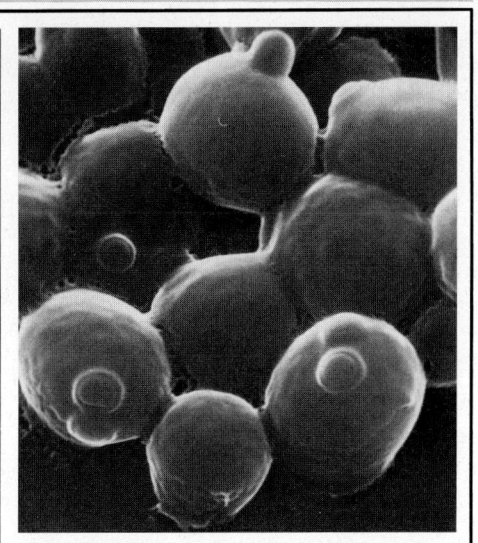

Abb. 100 Sprossende Zellen von Candida robusta, der imperfekten Form von Saccharomyces cerevisiae.

Was ist Mikrosporie?

Diese Frage klingt wie eine Provokation und entlockt leicht den Gedanken: „... als ob man dies nicht wüßte!"

In der Arztpraxis jedoch, beim Versuch, richtige Diagnosen zu stellen, ist man nachdenklich geworden.

Laut Bundes-Seuchengesetz von 1961 war die Mikrosporie meldepflichtig, sogar der Verdacht war zu melden.

Fahrlässige Unterlassung der Meldung – wenn z. B. die Mikrosporie differentialdiagnostisch gar nicht erst in Erwägung gezogen wird – konnte mit 2000 DM Bußgeld geahndet werden, bei absichtlicher Unterlassung drohte ein Bußgeld von 5000 DM.

Durch die Novelle vom 17. 12. 1979 zum Bundes-Seuchengesetz wurde die Meldepflicht für Mikrosporie aufgehoben. Was aber ist Mikrosporie?

Bei naiver Betrachtung der klassischen Fälle mit dem Bild der „abgemähten Wiese", dem Aussehen des Haares wie „ein Sack voller Nüsse" erscheint die Definition doch recht einfach.

Bei kritischer Bewertung der Befunde im Frühstadium, wenn erst einzelne Haare befallen sind, wenn nur wenige Pilzfäden am Haar entlang wachsen, erbringt das klinische Bild nicht einmal den Verdacht auf Mikrosporie.

Pilze kulturell nachweisen

Nur die Pilzkultur hilft weiter. Werden aus Krankheitsherden Pilze der Gattung Mikrosporum isoliert, so kommt man wohl nicht umhin, diese Krankheit als Mikrosporie zu bezeichnen.

Handelt es sich aber um geophile Mikrosporumarten, wie z. B. Mikrosporum gypseum **(Abb. 99)**, dann können diese zwar ein typisches Kerion Celsi mit Befall der Haare und auch Körperherde verursachen, aber kleinsporige Manschetten ums Haar treten nicht auf; die Sporen sind auch deutlich größer.

Epidemien durch geophile Mikrosporumarten sind noch nie beschrieben worden. Hier stellt sich in der Praxis die Frage: Ist diese Mikrosporie ohne kulturelle Untersuchung überhaupt zu erkennen?

Apathogene Candidaarten

Von den zur Zeit etwa 150 verschiedenen Candidaarten, die aus der Umwelt des Menschen auf Haut und Schleimhaut gelangen können und bei der Identifizierung berücksichtigt werden müssen, sind nur wenige Arten humanpathogen.

Es ist deshalb nicht korrekt, vielleicht sogar irreführend, nur von „Candida" zu sprechen, wenn im Mikroskop irgendwelche Sproßzellen zu finden sind.

Es kann sich zum Beispiel um die wohlschmeckende Candida robusta handeln **(Abb. 100)**, die imperfekte Form von Saccharomyces cerevisiae.

Pilzdiagnostik

Hans Rieth

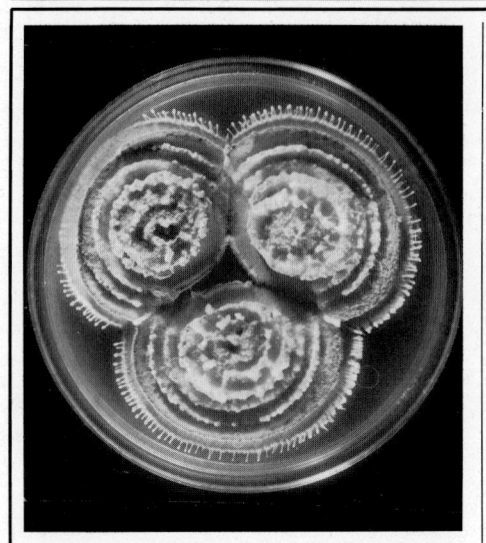

Abb. 101 Drillingskultur von Penicillium claviforme mit Konidienköpfchen in konzentrischen Ringen.

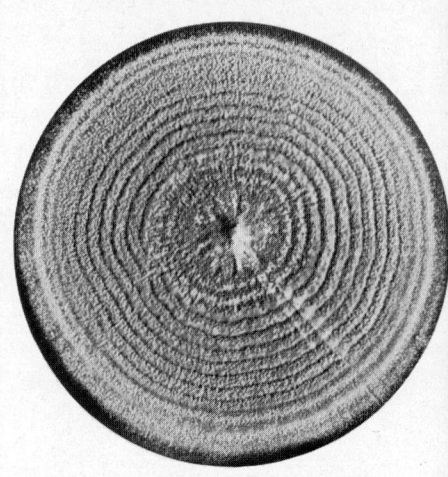

Abb. 102 Reinkultur von Penicillium egyptiacum mit zahlreichen konzentrischen Ringen, aus Erde isoliert.

Schwierigkeiten bei der Identifizierung von Schimmelpilzen

Abertausende von verschiedenen Schimmelpilzen können aus der Umgebung des Menschen auf seine äußere oder innere Oberfläche gelangen.

Meist handelt es sich um die asexuellen Fruchtformen, die Konidien, bisweilen auch um Sexualsporen und gelegentlich um andere Pilzelemente, z. B. Myzelfäden.

Die meisten Schimmelpilze – aber nicht alle – rufen beim Menschen keine Mykose hervor; es können aber toxische oder allergische Reaktionen ausgelöst werden. In Walderde befindet sich häufig ein Pinselschimmel – Penicillium claviforme –, der sehr angenehm nach Waldboden riecht.

Sehr charakteristisch sind für ihn sehr kleine keulenförmige Fruchtständer, die sogenannten Koremien. Sie entstehen durch Aneinanderlegen und Verflechten von Pilzfäden; am endständigen Köpfchen bilden sich die Konidien **(Abb. 101)**.

Hunderte von Pinselschimmelarten zu identifizieren

Allein in der Gattung Penicillium befinden sich mehrere hundert Arten. Diese exakt zu bestimmen, ist in einem Labor für medizinische Mykologie unmöglich. Hier bedarf es eines Spezialabors.

Mit Hilfe von Spezialnährböden und verschiedener Bestimmungsschlüssel gelingt dann – meist erst nach längerer Zeit – eine genaue Identifizierung oder die Feststellung, daß der betreffende Schimmel noch keinen Platz in der Systematik aufweist.

Der Erdboden, ein unerschöpfliches Reservoir für Pinselschimmel

Niemals wird es dem Menschen gelingen, seine unmittelbare Umgebung völlig pilzfrei zu machen. Zu groß ist ihre Anzahl, zu wichtig und unentbehrlich ist ihre Aufgabe in der Natur: Abbau organischer Substanz.

Einige Pinselschimmel fallen durch die Struktur ihrer Oberfläche auf, wenn sie ein günstiges Nährmedium finden, z. B. Penicillium egyptiacum, das zuerst in Ägypten isoliert wurde, aber heute als Kosmopolit gilt. Durch rhythmisches Wachstum entstehen konzentrische Ringe **(Abb. 102)**.

Andere Pinselschimmel sind durch ihre Antibiotikaproduktion bekannt geworden: Penicillium notatum durch Penicillin und Penicillium griseofulvum durch Griseofulvin.

Unter den Pinselschimmeln gibt es auch gefährliche Mykotoxinbildner, z. B. Penicillium expansum und Penicillium italicum, die auf Obst vorkommen und Patulin bilden.

Pilzdiagnostik 53
Hans Rieth

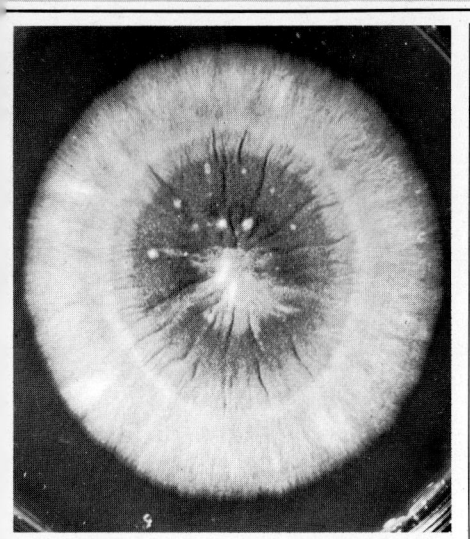

Abb. 103 Reinkultur von Sporothrix schenckii (veraltet: Sporotrichum) mit radiärer Furchung und grauer Pigmentierung.

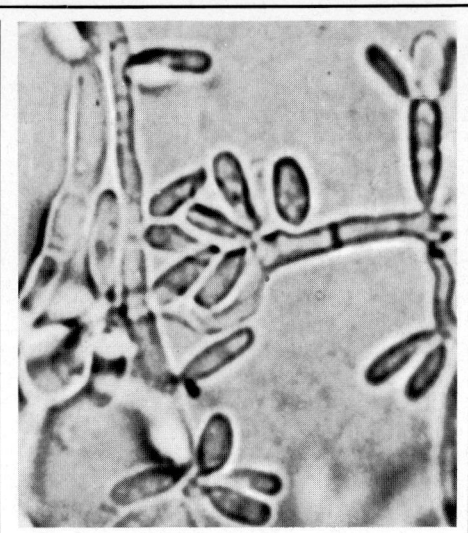

Abb. 104 Ovale Konidien von Sporothrix schenckii aus einer Mikrokultur auf Kimmig-Agar.

Pflanzenpathogene Pilze als Erreger von Mykosen beim Menschen

Lange Zeit galt die These, die Spezialisierung der parasitischen Pilze sei in hohem Maße wirtsspezifisch, so daß pflanzenpathogene Pilze gar nicht imstande seien, auf den Menschen überzugehen und dort Krankheiten zu verursachen.

Diese Auffassung mußte im Laufe der Zeit revidiert werden. Gewiß gibt es für einige Pilze eine echte Wirtsspezifität, aber bei weitem nicht für alle.

Zu den phytopathogenen Pilzen, die von Pflanzen auf Tiere oder auch auf Menschen gelangen können, gehört z. B. Sporothrix schenckii.

In **Abb. 103** ist zu erkennen, daß der grauweiße Pilz im Zentrum dunkler aussieht. Dort wird das Pigment allmählich dunkelgrau bis schwarz.

Der Name des Pilzes mußte aus Prioritätsgründen von Sporotrichum in Sporothrix umgeändert werden. Statt schenckii liest man – falsch abgeschrieben – immer wieder schenkii oder schenki. Es ist zu hoffen, daß sich die richtige Schreibweise allmählich durchsetzt.

In der Kultur bei Zimmertemperatur wächst Sporothrix schenckii als weißer bis weißgrauer Schimmelpilz, der schwarzes Pigment bilden kann.

Wenn sehr zahlreiche Konidien gebildet werden, kann die Oberfläche der Kultur feinsandig aussehen. Die Konidien sind oval bis länglich und stehen oft in kleinen Büscheln. Siehe hierzu die **Abb. 104**.

Bei 37 Grad Celsius hefeartiges Wachstum

In vivo und auch in vitro bei 37 °C wächst die Kultur hefeartig. Das biphasische Wachstum erschwert mitunter die Diagnose, da sich im Gewebe keine Pilzfäden finden lassen, die ein rascheres Erkennen ermöglichen würden.

Die im Gewebe liegenden Pilzelemente sind aber nicht immer sofort als zu Sporothrix gehörig erkennbar, so daß differentialdiagnostische Schwierigkeiten auftreten.

Rattensporotrichose

Inokuliert man auf Sporotrichose verdächtiges Gewebe an der Schwanzwurzel einer Ratte, so entsteht dort eine typische Läsion mit zigarrenförmigen Pilzelementen im Gewebe.

Auch Holz kann infektiös sein

Nicht nur lebende Pflanzen oder Pflanzenteile – wie Heu, Blumenzwiebeln, Stacheln und Dornen – übertragen Sporothrix schenckii, auch Holz – zum Beispiel Grubenholz in Südafrika – oder Holzmehl kommen in Betracht. Die Infektionen sind meist berufsbedingt.

Pilzdiagnostik 54
Hans Rieth

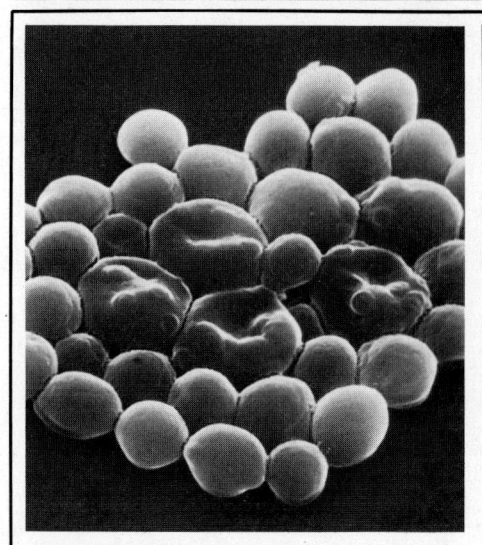

Abb. 105 Blastosporen von Candida robusta, in der Mitte mehrere multipolar sprossende Zellen. Vergrößerung: 4500fach.

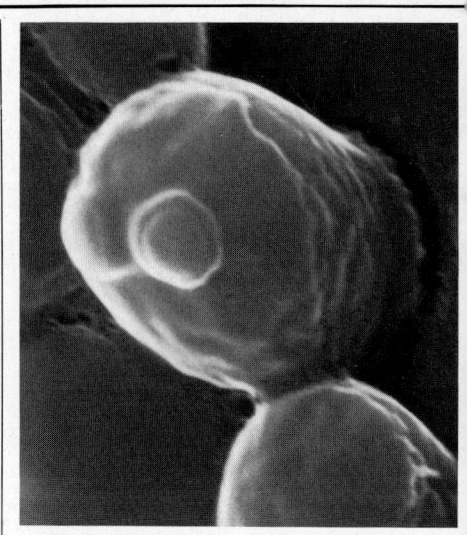

Abb. 106 Einzelne Blastosporen von Candida robusta mit 2 nebeneinander liegenden Tochtersproßzellen. Vergrößerung: 18000fach.

Hefen in der Mundhöhle – ohne Identifizierung nicht zu beurteilen

Candida albicans gilt einerseits als ein gefährlicher Hefepilz, als Erreger von Hirn- oder Nierenmykosen mit Todesfolge, andererseits gibt es auch die Auffassung, der Pilz sei eigentlich harmlos; nur wenn er pathogen würde, sei das schlimm für den betroffenen Patienten.

Unter „Pathogenwerden" kann man zweierlei verstehen:

1. Aus „nicht fähig, Krankheiten zu verursachen" soll durch Umweltveränderungen die Eigenschaft „fähig, Krankheiten zu verursachen" werden.
2. Unter veränderten Bedingungen wirkt sich die primär schon vorhandene „Pathogenität" erst aus. Das Gleichgewicht zwischen Angreifer und Angegriffenem ist gestört, die Krankheit kommt in Gang.

In der Praxis ist es meist so, daß unter den mehr als 150 Candida-Arten gar nicht differenziert wird. Aber nur wenige sind wirklich pathogen.

Bäckerhefe, die keine Sexualsporen bildet, heißt Candida robusta; sie ist wohlschmeckend, nützlich; es besteht kein Grund, sie durch Antimykotika zu bekämpfen.

Werden irgendwelche Sproßzellen, Sproßpilze, Hefen, Hefepilze – oder wie man sich ausdrücken mag – ohne morphologische und physiologische Differenzierung in der Mundhöhle gefunden, bleibt völlig offen, worum es sich handelt.

Einfach anzunehmen, es sei Candida albicans, ist nicht korrekt. Vom Zufall hängt es ab, ob die Trefferquote hoch oder niedrig ist.

Vorsicht bei der Deutung anscheinend pathologischer Veränderungen an Pilzen

Es ist Mode geworden, die durch Antimykotika erzeugten oder vermuteten Veränderungen an Pilzen im Bild nachzuweisen.

Dabei fehlt es aber an Abbildungen, die das breite Spektrum aller morphologischen Varianten der betreffenden Pilze aufzeigen.

Erst im Vergleich mit allen „normalen" Abweichungen läßt sich beurteilen, ob eine wirkstoffbedingte Veränderung vorliegt.

Allein schon die Wachstums- und Vermehrungsvorgänge in den Zellen rufen erhebliche morphologische Strukturveränderungen vor, wie die **Abb. 105** erkennen läßt.

Auch die Wandschichtung der doppelt sprossenden Zelle in **Abb. 106** ist auffällig, gehört aber in den Bereich des normalen biologischen Strukturwandels.

Pilzdiagnostik 55
Hans Rieth

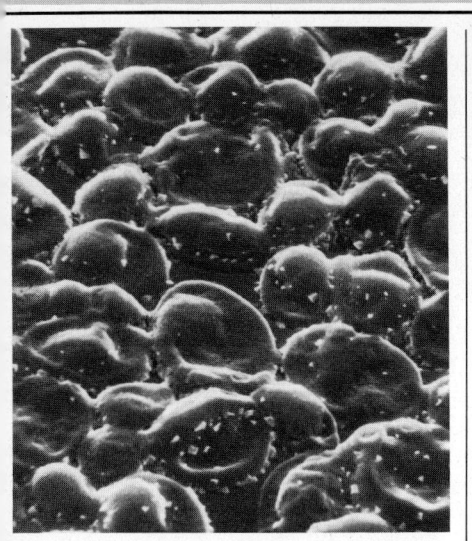

Abb. 107 Sproßzellen von Candida guilliermondii auf Kimmig-Agar, im Rasterelektronenmikroskop. 7000fach vergrößert.

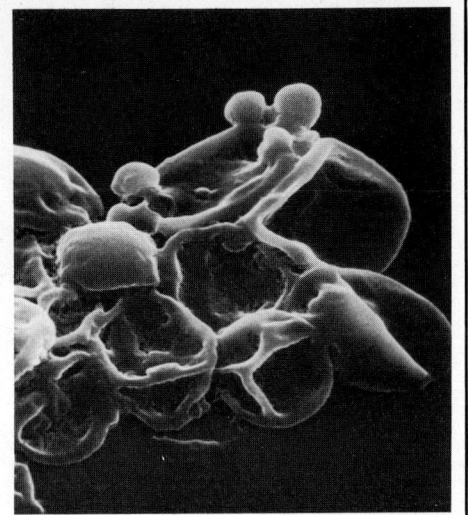

Abb. 108 Torulopsis candida auf Kimmig-Agar. Kleine rundliche Sproßzellen an älteren eingedellten. 7000fach vergrößert.

Pathogene Hefen in der Inneren Medizin – ein vernachlässigtes diagnostisches Thema

Unter den mehr als 500 verschiedenen Hefearten gibt es etwa 2 Dutzend, die für den Menschen als Krankheitserreger in Betracht kommen. Sie verteilen sich auf verschiedene Gattungen, insbesondere Candida, Cryptococcus, Rhodotorula, Sporobolomyces, Torulopsis und Trichosporon.

Wenn in einem Befund einfach nur Candida steht, so besagt dies deshalb nichts Konkretes, weil es über 150 verschiedene Candida-Arten gibt, von denen wiederum nur etwa 1 Dutzend für den Menschen pathogen sind.

Man müßte also die Art morphologisch und physiologisch exakt bestimmen, damit man mit dem Befund etwas anfangen kann.

Allerdings ist es in der ärztlichen Praxis auch zulässig, sich auf den Standpunkt zu stellen, wenn in Untersuchungsmaterial, das physiologischerweise überhaupt keine Hefen aufweist, z. B. Liquor cerebrospinalis, Hefen vorkommen, diese auf jeden Fall zu eliminieren, ganz gleich, zu welcher Gattung und Art sie gehören.

Candida guilliermondii

Eine noch wenig bekannte imperfekte Hefe ist Candida guilliermondii. Sie kann aufgrund ihrer Vergärung und Assimilation von anderen Candida-Arten abgegrenzt werden. Hierfür gibt es genaue Vorschriften und Bestimmungstabellen.

Die Sproßzellen sind rundlich bis eiförmig. Teilweise sind sie leicht eingedellt, so daß sie napfförmig aussehen und sehr leicht mit roten Blutkörperchen verwechselt werden können.

Besonders in älteren Kulturen steigt die Anzahl der napfförmigen Zellen innerhalb von einigen Monaten stark an (siehe hierzu die **Abb. 107**).

Torulopsis candida

Diese imperfekte Hefe hieß früher Torulopsis famata, noch früher Cryptococcus minor.

Torulopsis-Arten bilden niemals Pseudomyzel und erst recht kein echtes septiertes Myzel, sondern nur Sproßzellen (Blastosporen).

Wie bei allen Pilzen – und Hefen sind ja Pilze – sind Alterungsvorgänge festzustellen: Die Zellen schrumpfen und deformieren sich.

Sehr interessant ist, daß aus solchen Zellen junge Blastosporen aussprossen, wie die **Abb. 108** erkennen läßt.

Wird einer Kultur Wasser zugegeben, dann sehen auch ältere Zellen nach kurzer Zeit wieder prall gefüllt aus.

Pilzdiagnostik
Hans Rieth

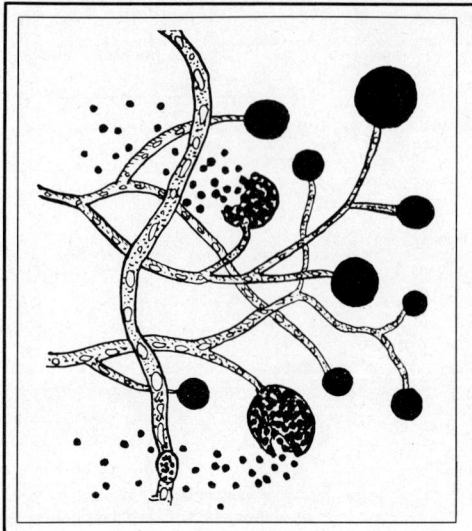

Abb. 109 Reife, zum Teil schon aufgeplatzte Sporenbehälter (Sporangien) von Mucor mucedo an nicht septiertem Myzel.

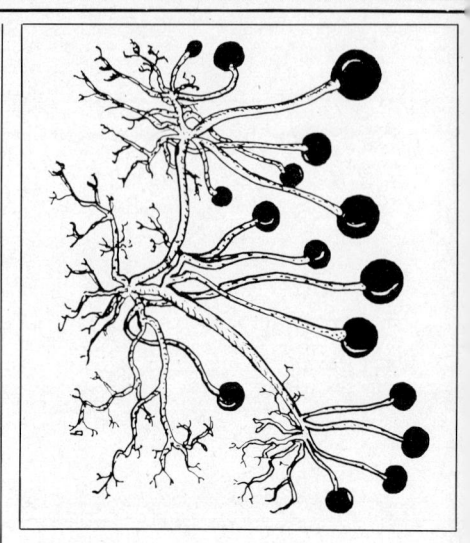

Abb. 110 Typische wurzelähnliche Haftorgane (Rhizoide) und Sporangien an den Enden der Stolone von Rhizopus nigricans.

Diagnostik der Pilzallergie

Allergologisch wichtige Schimmelpilze nehmen an Bedeutung zu. Neben Hausstaub und Pollen gehören sie heute zu den Inhalationsallergenen, die bei Bronchialasthma eine Rolle spielen.

Mucor

In dieser Gattung befinden sich zahlreiche Arten, die in der Natur vor allem auf Unrat vorkommen. Einige Arten verursachen beim Menschen lebensgefährliche Krankheiten.

Mucor wächst auch auf verdorbenen Lebensmitteln, auf Tapeten in feuchten Wohnungen, auf Anstrichfarben, in Tierställen und auf Heu und Stroh.

Nach Platzen der Sporenbehälter **(Abb. 109)** können sich die freiwerdenden Sporen in den Atemwegen festsetzen und Krankheitserscheinungen auslösen.

Mucorfäden wachsen von den Nasennebenhöhlen bis ins Gehirn. Diabetiker sind besonders gefährdet.

Sehr typisch ist, daß das Mucormyzel im allgemeinen nicht septiert ist; nur sehr alte Fäden weisen hier und da ein Septum auf.

In flüssigen Kulturen können Mucor-Arten als „Kugelhefen" wachsen und mit Hefen verwechselt werden.

Die Gattung Mucor gehört zu den Zygomyzeten.

Rhizopus

Diese Gattung ist Mucor nahe verwandt. Das Hauptunterscheidungsmerkmal sind wurzelähnliche Ausläufer am Ende der Verbindungsfäden (Stolone), wo auch die Sporangienträger entstehen, an denen die schwarzen Sporenbehälter sitzen **(Abb. 110)**.

Oft handelt es sich um Rhizopus nigricans. Diese Art trifft man in der Natur sehr häufig an, z. B. auf Früchten und Gemüse, auf Nüssen und abgefallenem Laub, im Staub der Straße, auf Komposthaufen und in der Umgebung von Tieren.

Ähnlich wie bei Mucor werden die Sporen eingeatmet, wonach Krankheitserscheinungen entstehen können, und zwar im Sinne einer Mykose oder im Sinne einer Allergie.

Rhizopus-Arten wachsen sehr rasch. In Kulturen auf Kimmig-Agar sieht man schon nach wenigen Tagen gut entwickeltes spinnwebartiges Myzel mit kleinen schwarzen Pünktchen – den Sporangien – und den Rhizoiden, die als Haftorgane dienen.

Auch die Rhizopusfäden sind nicht septiert (wie bei Mucor). Man findet sie vor allem in den Nasennebenhöhlen. Auch das Auge kann befallen werden, ebenso das Hirn.

Die Sensibilisierung läßt sich mit Hilfe entsprechender Extrakte testen.

Pilzdiagnostik 57
Hans Rieth

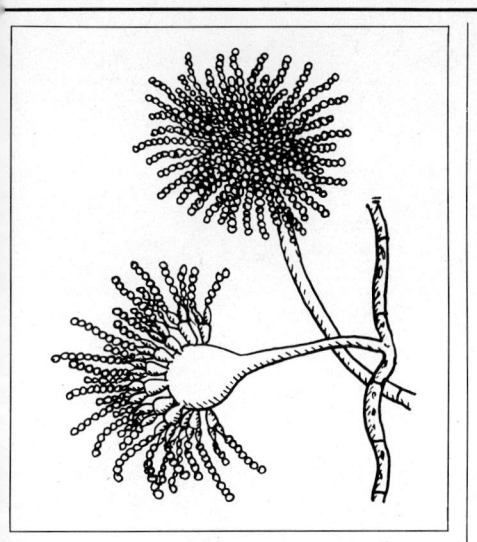

Abb. 111 Zwei Aspergillusköpfchen mit rundlichen Konidien in Perlenkettenform an septiertem Luftmyzel.

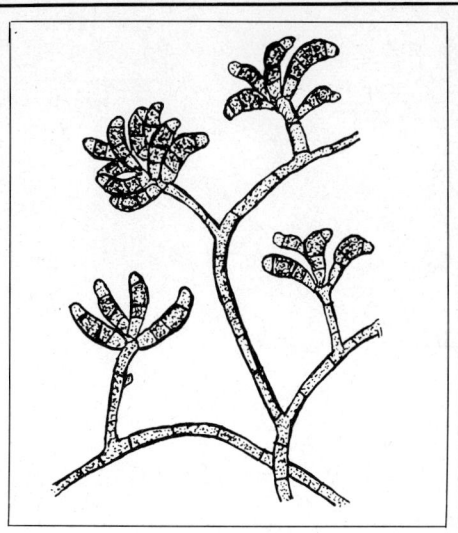

Abb. 112 Gekrümmte, querseptierte Konidien des „Schwärzepilzes" Curvularia. Größe: $20 \times 50 \,\mu$.

Identifizierung von Aspergillus-Arten

Die Erkennung von Pilzen der Gattung Aspergillus ist verhältnismäßig einfach und leicht zu erlernen.

Am Luftmyzel, das auch fruktifizierendes Myzel genannt wird, weil dort die Fruchtkörper gebildet werden, entstehen zunächst endständige blasige Auftreibungen.

Daraus entwickeln sich mehr oder weniger rundum kleine Auswüchse, die wie Perlenketten aussehende, aneinander hängende ungeschlechtliche Sporen, die Konidien, hervorbringen **(Abb. 111)**.

Artbestimmung

Die Bestimmung der verschiedenen Aspergillus-Arten erfolgt aufgrund von Form, Farbe und Oberflächenstruktur der Kolonien in Verbindung mit einer Reihe mikromorphologischer Merkmale, wie z. B. Konidienform und -größe, Größe und Wandbeschaffenheit der Konidienträger, Bildung sexueller Fruchtformen u. a.

Hierfür werden in den meisten Fällen spezielle Bestimmungsschlüssel benötigt. Unkritisches Übernehmen uralter, längst aufgegebener Bezeichnungen aus dem vorigen und vorvorigen Jahrhundert – z. B. Aspergillus glaucus – kann getrost als Unwissenheit oder Falschwissen abgetan werden.

Curvularia

Dieser mit schwarzen Kolonien wachsende Pilz ist ein Erreger von Mykosen verschiedener Gräser und Getreidearten.

Besonders bei feuchtem Wetter in der Wachstumsphase, aber auch in der Reifezeit, entstehen Blattflecken.

Während der Gras- und Getreideernte zwischen Juni und September entweichen die Konidien in die Luft und gelangen in die Atemwege des Menschen, bisweilen auch in den Bindehautsack.

Wenn die Konidien dort verweilen, können sie Mykosen der Hornhaut des Auges verursachen. Die gekrümmten Konidien sind mikroskopisch leicht erkennbar **(Abb. 112)**.

Sensibilisierung

Nach Einatmen der Konidien kann es zur Sensibilisierung kommen, vor allem bei Landarbeitern und bei Personen, die sich in Getreidefeldern oder auf Wiesen aufhalten.

Tests

Um zu klären, ob der Pilz Curvularia für allergische Erscheinungen mit in Betracht kommt, sind Tests mit entsprechenden Antigenextrakten empfehlenswert.

Zur Verfügung stehen sowohl Einzelallergene wie auch Mischungen verschiedener Zusammensetzung.

Pilzdiagnostik

Hans Rieth

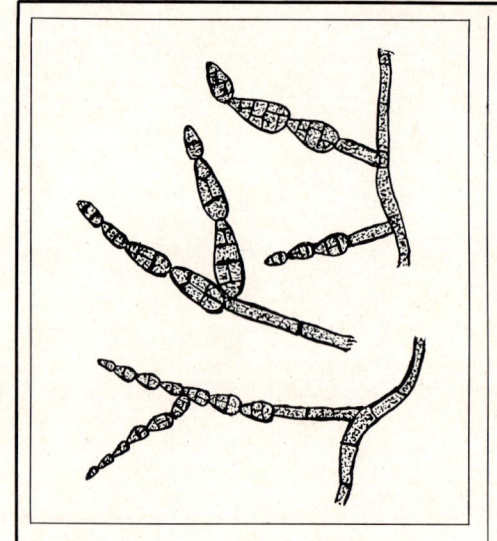

Abb. 113 Typische mauerförmig septierte Makrokonidien von Alternaria alternata aus einer braunschwarzen Kultur auf Kimmig-Agar.

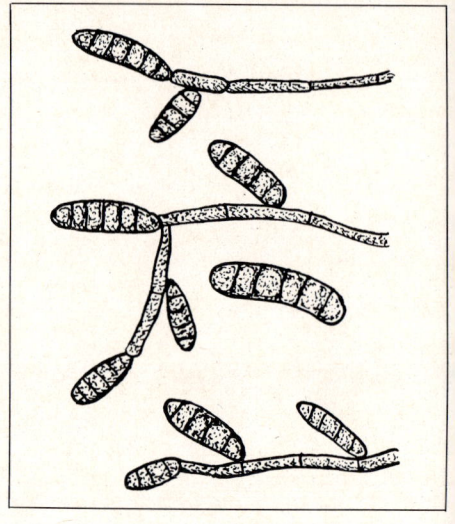

Abb. 114 Querseptierte Makrokonidien des „Schwärzepilzes" Helminthosporium halodes, aus Nasensekret isoliert.

Nachweis von Schimmelpilzallergosen

Erkrankungen durch Pilzallergene können aufgeklärt werden, wenn Testungen mit entsprechenden Extrakten durchgeführt werden.

In Frage kommen Pricktest, Intracutantest und Inhalationstest.

Alternaria alternata

Dieser „Schwärzepilz" ist in der Natur weit verbreitet, vor allem als Erreger von Pilzkrankheiten zahlreicher Pflanzen wie z. B. Gras oder Getreide.

Sowohl lebende wie auch abgestorbene Pflanzen werden befallen.

Der Sporenflug erfolgt vor allem in den Monaten Mai bis November, am häufigsten im Juli und August.

Die mauerförmig septierten Sporen (ungeschlechtliche Makrokonidien) **(Abb. 113)** können nach Einatmen Rhinitis und Asthma auslösen, nach Kontakt mit der Haut auch Ekzeme.

Der Nachweis von Alternaria alternata (früher als Alternaria tenuis bezeichnet) kann mikroskopisch und kulturell erfolgen.

Die Makrokonidien werden in sehr typischen Ketten gebildet, die dadurch entstehen, daß die Makrokonidien aneinanderhängen. Die Kulturen sind fast schwarz.

Helminthosporium halodes

Ein weiterer „Schwärzepilz", der ebenfalls häufig auf Getreide und Gras vorkommt und z. B. die Streifenkrankheit der Gerste und Blattfleckenkrankheiten verursacht, kann bei oberflächlicher Betrachtung mit Alternaria verwechselt werden.

Bei starker Vergrößerung der Makrokonidien erkennt man aber, daß keine mauerförmige, d. h. Längs- und Querseptierung, vorliegt, sondern eine reine Querseptierung **(Abb. 114)**.

Die Kulturen sind ebenfalls fast schwarz, sie wachsen auf Kimmig-Agar sehr rasch, die Oberfläche sieht wollig aus.

Außer dem ungeschlechtlichen Stadium kann sich auch ein geschlechtliches entwickeln, das auch perfektes Stadium genannt wird. Der Gattungsname für dieses Stadium lautet: Pyrenophora.

Die Bedeutung der Pilzsporen von Helminthosporium-Arten für den Menschen besteht darin, daß nach Einatmen Rhinitis und Asthma ausgelöst werden können.

Dies betrifft vor allem Landarbeiter und Getreideverlader.

Testungen mit Einzelallergenen, die im Handel erhältlich sind, sind mehr zu empfehlen als Mischungen aus verschiedenen Allergenen.

Pilzdiagnostik

Hans Rieth

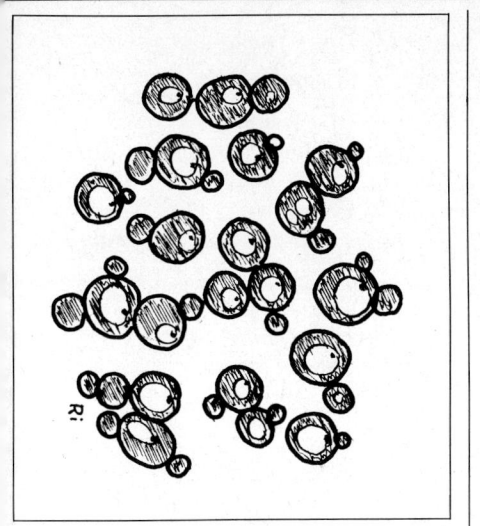

Abb. 115 Rundliche Sproßzellen, wie sie von zahlreichen Hefen vor allem in und auf zuckerhaltigen Medien gebildet werden.

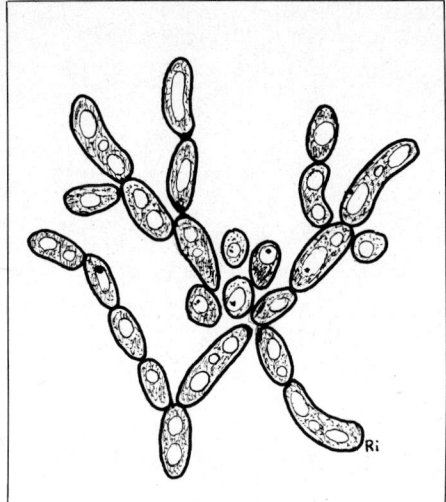

Abb. 116 Pseudomyzel aus länglichen Sproßzellen, typisch für die mehr als 150 Arten der Hefegattung Candida.

Differenzierung der Formelemente der Hefen

Um die mehr als 500 verschiedenen Hefearten zu identifizieren, werden morphologische und physiologische Merkmale herangezogen.

Unter geeigneten Bedingungen, speziell auf zuckerhaltigen Nährböden, müssen Hefen imstande sein, Sproßzellen zu bilden (Abb.115). Der Fachausdruck für Sproßzellen lautet: Blastosporen.

Hefen sind Pilze

In Unkenntnis mykologischer Nomenklatur kann man hier und da von „Hefen **und** Pilzen" hören oder lesen, sogar in amtlichen Gebührenordnungen. Dies ist ausgesprochen falsch, denn Hefen sind heutzutage immer Pilze.

Richtig ist es dagegen, von Hefen und Dermatophyten und Schimmelpilzen zu reden und zu schreiben.

Die Bezeichnung Hefebakterien für gärungsfähige Bakterien ist nicht mehr in Gebrauch.

Hefen und Blastomyzeten ist nicht immer ein und dasselbe

Der Erreger der Nordamerikanischen Blastomykose, Blastomyces dermatitidis, ist bei Zimmertemperatur ein Schimmelpilz mit Luftmyzel und daran entstehenden Konidien.

Bei Temperaturen um 37°C und im Gewebe werden jedoch Sproßzellen gebildet, so daß von einer „Hefephase" gesprochen wird, ohne daß es sich dabei jedoch um eine echte Hefe handelt.

Solange die Bezeichnung Blastomyces für diesen Pilz gebraucht wird, wäre es verwirrend, Blastomyzeten mit Hefen gleichzusetzen.

Pseudomyzel

Bei mehreren Hefegattungen bleiben die rundlichen, ovalen oder langgestreckten Blastosporen unter geeigneten Bedingungen aneinander hängen, so daß der Eindruck eines Fadens entsteht.

Tatsächlich sind es aber nur Blastosporen, deshalb spricht man von Pseudofaden (Pseudohyphen) und von Pseudomyzel (Abb.116).

Die Bildung von Pseudomyzel kommt in mehreren Hefegattungen vor, z. B. bei den mehr als 150 verschiedenen Arten der Gattung Candida.

Aus dem Pseudomyzel kann sich, z. B. auf Reisagar, echtes Myzel entwickeln.

Dieses ist daran erkenntlich, daß sich innerhalb der Fäden Querwände (Septen) bilden.

Derartige echte Fäden sind im Nativpräparat mit Fäden, die von Dermatophyten gebildet wurden, sehr leicht zu verwechseln.

Pilzdiagnostik 60
Hans Rieth

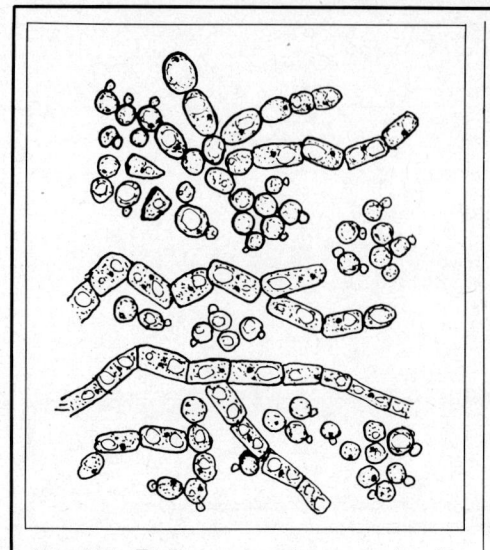

Abb. 117 Trichosporon cutaneum, eine fadenbildende Hefe. Typisch sind Arthrosporen und Blastosporen.

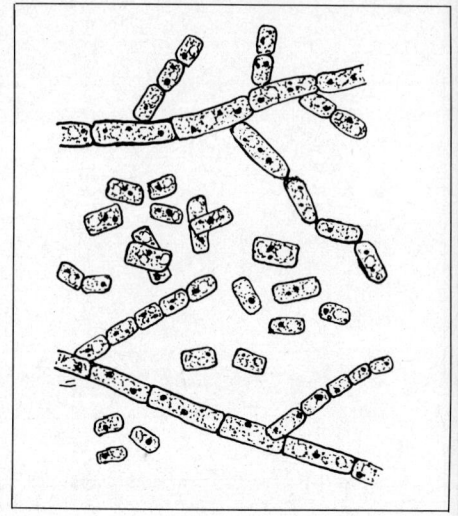

Abb. 118 Geotrichum candidum, der bekannte Milchschimmel. Typisch sind Arthrosporen ohne Blastosporen.

Differentialdiagnose zwischen den Pilzgattungen Trichosporon und Geotrichum

Zunächst einmal ist festzuhalten, daß es sich bei Trichosporon um eine Hefe handelt und bei Geotrichum um einen Schimmelpilz, der als „Milchschimmel" weit verbreitet ist.

Beiden Pilzen ist gemeinsam, daß sie Fäden bilden, die Pilzhyphen. Diese können bei einer schon nach wenigen Tagen eintretenden Reife in Gliederstücke zerfallen, die Arthrosporen genannt werden.

Beide Pilze können darin ähnlich sein, daß die Makrokultur auf festem Nährboden in den ersten Tagen nach der Überimpfung hefeartig zu wachsen scheint.

Die Oberfläche der Kulturen ist zu diesem Zeitpunkt bei beiden Pilzen ohne Luftmyzel, sie sieht ziemlich glatt oder wenig gekräuselt aus und ist feucht.

Trichosporon behält das hefeartige Wachstum bei, während Geotrichum nach wenigen Tagen, insbesondere bei Zimmertemperatur, ein feines weißes Luftmyzel entwickelt und von nun an als weißer Schimmel erkannt wird.

Mikroskopische Unterschiede

Da Trichosporon eine Hefe ist, müssen auf geeigneten Nährböden, z. B. Reisagar, Sproßzellen gebildet werden, die sogenannten Blastosporen. Sie liegen meist in Haufen und bilden Tochtersproßzellen (Abb. 117). Die Arthrosporen entstehen durch Zerfall der Fäden.

Geotrichum dagegen bildet keine Sproßzellen, sondern nur Fäden, die in anfangs rechteckige Gliederstücke zerfallen (Abb. 118).

Später können die Arthrosporen sich abrunden und dann den Blastosporen ähnlich sehen. So kommt es immer wieder zu Verwechslungen, vor allem dann, wenn die Pilze nicht auf festem Nährboden wachsen, sondern in flüssigen Medien oder in natürlichem Substrat, z. B. in Magensaft oder Vaginalsekret.

Unterschiedliche pathologische Bedeutung

Trichosporon cutaneum ist die bekannteste und am häufigsten vorkommende Trichosporon-Art.

Sie verursacht Krankheitserscheinungen auf der Haut, die als Tinea diagnostiziert werden. Klinisch läßt sich das Krankheitsbild kaum von anderen Levurosen abgrenzen.

In den Luftwegen verursachen Trichosporon-Hefen Bronchitis, in den Verdauungswegen unspezifische Störungen.

Geotrichum-Arten sind hinsichtlich ihrer Pathogenität zumindest umstritten. Eine Geotrichose entsteht nur unter besonderen Bedingungen bei massivem Befall.

Pilzdiagnostik
Hans Rieth

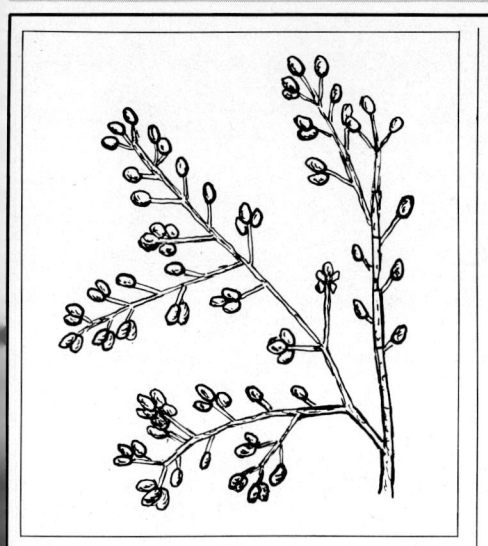

Abb. 119 Chrysosporium pannorum, Erreger der Chrysosporiose, die auf der Haut einer Dermatophytie ähnlich sieht.

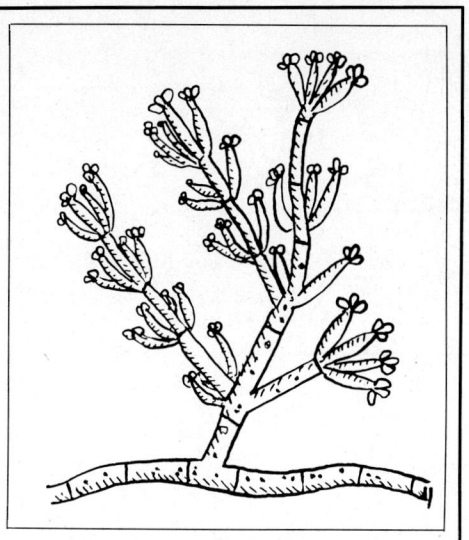

Abb. 120 Verticillium cinnabarinum, Erreger der seltenen Verticilliose, mit typischen wirtelständigen Konidienträgern.

Differentialdiagnose zwischen Chrysosporium und Verticillium

Vertreter dieser beiden Schimmelpilzgattungen sind in der Natur weit verbreitet. Sie kommen als sogenannte Anflugkeime vor und können infolgedessen gesunde und kranke Hautgebiete erreichen.

Die asexuellen Sporen, die sogenannten Konidien, sind im mikroskopischen Direktpräparat kaum zu entdecken und schon gar nicht zu identifizieren.

Eine Differentialdiagnose läßt sich zwischen beiden Pilzen nur stellen, wenn eine Kultur angelegt wird, zweckmäßigerweise auf Kimmig-Agar, der sich in der medizinischen Mykologie als Universal-Nährboden bewährt hat.

Im Gewebe nur Fäden, keine Konidien

Beide Pilze, die auch als Erreger von Myzetomen bekannt sind, bilden im Gewebe niemals Konidien, sondern Fäden, die uncharakteristisch sind.

In der Kultur Konidien am Luftmyzel

Die Kolonien wachsen auf Kimmig-Agar verhältnismäßig rasch. Innerhalb einer Woche entstehen am watteartigen Luftmyzel die sogenannten Konidien.
Bei schwacher Vergrößerung sehen beide Pilze sich etwas ähnlich und können verwechselt werden.

Beobachtung bei mittelstarker Vergrößerung

Mit einem Objektiv, das 40–45fach vergrößert, läßt sich gut erkennen, daß die Konidien an den Konidienträgern sitzen, bei Chrysosporium etwas unregelmäßig **(Abb. 119)**, bei Verticillium aber sehr deutlich in Wirteln **(Abb. 120)**.

Bedeutung des kulturellen Nachweises

Nur wenn das Gewebe mit Sicherheit Pilzfäden aufweist, kann diskutiert werden, ob das Pilzwachstum in der Kultur von Belang ist.

Um sicher zu gehen, empfehlen sich Mikrokulturen, die eine tägliche Beobachtung ermöglichen.

Es kommt darauf an, daß die Pilzkolonien sich nicht aus Konidien entwickeln, die als Anflugkeime irgendwann in das Untersuchungsgut gelangt sind, sondern direkt aus den Pilzelementen im Gewebe.

Ausbildung in Mykologie

Die Ausbildung derer, die mykologische Untersuchungen durchführen, ist von entscheidender Bedeutung.

Texte und Abbildungen können nur Anregungen geben für die makroskopische und mikroskopische Beurteilung der Pilze.

Die Arbeit im Pilzlabor – und wenn es auch noch so klein und provisorisch ist – läßt sich durch nichts ersetzen.

Pilzdiagnostik

Hans Rieth

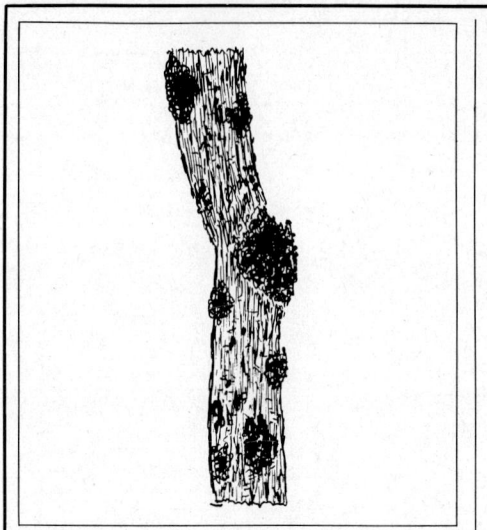

Abb. 121 Piedra-nigra-Knötchen am Haar. Erreger: Der Sexualsporen bildende Schimmelpilz Piedraia hortae.

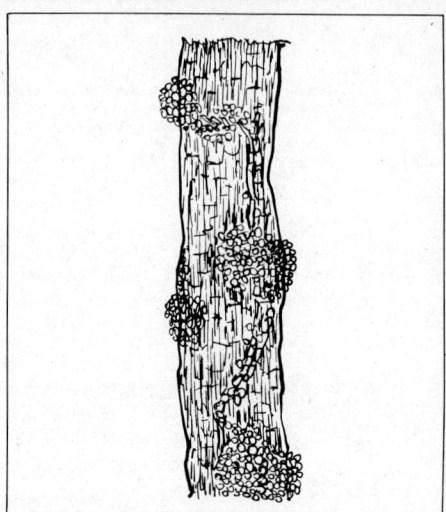

Abb. 122 Piedra-alba-Knötchen am Haar. Erreger: Der keine Sexualsporen bildende Hefepilz Trichosporon beigelii.

Schwarze Knötchen am Haar

In feuchtwarmen Gebieten, vor allem in den Tropen, kommen zahlreiche Schimmelpilze mit schwarzem Myzel und schwarzen Sporen vor.

Die meisten von ihnen besiedeln lebende oder abgestorbene Pflanzen: Bäume, Sträucher, Gräser, Getreide, Unkraut, Gemüse und Blumen.

Einige befallen auch verschiedene Tiere, z. B. Affen. Das gesamte Fell kann übersät sein mit kleinen schwarzen Piedra-nigra-Knötchen.

Piedraia hortae

Beim Menschen ist es vor allem Piedraia hortae, der vorwiegend am Kopfhaar auftretende Erreger der Piedra nigra.

Die Knötchen sind schwarz und steinhart **(Abb. 121)**. Die Pilzfäden dringen in das Haar ein und entwickeln sich dort im Sexualstadium. Es entstehen geschwänzte, bananenförmige Askosporen.

Kultur auf Kimmig-Agar

Auf Kimmig-Agar wächst Piedraia hortae rasch als schwarze flaumige Kolonie. Die Abgrenzung von anderen Schwärzepilzen erfolgt mikroskopisch.

Differentialdiagnostisch in Betracht zu ziehen sind Helminthosporium, Curvularia, Alternaria, Stemphylium und viele andere.

Form und Struktur der Makro- und Mikrokonidien sind von Bedeutung, wenn keine Sexualsporen gebildet werden.

Helle Knötchen am Haar

Wenn es sich um pilzbedingte Knötchen handelt, die vorwiegend im Bart- und Schnurrbartbereich auftreten, sind Hefepilze die Ursache dieser meist nur kosmetischen Störung.

Die Knötchen sind grauweiß und ziemlich hart. Über Brücken aus Pilzfäden, die wie Gliederketten aussehen, stehen sie miteinander in Verbindung **(Abb. 122)**.

Trichosporon beigelii

Den Erreger der Piedra alba hat man in die Hefegattung Trichosporon eingeordnet, eine imperfekte Hefe, die demzufolge keine Sexualsporen bildet.

Charakteristisch sind neben Sproßzellen (Blastosporen) echte Fäden, die in Gliederstücke (Arthrosporen) zerfallen.

Kultur auf Kimmig-Agar und Reisagar

Der Pilz wächst ungewöhnlich rasch, innerhalb von 1–2 Tagen sind bereits pfenniggroße Kolonien zu sehen.

Auf Reisagar sind die in Zick-Zack-Form liegenden Arthrosporen gut zu erkennen, außerdem die in Haufen gebildeten Blastosporen.

Zur Nomenklatur

Eine Reihe von Autoren setzt Trichosporon beigelii mit Trichosporon cutaneum gleich, obwohl nicht alle Merkmale übereinstimmen.

Pilzdiagnostik 63
Hans Rieth

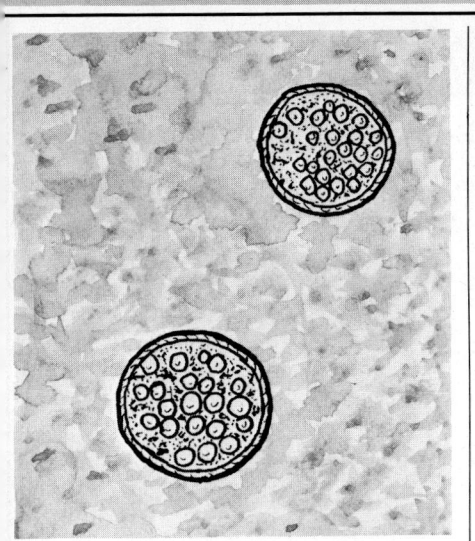

Abb. 123 Zwei kugelförmige Fruchtkörper von Coccidioides immitis, dem Erreger der Kokzidioidomykose, im Gewebe.

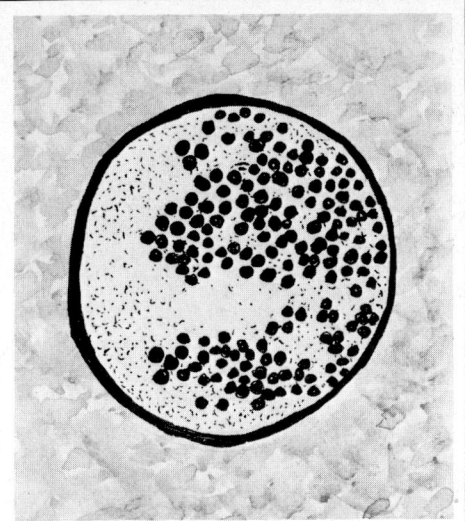

Abb. 124 Ein großer, kugelförmiger Fruchtkörper von Rhinosporidium seeberi, dem Erreger der Rhinosporidiose, im Gewebe.

Endomykosen mit Sphärulen in menschlichem Gewebe

Sphärulen sind kugelige Fruchtkörper, sogenannte Sporenbehälter (Sporangien), die bei einigen Mykosen im menschlichen Gewebe gefunden werden können.
Ihr Nachweis ist absolut beweisend für die betreffende Mykose. Allerdings muß vorausgesetzt werden, daß die Untersucher mykologisch ausgebildet sind.
Dies ist in Europa – von einigen wenigen Ausnahmen abgesehen – routinemäßig noch nicht der Fall.

Die Kokzidioidomykose

Diese Mykose kommt vor allem in den USA in Arizona und Neu-Mexiko, aber auch in anderen Gebieten der Erde endemisch vor.
Klinisch lassen sich 3 Verlaufsformen unterscheiden: 1. Blande Infektion ohne Gesundheitsstörungen; 2. grippeartiges Bild mit Bronchitis nach Einatmen von pilzhaltigem Staub; 3. schwerer Verlauf mit Pneumonie, Pleuraergüssen, nach Disseminierung auf der Haut Papeln, Geschwüre und blumenkohlartige Wucherungen; in inneren Organen u. a. tumorartige Granulome.

Coccidioides immitis

Der Erreger ist ein Pilz, der nur unter bestimmten klimatischen Bedingungen gedeiht, mit Staub und Aufwind in große Höhen gelangt und schon ins Innere von Flugzeugen geblasen wurde.

Nicht nur Einheimische, sondern auch Touristen müssen mit der Infektion rechnen. Soldaten, die das Endemiegebiet überflogen, haben sich im Flugzeug infiziert.

Nachweis durch Pilzkultur und histologisch

Verdächtiges, noch lebendes, vor allem nicht formalinfixiertes Material wird auf den üblichen Pilznährböden bei Zimmertemperatur bebrütet.
Der Pilz wächst schimmelartig mit Luftmyzel von grauweißer Farbe.
In Gewebeschnitten lassen sich mittels Pilzfärbung die typischen Sphärulen darstellen **(Abb. 123)**.

Die Rhinosporidiose

Endemiegebiete sind Indien, Ceylon, Iran, Ostasien, Paraguay und Argentinien; gelegentlich werden Fälle auch aus anderen Gebieten mitgeteilt. Klinisch: Granulationsgewebe, gestielte Polypen.
Befallen sind vor allem Nase und Rachenraum, aber auch Genitalregion, Trachea, Augen, Knochen und andere Organe.

Rhinosporidium seeberi

Der Erreger ist im Tupfpräparat und histologisch gut erkennbar an den typischen Fruchtkörpern, den Sphärulen **(Abb. 124)**.
Kultivierung auf künstlichen Nährböden und Übertragung auf Tiere ist bisher nicht gelungen.

Pilzdiagnostik
Hans Rieth

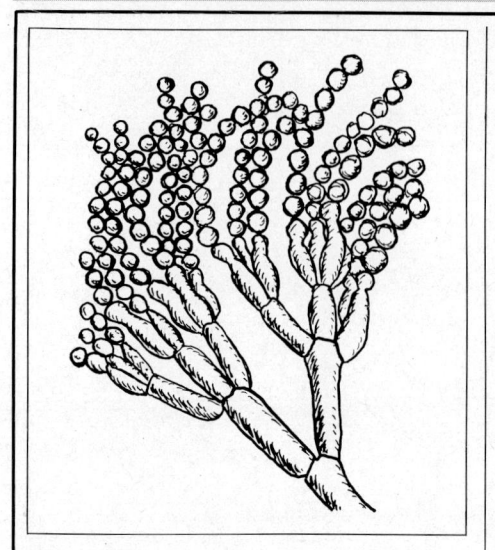

Abb. 125 Asymmetrischer Konidienträger (auch Pinsel genannt) von Penicillium sp. mit kugeligen Konidien.

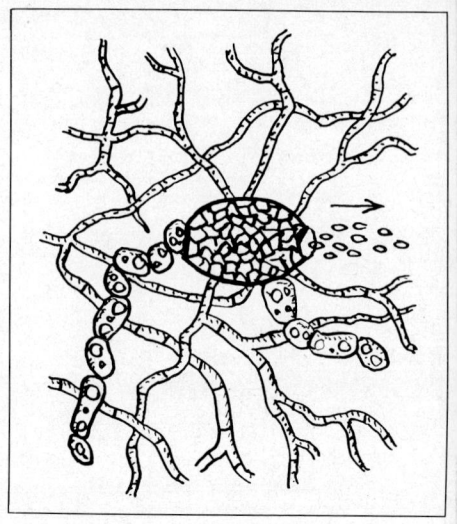

Abb. 126 Fruchtkörper von Peyronellaea sp.; im Innern entstehen Endokonidien, die nach Reifung ausgestoßen werden.

Differenzierung von Penicillium-Arten

Es gibt mehrere hundert verschiedene Arten der Schimmelpilzgattung Penicillium, die alle als Pinselschimmel bezeichnet werden.

Am bekanntesten ist Penicillium notatum, da dieser Schimmel als erster Penicillinbildner erkannt wurde. Inzwischen weiß man, daß auch andere Schimmel Penicillin erzeugen können.

Für die medizinische Mykologie sind Penicillium griseofulvum, Penicillium janczewskii und einige andere Pinselschimmel von besonderer Bedeutung, weil sie das gegen Dermatophyten wirksame Griseofulvin (Fulcin® S, Likuden® M) bilden.

Typisch für alle Penicillium-Arten sind Konidienträger, die man ihres Aussehens wegen als Pinsel bezeichnet **(Abb. 125)**.

Um die vielen Penicillium-Arten zu bestimmen, braucht man ausführliche Bestimmungsschlüssel, die sich nur in der Spezialliteratur finden lassen, z. B. in „A Manual of the Penicillia" von K. B. Raper und C. Thom, Verlag Williams & Wilkins in Baltimore, USA.

Farbe und Form

Für die Identifizierung werden zahlreiche Merkmale herangezogen, z. B. die Farbe der Kolonien (weiß, grün, braun, schwarz usw.), wobei das Myzel anders pigmentiert sein kann als die Konidien.

Auch kann die Farbe auf verschiedenen Substraten sehr unterschiedlich sein; deshalb sind Standardnährmedien erforderlich.

Die Form der Kolonien, der Konidienträger und der Konidien müssen berücksichtigt werden; ob die Oberfläche der Kolonien samtig, wollig, büschelig oder strähnig aussieht, ob die Wand der Pilzfäden und der Konidien rauh oder glatt ist, ob die Pinsel symmetrisch oder asymmetrisch gebaut sind, dies und noch mehr muß bewertet werden.

Mühsam und zeitraubend.

Geschlechtliche und ungeschlechtliche Fortpflanzung

Nur ein Teil der Arten bildet Sexualorgane aus (Kleistothezien), in denen die Sexualsporen (Askosporen) gebildet werden; man spricht hierbei von der Hauptfruchtform.

Als Nebenfruchtform dienen die Pinsel der asexuellen Vermehrung.

Peyronellaea

Diese Pilzgattung wird nur selten gefunden, sie ist aber insofern interessant, als sie sogenannte Pyknidien bildet; das sind Fruchtkörper, in deren Innern eine ungeschlechtliche Vermehrung stattfindet, deren Ergebnis Endokonidien sind **(Abb. 126)**.

Verwandt ist die Gattung Phoma.

Pilzdiagnostik 65
Hans Rieth

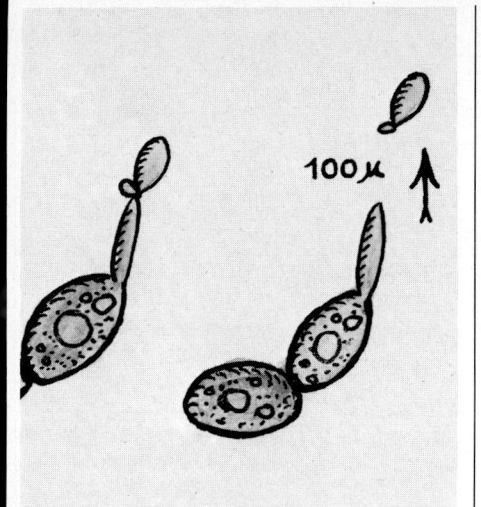

Abb. 127 Pilzgattung Sporobolomyces, Erreger der Sporobolomykose mit typischen Ballistosporen (Schleudersporen).

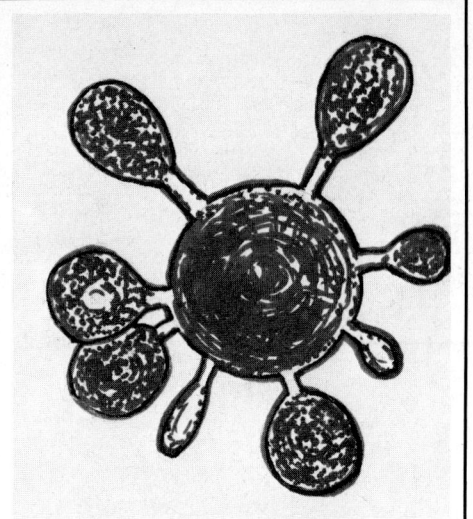

Abb. 128 Pilzgattung Entomophthora, Erreger der Entomophthoromykose, bei Tier und Mensch vorkommend.

Rosa Hefen mit Schleudersporen (Ballistosporen)

Die Hefegattung Sporobolomyces ist dadurch gekennzeichnet, daß sie Sporen bildet, die mit Hilfe eines sinnreichen Mechanismus abgeschleudert werden.
Da ein karotinoides Pigment in den Hefezellen vorkommt, besteht Verwechselungsmöglichkeit mit Rhodotorulahefen.

Schleudermechanismus

Wie die **Abb. 127** zeigt, treibt die Mutterzelle zunächst einen schmalen Fortsatz aus, an dem die Schleuderspore entsteht. Durch Änderung der Druckverhältnisse kommt es zum Abschleudern, wobei eine Entfernung von etwa 100 µm erreicht wird.

Platten umgekehrt stellen

Die Schleudersporen fallen normalerweise wieder auf die Kolonie zurück, von der sie hochgeschleudert wurden. Stellt man aber die beimpften Platten umgekehrt, d. h. mit Deckel nach unten, dann fallen die Schleudersporen von oben nach unten in den Deckel der Petrischale. Es entsteht ein Spiegelbild der Kolonien.

Sehr originell: Monogramm impfen

Es ist sehr verblüffend, wenn sich im Deckel der Petrischale plötzlich über Nacht Monogrammbuchstaben oder eine Figur zeigen. Man muß den Nährboden nur entsprechend beimpfen.

„Fliegenpilz"

Im Spätherbst sterben zahlreiche Fliegen an einer generalisierten Mykose. Der Erreger, Entomophthora (früher: Empusa) muscae durchwächst den Fliegenkörper und tötet die Fliege.
Aus der Fliegenleiche wachsen dünne Fäden heraus; an den Enden entstehen Sporen, die abfallen, wenn sie reif sind.
Rund um die tote Fliege läßt sich allmählich ein feiner weißer Staub erkennen, insbesondere dann, wenn die Fliegen auf dunklem Untergrund liegen.

Entomophthora coronata, Erreger einer Zygomykose bei Mensch und Tier

Insbesondere an den Nüstern von Pferden wurde die Krankheit beobachtet. Sie wird von infizierten Insekten übertragen.
Auch Tierpfleger wurden infiziert, doch ist die Krankheit ziemlich selten.
Die Vermehrung erfolgt asexuell und sexuell. Asexuell entstehen kleine Sporenbehälter (Sporangiolen), in denen sich nur eine einzige Konidie entwickelt **(Abb. 128)**.

Bei Fliegenplagen die Nüstern von Pferden regelmäßig überprüfen

Auch in der gemäßigten Zone kann es zu endemiologischer und zu epidemiologischer Ausbreitung kommen, deshalb überwachen.

Pilzdiagnostik 66
Hans Rieth

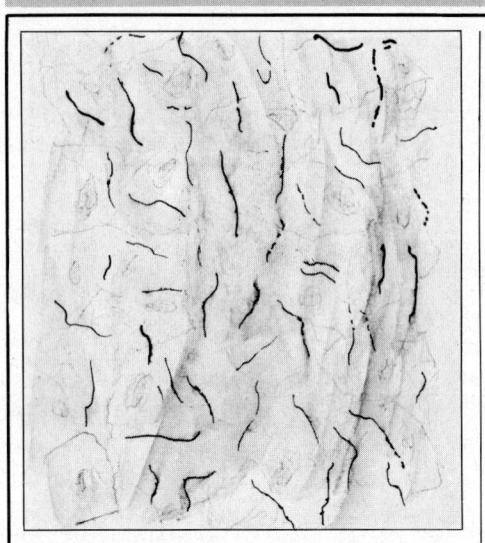

Abb. 129 Sehr feine Fäden des Erythrasma-Erregers in der Hornschicht der Epidermis (parasitische Phase).

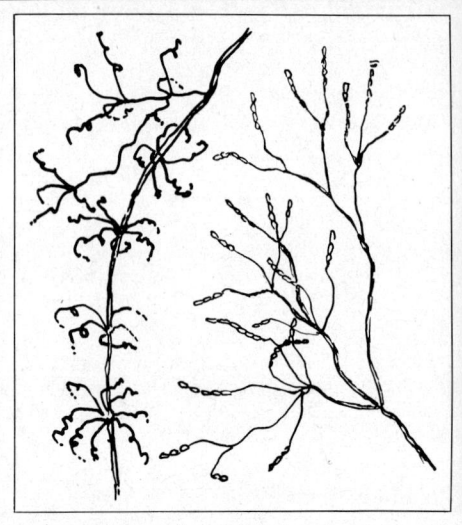

Abb. 130 Strahlenpilzgattung Streptomyces mit Spiralen und Konidien am Luftmyzel (saprophytische Phase).

Erythrasma – keine echte Mykose

Aus Tradition – dies ist die einfachste Erklärung – wird das Erythrasma in diesem oder jenem Lehrbuch, Handbuch, Taschenbuch oder in sonstigen Schriften, auch in veralteten Vorlesungen, als Mykose dargestellt, obwohl die Experten seit Jahrzehnten übereingekommen sind, den Erreger **(Abb. 129)** zu den Bakterien zu stellen.

Klinisches und mikroskopisches Bild sichern die Diagnose

Im Kalilaugenpräparat sind die kurzen Fäden in den sehr feinen Schüppchen vom Rande eines Krankheitsherdes – meist im Genitocruralbereich – mitunter erst nach längerem Suchen zu entdecken.

Die Verwendung von Ölimmersion ist in diesen Fällen zu empfehlen.

Pilzkultur bei echtem Erythrasma zwecklos

Da der Erreger auf Pilznährböden nicht wächst, sind Versuche in dieser Richtung fehl am Platz.

Besteht jedoch Verdacht auf Doppelinfektion, z. B. Mykose durch Trichophyton rubrum + Erythrasma, dann ist eine Pilzkultur nicht nur gerechtfertigt, sondern sogar notwendig, vor allem dann, wenn eine Griseofulvinbehandlung erwogen wird.

Bei Abrechnungen kann diese Begründung von Bedeutung sein.

Sensationell: Schon 1921 Streptomyzetenforschung in Deutschland

Viel zu wenig bekannt ist die Tatsache, daß 1921 in Leipzig ein Buch von Rudolf Lieske mit dem Titel „Die Strahlenpilze" erschienen ist, in dem viele Beobachtungen und Erkenntnisse mitgeteilt sind, die später bei der Entdeckung des Streptomycins durch Waksman aktuell wurden.

Auch die Kontakte zwischen Lieske und Waksman in den 30er Jahren sind wenig beachtet worden.

Ein faszinierendes Kapitel Medizingeschichte

Den Mut zu haben, Denkanstöße so anstößig zu formulieren, daß dadurch ein Stein ins Rollen kommt, der Medizingeschichte bewirkt, ist die eine Komponente bei der Entwicklung neuer Heilmittel; daß auch die Zeit reif ist, eine weitere.

Es könnte recht aufschlußreich sein, den „Fall Lieske" einmal medizingeschichtlich aufzugreifen.

Streptomyces-Arten

Irritierend ist, daß die Arten der Gattung Streptomyces in Kolonien wachsen, die wie Schimmelpilze aussehen. Mikroskopisch sind am Luftmyzel Spiralen und Konidien zu erkennen **(Abb. 130)**.

In der Gattung Streptomyces befinden sich zahlreiche Antibiotika-Produzenten, z. B. Streptomyces noursei (Nystatin).

Pilzdiagnostik

Hans Rieth

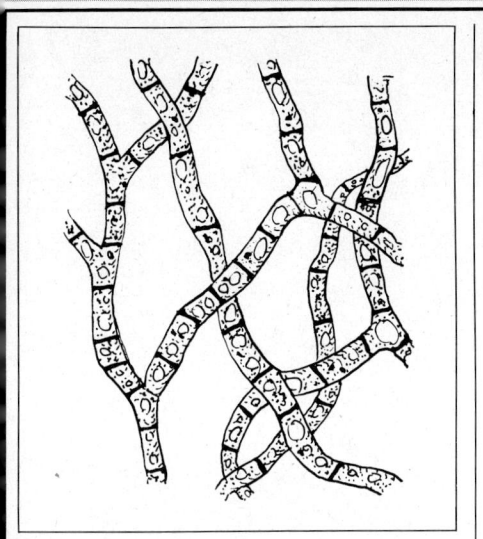

Abb. 131 Septiertes Myzel, d. h. ein Geflecht aus Pilzfäden mit zahlreichen Querwänden, auch bei fadenbildenden Hefen vorkommend.

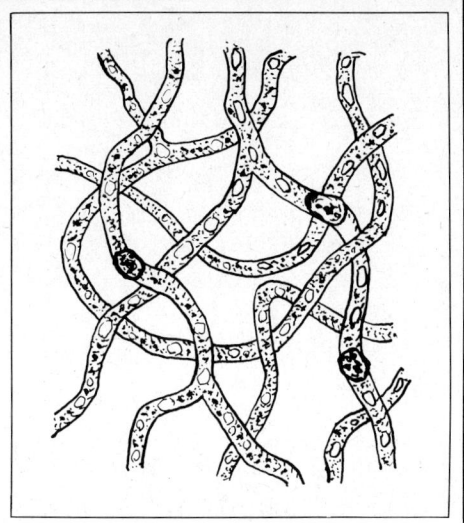

Abb. 132 Nicht septiertes Myzel aus Pilzfäden, die nicht durch Querwände unterteilt sind; typisch für Zygomyzeten, z. B. Mucor.

Differenzierung zwischen septiertem und nichtseptiertem Myzel

Stehen für die Identifizierung eines Pilzes nur Pilzfäden zur Verfügung, z. B. im histologischen Schnitt oder im gefärbten oder ungefärbten Nativpräparat, dann kann der Nachweis von Querwänden innerhalb der Fäden diagnostisch etwas weiterhelfen.

Die Querwände (**Abb. 131**) sind stets mit den Außenwänden der Hyphen verbunden, ihr Feinbau weist in den verschiedenen Pilzklassen Unterschiede auf.

Septen bei Askomyzeten, Deuteromyzeten und Rostpilzen

Septen mit einfachem Zentralporus, der den Durchtritt von Zytoplasma und Zellkern erlaubt, kommen bei Askomyzeten, Deuteromyzeten (= Fungi imperfecti) und Rostpilzen vor.

Rostpilze (Uredinales) gehören zur Klasse der Basidiomyzeten.

Septen bei Basidiomyzeten (außer Uredinales)

Von den Rostpilzen abgesehen, weisen Basidiomyzeten, zu denen u. a. Champignon, Steinpilz und Fliegenpilz gehören, komplizierter gebaute Querwände auf.

Einzelheiten sind in dem Buch „Mykologie" von E. Müller und W. Loeffler, Georg Thieme Verlag, Stuttgart, dargestellt.

Keine Septen oder Pseudosepten bei Oomyzeten, Zygomyzeten und anderen niederen Pilzen

Im allgemeinen sind die Hyphen der niederen Pilze nicht septiert. Mit zunehmendem Alter kann es aber zur Bildung einzelner unvollständiger Querwände kommen, die als Pseudosepten bezeichnet werden.

Infolge des Fehlens von Querwänden stehen alle Hyphen zoenozytisch in Verbindung. Infolgedessen kann das Zellplasma – ungehindert durch Septen mit einfachen oder komplizierten Poren – rasch durch alle Hyphen strömen.

Ein typisches verzweigtes, nichtseptiertes Myzel zeigt die **Abb. 132**.

Beispiele für die Beurteilung von Pilzfäden

Die Fäden weisen keinerlei Septierung auf: Dies spricht für einen Vertreter der niederen Pilze. In der Humanmedizin kommen vorwiegend Zygomyzeten in Betracht, z. B. Absidia, Mucor, Phycomyces, Rhizopus usw.

Die Fäden sind sehr spärlich septiert: Dabei kann es sich um Pseudosepten handeln, wie sie bei den niederen Pilzen gelegentlich gebildet werden.

In Betracht zu ziehen ist aber auch, daß z. B. fadenbildende Hefen mit der Bildung der Septen gerade erst begonnen haben, so daß ihre Anzahl noch gering ist.

Pilzdiagnostik 68
Hans Rieth

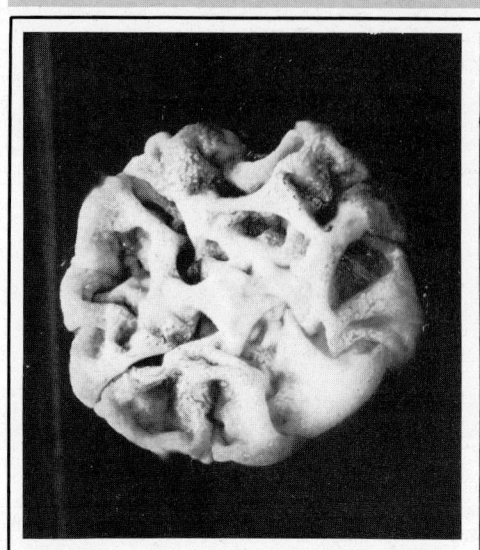

Abb. 133 Bizarr gewachsene Reinkultur des Favuserregers Trichophyton schoenleinii mit sehr zartem Flaum auf 3 %igem Pepton-Agar.

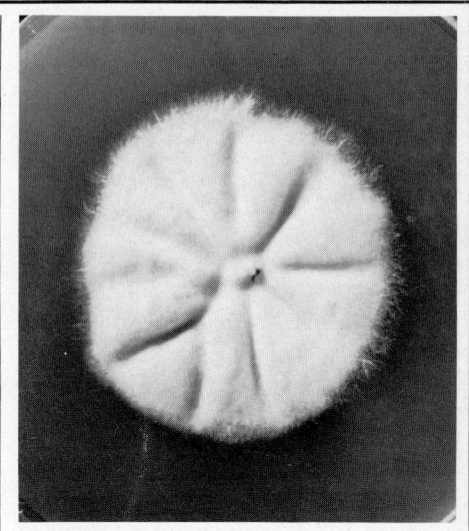

Abb. 134 Typische, von Natur aus rosa pigmentierte Reinkultur von Trichophyton megninii mit radiärer Furchung und samtiger Oberfläche.

Pilzzüchtung auf verschiedenen Nährböden

Schon Sabouraud hat in seinem 1910 erschienenen klassischen Werk ,,Les Teignes" darauf hingewiesen, daß Pilze auf verschiedenen Nährböden sehr unterschiedlich wachsen.

Diese Unterschiede lassen sich zur Erkennung des Pilzes heranziehen, wenn Zweifel bestehen, um welche Pilzart es sich handelt.

Trichophyton schoenleinii auf Pepton-Agar

Sehr charakteristisch ist die Wuchsform des Favuserregers, Trichophyton schoenleinii, auf 3 %igem Pepton-Agar, der keine weiteren Zusätze enthält, insbesondere keine Glukose.

Die Kolonien sind hirnwindungsartig gewulstet, die Oberfläche ist von einem sehr feinen Flaum überzogen, wie die **Abb. 133** erkennen läßt.

Die Kultur sieht fast wie mit Mehl bestäubt aus. Die Konsistenz ist eher brüchig als zäh. Die Farbe ist grau bis hellbräunlich.

Vergleichskulturen anlegen

Es ist sehr zu empfehlen, zu Vergleichszwecken eine Kultur aus der Sammlung gleichzeitig auf denselben Nährboden zu impfen.

2–6 Wochen bei 20–25 °C bebrüten.

Sehr selten geworden: Trichophyton megninii

Als das Rasieren noch in der Barbierstube vorgenommen wurde, kam es sehr häufig zur Übertragung von Pilzen mit Hilfe des Rasierpinsels.

Der häufigste dieser ,,Pinselpilze" war Trichophyton megninii, vor etwa 80 Jahren wegen der rosafarbenen Kultur auch als Trichophyton rosaceum bezeichnet.

Die Kolonien sind radiär gefurcht **(Abb. 134)** und haben eine samtige Oberfläche.

Die Rückseite der Kolonie ist auf zuckerhaltigem Agar rötlich, auf reinem Pepton-Agar fast schwarz.

Andere Zeiten, andere Sitten

Seitdem zum Rasieren eigenes Gerät verwendet wird, hat die Übertragung praktisch aufgehört. Nur ganz selten wird noch Trichophyton megninii isoliert.

Dies ist ein interessantes Beispiel dafür, wie Sitten und Gewohnheiten des Menschen sich auch auf die Krankheitserreger auswirken.

Es bleibt zu hoffen, daß Epidemien durch Pilze in den Barthaaren endgültig der Vergangenheit angehören.

Einzelfälle durch andere Dermatophyten, besonders solche, die von Tieren übertragen werden, wird es dagegen auch in Zukunft noch geben.

Pilzdiagnostik 69
Hans Rieth

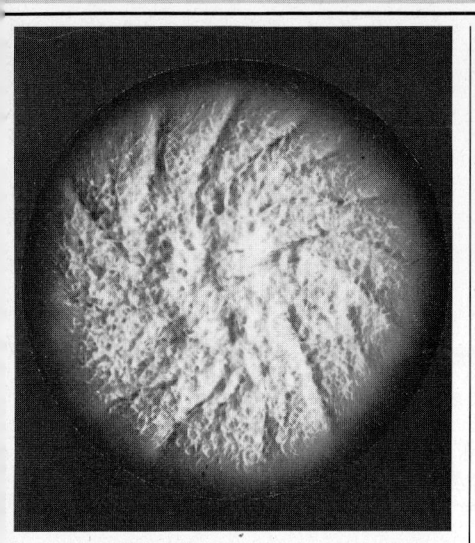

Abb. 135 Reinkultur von Blastomyces dermatitidis, dem Erreger der Nordamerikanischen Blastomykose, mit Luftmyzel.

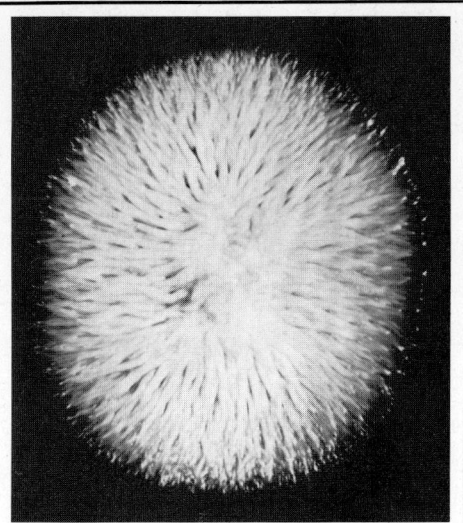

Abb. 136 Reinkultur von Sporothrix schenckii, dem Erreger der klassischen Sporotrichose, mit feuchtem Luftmyzel.

Identifizierung seltener pathogener Pilze

In jedem Labor, in dem man sich mit der Isolierung und Erkennung von krankheitserregenden Pilzen befaßt, ist damit zu rechnen, daß gelegentlich auch seltene Arten gefunden werden.

Deshalb ist sehr zu empfehlen, auch diese Pilze zu studieren, ihr makroskopisches und mikroskopisches Aussehen kennenzulernen und in der Mykothek Vergleichsstämme zur Verfügung zu halten.

Dimorphe Pilze

Besonders interessant sind dimorphe Pilze. Sie werden auch biphasisch genannt, weil sie zwei ganz verschiedene Wuchsformen aufweisen.

Im Gewebe und in vitro bei 37 °C bilden sie Sproßzellen und wachsen hefeartig ohne Luftmyzel.

Bei Zimmertemperatur dagegen wachsen sie auf natürlichen und künstlichen Nährböden schimmelartig mit Luftmyzel, an dem Konidien entstehen.

Blastomyces dermatitidis

Die **Abb. 135** zeigt den Erreger der Nordamerikanischen Blastomykose, Blastomyces dermatitidis. Diese Kultur ist bei Zimmertemperatur (20–25 °C) gewachsen. Das Luftmyzel ist in feinen, etwas gedrehten Strängen gut zu erkennen.

Erreger der Sporotrichose

Der hauptsächlichste Erreger der Sporotrichose ist Sporothrix schenckii, ebenfalls ein dimorpher Pilz.

Bei 37 °C und im Gewebe findet hefeartige Sprossung statt, und die Kultur sieht hefeartig aus.

Dagegen ist das Wachstum bei Temperaturen von 20–25 °C und darunter ausgesprochen schimmelartig mit Luftmyzel, an dem typische Konidien gebildet werden.

Beim Übergang von höherer Temperatur auf niedrigere entstehen Kulturen, die eine Mittelstellung einnehmen. Das hefeartige Aussehen ändert sich, da sich allmählich Luftmyzel bildet. Die Pilzfäden sind anfangs ziemlich feuchtglänzend, wie die **Abb. 136** erkennen läßt.

Zur Nomenklatur: Sporothrix oder Sporotrichum?

Nach den internationalen Nomenklaturregeln gilt die älteste korrekt veröffentlichte Bezeichnung als verbindlich.

Beim Studium der Literatur ergibt sich gelegentlich, daß sich Pilze mit unterschiedlichen Namen als identisch erweisen. Der ältere Name – in diesem Falle Sporothrix – ist dann gültig. Dieser Name wurde zuerst von Hektoen und Perkins verwendet. Die Publikation erfolgte im Journal of Experimental Medicine im Jahre 1900 (Band **5,** Seite 80).

Pilzdiagnostik 70
Hans Rieth

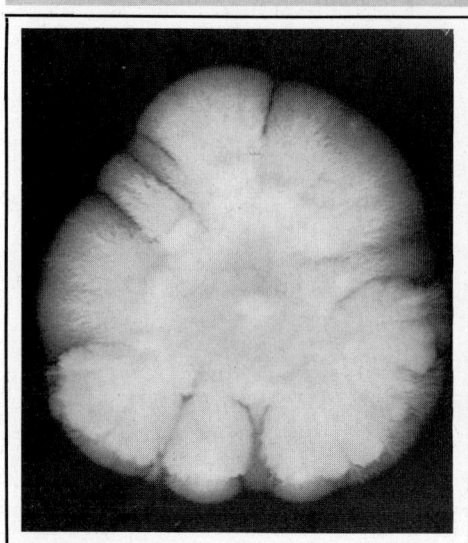

Abb. 137 Reinkultur von Candida lambica, der keine Askosporen bildenden (imperfekten) Form von Pichia fermentans.

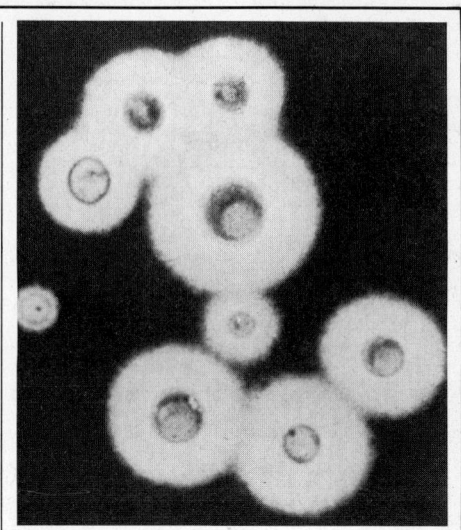

Abb. 138 Tuschepräparat von Cryptococcus neoformans, dem Erreger der Kryptokokkose, mit Schleimkapseln.

Hefedifferenzierung im mykologischen Labor

Auf den äußeren und inneren Oberflächen des Menschen kommen, wie der Zufall es zustande bringt, viele verschiedene Hefearten vor.

Manche von ihnen stammen aus der Umwelt, wo Gelegenheit ist, abgestorbene organische Substanz zu nutzen.

Andere lebten zuvor auf anderen Menschen oder auf Tieren und Pflanzen, z. B. auf süßen Früchten.

Einige Hefen besitzen die Fähigkeit, Krankheitserscheinungen auszulösen und in lebende Gewebe einzudringen. Diese Hefen von den übrigen abzugrenzen, ist eine wichtige Aufgabe.

Kulturhefen und „wilde Hefen"

Zu speziellen Zwecken gezüchtete Hefen, z. B. Weinhefen, Bierhefen und Backhefen, werden als Kulturhefen bezeichnet, die in der Natur wild lebenden Arten dagegen als „wilde Hefen".

Pathogene Hefen, insbesondere humanpathogene

Hefen, die die Fähigkeit haben, lebendes menschliches Gewebe anzugreifen, nennt man humanpathogen.

Am bekanntesten sind Candida albicans und Cryptococcus neoformans.

Mehr als 150 Candida-Arten

Von den über 150 verschiedenen Candida-Arten sind etwa 1 Dutzend als humanpathogen erwiesen. Candida robusta, die imperfekte Form von Saccharomyces cerevisiae (Bierhefe), ist nicht darunter.

Auch Candida kefyr, der bekannte Kefirpilz, ist nicht humanpathogen.

Andere Hefe-Gattungen

Humanpathogene Arten befinden sich auch in anderen Hefegattungen, z. B. Torulopsis, Cryptococcus, Trichosporon.

Perfektes und imperfektes Stadium

Werden Sexualsporen gebildet, spricht man vom perfekten Stadium; ist dies nicht der Fall, vom imperfekten.

Ein Beispiel: Der imperfekten Hefe Candida lambica (**Abb. 137**) entspricht die perfekte Form Pichia fermentans.

Differenzierungsmethoden

Neben mikromorphologischen Merkmalen werden vor allem physiologische Eigenschaften zur Differenzierung herangezogen, insbesondere Zuckervergärung sowie Zucker- und Stickstoffassimilation.

Bei Cryptococcus neoformans (**Abb. 138**) ist die Bildung von Schleimkapseln charakteristisch.

Pilzdiagnostik
Hans Rieth

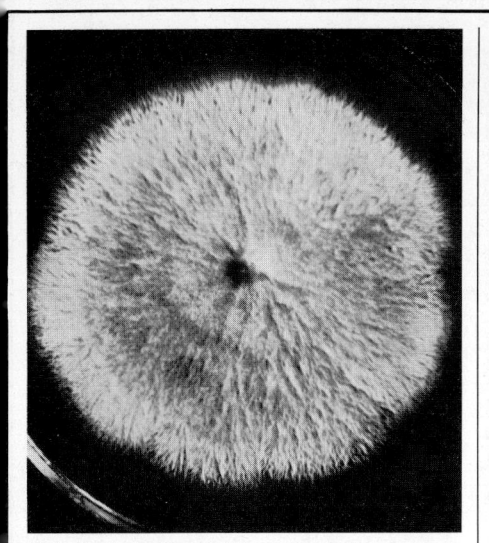

Abb. 139 Reinkultur von Geotrichum candidum, aus Bronchialsekret isoliert, auf Glukose-Pepton-Agar.

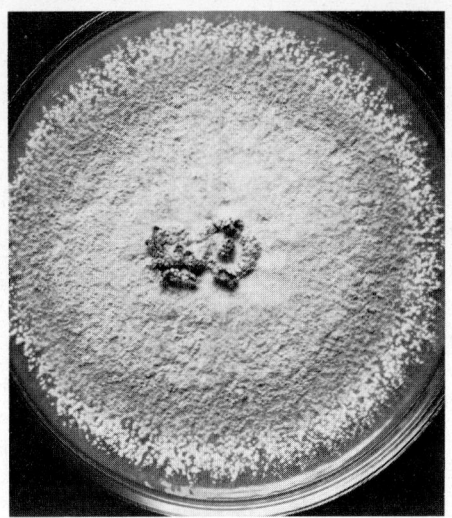

Abb. 140 Reinkultur von Anixiopsis fulvescens var. stercoraria, von einem Hühnerkamm isoliert, auf Kimmig-Agar.

Erkennung und Bewertung fakultativ-pathogener Schimmelpilze

Die Notwendigkeit, Pilze als Krankheitserreger zu isolieren und zu identifizieren, wird in zunehmendem Maße nicht nur von den in Klinik und Praxis tätigen Ärzten erkannt, sondern auch von den Kostenträgern.

Die Richtigkeit der Diagnose hängt sehr davon ab, daß der isolierte Pilz die Krankheitserscheinungen ausgelöst oder verschlimmert hat und nicht lediglich ein aus dem Umfeld des Kranken stammender „Anflugkeim" ist.

Dies betrifft insbesondere eine Reihe von Schimmelpilzen, die häufig vorkommen, ohne daß sie mit der Krankheit in ursächlichem Zusammenhang stehen, die aber dennoch in Einzelfällen in die Pathogenese eingreifen.

Geotrichum candidum im Sputum und im Bronchialsekret

Immer wieder muß zunächst betont werden, daß Geotrichum candidum der bekannte Milchschimmel ist, der auf Dickmilch, Quark, Joghurt, Harzer Käse und zahlreichen anderen Milchprodukten vorkommt.

In kleinen Mengen sind derartige Pilze ohne Schaden eßbar. Siedeln sie sich aber in größeren Mengen im Magen-Darmtrakt an, kann es zu uncharakteristischen Störungen kommen.

In den Atemwegen ist der Milchschimmel fehl am Platz. Unter ungünstigen Bedingungen kann eine Geotrichose der Atemwege entstehen.

Kulturbild von Geotrichum candidum

Anfangs wachsen die Kolonien hefeartig, besonders bei Temperaturen von 37°C, und werden dann leicht mit Hefen verwechselt. Nach wenigen Tagen bildet sich auf der Oberfläche ein feiner weißer Flaum **(Abb. 139)**.

Bei mikroskopischer Betrachtung sieht man, daß die Fäden in Gliederstücke (Arthrosporen) zerfallen.

Anixiopsis fulvescens

Dieser Schimmelpilz kann mit Dermatophyten verwechselt werden, insbesondere mit Trichophyton mentagrophytes, da er ähnliche Kolonien bildet.

Vor allem die Variante Anixiopsis fulvescens var. stercoraria – gelegentlich auch als Anixiopsis stercoraria bezeichnet – macht Schwierigkeiten, wenn die Kultur einem Dermatophyten ähnelt **(Abb. 140)**.

Auch Trichophyton gallinae und Trichophyton equinum kommen differentialdiagnostisch in Betracht.

Auf Cleistothecien achten

Anixiopsis bildet Fruchtkörper mit einer festen Wand; die Cleistothecien der Dermatophyten haben eine lockere Hülle.

Pilzdiagnostik 72
Hans Rieth

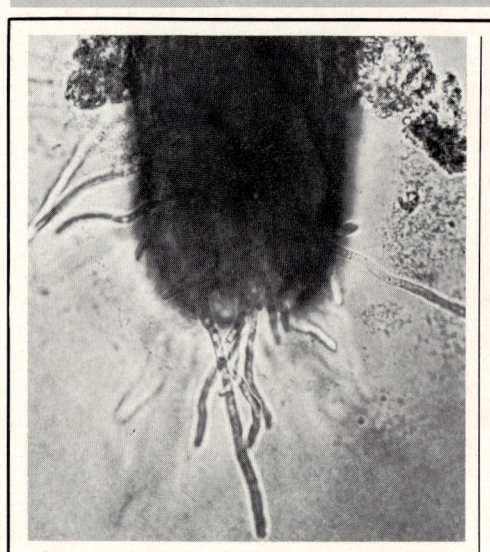

Abb. 141 Epilierte Haarwurzel, aus der Pilzfäden herauswachsen, die als Trichophyton verrucosum identifiziert wurden.

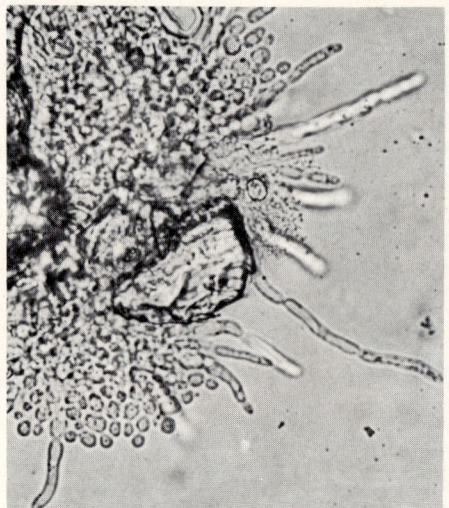

Abb. 142 Aus Nagelspänen herauswachsende Sproßzellen (Blastosporen) und Pseudomyzelien von Candida albicans.

Pilzleichen im Nativpräparat

Die direkte mikroskopische Untersuchung eines Nativpräparates gibt keinen Aufschluß darüber, ob es sich um lebende Pilze handelt oder um bereits abgestorbene.

Dabei ist es ganz gleich, ob man Kalilauge verwendet oder Parkertinte, Tesafilm oder was sonst immer.

Für den Beginn, die Fortdauer oder den Abschluß der Behandlung ist es aber von entscheidender Bedeutung, daß man herausfindet, ob die nachgewiesenen Pilze leben oder nicht.

Pilzleichen mit fungiziden Mitteln anzugehen, widerspricht der vernünftigen Forderung nach Vermeidung überflüssiger, pseudotherapeutischer Maßnahmen.

Mikrokulturen zum Nachweis lebender Pilzelemente

Verwendung finden gebrauchsfertige Nährböden in Petrischalen, z. B. Kimmig-Agar oder Sabouraud-Glukose-Agar.

Die Methodik ist sehr einfach: Eine kleine Menge Untersuchungsmaterial wird mit einem mykologischen Haken oder einer Öse punktförmig auf die Oberfläche des Agars aufgetragen. Ein steriles Deckglas wird daraufgelegt. Fertig.

Die Bebrütung erfolgt bei 20–29 °C. Innerhalb weniger Tage ist in den meisten Fällen die Frage beantwortet, ob es sich um lebende Pilzelemente handelt oder nicht.

Haarstümpfe

Ob endotrich oder ektotrich pilzbefallene Haare, vor allem Haarstümpfe, infektiös sind, ist für den Pilzkranken selbst und seine Umgebung eine Frage, die mit Hilfe einer Mikrokultur geklärt werden kann.

Die **Abb. 141** zeigt einen Haarstumpf, aus dem Pilzfäden herauswachsen. Dieses Haar war also infektiös.

Nagelspäne

Bei Nagelspänen ist – wenn sie von Pilzfäden durchzogen sind – zweierlei von Bedeutung:
1. Sind es lebende Pilzelemente?
2. Stammen die Fäden von einem Dermatophyten, einer Hefe oder einem Schimmelpilz?

In der Mikrokultur sind beide Fragen nach wenigen Tagen beantwortet. Die **Abb. 142** läßt erkennen, wie aus einem Nagelspan, der im Kalilaugenpräparat nur Fäden aufwies, Sproßzellen herauswachsen.

Die aneinanderhängenden Sproßzellen haben stellenweise ein Pseudomyzel gebildet. Später ist daraus auch echtes Myzel geworden.

Die kulturelle Differenzierung auf Reisagar ergab typische Chlamydosporen von Candida albicans.

Pilzdiagnostik
Hans Rieth

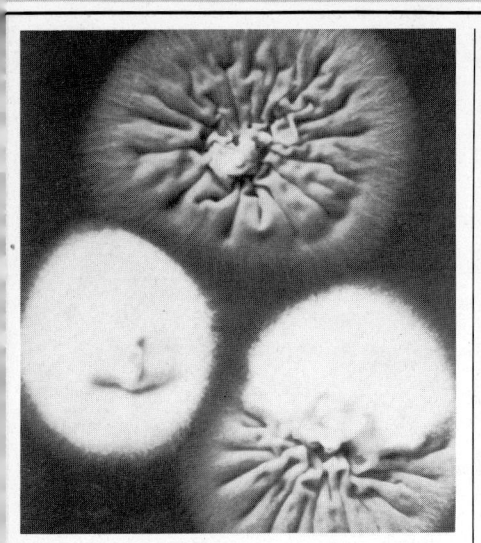

Abb. 143 Weißflaumige und feuchtglatte Varianten von Mikrosporum ferrugineum auf Sabouraud-Glukose-Agar, 18 Tage alt.

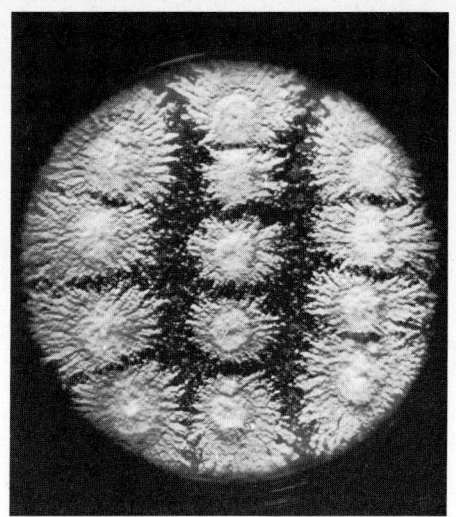

Abb. 144 Aus Erdboden isolierte Kolonien von Mikrosporum fulvum auf Kimmig-Agar mit Antibiotika-Zusatz, 17 Tage alt.

Mikrosporie – weltweit verbreitet

Das Vorkommen von Dermatophyten der Gattung Mikrosporum ist überall dort zu beobachten, wo kulturelle mykologische Untersuchungen durchgeführt und die isolierten Pilze identifiziert werden.

In den letzten Jahren sind u. a. in Afrika Gebiete festgestellt worden, in denen Mikrosporie nicht nur sporadisch, sondern auch endemisch auftritt.

Von dort wird ständig Nachschub für Europa eingeschleppt. Wiederholt schon haben sich Touristen in Urlaubsländern an kranken Katzen angesteckt.

Meldepflicht in der Bundesrepublik Deutschland aufgehoben

Infolge der Verbesserung der Behandlungsmöglichkeiten ist eine Erkrankung an Mikrosporie heute kein schwerlösliches Problem mehr.

Noch vor wenigen Jahrzehnten waren an Mikrosporie leidende Kinder oft Jahre hindurch infolge der notwendigen Isolierung psychisch und physisch geschädigt; selbst Hirnschäden wurden nach Röntgenepilation der Kopfhaare beobachtet.

Diese Zeit ist vorüber. Die kombinierte innerliche und äußerliche Behandlung führt zum Erfolg. Die Ausschaltung der Ansteckungsquellen in der Umgebung der Kranken tut ein übriges.

Ein seltener und seltsamer Pilz: Mikrosporum ferrugineum

Zuerst 1921 in Ostasien entdeckt, wurde diese Pilzart dadurch besonders bekannt, daß Langeron und Milochevitch 1930 meinten, es sei eine Trichophytonart.

Noch heute ist hier und da die Bezeichnung Trichophyton ferrugineum anzutreffen.

Die rauhwandigen Makrokonidien beweisen die Zugehörigkeit zur Gattung Mikrosporum.

Schwierigkeiten macht die Identifizierung, wenn weißflaumiges Wachstum das Bild beherrscht **(Abb. 143)** und keine Makrokonidien gebildet werden.

Ein Verwandter von Mikrosporum gypseum: Mikrosporum fulvum

Jahrzehnte hindurch als identisch angesehen, werden heute M. gypseum und M. fulvum als zwei verschiedene Arten bezeichnet.

Der Grund dafür besteht darin, daß nach Entdeckung der Sexualformen die Abgrenzung der Arten voneinander möglich ist.

Die Kultur der asexuellen Form **(Abb. 144)** sieht M. gypseum sehr ähnlich. Infolge massenhafter Bildung von Makrokonidien ist die Oberfläche sehr sandig, fast körnig. Im Zentrum entsteht allmählich weißer Flaum.

Pilzdiagnostik 74
Hans Rieth

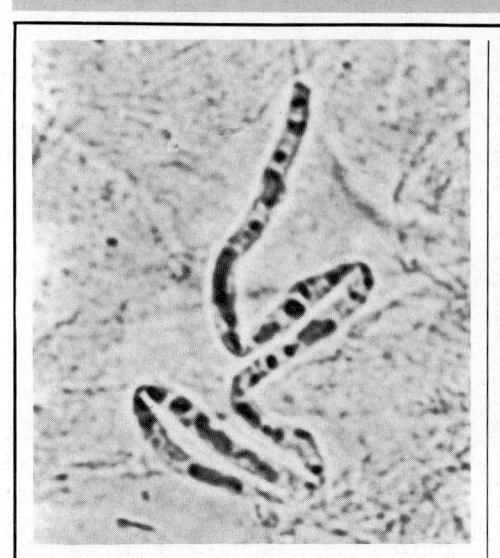

Abb. 145 Junger, in Kurven gewachsener Pilzfaden in einer Hautschuppe. Die Kultur ergab Trichophyton mentagrophytes.

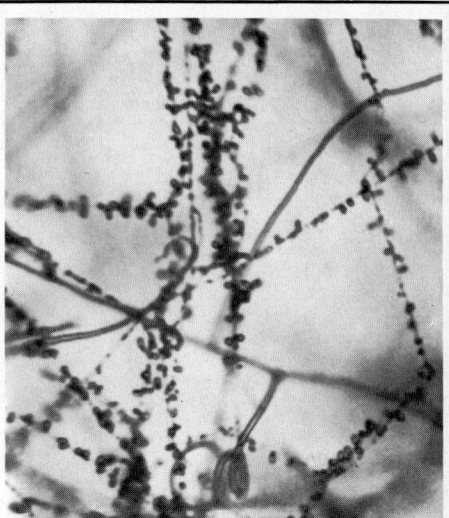

Abb. 146 Mikrokonidien in Ährenform (Akladium-Typ) entlang den Hyphen von Trichophyton mentagrophytes.

Parasitische Wuchsform von Trichophyton mentagrophytes

Ob ein Dermatophyt saprophytisch oder parasitisch wächst, ist mikroskopisch gut erkennbar: Als Parasit setzt sich der Pilz mit den Abwehrmechanismen des Wirtes auseinander. Dies zwingt ihn zu einem reduzierten Wachstum.

Die Ausbildung der Fruktifikationsorgane unterbleibt. Die Fäden wachsen stark gekrümmt in Kurven, wie die **Abb. 145** deutlich erkennen läßt.

Im Kalilaugepräparat löst sich das Wirtsgewebe auf, die Konturen des Pilzfadens, dessen Chitinwand von der Kalilauge nicht zerstört wird, erscheinen infolgedessen gut von der Umgebung abgehoben.

Im Nativpräparat: Keine Mikrokonidien, keine Makrokonidien

Die typischen Fruchtformen der Dermatophyten – Mikrokonidien und Makrokonidien – sucht man im Nativpräparat einer Hautschuppe, eines Nagels oder eines Haares vergeblich, da sie dort nicht gebildet werden, solange diese unter dem Einfluß der Abwehr stehen.

Entnimmt man dieses Material jedoch dem Krankheitsherd, dann handelt es sich fortan nur noch um abgestorbenes organisches Material, auf dem sich die saprophytischen Wuchsformen entwickeln können, sofern keine Hemmstoffe sich darin befinden oder zugesetzt werden.

Saprophytische Wuchsform von Trichophyton mentagrophytes

Die **Abb. 146** zeigt Mikrokonidien entlang den Pilzfäden, die zum Luftmyzel gehören. Der Pilzrasen aus Luftmyzel – vom „Verschimmeln" allgemein bekannt, ist typisch für das saprophytische Stadium.

Ist die Nahrung vollwertig, dann bilden sich typische Fruchtformen, z. B. Mikrokonidien oder Makrokonidien, die asexuell entstehen.

Einige Dermatophyten sind imstande, auch sexuell Sporen zu bilden, die Askosporen in den Cleistothecien, den rundum geschlossenen Fruchtkörpern, die im Luftmyzel gefunden werden können.

Mikrokonidien meist nicht typisch für eine Art

Die Mikrokonidien können rundlich, birnenförmig, ellipsoid, tonnenförmig oder walzenförmig sein, sie können entlang den Fäden gebildet werden oder an Seitenzweigen, die als „appareil sporifère" bezeichnet werden.

Form und Größe unterliegen Schwankungen, die von inneren und äußeren Einflüssen abhängen, so daß exakte Messungen der Mikrokonidien für die Artbestimmung im Einzelfall nicht verwendet werden.

Daß Mikrokonidien entlang den Fäden wachsen, kommt bei mehreren Arten vor, z. B. auch bei Trichophyton rubrum.

Pilzdiagnostik

Hans Rieth

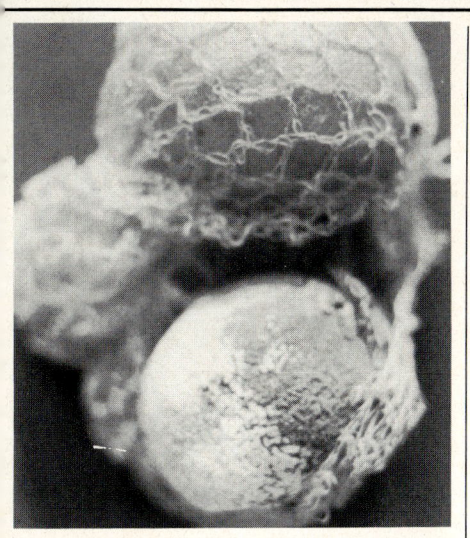

Abb. 147 Auf natürliche Weise durch den Giftpilz Penicillium expansum verschimmelte Zitrone, noch im Einkaufsnetz.

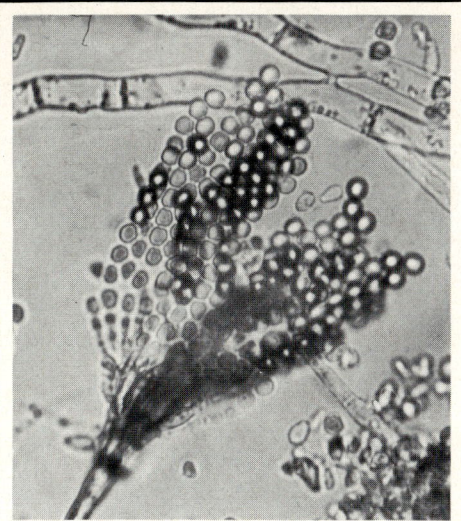

Abb. 148 Typischer Pinsel eines Pinselschimmels mit Ketten von rundlichen Konidien, den asexuellen Sporen.

Giftpilze auf Lebensmitteln

Durch Schimmel verdorbene Lebensmittel, z. B. Zitrusfrüchte **(Abb. 147)**, sind nicht nur ein wirtschaftliches, sondern auch ein gesundheitliches Problem.

Meist sind es Pilze, die nur den Pflanzen schaden, den Menschen aber weder besiedeln noch durch Allergene oder Toxine gesundheitlich schädigen.

Einige Schimmelpilzarten jedoch, z. B. Penicillium expansum, bilden giftige Stoffwechselprodukte, die sogenannten Mykotoxine.

Zu ihnen gehört u. a. das von Penicillium expansum und anderen Arten gebildete Patulin, ein verhältnismäßig einfach gebauter chemischer Körper.

Schimmelpilzgifte kumulieren

Im Gegensatz zu den Giften, z. B. des grünen Knollenblätterpilzes – Phalloidin und Amanitin –, die innerhalb von 24 bis 48 Stunden akute gelbe Leberatrophie und toxische Hämolyse bewirken, sind die Schädigungen durch Schimmelpilzgifte weniger auffällig und werden meist erst später oder gar nicht erkannt.

Einige Stoffwechselprodukte von Schimmelpilzen haben sich als karzinogen erwiesen, wenn sie in subtoxischen Dosen wiederholt zugeführt werden. Sie kumulieren, d. h. es kommt zu einer Anreicherung mit allmählich sich steigernder Wirkung.

Schimmelpinsel mit Konidienketten

Die Pinsel können symmetrisch oder asymmetrisch gebildet sein. Die asexuellen Sporen, Konidien genannt, entstehen hintereinander, so daß parallel laufende oder divergierende Ketten beobachtet werden **(Abb. 148)**.

Schimmelpilzallergie

Ähnlich wie die Pollen von Gras und Getreide können Schimmelpilzsporen Allergien auslösen, z. B. allergische Rhinitis. Schimmelpilzextrakte gehören deshalb zum Rüstzeug bei der Suche nach Allergenen.

Durch Schimmelpilze verdorbene Lebensmittel vernichten

In Zeiten ausreichender Versorgung mit Lebensmitteln besteht keine Veranlassung, durch Verzehr unbekannter, vielleicht giftiger Schimmelpilze ein Gesundheitsrisiko einzugehen.

Auch das Verfüttern an Haustiere ist riskant. Man denke an die 100 000 Truthühner, die 1960 in England nach dem Verzehr von verschimmeltem Erdnußmehl zugrunde gingen.

Allerdings: Der Hungertod heute ist noch schlimmer als der Mykotoxintod morgen oder übermorgen.

Mykosentherapie 51
Hans Rieth

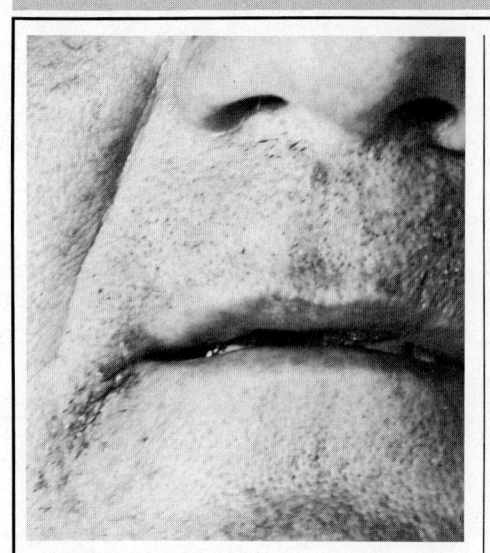

Abb. 99 Candidosis perioralis mit Befall der Haarfollikel durch Candida albicans bei einem 57jährigen Patienten.

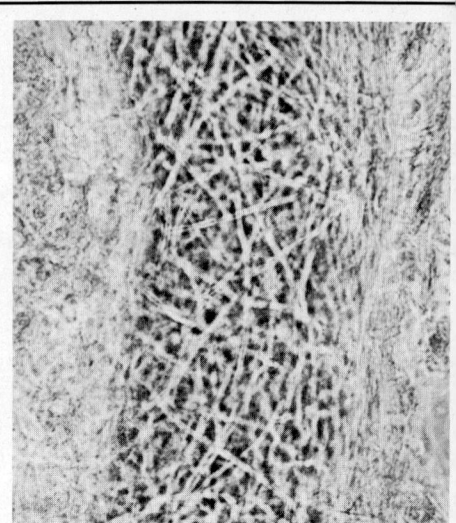

Abb. 100 Von Candida-albicans-Fäden umsponnener Haarschaft ohne die geringste Bildung von Sproßzellen.

Therapie der perioralen Candidose

Wirksam sind zahlreiche Antimykotika, sofern sie in ihrem Wirkungsspektrum auch pathogene Hefen erfassen.
Breitspektrum-Antimykotika sind dann zu bevorzugen, wenn sie eine zusätzliche Wirksamkeit gegen grampositive Bakterien aufweisen und eine solche Begleitinfektion vorliegt.

Therapieresistenz ohne Erregerresistenz

Trotz guter Empfindlichkeit der Erreger bleibt mitunter die Heilung aus, oder es kommt schon bald wieder zu Krankheitserscheinungen. Ob Rezidiv oder Neuinfektion, diese Frage stellt sich immer wieder.
Grundkrankheiten – wie Diabetes – oder fördernde Faktoren spielen zwar oft eine wesentliche Rolle, sie sind letzten Endes aber nur dann von Bedeutung, wenn es nicht gelingt, die Pilze loszuwerden.

Hefe-Nachschub aus der Mundhöhle stoppen

Wird bei der Therapie einer perioralen Candidose **(Abb. 99)** versäumt, auch Mund und Rachen zu sanieren, dann werden ständig Erreger nachgeschoben, so daß chronisch rezidivierende cutane Candidosen die Folge sind.

Haarbefall durch pathogene Hefen

Hefen, die nicht nur Sproßzellen (Blastosporen), sondern neben Pseudomyzel auch echtes, septiertes Myzel bilden, dringen mit Hilfe ihrer Fäden aktiv in den Haarfollikel ein und umspannen den Haarschaft **(Abb. 100)**.
Das mikroskopische Bild erinnert dann an den Kokon einer Seidenraupe.

Therapie mit fungiziden Tensiden

Synthetische Detergentien (Syndets) dringen aufgrund ihrer hohen Oberflächenaktivität tief in den Haarfollikel und auch in feine Hautrisse ein.
Einige Syndets haben eine pilzabtötende Wirksamkeit, sie sind deshalb als Medikament einzustufen. Dies trifft auf Syndets zu, die sich z. B. in Dermowas® oder in Mycatox® Bad befinden.
Aus einigen Tropfen des flüssigen Konzentrates wird durch Vermischen mit Wasser ein feiner Schaum erzeugt; dieser wird auf den Befallsherd für mehrere Minuten aufgetragen und dann sorgfältig abgespült.

Für Mund und Rachen: Dequaliniumsalze und ätherische Öle

Mehrmals tägliches Mundspülen, Sprühen und Gurgeln mit gebrauchsfertigen Lösungen, z. B. Dequonal®, und Lutschen von Halstabletten, z. B. Desber® oder Stringiet®, sind wirksame Maßnahmen, um Mundhöhle und Rachen mykologisch zu sanieren.

Mykosentherapie 52
Hans Rieth

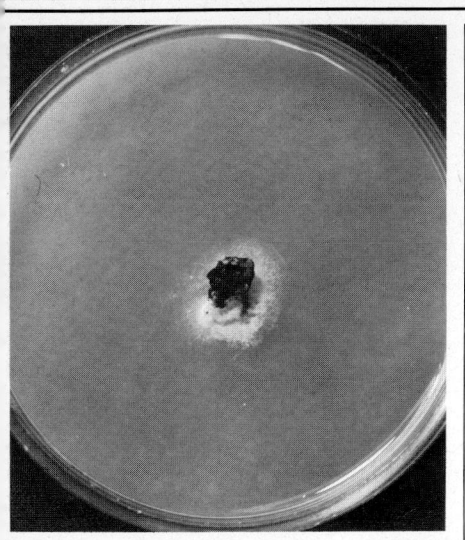

Abb. 101 Aus Ohrenschmalz herauswachsende Primärkultur von Aspergillus niger auf Kimmig-Agar in einer Petrischale.

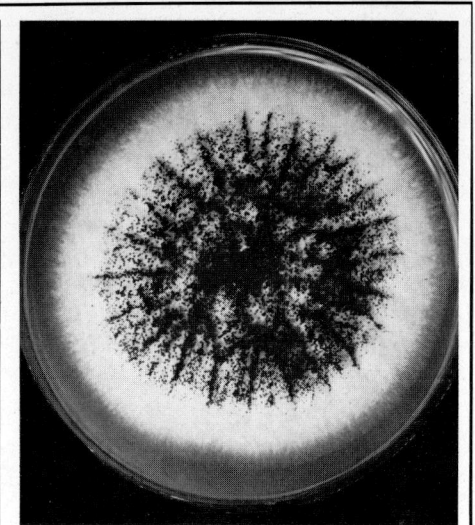

Abb. 102 Reinkultur von Aspergillus niger mit weißem Myzel und schwarzen Konidienköpfchen; deutlich radiär gefurcht.

Schimmelpilze im äußeren Gehörgang

Der äußere Gehörgang bietet einigen Pilzen Schutz und Nahrung, sofern die Bedingungen günstig sind.

Im allgemeinen erweist sich Ohrenschmalz als schwach fungistatisch. Ist der Gehörgang trocken, dann fehlt eingedrungenen Pilzsporen die zum Auskeimen erforderliche Feuchtigkeitsmenge.

Pilzsporen bedürfen – wie Blumensamen – einer Mindestmenge an Feuchtigkeit, damit sie einen Keimschlauch bilden, der aus einem Substrat Nahrung aufnimmt.

Ist der Gehörgang feucht, z. B. bei Schwimmern, die eingedrungenes Wasser nicht entfernen, oder in feucht-heißen Gebieten, dann ist eine wichtige Voraussetzung für die Pilzbesiedelung schon gegeben.

Kommt hinzu, daß ein minderwertiges Ohrenschmalz produziert wird, das nicht fungistatisch ist, dann fehlt nur noch das Einbringen von Pilzsporen in den Gehörgang, damit die „Otomykose" entsteht.

Entnimmt man Ohrenschmalz und gibt es auf Kimmig-Agar, dann wächst am häufigsten Aspergillus niger, mit bloßem Auge gut erkennbar **(Abb. 101)**.

Es gibt mehrere Varianten von Aspergillus niger, insbesondere solche mit weißem Myzel und andere, deren Myzel gelb pigmentiert ist.

Züchtung von Reinkulturen

Ein steriler mykologischer Haken wird in Kimmig-Agar gestippt, dann werden ganz vorsichtig von einem Köpfchen einige Konidien mit dem klebrigen Agar entnommen und auf frischen Nährboden gebracht. Innerhalb von 1–2 Wochen entwickelt sich dann die Reinkultur **(Abb. 102)**.

Topische Therapie

Gut wirksam sind Antimykotika mit breitem Wirkungsspektrum, da diese auch Schimmelpilze erfassen.

Die ersten Behandlungen führt der Arzt selbst durch; allmählich lernt aber mancher Patient das richtige Vorgehen.

Nässende Formen bedürfen häufiger Entfernung des Sekretes oder der mit Ohrenschmalz versetzten Krusten.

Da in vielen Fällen ein Gehörgangsekzem besteht, sind zeitweilig Kortikoide erforderlich, jedoch stets gleichzeitig mit einem Antimykotikum.

Für reine Kortikoide stellen Pilzbesiedelungen eine Kontraindikation dar.

Bakterielle Infektionen können einer Pilzinfektion vorausgehen oder sie begleiten. Grüne Pigmentierung durch Pseudomonas aeruginosa (Pyocyaneus) kann mit Pigmentierung durch grüne Schimmelpilze verwechselt werden. Deshalb sind Kulturen unentbehrlich und auch – ohne Regreßandrohung – zu honorieren.

Mykosentherapie 53
Hans Rieth

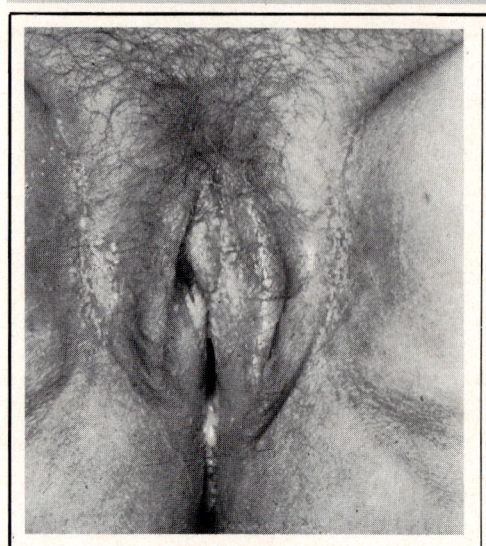

Abb. 103 Vulvovaginitis levurosa mit Fluor albus sowie intertriginöser Schuppung. Erreger: Candida albicans.

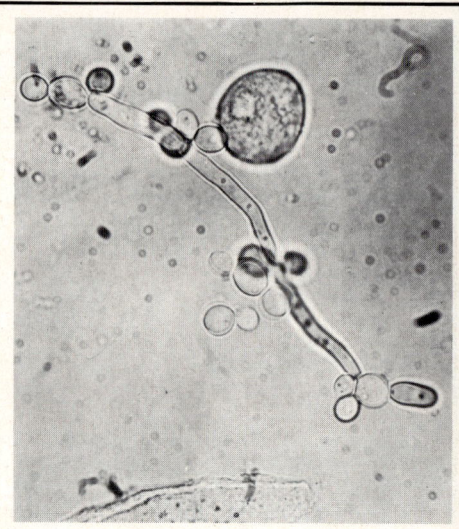

Abb. 104 Vaginalabstrich mit Sproßzellen und Pseudomyzel von Candida albicans sowie einer ovalen Trichomonade.

Mischinfektionen durch Hefen und Trichomonaden

Mischinfektionen sind in der Praxis sicher häufiger, als bisher angenommen wurde. Gemeinsames Vorkommen von pathogenen Hefen verschiedener Gattung und Art mit Trichomonas vaginalis ist klinisch nicht einwandfrei zu diagnostizieren.

Mutmaßungen wie „trichomonadenspezifischer" Geruch oder „schaumiger Fluor" sagen nichts darüber aus, ob außerdem auch noch Hefen anwesend sind.

Gärungshefen, die kleine Gasbläschen produzieren – wie im Bier, im Wein, im Brotteig –, sind eher für schaumigen Fluor verantwortlich als Trichomonaden, die mit ihren 4 Geißeln kaum imstande sind, den Schaum zu erzeugen.

Die Idee, daß Trichomonaden Hefezellen „fressen", hat auch nicht viel für sich. Wenn nach einer trichomonadenspezifischen Therapie die Hefen übrig bleiben und sich vermehren, dann nicht deshalb, weil ihr Feind vernichtet wurde, sondern weil man entweder gar nicht an Hefen gedacht hatte oder sie – wie es immer noch vorkommt – bagatellisierte.

Während der Schwangerschaft sollte schon untersucht werden, bevor es zum Ausfluß kommt **(Abb. 103)**.

Werden Hefen und Trichomonaden nachgewiesen, wie die **Abb. 104** zeigt, ist stets eine kombinierte Therapie indiziert.

Partnerbehandlung

Um den bekannten Ping-Pong-Infektionen entgegenzuwirken, ist die Untersuchung des Partners ratsam. Eine Mitbehandlung ohne Diagnose ist nicht zu empfehlen, da aus anatomischen Gründen Männer weit weniger infiziert sind als Frauen.

Darmsanierung

Die oft propagierte Eliminierung pathogener Hefen aus dem Darm ist dann von Bedeutung, wenn von dort Rezidive – z. B. über die Wäsche – ihren Ausgang nehmen.

Durchaus nicht jede Frau hat pathogene Hefen im Darm. Analabstrich und Stuhluntersuchung durch mykologisch gut ausgebildetes Personal klären die eventuelle Notwendigkeit, Antimykotika einzunehmen.

Mundhöhle und Rachen sanieren

Solange ein eventueller Nachschub aus Mund und Rachen nicht unterbunden wird, ist die Hoffnung auf eine mykologische Darmsanierung eitel.

Gut geeignet für die Eliminierung der pathogenen Hefen aus der Mundhöhle sind Dequaliniumsalze, z. B. im Dequonal®, oder ätherische Öle, z. B. in Stringiet®, sowie die bekannten Antibiotika Nystatin (Candio-Hermal®, Moronal®), Pimaricin (Pimafucin®) und Amphotericin B (Ampho-Moronal®).

Mykosentherapie 54
Hans Rieth

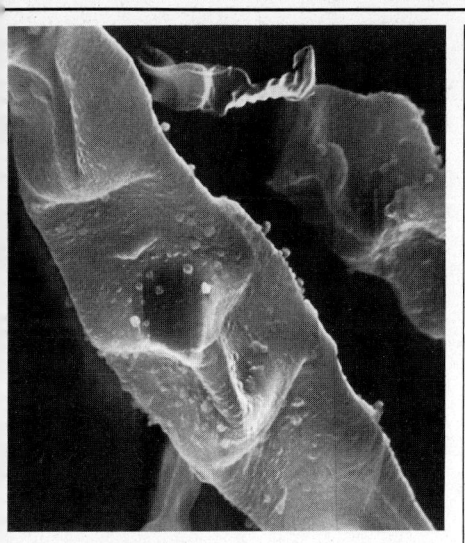

Abb. 105 Bizarr geformte, nicht ganz ausgereifte Makrokonidien von Mikrosporum gypseum. Vergrößerung: 4 500fach.

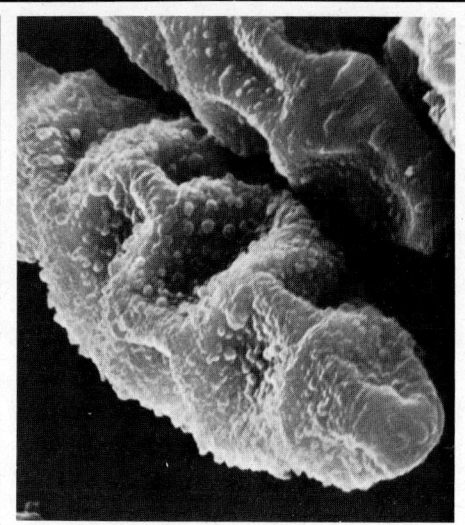

Abb. 106 Normal geformte, reife, typisch geschrumpfte Makrokonidien von Mikrosporum gypseum. Vergrößerung: 4 500fach.

Fünf verschiedene Dermatophyten im Erdbeerbeet

Die Natur rund um den Menschen ist ein wahres Paradies für Pilze, die den Menschen angreifen können.

Sie leben vor allem im biologisch gedüngten Erdboden, wo sie naturbelassene Pflanzenreste oder tierische, organische Substanz vorfinden, die sie mit Hilfe von Enzymsystemen abbauen und als Brennstoff oder Baustoff nutzen.

Folgende Dermatophyten wurden mit der Haarködermethode aus einem Erdbeerbeet in Hamburg-Wandsbek isoliert: Keratinomyces ajelloi, Mikrosporum fulvum, Mikrosporum gypseum, Trichophyton quinckeanum und Trichophyton terrestre.

Man kann sich also beim Arbeiten im eigenen Garten anstecken oder beim Erdbeerpflücken auf dem Lande oder bei anderen Garten- und Landarbeiten.

Immer nur die Schwimmhallen zu beschuldigen, ist zwar weit verbreitet, aber niemand braucht sich dort anzustecken; denn die Ansteckungsgefahr ist bekannt und läßt sich durch Verwendung der Sprühanlagen praktisch ausschalten.

Die nicht bewußt gemachten Ansteckungsgefahren sind in vielen Fällen von größerer Bedeutung, weil nicht daran gedacht wird. Hier kann durch Aufklärung geholfen werden.

Beobachtungen im Rasterelektronenmikroskop (REM)

Es gibt noch keinen Atlas, der die wichtigsten humanpathogenen Pilze in ihrem Formenreichtum darstellt.

Nicht einmal für einen einzigen Pilz ist dies bisher gelungen; es ist nicht einmal versucht worden.

Wie nötig es ist, kleinste Details zu kennen und zu erkennen, sollen zwei Abbildungen belegen:

Abb. 105 zeigt eine noch nicht ganz ausgereifte Makrokonidie von Mikrosporum gypseum, die zudem etwas mißgebildet ist. Daneben liegt eine kleinere, nur rudimentär entwickelte Form.

Abb. 106 zeigt dagegen eine zunächst normal entwickelte, dann infolge Austrocknung geschrumpfte Makrokonidie von Mikrosporum gypseum.

Deutlich erkennbar sind die zahlreichen Protuberanzen auf der Wandoberfläche. Auch die 5 Querwände (Septen) sind auszumachen.

Sehr interessant sind die Längsversteifungen zwischen Septum 1 und 2 sowie zwischen Septum 3 und 4. Diese Strukturen sind bisher noch nicht beschrieben worden. Sie treten erst beim Austrocknungsprozeß deutlich in Erscheinung.

Mykosentherapie 55
Hans Rieth

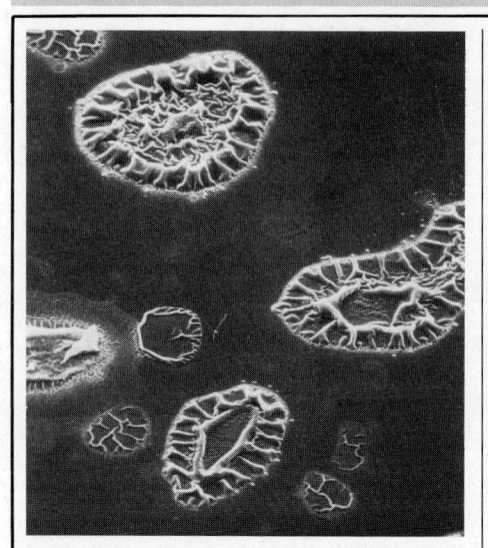

Abb. 107 Clotrimazol in Form von Canesten® Spray nach Aufsprühen auf ein Deckglas. Vergrößerung 350fach.

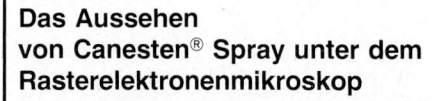

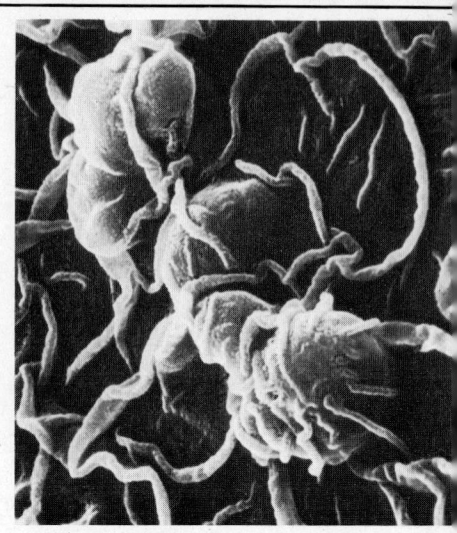

Abb. 108 Sproßzellen von Torulopsis candida, mit Clotrimazol (Canesten® Spray) übersprüht. Vergrößerung 7000fach.

Das Aussehen von Canesten® Spray unter dem Rasterelektronenmikroskop

Die **Abb. 107** zeigt ungleichmäßig verteilt, aber in der Struktur sehr ähnlich, mehrere Sprühtröpfchen auf einem Deckglas, die entstanden sind, nachdem aus einer Originaldose mit Sprühdüse ein wenig dieses Breitspektrum-Antimykotikums aufgebracht wurde.

Die abgebildeten kleinen Häufchen sind sehr eigenartig strukturiert. Ihre genaue Zusammensetzung wird sich erst ermitteln lassen, wenn das Rezept in allen Einzelheiten bekannt gegeben wird.

Aus dieser Beobachtung läßt sich ableiten, daß eine völlig gleichmäßige Verteilung auf einem fettfreien Deckglas nicht erzielt wurde.

Zellen der Hefe Torulopsis candida unter Canesten® Spray

Nie gesehene, ganz ungewöhnliche Strukturen zeigt die **Abb. 108**. Unter den fädigen Gebilden, die aus dem Canesten® Spray hervorgegangen sind, liegen mehrere Sproßzellen von Torulopsis candida. Es wird Aufgabe gezielter Forschung sein, aufzuklären, um was es sich hierbei handelt. Inwiefern die Bestandteile des Sprays nun die Hefezellen abtöten, ist eine weitere sehr interessante Frage. Auf die Antwort wird man sehr gespannt sein.

Standortwechsel der Hefen therapeutisch berücksichtigen

Hefen gelangen auf vielfältige Weise von der Haut auf die Schleimhäute, von der Mundhöhle auch in den Genitalbereich, über Waschungen mit Hilfe von Schwämmen und Waschlappen von einem Menschen zum andern. Auch Eßgeschirr oder Trinkgläser spielen bei der Pilzübertragung eine Rolle.

Pathogene Hefen gehören nicht zur physiologischen Flora des Menschen

Krankheitserreger als physiologisch zu bezeichnen, bedeutet für Erkrankte ein gefährliches Risiko. Abzuwarten, bis schwere Schäden durch pathogene Hefen auftreten, ist nicht zu verantworten. Wenn keine Möglichkeit besteht, zwischen pathogenen und apathogenen Pilzen zu unterscheiden, sollten bei Kranken besser alle Pilze eliminiert werden, bevor es zu spät ist.

Immer wieder bedeutsam: Anti-Pilz-Diät

Traubenzucker und Fruchtzucker sind die beste Nahrung für Hefepilze. Deshalb sind diese und andere Kohlenhydrate bei Hefemykosen stark zu reduzieren. Statt Obst sind Gemüse und Salate zu verordnen. Verboten sind auch Eiskrem und Süßigkeiten aller Art.

Mykosentherapie 56
Hans Rieth

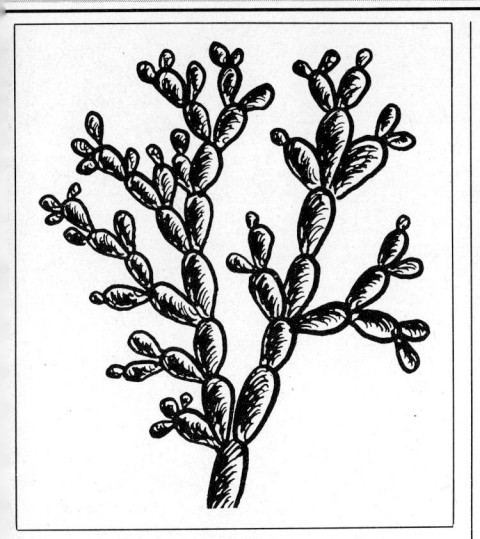

Abb. 109 Vegetationskörper von Cladosporium herbarum mit ovalen Zellen, die durch Sprossung entstanden sind wie bei Hefen.

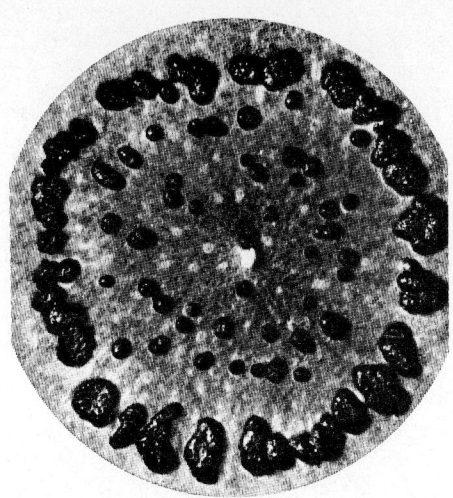

Abb. 110 Makrokolonie von Botrytis cinerea mit tiefschwarzen, glänzenden Sklerotien in einer Petrischale auf Kimmig-Agar.

Therapie der Pilzallergie

Sie richtet sich nach den tatsächlich vorliegenden Krankheitserscheinungen und ist in vielen Fällen zunächst symptomatisch. Eingesetzt werden vor allem Kortikosteroide und Antihistaminika.

Wenn man bedenkt, daß auch die Penicillinallergie im Grunde genommen eine Pilzallergie ist, dann ergibt sich daraus, wie weit gesteckt das Gesamtproblem ist und wie die Zusammenhänge sind.

Allergenkarenz

Es ist unbedingt anzustreben, die für die Allergie verantwortlichen Pilze, insbesondere ihre Sporen (meist sind es die ungeschlechtlichen Formen, die Konidien) zu meiden. In feuchten Wohnungen sind Pilzrasen auf Tapeten oder Holz mit fungiziden Mitteln zu beseitigen.

Hyposensibilisierung

Auf diesem Gebiet macht die Forschung Fortschritte. Es stehen zahlreiche Extrakte zur Verfügung, doch ist sehr sorgfältiges Vorgehen erforderlich. Insbesondere ist auf mögliche Nebenwirkungen zu achten.

Verschiedene Firmen bieten ganze Programme an. Wenn der verantwortliche Pilz bekannt ist, kann eine monospezifische Hyposensibilisierung durchgeführt werden.

Pilze, die Mykosen bei Pflanzen verursachen, können den Menschen sensibilisieren.

Gefährdet sind bestimmte Berufsgruppen wie Gärtner und Landwirte. Aber auch alle Naturfreunde und Gartenliebhaber können mit diesen Pilzen in Kontakt kommen.

Cladosporium herbarum

Dieser grünlichschwarze Pilz verursacht auf Gurken, Bohnen und anderen Pflanzen schwärzliche Flecken. Im Sommer und Herbst ist er sehr häufig in der Außenluft anzutreffen.

Mitunter wächst er als „schwarze Hefe" und bildet seinen Vegetationskörper durch Sprossung **(Abb. 109)**.

Botrytis cinerea

Dieser „Grauschimmel" kommt bei nassem Wetter auf Erdbeeren, Brombeeren und anderen Früchten vor und bewirkt bei Weintrauben die bekannte „Edelfäule".

Weinbauern, Gemüse- und Obstbauern sind insbesondere im Herbst gefährdet. Wenn bei nassem Wetter die Früchte rasch verschimmeln und dann Trockenheit einsetzt, kann es zu sehr hohen Sporenkonzentrationen in der Luft kommen.

Die Kultur des Pilzes zeigt schwarze Sklerotien **(Abb. 110)**.

Mykosentheraphie 57
Hans Rieth

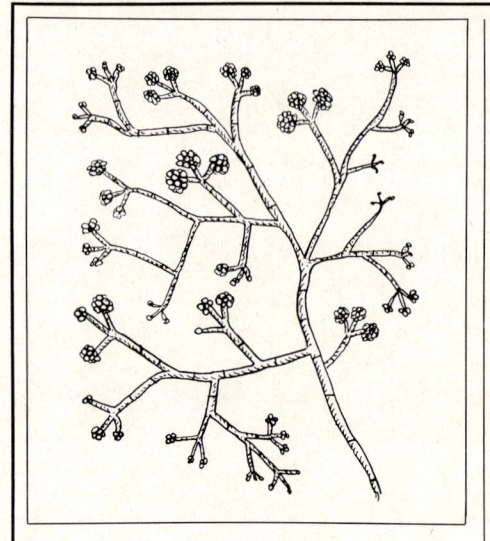

Abb. 111 Trichoderma viride mit zahlreichen endständigen Konidienbüscheln an septiertem Luftmyzel, in Staub vorkommend.

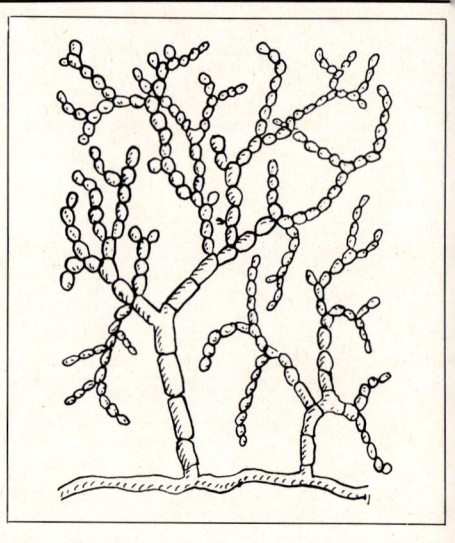

Abb. 112 Eiförmige, aneinander hängende Ektokonidien von Monilia (Neurospora) sitophila, dem ziegelroten Brotschimmel.

Allergie durch Trichoderma viride

Ein grünlich wachsender Schimmelpilz, im Erdboden, im Staub und auf Pflanzen weit verbreitet, wird leicht mit grünen Penicillium-Arten verwechselt, da die Kulturen makroskopisch ähnlich sind.

Bei mikroskopischer Betrachtung zeigt sich jedoch, daß Trichoderma viride keine Pinsel bildet wie Penicillium, sondern zahlreiche endständige Konidienbüschel **(Abb. 111)**.

Trichoderma viride ist am Abbau organischer Substanz beteiligt. Einige verwandte Arten sind sogar befähigt, auf anderen Pilzen parasitisch zu leben.

Die Bedeutung für den Menschen ist noch nicht geklärt. Sollte der Pilz jedoch in Untersuchungsmaterial vom Menschen nachgewiesen werden, ist auf alle Fälle für eine rechtzeitige Eliminierung Sorge zu tragen.

Antimykotika mit breitem Wirkungsspektrum sind hierfür geeignet, z. B. Clotrimazol (Canesten®).

Der ziegelrote Brotschimmel

Monilia (Neurospora) sitophila ist ein ungewöhnlich rasch wachsender Pilz, der in Notzeiten schlecht ausgebackenes Brot im Innern rot verschimmeln läßt.

Bei abergläubischen Menschen galt dies als sicheres Zeichen von Verhextsein.

Aus dem Erdboden gelangen die Pilzsporen, meist sind es Ektokonidien **(Abb. 112)**, über das Korn ins Mehl; sie sind sehr hitzeresistent (bis 75 °C).

Besonders gefährdet sind Bäcker und Getreidearbeiter.

In Indonesien wurden früher rot verpilzte Erdnußkuchen als Leckerbissen verzehrt.

Im Pilzlaboratorium sind Infektionen mit Monilia sitophila sehr gefürchtet. Innerhalb weniger Tage dringen die Pilzsporen und -fäden zwischen Deckel und Boden von Petrischalen hindurch und wuchern über andere Pilze hinweg.

Die Bekämpfung erfolgt mit pilzwirksamen Desinfektionsmitteln.

Allergologische Bedeutung

Antigenextrakte stehen im Handel zur Verfügung, um im Verdachtsfalle entsprechende Tests durchzuführen.

Über Hyposensibilisierungserfolge ist bisher wenig bekannt.

Je häufiger jedoch Monilia sitophila als eventuell schädlicher Pilz in Betracht gezogen wird, um so eher werden therapeutische Maßnahmen eingesetzt und beurteilt werden können.

Die Therapie berücksichtigt die Lokalisation (Bronchitis, Asthma, Ekzem) sowie Art und Schwere der Krankheitserscheinungen.

Mykosentherapie 58

Hans Rieth

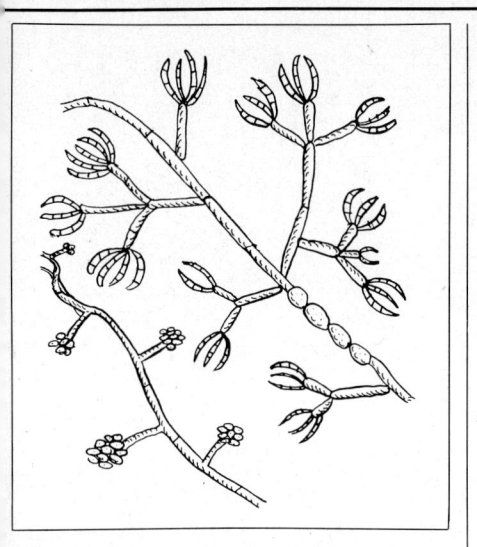

Abb. 113 Rundliche Mikrokonidien und größere sichelförmige Makrokonidien von Fusarium oxysporum, aus Sputum isoliert.

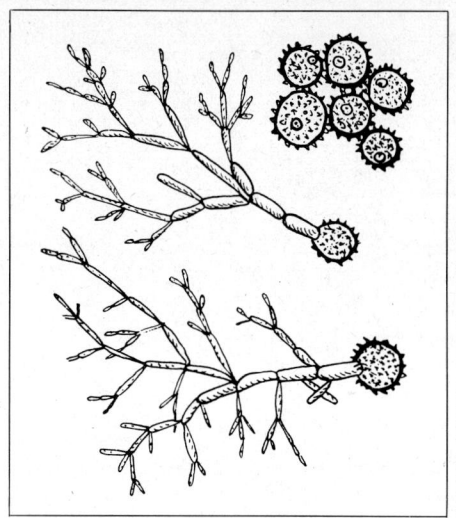

Abb. 114 Zwei ausgekeimte und sechs nicht ausgekeimte Brandsporen von Ustilago tritici, dem Erreger des Weizenflugbrandes.

Schimmelpilze der Gattung Fusarium

In zunehmendem Maße gewinnt die Gattung Fusarium auch für den Menschen an Bedeutung, z. B. als Erreger von chronischen Nagelmykosen, vor allem der Zehennägel.

Sehr bemerkenswert ist, daß die Mikrokonidien von bestimmten Fusarium-Arten in der Kultur, die zunächst rein weiß aussieht, allein vorkommen können und dann von der Formgattung Cephalosporium nicht abgrenzbar sind.

Treten später die meist etwas bananenförmigen Makrokonidien auf, klärt sich das Bild. Auch Chlamydosporen werden gebildet **(Abb. 113)**.

Fusariumpilze sind im Erdboden sehr weit verbreitet. Von dort gelangen die Sporen an Gras und Getreide und verursachen an diesen Pflanzen „Fußmykosen"; die Halme knicken dann um.

Zur Zeit der Schneeschmelze tritt der berüchtigte Schneeschimmel am Getreide auf, wodurch die jungen Pflanzen zerstört werden.

Fusariummykosen beim Menschen sind sehr therapieresistent. Die Behandlung mit Griseofulvin ist nicht indiziert, da dieses systemisch wirkende Antimykotikum gegen Fusariumpilze nicht wirksam ist.

Am ehesten geeignet sind Antimykotika mit breitem Wirkungsspektrum. Doch muß dafür gesorgt werden, daß das Mittel auch dorthin gelangt, wo die jungen Pilzfäden in das noch gesunde Gewebe eindringen.

Nagelextraktion ratsam

Von Fusarium befallene Nägel zu extrahieren, kann dann indiziert sein, wenn sichergestellt ist, daß die Nachbehandlung mit einem wirksamen Antimykotikum solange konsequent durchgeführt wird, wie der Nagel braucht, um vollständig herauszuwachsen.

Nachbehandlung bei Zehennägeln: 1–2 Jahre

Man sollte sich keinen Illusionen hingeben und den Patienten ernsthaft auf die lange Nachbehandlung hinweisen.

Fingernägel brauchen immer mehrere Monate, bis sie voll nachgewachsen sind, Zehennägel meist 1–2 Jahre.

Durchblutungsstörungen sollten mitbehandelt werden.

Ustilago tritici

Sehr selten können die Brandsporen von Ustilago tritici, dem Erreger des Weizenflugbrandes **(Abb. 114),** auch beim Menschen Krankheitserscheinungen auslösen, insbesondere nach Einatmen.

Es kommt zu Rhinitis oder Asthma wie nach dem Einatmen von Pollen.

Mykosentherapie 59
Hans Rieth

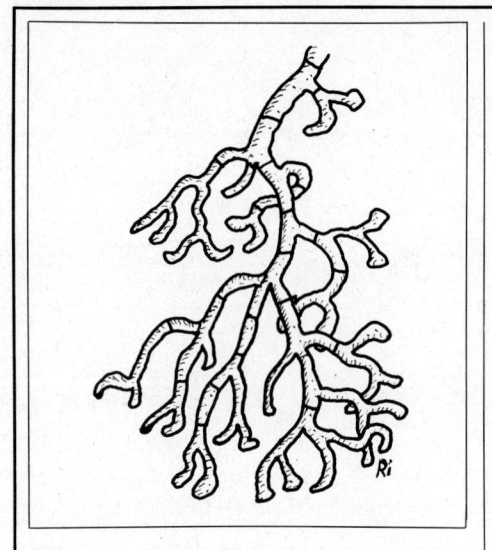

Abb. 115 „Kronleuchter" von Trichophyton schoenleinii, auch als „Hirschgeweih" bezeichnet, nach einem Kulturbild auf Kimmig-Agar.

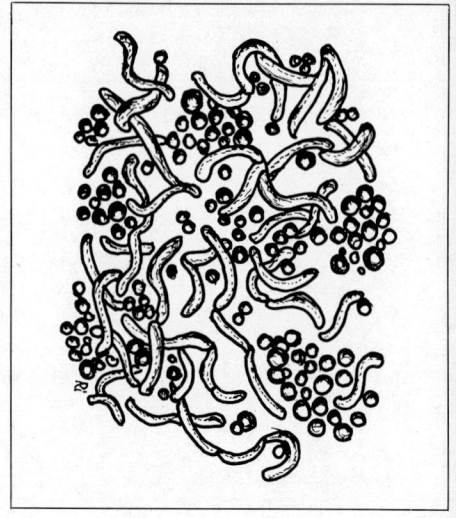

Abb. 116 Strukturen von Malassezia furfur aus einem Nativpräparat in 15%iger Kalilauge: Rundzellhaufen und kurze gekrümmte Fäden.

Favus wird eingeschleppt

In Ländern des östlichen Mittelmeerraumes, in Vorderasien und Afrika ist die Erkrankung an Favus noch immer aktuell.

Einschleppungen der Erreger dieser besonders hartnäckigen Dermatomykose finden – oft unbemerkt – in zunehmendem Maße statt.

Meist handelt es sich um Kopffavus, selten sind auch die Nägel befallen.

Kultureller Pilznachweis

Entscheidend für die Diagnose ist der kulturelle Pilznachweis. Man verimpft auf Kimmig-Agar, der u. a. bei den Firmen Biotest-Serum-Institut, Frankfurt/Main, und E. Merck, Darmstadt, erhältlich ist, etwa 20–30 Haarstümpfe und beobachtet die Kulturen etwa 3–6 Wochen.

Die Kolonien sind weißlich-grau bis bräunlich und stark zerklüftet. Sie wachsen sehr langsam und sehen anfangs wie mit Mehl bestäubt aus, so schwach entwickelt ist das Luftmyzel.

Kronleuchter und Hirschgeweihe

Am Rande der Kulturen lassen sich bei schwacher bis mittelstarker Vergrößerung im Mikroskop Strukturen aus Pilzfäden erkennen, die an Hirschgeweihe denken lassen. Mitunter läßt sich – mit etwas Phantasie – auch ein Kronleuchter erkennen **(Abb. 115)**.

Griseofulvin-Therapie bei Favus dringend erforderlich

Ist die Diagnose gesichert, muß unverzüglich mit der innerlichen Griseofulvin-Therapie begonnen werden. Bei Erwachsenen beträgt die Tagesdosis 500 mg. Sehr zweckmäßig ist die Verordnung von Fulcin®S 500, morgens 1 Tabl., da auf diese Weise die Vergeßlichkeit des Patienten besser ausgeschaltet wird, als wenn 4mal täglich 1 Tablette zu 125 mg Griseofulvin eingenommen werden soll.

Zusätzlich muß unbedingt auch die Lokaltherapie mit einem Mittel durchgeführt werden, das gegen Dermatophyten wirkt, z. B. mit einem Breitspektrum-Antimykotikum wie Clotrimazol (Canesten®).

Die Behandlungsdauer beträgt sowohl für die innerliche wie auch für die äußerliche Anwendung mehrere Monate.

Pityriasis (Tinea) versicolor

Die häufigste Dermatomykose in warmen Ländern ist die Tinea versicolor. Die Befallszahlen gehen bis an die 100 %.

Der Erreger, Malassezia furfur, ist im Mikroskop leicht zu erkennen.

Typisch sind Rundzellhaufen und kurze gekrümmte Fäden **(Abb. 116)**.

Die rundlichen Zellen entstehen im Innern der Fäden. Es handelt sich demnach nicht um Sproßzellen.

Mykosentherapie 60
Hans Rieth

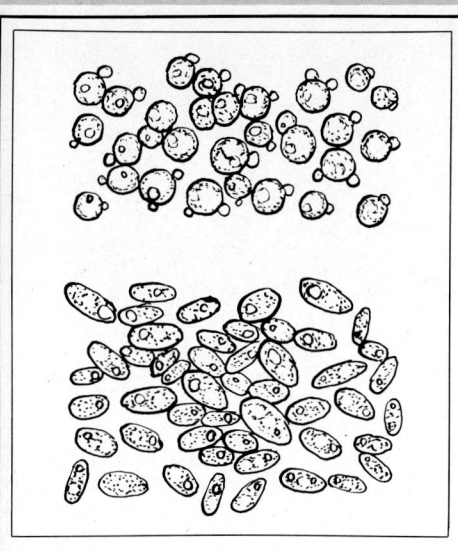

Abb. 117 Zwei verschiedene Torulopsis-Arten mit rundlichen bzw. kurzovalen Blastosporen (Sproßzellen).

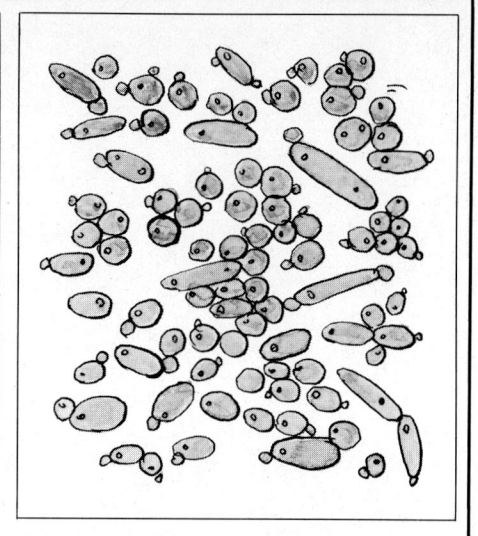

Abb. 118 Rhodotorula rubra mit rundlichen, kurzovalen und etwas länger gestreckten rosafarbenen Blastosporen.

Zur Therapie der Torulopsidose

Erkrankungen durch Hefen der Gattung Torulopsis sprechen auf die gleichen Mittel an, die auch bei Candidose indiziert sind.

Allerdings muß gesagt werden, daß die Empfindlichkeit von Torulopsis-Arten, wie z. B. Torulopsis glabrata, Torulopsis candida oder Torulopsis dattila oft geringer ist als die Empfindlichkeit von Candida albicans und den verwandten Candida-Arten.

Infolgedessen ist beim Nachweis von Torulopsis-Hefen höher zu dosieren und die Applikationshäufigkeit zu erhöhen.

Ratsam ist auch eine längere Behandlungsdauer und die Sanierung etwaiger Nachschubbasen.

Bei der Verlaufskontrolle ist zu beachten, daß die rundlichen oder kurzovalen Sproßzellen, wie in **Abb. 117** dargestellt, sich von Candida-Sproßzellen gar nicht abgrenzen lassen. Verwechslungen sind infolgedessen an der Tagesordnung.

Therapieerfolge schwer zu beurteilen

Solange Erkrankungen durch Torulopsis-Hefen als solche gar nicht erkannt werden, sind Angaben über Therapieerfolge natürlich noch selten. Dies wird sich aber ändern, da die Anzahl der Ärzte, die einen Grundkursus und ein weiterführendes „Seminar für Mykologie" absolviert haben, ständig steigt.

Therapie einer Rhodotorulose

Ob eine echte Erkrankung durch Rhodotorula rubra **(Abb. 118)** vorliegt oder eine Kolonisation, d. h. eine Besiedelung ohne Krankheitserscheinungen, ist oft nur sehr schwer zu entscheiden.

Allzu unbekannt ist die Tatsache, daß zahlreiche unspezifische Krankheitserscheinungen auch von Hefen ausgelöst werden können, von denen man noch nicht viel gehört hat.

Ratsam ist es, nicht abzuwarten, ob nachgewiesene Hefen der Gattung Rhodotorula sich schließlich doch als gefährliche Erreger erweisen.

Vielmehr sollten auf jeden Fall bei Risikopatienten auch Rhodotorulabesiedelungen durch entsprechende Therapie beseitigt werden, bevor es zu spät ist.

Hefespezifische Mittel

Alle Antimykotika, die gegen Candida-Arten geprüft und als wirksam befunden sind, lassen sich zur Bekämpfung der Rhodotorula-Hefen einsetzen.

Dazu gehören auch Antimykotika mit breitem Wirkungsspektrum, sofern die entsprechende galenische Zubereitungsform zur Verfügung steht.

Es sind dies Externa in Form von Pasten, Salben, Puder usw., Vaginaltherapeutika sowie Mittel für die innerliche Lokaltherapie.

Mykosentherapie 61
Hans Rieth

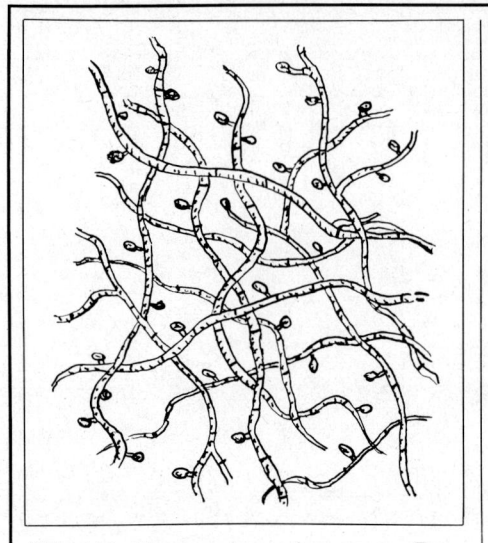

Abb. 119 Monosporium apiospermum, Erreger der Monosporiose; die perfekte Form heißt Petriellidium boydii.

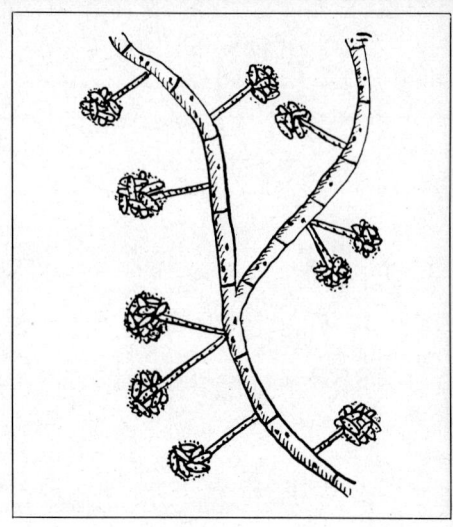

Abb. 120 Cephalosporium acremonium, Erreger der Cephalosporiose vor allem der Haut und der Nägel.

Ist beim Nachweis von Monosporium apiospermum eine Therapie erforderlich?

Die Eliminierung der Pilzelemente ist auf jeden Fall erforderlich. Ob man dies Therapie nennt, kann man diskutieren.

Ein Streit über ,,saprophytisch", ,,parasitisch", ,,pathogen", ,,fakultativ-pathogen", ,,physiologische Pilzflora" und dergleichen mehr auf dem Rücken des Patienten auszutragen, dient nicht der raschen Heilung.

Es ist völlig abzulehnen, mit der Beseitigung der Pilze zu warten, bis der Beweis erbracht ist, daß der isolierte Pilz tatsächlich die im Befund bezeichneten Krankheitserscheinungen verursacht oder wenigstens mitverursacht hat.

In der Praxis bedeutet dies: Zuallererst werden die nachgewiesenen Pilze unverzüglich entfernt. Über das Wie läßt sich reden.

Möglichkeiten der Pilzeliminierung

Solange nicht feststeht, ob Monosporium apiospermum **(Abb. 119)** in der Pathogenese des betreffenden Falles eine Rolle spielt, gilt als oberstes Gebot, wirksame Reinigungsmaßnahmen durchzuführen.

Auf der Haut und im äußeren Gehörgang sind Syndets mit fungizider Wirkung angezeigt, z. B. *Dermowas*.

Wird der Pilz im Sputum nachgewiesen, dann sind Inhalationen mit einem Antimykotikum + Schleimlöser erforderlich.

Sitzen die Pilze tief im Gewebe, z. B. bei einem Myzetom, lassen sich chirurgische Eingriffe kaum vermeiden.

Therapie der Nagelcephalosporiose

Nagelmykosen durch den Schimmelpilz Cephalosporium acremonium **(Abb. 120)** und seine Verwandten gehören zu den besonders schwierigen Fällen.

Da Schimmelpilze nicht auf Griseofulvin ansprechen, fällt die innerliche Therapie mit diesem Antibiotikum weg.

Es bleibt zunächst nur die Lokaltherapie mit einem Breitspektrum-Antimykotikum. Hier trägt die Compliance des Patienten sehr zur Heilung bei.

Falls der pilzbefallene Nagel extrahiert wird – von Fall zu Fall ratsam –, dann ist trotzdem eine sorgfältige Lokaltherapie nötig, bis der Nagel gesund nachgewachsen ist.

Wird der Nagel nicht extrahiert, dann ist es die Aufgabe des Arztes, die erste Entfernung des verpilzten Teiles der Nagelplatte selbst vorzunehmen.

Aufgabe des Patienten ist es jedoch, nach dem täglichen warmen Fußbad Nagelbett und den Rest der Nagelplatte von Detritus zu reinigen, damit das Antimykotikum an der Grenze zum gesunden Gewebe die Pilze erfaßt.

Mykosentherapie 62

Hans Rieth

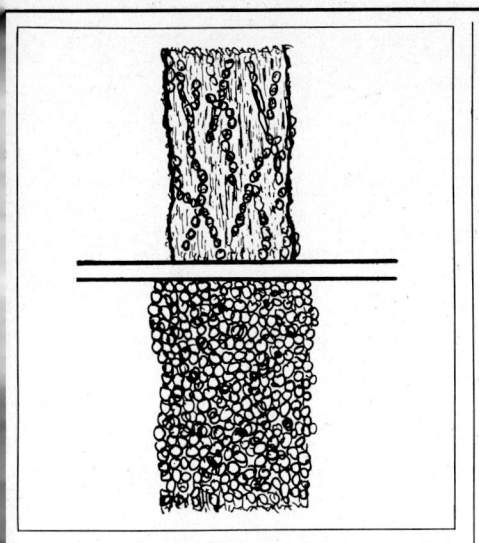

Abb. 121 Haarbefall durch Pilze der Gattung Trichophyton. Oben: außen am Haar (ektotrich); unten: ekto-endotrich.

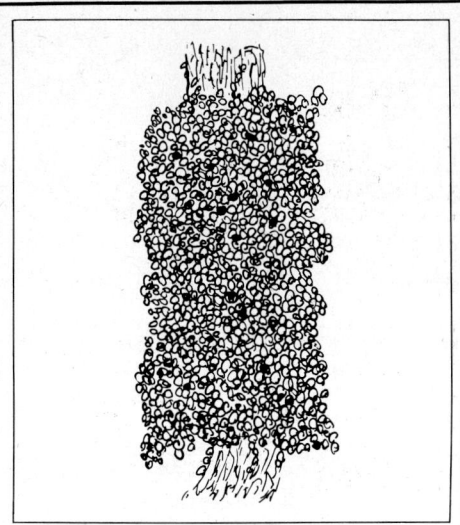

Abb. 122 Haarbefall durch Pilze der Gattung Mikrosporum. Typische Pilzsporenmanschette rund um das Haar.

Zur Therapie der Pilomykosen durch Dermatophyten

Die Bezeichnung „Trichomykose" wäre logisch für den Pilzbefall der Haare. Sie ist jedoch einstweilen noch in Gebrauch für den Haarbefall durch Strahlenpilze – und die zählt man jetzt zu den Bakterien. Trichophytie ist nur begrenzt verwendbar, nämlich nur dann, wenn es sich um Pilze der Gattung Trichophyton handelt. Erkrankungen durch Pilze der Gattung Mikrosporum nennt man Mikrosporie, aber nicht Trichophytie.

Alle Dermatophyten sind griseofulvinempfindlich

Ist man sicher, daß ein Dermatophyt der Erreger ist, dann ist ein Empfindlichkeitstest (oder eine Resistenzbestimmung) überflüssig.

Mitunter bestehen aber Zweifel, ob ein weißflaumiger Pilz ein Dermatophyt ist oder ein Schimmelpilz. Dann sind Empfindlichkeitsbestimmungen sehr hilfreich. Alle Dermatophyten sind griseofulvinempfindlich, Schimmel aber nicht.

Der Curling-Effekt

Nicht das mehr oder weniger gehemmte Wachstum der Makrokultur auf Pilznährboden (am besten Kimmig-Agar) ist für die Bewertung entscheidend, sondern das nur mikroskopisch zu beurteilende Auftreten des Curling-Effektes, d. h. der Wellung der Pilzfäden.

Systemische Therapie

Griseofulvin wird bei Erwachsenen in einer Tagesdosis von 500 mg eingenommen, vorteilhaft nur einmal am Tag. Unterdosierung (durch Vergessen einzelner Dosen) ist Hauptgrund für Versager.

Sonntags nie

Um eine etwaige Kumulierung zu vermeiden, bleibt ein Tag in der Woche griseofulvinfrei, z. B. der Sonntag.

Pilzbefallene Haare abschneiden

Griseofulvin tötet nicht die Pilzsporen am oder im Haar, schützt aber das nachwachsende griseofulvinhaltige Haar, da dieses schneller herauswächst, als die gewellten Pilzfäden hineinwachsen.

Lokaltherapie erforderlich

Damit die außen am Haar oder im Innern sitzenden Pilzsporen **(Abb. 121 und 122)** abgetötet werden, ist die Verwendung fungizider Lokaltherapeutika dringend erforderlich.

Gut geeignet sind die modernen Antimykotika mit breitem Wirkungsspektrum, aber auch monospezifische Dermatophytenmittel.

Kontrolle unter Woodlicht

Eine Mikrosporie des behaarten Kopfes[*] ist ausgeheilt, wenn unter Woodlicht keine gelblichgrüne Fluoreszenz mehr auftritt.

[*] Ab. 1.1.1980 nicht mehr meldepflichtig.

Mykosentherapie 63
Hans Rieth

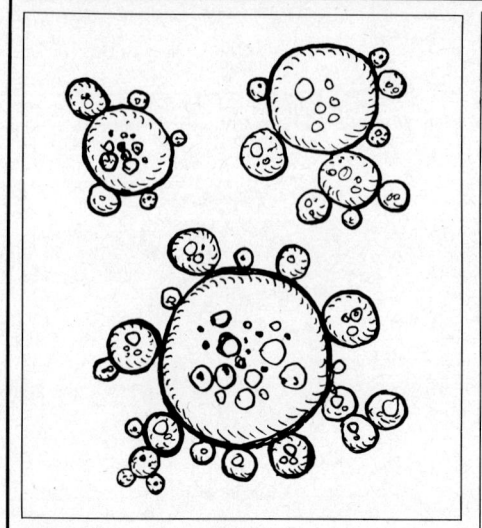

Abb. 123 Verschieden große rundliche Sproßzellen von Paracoccidioides brasiliensis, auf Kimmig-Agar bei 37 °C.

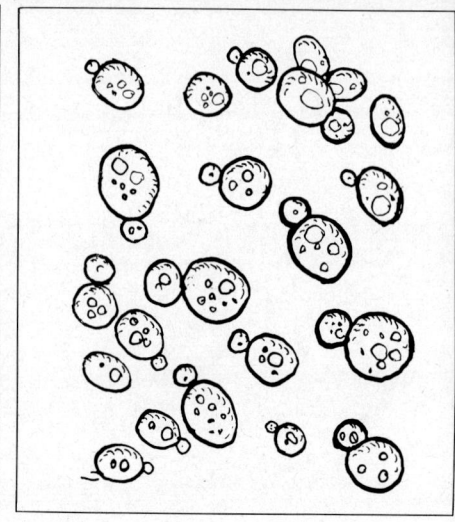

Abb. 124 Ziemlich gleichgroße rundliche Sproßzellen von Blastomyces dermatitidis auf Kimmig-Agar bei 37 °C.

Was sind Blastomykosen?

Um zunächst einmal einem Mißverständnis entgegenzutreten: Krankheiten durch Hefen der Gattung **Candida** sind **keine** Blastomykosen. Als übergeordneter Begriff bürgert sich hierfür **Levurose** ein.

Blastomykosen sind Krankheiten durch Pilze, die bei 37 °C im Gewebe Sproßzellen bilden und wie folgt benannt werden: Blastomyces dermatitidis, Paracoccidioides (Blastomyces) brasiliensis, Loboa loboi und Cryptococcus neoformans.

Blastomyzeten

Die Bezeichnung „Blastomyzeten" wird vorwiegend für die Erreger der Blastomykosen gebraucht. Andererseits gibt es die Auffassung, Blastomyzeten mit Sproßpilzen gleichzusetzen.

Grotesk: Die Erreger der Nordamerikanischen und der Südamerikanischen Blastomykose sind gar keine reinen Hefen, sondern bei Zimmertemperatur und in der freien Natur Schimmelpilze mit Konidien am Luftmyzel; sie sind also biphasisch.

Der Erreger der Kryptokokkose (veraltet: Europäische Blastomykose) wächst dagegen niemals als Schimmelpilz mit Luftmyzel, sondern immer hefeartig und bräunlich, sowohl bei Zimmertemperatur von etwa 20–22 °C wie auch bei Brutschranktemperatur von 37 °C.

Der Erreger der Keloidblastomykose (Lobomykose) konnte bisher nicht kultiviert werden.

Zur Therapie der Blastomykosen

Am besten sind die Erfolge bei der Südamerikanischen Blastomykose: Sulfonamide, Amphotericin B und Miconazol stehen zur Verfügung.

Die Sulfonamidbehandlung erstreckt sich über mehrere Jahre, ist aber ambulant durchzuführen. Amphotericin B läßt sich nur unter Beachtung strenger Vorkehrungen i. v. infundieren. Miconazol wurde mit Erfolg i. v. und in Tablettenform gegeben.

Für den Erfolg maßgebend ist nicht nur die Abheilung der Krankheitserscheinungen, sondern die völlige Eliminierung der Erreger **(Abb. 123)**.

Bei der Nordamerikanischen Blastomykose sind Sulfonamide ohne Wirkung auf den Erreger Blastomyces dermatitidis **(Abb. 124)**. Versuche mit Amphotericin B und Azolderivaten sind zu erwägen.

Ähnliches gilt für die Cryptococcosis und die Lobomycosis. Auch 5-Flucytosin kommt in Betracht.

Neuentwicklungen

Die Blastomykosen sind typische Krankheiten, bei denen es sich erweist, daß die vorhandenen therapeutischen Möglichkeiten unzulänglich sind.

Die Forschung auf diesem Gebiet muß deutlich verstärkt werden. Motivationen für Desinteresse gibt es zwar genug, aber auch einige für mehr Engagement und Verzicht auf Resignation.

Mykosentherapie 64
Hans Rieth

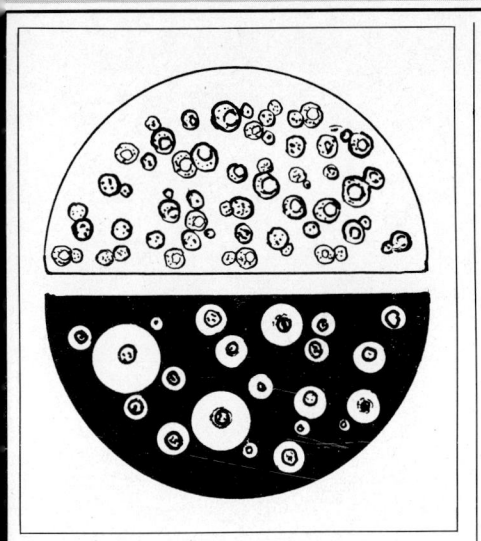

Abb. 125 Sproßzellen von Cryptococcus neoformans; oben: Hellfeldpräparat; unten: Tuschepräparat.

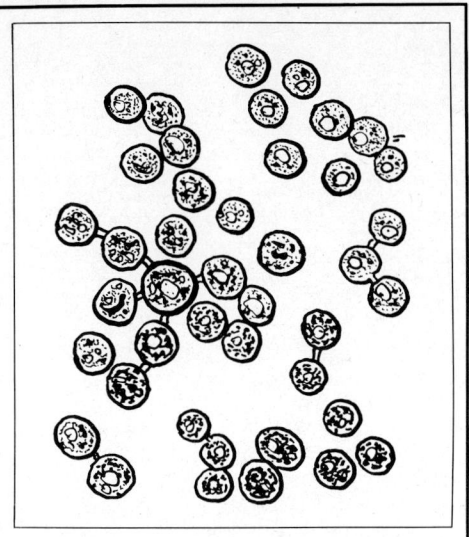

Abb. 126 Loboa loboi mit rundlichen Blastosporen, wie man sie im Gewebe bei der Lobomykose (Keloidblastomykose) antrifft.

Therapie der Kryptokokkose

Cryptococcus neoformans, der Erreger der Kryptokokkose (Cryptococcosis), besitzt eine mehr oder weniger ausgeprägte Umhüllung aus Polysaccharidschleim **(Abb. 125)**.

Dies ist mit ein Grund, weshalb es Arzneimittel schwer haben, bis zu den Sproßzellen selbst vorzudringen.

Es kommt hinzu, daß die Erreger im allgemeinen an schwer zugänglichen Stellen sitzen, z. B. im Lungengewebe oder im Gehirn.

Eine weitere Erschwernis für eine erfolgreiche Therapie besteht darin, daß gleichzeitig eine schwere Grundkrankheit bestehen kann (z. B. Morbus Hodgkin), die die Abwehr beeinträchtigt.

Arzneischatz sehr arm an Mitteln gegen Kryptokokkose

Bei Kryptokokkose kommt nur eine systemische Therapie in Betracht.

Es sind vor allem drei Wirkstoffe, die in Frage kommen: Amphotericin B, 5-Flucytosin und Miconazol.

Eine sichere Voraussage über die zuverlässige Wirksamkeit in vivo läßt sich aus Empfindlichkeitsbestimmungen nicht ableiten.

Immerhin sind aber Behandlungsversuche angezeigt, allerdings unter strenger Beachtung aller vom Hersteller gegebenen Weisungen.

Dies gilt vor allem für Amphotericin B, das bei intravenöser Infusion wesentlich besser vertragen wird, wenn die Anfangsdosis äußerst niedrig liegt, z. B. nur 2–3 mg als gesamte Tagesdosis.

Eine Steigerung wird nur bei guter Verträglichkeit vorgenommen und anfangs auch nur jeden 2. Tag.

Therapie der Lobomykose

Die Lobomykose durch den Pilz Loboa loboi **(Abb. 126)** ist nach den jetzigen Befunden nur in Südamerika endemisch.

Der Erreger wurde bisher nur im Gewebe nachgewiesen. Eine Züchtung auf Nährböden ist noch nicht gelungen, so daß eine botanische Einordnung nur vorläufig sein kann.

Man geht davon aus, daß es ein biphasischer Pilz ist, der im Gewebe Blastosporen bildet, in der Natur aber möglicherweise als Schimmelpilz wächst.

Da keine Empfindlichkeitsbestimmungen in vitro möglich sind, gibt es praktisch nur Therapieversuche.

Günstige Beeinflussung wurde – analog zur Parakokzidioidomykose – mit Sulfonamiden erreicht, u. a. mit Infiltration der Keloide.

Auch Versuche mit Miconazol i. v. sind angezeigt. Ähnliches gilt für Amphotericin B und 5-Flucytosin.

Von Fall zu Fall sind chirurgische Eingriffe von Vorteil.

Mykosentherapie 65
Hans Rieth

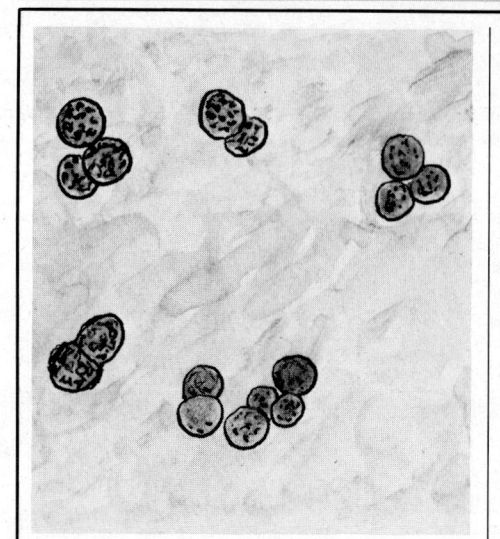

Abb. 127 Gattung Phialophora (Fonsecaea, Hormodendrum), Erreger der Chromomykose, mit fumagoiden Zellen im Gewebe.

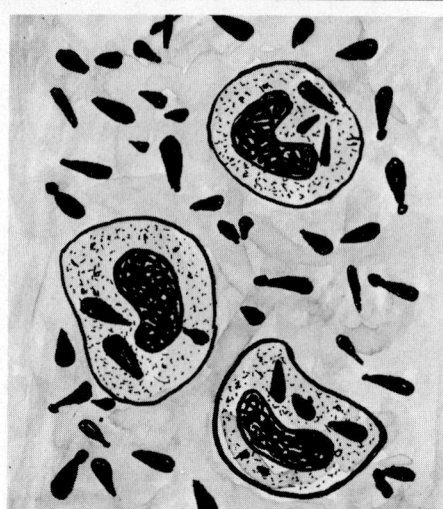

Abb. 128 Gattung Sporothrix (früher Sporotrichum), Erreger der Sporotrichose, mit zigarrenförmigen Zellen.

Zur Therapie der Chromomykose

Der Erreger der Chromomykose ist ein Schimmelpilz, der auf Bäumen und Sträuchern in tropischen und subtropischen Gebieten gedeiht.
Er kann mit Holz in andere Gebiete verschleppt werden, so daß auch in Europa mit seinem Auftreten jederzeit zu rechnen ist.

Keine Hefezellen im Gewebe

Die frühere Bezeichnung Chromoblastomykose beruht auf einem Irrtum: Die dunklen (fumagoiden) Zellen im Gewebe der Haut **(Abb. 127)** sind keine Sproßzellen, sondern Bruchstücke von Pilzfäden.

Amphotericin B gut wirksam

Die Therapie der Wahl besteht in Injektionen von Amphotericin B direkt in die Krankheitsherde.
Die Dosierung richtet sich nach der Ausdehnung der Herde. Gut bewährt hat sich, pro Woche insgesamt 10 mg Amphotericin B als Reinsubstanz zu verwenden, und zwar in 2%iger Procainlösung.
Die Behandlungsdauer richtet sich nach dem Verlauf. Immer ist mit Monaten zu rechnen.
Die Verträglichkeit ist bei dieser Applikationsform gut.

Therapie der Sporotrichose

Der Erreger, Sporothrix schenckii **(Abb. 128)** verträgt keine hohen Temperaturen, so daß diese Eigenschaft therapeutisch genutzt werden kann.

Lokale Hyperthermie

Gut bewährt haben sich Infrarot-Bestrahlungen, mehrmals täglich 10–20 Minuten. Die Behandlungsdauer beträgt viele Wochen, so daß immer wieder neue Möglichkeiten der therapeutischen Beeinflussung gesucht werden.

Auch Griseofulvin kann wirksam sein

Aus Mexiko wurde über Erfolge mit Griseofulvintabletten berichtet. Der Wirkungsmechanismus war unklar.

Erprobung neuer Medikamente

Auch neuere Entwicklungen können berücksichtigt werden, z. B. Imidazolderivate.

Jodkalitherapie

Noch immer ist auch diese Therapiemöglichkeit gegeben. Jodkali wird tropfenweise gegeben, ansteigend und wieder absteigend, eventuell in mehreren Kuren, vom Verlauf und von der Verträglichkeit abhängig.

Tierversuch: Sporotrichose an der Rattenschwanzwurzel

Aus diagnostischen und therapeutischen Gründen sind Ratten am besten als Versuchstiere geeignet.

Mykosentherapie 66
Hans Rieth

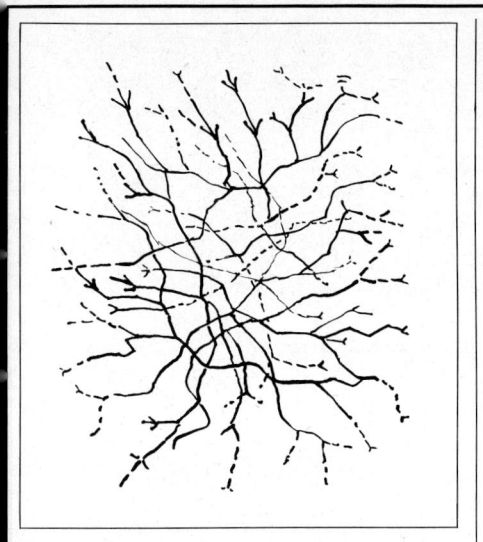

Abb. 129 Mikroskopisches Bild der Strahlenpilzgattung Actinomyces in einer anaeroben Kultur.

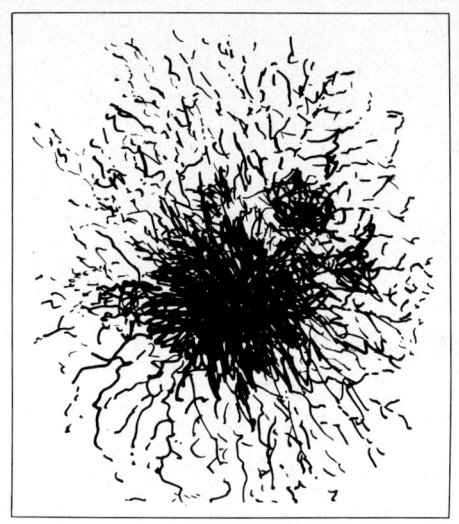

Abb. 130 Mikroskopisches Bild der Strahlenpilzgattung Nocardia in einer aeroben Kultur auf Kimmig-Agar.

Therapie der Aktinomykose

Sofern überhaupt an eine Aktinomykose gedacht wird und einige Grundkenntnisse vorausgesetzt werden dürfen, ist die Behandlung beinahe problemlos.
Dies betrifft nicht nur die klassische zervikofaziale Form, sondern auch alle übrigen, z. B. die Aktinomykose der Eingeweide.

Erfolgreiche Behandlung trotz fehlender Diagnose

Die meisten Fälle von Aktinomykose sind nebenbei mit abgeheilt, während – aus anderen Indikationen – Sulfonamide und antibakterielle Antibiotika gegeben wurden.
Die Vertreter der Gattung Actinomyces **(Abb. 129)** sind alle mehr oder weniger empfindlich gegenüber diesen Arzneistoffen, so daß es im Laufe der letzten Jahrzehnte fast zu einer Ausrottung gekommen ist.

Am besten: Kombinationstherapie

Da die Therapie im allgemeinen schon einsetzen muß, bevor die Ergebnisse einer (oft sehr schwierigen) Erregerisolierung und Empfindlichkeitsbestimmung vorliegen, sind tägliche Gaben von Kombinationen aus Sulfonamiden und antibakteriellen Antibiotika in der üblichen Dosierung angezeigt.
In scheinbar verzweifelten Fällen: Langzeittherapie.

Therapie der Nocardiose

Auch Nocardia-Arten sind – unterschiedlich – empfindlich gegenüber Sulfonamiden und antibakteriellen Antibiotika. Insofern gibt es therapeutische Parallelen.
Hinzu kommt, daß es sehr schwierig sein kann, klinisch die Differentialdiagnose zwischen Nocardiose und Aktinomykose sicher zu stellen.

Bei Gefahr im Verzug: Sofort kombiniert behandeln

Eine Lungennocardiose kann so foudroyant verlaufen, daß nicht einmal 24 Stunden für eine diagnostische Abklärung zur Verfügung stehen.
Bei Verdacht auf systemische Nocardiose muß unverzüglich gehandelt werden. Die Therapie ist absolut identisch mit der Therapie der Aktinomykose.
Lokalisierte Nocardiosen sind weniger gefährlich.

Aerobe Mikrokulturen

Im Gegensatz zu Actinomyces-Arten lassen sich Nocardia-Arten auf Kimmig-Agar relativ leicht züchten **(Abb. 130)**.
Die aus sehr dünnen Fäden bestehenden strahlenförmigen Kolonien zerfallen leicht in kokkoide und stäbchenförmige Elemente.
Am bekanntesten – als Haupterreger der Lungennocardiose – ist Nocardia asteroides. Die Kolonien sind rötlich und stets völlig frei von Luftmyzel.

Mykosentherapie 67
Hans Rieth

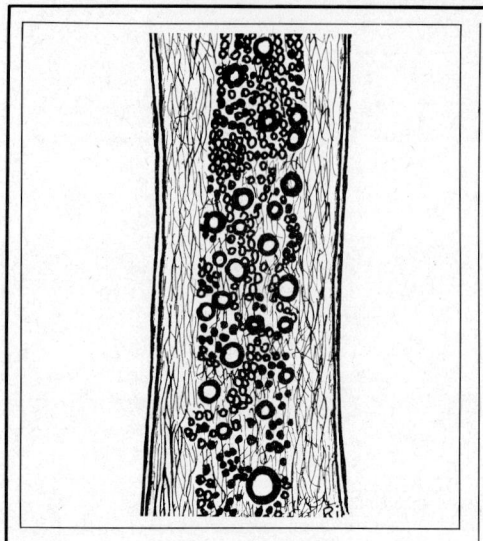

Abb. 131 Favushaar mit endotrich liegenden Myzelsporen von Trichophyton schoenleinii sowie deutlich größeren Luftblasen.

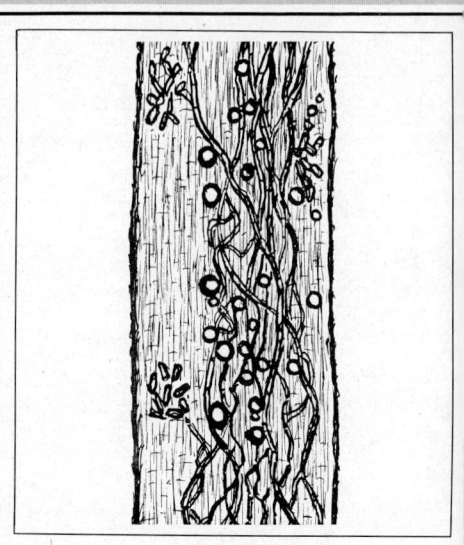

Abb. 132 Favushaar mit zahlreichen Fäden von Trichophyton schoenleinii, kleinen Sporenhäufchen und verstreut liegenden Luftblasen.

Wieder aktuell: Favus

Der „Erbgrind" unserer Vorväter schien in Mitteleuropa fast ausgerottet. Nur vereinzelte Fälle wurden noch beobachtet.

So ist es nicht mehr. Die Situation hat sich geändert. Der Favus nimmt wieder zu.

Da keine Meldepflicht mehr besteht, ist die Erfassung der Fälle schwierig, so daß statistische Angaben über die Häufigkeit des Vorkommens kaum zu beschaffen sind.

Der Favus wird aus Endemiegebieten eingeschleppt

In Anrainerstaaten des östlichen Mittelmeeres, in Teilen Afrikas und Asiens sind Favusfälle keine Seltenheit. Von dort kommen Favuskranke – Kinder und Erwachsene – auch nach Mitteleuropa.

Da der Favus jahrzehntelang fortdauern kann, besteht eine entsprechend langdauernde Ansteckungsgefahr.

Favus des behaarten Kopfes

Der Erreger, Trichophyton schoenleinii, hat eine Vorliebe für das Kopfhaar. Der Muskel Erector pili wird zerstört, zeitlebens bleiben haarlose Narben. Dies zu vermeiden, erfordert frühzeitiges Erkennen.

Pilznachweis im Haar

Nach Aufhellen in 10–20%iger Kalilauge sieht man in den schon länger befallenen Haaren endotrich gelegene Sporenhaufen und deutlich doppelt konturierte unterschiedlich große Luftblasen, wie in **Abb. 131** zu erkennen.

Zu Beginn des Befalles sind die Pilze zumeist noch fadenförmig und nur zum Teil versport **(Abb. 132)**.

Systemische Therapie mit Griseofulvin

Beim Favus ist Griseofulvin das Mittel der Wahl. Erwachsene erhalten täglich 500 mg, das sind 4 Tabletten Fulcin® S oder Likuden® M zu 125 mg oder morgens 1 Tablette Fulcin® S 500.

Kindern gibt man – je nach Körpergewicht – weniger, z. B. 250 mg bei einem Körpergewicht von 35 kg.

Es hat sich bewährt, einen Tag in der Woche die systemische Therapie auszusetzen.

Die Behandlungsdauer richtet sich nach dem Abheilen der Krankheitserscheinungen.

Lokaltherapie mit fungiziden Mitteln

Um die Weiterverbreitung der Pilzelemente sofort zu stoppen, sind Substanzen erforderlich, die gut penetrieren und die Pilze abtöten, z. B. ein Antimykotikum mit breitem Wirkungsspektrum.

Mykosentherapie 68
Hans Rieth

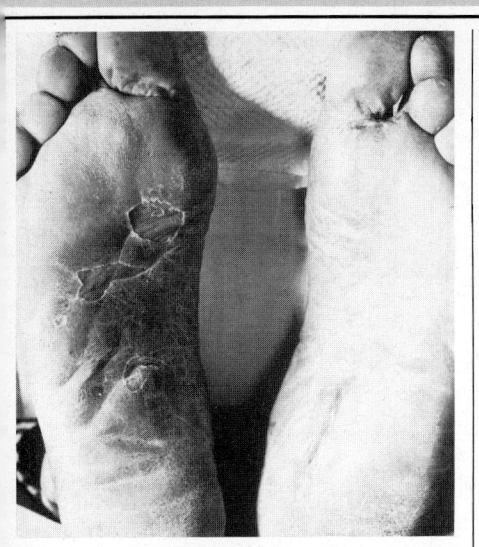

Abb. 133 Fußmykose, insbesondere der Fußsohlen, mit großflächigen Epitheldefekten, Einrissen und Abschuppungen.

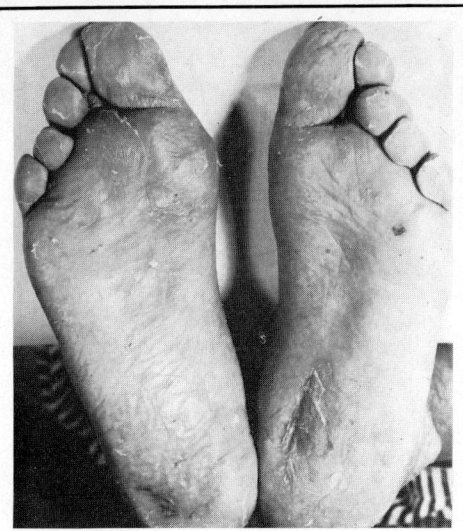

Abb. 134 Füße desselben Patienten wie in Abb. 133 im Zustand der sehr voreilig deklarierten „klinischen Heilung".

Was ist „klinische Heilung"?

Die Volkskrankheit „Fußmykose" ist nicht eine Folge „übertriebener" Hygiene – wie immer wieder behauptet wird – oder die Folge einer Verwendung von Medikamenten, sondern ganz schlicht das Ergebnis von Unhygiene, von falschem Vertrauen auf die natürliche Abwehr, auf den Schutz durch „gute" Mikroorganismen und dergleichen mehr.

Wenn ein Fußpilz am Fuß Fuß faßt, die Infektion angeht und Krankheitserscheinungen auftreten, dann kommt es zu Hautschäden, wie sie die **Abb. 133** zeigt.

Sind die gröbsten Erscheinungen abgeklungen, verliert mancher Patient die Lust, die Behandlung fortzusetzen, ihm genügt die „klinische Heilung", wie sie in der **Abb. 134** gezeigt wird.

Solche Fälle kommen immer wieder vor. Bei zumindest mikroskopischer Nachprüfung stellt sich dann heraus, daß die „klinische Heilung" eine Illusion war.

Nachbehandlung oder Weiterbehandlung?

Der Rat, eine Fußmykose noch einige Wochen nach Abklingen der Erscheinungen „nach"zubehandeln, ist gut gemeint, motiviert aber nicht ausreichend.

In den meisten Fällen ist es eher eine „Weiter"behandlung, und zwar so lange Zeit hindurch, bis die Pilze tatsächlich abgetötet oder ganz verschwunden sind.

Will man sicher sein, ob es sich um eine echte Heilung handelt und nicht nur um eine scheinbare, sind mykologische Untersuchungen unverzichtbar.

Chronische Fußmykosen – Langzeittherapie

Die Erwartung, die allerneuesten und allerwirksamsten Antimykotika könnten chronisch verlaufende Fußmykosen in zwei bis drei Wochen beheben, ist nicht gerechtfertigt.

Die Behandlung muß wesentlich länger andauern. Es ist sehr zu empfehlen, Patienten mit derartigen Mykosen nachdrücklich auf die Notwendigkeit einer Langzeittherapie hinzuweisen.

Schutz vor Neuansteckung

Tägliches Entfernen von Staub und Schmutz ist wichtiger als Abwarten bis zum Auftreten erneuter Krankheitserscheinungen.

Die Verwendung hautverträglicher Syndets, z. B. Dermowas ®-compact oder Mycatox® Bad hilft mit, sich vor Pilzinfektionen wirksam zu schützen.

Säuremantel der Haut schützt nicht vor Pilzen

Niedrige pH-Werte auf der Haut – als Säuremantel bezeichnet – sind gegen ein Überhandnehmen von Bakterien wirksam, gegen Pilze aber völlig unwirksam.

Mykosentherapie 69
Hans Rieth

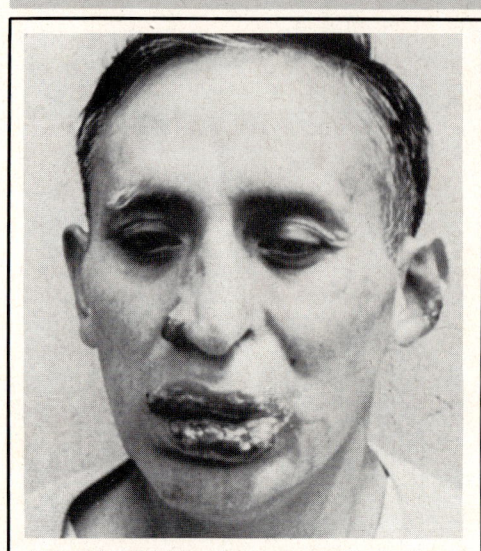

Abb. 135 Südamerikanischer Patient mit Parakokzidioidomykose (Südamerikanischer Blastomykose) im Gesicht.

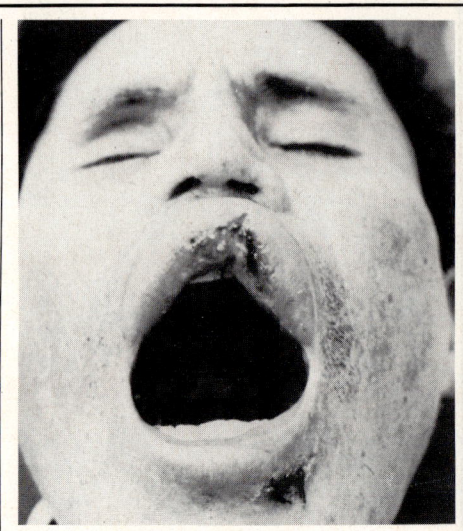

Abb. 136 Südamerikanischer Patient mit Parakokzidioidomykose (Südamerikanischer Blastomykose) vor allem an der Oberlippe.

In Südamerika heimisch: Die Parakokzidioidomykose

Zu den als Blastomykose bezeichneten systemischen Mykosen gehört – primär anscheinend auf Südamerika beschränkt – die Parakokzidioidomykose, die auch Südamerikanische Blastomykose genannt wird.

Erreger: Paracoccidioides brasiliensis

Der Erreger gehört zu den dimorphen Pilzen, die einerseits hefeartig, andererseits schimmelartig wachsen.

Die Eintrittspforten für diesen Pilz sind die Atemwege und – nach Auffassung einiger Autoren – auch die Verdauungswege.

Das klinische Bild

Die klinischen Erscheinungen betreffen – oft unerkannt – die Atmungsorgane, den Verdauungstrakt, die Haut, bei Generalisierung alle Organe.

Auffällig betroffen sind vor allem die Körperöffnungen und ihre Umgebung, wie die **Abb. 135 und 136** an Mund und Nase erkennen lassen.

Die Differentialdiagnose zur Südamerikanischen Haut-Schleimhaut-Leishmaniasis kann Schwierigkeiten machen, zumal beide – Mykose und Leishmaniasis – auf die Behandlung mit Amphotericin-B-Infusionen ansprechen.

Therapie der Parakokzidioidomykose mit Sulfonamiden

Die ersten Erfolge wurden mit Sulfonamiden erzielt, und zwar in Form einer Langzeitbehandlung, die sich über mindestens 2–3 Jahre erstreckte.

Dies war insofern verwunderlich, weil Sulfonamide im allgemeinen gegen bakterielle Infektionen und nicht gegen Mykosen eingesetzt werden.

Die Behandlung läßt sich mit Tabletten durchführen. Von Nachteil ist es, daß die Compliance schwer zu beurteilen ist.

Amphotericin B als Infusion

Sehr wirksam ist Amphotericin B in Form intravenöser Infusionen, die alle zwei Tage gegeben werden.

Sehr wichtig ist, daß mit sehr kleinen Dosen begonnen wird, z. B. als Tagesdosis nur 2–3 mg in Verbindung mit 5%iger Dextroselösung.

Die Infusionen werden am besten nur nachts verabreicht. Die Dauer einer Infusion beträgt etwa 4–8 Stunden.

Die Dosis wird sehr vorsichtig gesteigert, um die gefürchteten Nebenwirkungen zu verhindern oder gering zu halten.

Miconazol i.v.

In jüngster Zeit wurden sehr gute Erfolge mit i.v.-Injektionen von Miconazol erzielt.

Mykosentherapie 70
Hans Rieth

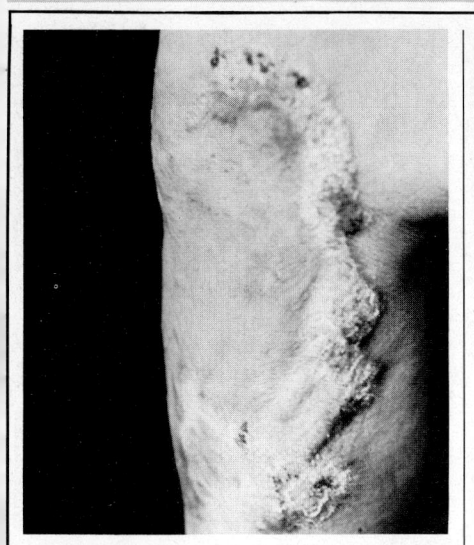

Abb. 137 Seit Jahren bestehende Chromomykose am Unterschenkel eines südamerikanischen Indianers aus dem Urwald am Ucayali.

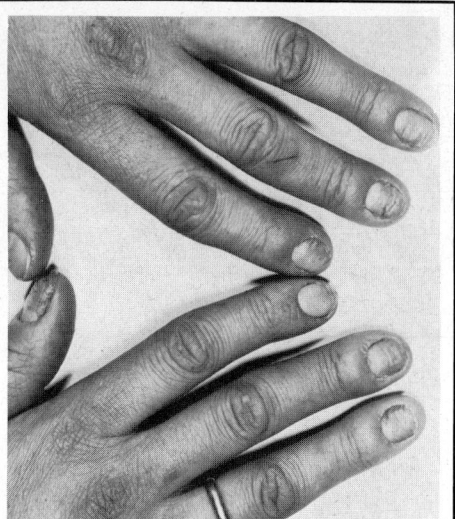

Abb. 138 Chronische Paronychie an sämtlichen Fingernägeln einer 33jährigen Patientin aus Norddeutschland.

Zur Therapie der Chromomykose

Die Chromomykose tritt vorwiegend in Waldgebieten auf, z. B. in tropischen Regenwäldern, wo die Erreger auf bestimmten Pflanzen leben.

Verletzungen durch Stacheln, Dornen, spitze Gräser und anderes schaffen Eintrittspforten für grünschwarze Schimmelpilze.

Die Krankheitserscheinungen an der Haut **(Abb. 137)** entwickeln sich über viele Jahre; sie heilen nicht spontan ab.

Amphotericin B

Sterile Reinsubstanz von Amphotericin B wird mit 2%iger Procainlösung zur Lösung gebracht. Davon werden zu Beginn der Behandlung etwa 5 mg Amphotericin B direkt in die Krankheitserscheinungen eingespritzt.

Nach 8–10 Tagen erfolgt die zweite Injektion mit 10 mg Amphotericin B.

Je nach Ausdehnung der Läsionen kann auf 25 mg Einzeldosis gesteigert werden. Eine Ampulle Amphotericin B enthält 50 mg dieses Antibiotikums und dazu etwa die gleiche Menge Lösungsvermittler.

Die Behandlungsdauer beträgt immer mehrere Monate.

Bei Befall innerer Organe sind i. v. Infusionen mit Kleinstdosen von Amphotericin B (mit 1–2 mg/die beginnend) angezeigt.

Chronische Paronychie

Da es sich meist um Mischinfektionen handelt und die Erreger in der Tiefe des Gewebes schwer zugänglich sind, ist die Therapie als ausgesprochen schwierig zu bezeichnen.

Es kommt hinzu, daß die Compliance an Arzt und Patienten hohe Anforderungen stellt, so daß die Heilungsquoten niedriger sein können als erhofft und erwartet.

Imidazolderivate

Die Einführung fungizider Imidazolderivate in die Therapie der Mykosen hat die Aussichten auf die Abheilung von chronischen Paronychien **(Abb. 138)** verbessert.

Von großer Bedeutung ist die richtige Verhaltensweise der Patienten gegenüber Wasser, mit dem sie in Berührung kommen. Es ist sehr zu empfehlen, jeden Nagelfalz sorgfältig mit einem fungiziden Creme abzudichten, z. B. mit Clotrimazol.

Fungizide Syndets

Beim Händereinigen sind Syndets mit hoher Oberflächenaktivität von Vorteil, wenn sie zusätzlich fungizid wirken, wie z. B. Mycatox® Bad oder Dermowas® compact.

Die oberflächenaktiven Substanzen dringen in feinste Spalten ein, ziehen auf Pilze und Bakterien auf und stoppen Wachstum und Vermehrung.

Mykosentherapie

Hans Rieth

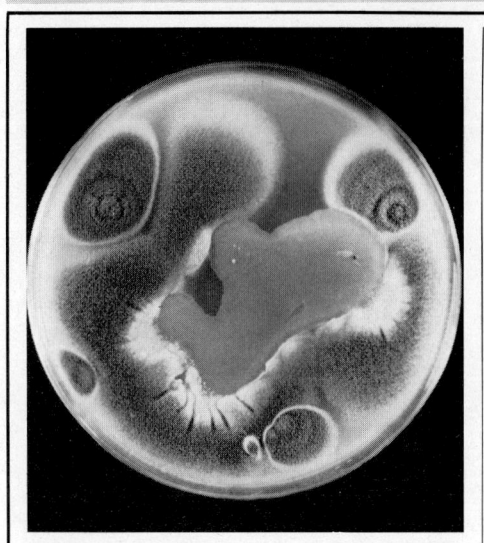

Abb. 139 Primärkultur vom Sputum eines Lungenkranken mit graugrünen Kolonien von Aspergillus fumigatus auf Kimmig-Agar.

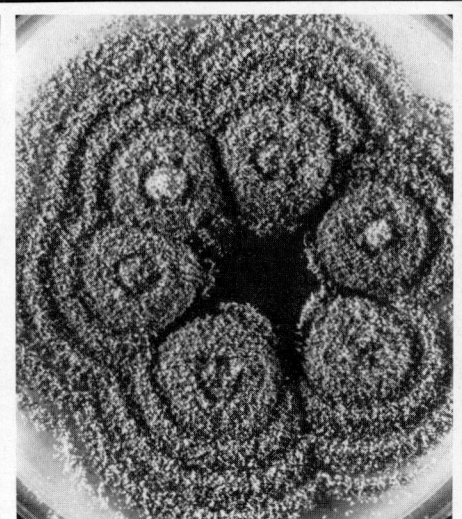

Abb. 140 Sechserkultur von Aspergillus ochraceus mit auffälliger Bildung konzentrischer Ringe auf Kimmig-Agar.

Zur Therapie der Lungenaspergillosen

Der häufigste Schimmelpilz, der Lungenmykosen verursacht, ist Aspergillus fumigatus (**Abb. 139**).

Er ist in der Natur weit verbreitet, z. B. auf der Außenseite von Fensterbänken und Fensterrahmen, in der Erde von Topfblumen, im Staub der Straße usw.

Infolgedessen ist der Nachweis dieses Pilzes im Sputum allein nicht beweisend für eine Lungenaspergillose, aber ein wichtiger Hinweis, die Diagnose so zu klären, daß eine Aspergillose der mittleren und tieferen Atemwege nicht übersehen wird und möglichst frühzeitig behandelt werden kann.

Sensibilitätsprüfung

Mittel, die für eine Inhalationstherapie bei Lungenaspergillom in Betracht kommen, lassen sich im Diffusionstest auf Wirksamkeit gegenüber dem isolierten Pilzstamm testen.

Es handelt sich dabei in erster Linie um Amphotericin B. Aber auch Natamycin (Pimaricin) und Nystatin können im Einzelfalle wirksam sein.

Außer Inhalationen sind Instillationen in die Umgebung des in einer Höhle liegenden Aspergilloms zu erwägen. Die Dosierung kann – da es sich um eine Lokaltherapie handelt – nach und nach gesteigert werden.

Systemische Behandlung

Bei einer diffusen Lungenaspergillose – mit möglichen Metastasen in anderen Organen, z. B. im Gehirn – ist nur von einer systemischen Behandlung ein Erfolg zu erwarten.

Sofern der isolierte Stamm entsprechend empfindlich ist, kommen Infusionen mit Amphotericin B in Frage.

Hoffnungen werden auf das systemisch wirkende Breitspektrum-Antimykotikum Ketoconazol gesetzt.

Weitere humanpathogene Aspergillusarten

Außer Aspergillus fumigatus gibt es mehrere andere Aspergillusarten, die als Erreger von Lungenmykosen identifiziert wurden, darunter aflatoxinbildende Stämme von Aspergillus flavus.

Weiter sind zu nennen Aspergillus nidulans, Aspergillus amstelodami, Aspergillus ochraceus (**Abb. 140**) und Aspergillus terreus.

Aspergillus ochraceus kann das Mykotoxin Ochratoxin bilden. Dabei taucht die Frage auf, ob auch im menschlichen Organismus von dem parasitierenden Pilz unter bestimmten Bedingungen Mykotoxine produziert werden und ob diese in das Krankheitsgeschehen eingreifen.

Inwieweit dies auch für die Therapie von Bedeutung sein könnte, läßt sich zur Zeit noch nicht beurteilen.

Mykosentherapie 72
Hans Rieth

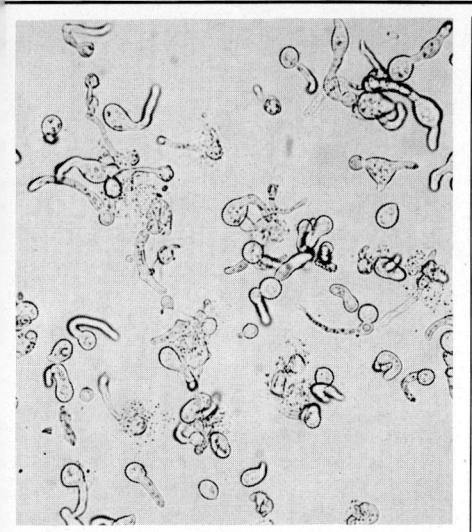

Abb. 141 Mikrokonidien von Trichophyton rubrum, die unter Griseofulvin teilweise zerplatzt sind.

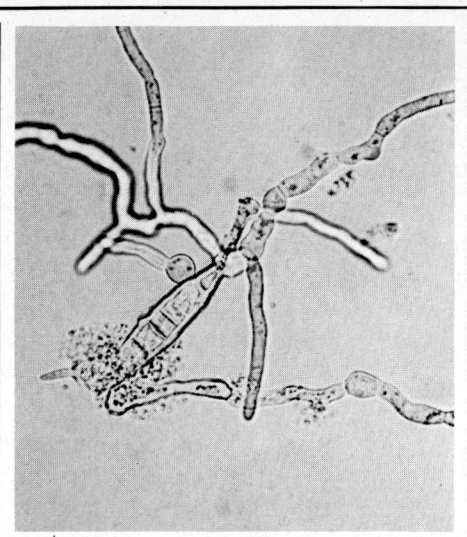

Abb. 142 Eine auskeimende Makrokonidie (Spindel) von Mikrosporum canis, teilweise durch Griseofulvin zerstört.

Zur Wirkungsweise von Griseofulvin

Nach dem heutigen Stand der Erkenntnisse werden Griseofulvinmoleküle in die Wand wachsender Pilzzellen eingebaut. Steigt der Druck im Inneren der Zelle infolge Flüssigkeitsaufnahme an, dann platzt die Zellwand an der Stelle, wo der „falsche Baustein" sitzt.

In-vitro-Untersuchungen

Man beimpft einen gebrauchsfertigen Nährboden – z. B. Kimmig-Agar – in einer Petrischale mit Konidien eines Dermatophyten und legt – im Abstand von etwa 10 mm – zwei Deckgläser darauf. Sodann gibt man 1 Tropfen Griseofulvinlösung zwischen die Deckgläser. Das Griseofulvin diffundiert, seine Wirkung läßt sich im Abstand von wenigen Stunden fortlaufend durchs Deckglas beobachten. Griseofulvin kann auch dem Nährboden vor dem Erstarren zugesetzt werden.

Griseofulvinwirkung auf Mikrokonidien von Trichophyton rubrum

Während des Auskeimens dringt Griseofulvin in die Mikrokonidien ein und bringt einige von ihnen zum Platzen. Andeutungsweise ist auch an einzelnen Keimschläuchen der Curling-Effekt erkennbar (**Abb. 141**).

Griseofulvinwirkung auf eine Makrokonidie von Mikrosporum canis

Das Auskeimen erfolgte unter der Einwirkung von Griseofulvin. Deutlich sichtbar ist einerseits, daß sich Fäden entwickelt haben, die sich verzweigen und an mehreren Stellen septiert sind.

Andererseits ist auch zu sehen, daß Zellen geplatzt sind, besonders deutlich an dem einen Ende der spindelförmigen Makrokonidie (**Abb. 142**).

Das körnige Zellplasma ist an diesen Stellen ausgetreten und in die Umgebung diffundiert.

An anderen Stellen sind die Fäden noch intakt. Das Längenwachstum geht weiter, doch ist mit weiterem Zerplatzen von Zellen zu rechnen.

Schlußfolgerung

Die Griseofulvinwirkung braucht Zeit, um den Dermatophyten so zu schädigen, daß er Schwierigkeiten hat zu überleben.

Für die Therapie bedeutet dies, daß die Griseofulvinzufuhr lange genug fortgesetzt werden muß und daß die zugeführte Dosis hoch genug ist, um eine entscheidende Schädigung des Dermatophyten zu bewirken.

Griseofulvin wirkt also nicht sofort fungizid und zerstört den Pilz nicht mit einem Schlag, sondern erst allmählich.

Mykosentherapie 73
Hans Rieth

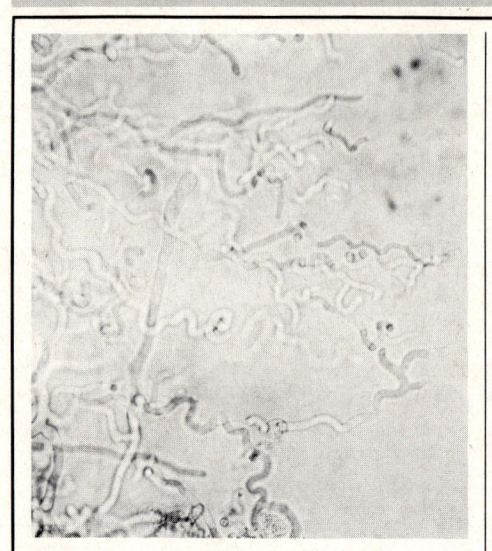

Abb. 143 Curling-Effekt durch 12,5 mcg/ml Griseofulvin (1 : 80 000) bei Trichophyton mentagrophytes.

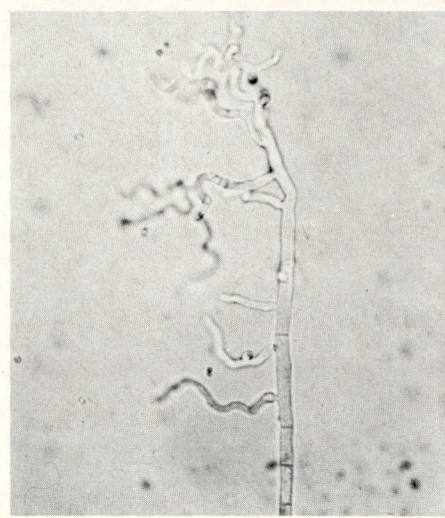

Abb. 144 Curling-Effekt an den Seitenzweigen eines Fadens von Trichophyton mentagrophytes durch 6,25 mcg/ml Griseofulvin.

Zur Wirkungsweise des oral wirksamen Griseofulvins

Griseofulvin führt bei wachsenden Pilzfäden (Hyphen) zur Wellung und Schlängelung, zum „Curling-Effekt", in der **Abb. 143** deutlich erkennbar.

Aber: Nicht alle Hyphen sind gleichmäßig davon betroffen. Nur diejenigen, die der Ernährung dienen (die vegetativen), wachsen gewellt.

Hyphen, die sich zum Luftmyzel entwikkeln, wachsen dagegen ziemlich gerade, obwohl sie Griseofulvin in sich aufgenommen haben.

Relative Resistenz

Hieraus läßt sich eine relative Resistenz ableiten. Trotz Griseofulvinzusatz zum Nährboden entwickeln sich auf der Oberfläche des Agars Dermatophytenkolonien, an deren Luftmyzel völlig normal aussehende Konidien gebildet werden.

Das vegetative Myzel dieser Kolonien im Agar zeigt dagegen deutlich den Curling-Effekt.

Bei höherer Dosierung wird das Oberflächenwachstum spärlicher oder unterbleibt ganz. Hierbei gibt es Unterschiede zwischen den einzelnen Stämmen.

Bemerkenswert ist, daß diese geringere Empfindlichkeit in vitro nicht gleichbedeutend ist mit einer relativen Therapieresistenz in vivo.

Infolgedessen ist bei Dermatophyten eine Resistenzbestimmung gegenüber Griseofulvin ohne praktische Bedeutung.

Bei einem eventuellen Therapieversagen muß nach anderen Gründen gesucht werden, z. B. nach Unterdosierung infolge ungenügender Compliance, nach Resorptionsstörungen oder nach diagnostischen Fehlern wie Verwechslung eines weißen Schimmelpilzes mit einem Dermatophyten.

Eine korrekte mykologische Ausbildung in einem Pilzlabor schützt weitgehend vor solchen Verwechslungen.

Alle Dermatophyten sind griseofulvinempfindlich

Selbst scheinbar resistente Fäden, die keinen Curling-Effekt zeigen, geben an die vegetativen Seitenzweige die Fähigkeit weiter, sich unter Griseofulvin zu wellen und zu schlängeln, wie es die **Abb. 144** zeigt.

In der Behandlungspraxis ist es infolgedessen zu empfehlen, durch Pilzkultur sicherzustellen, daß ein Dermatophyt Erreger der betreffenden Krankheit ist.

Der Nachweis von Pilzfäden im Nativpräparat reicht nicht aus; denn die Fäden können auch von Hefen oder von Schimmelpilzen stammen.

Merke: Alle Dermatophyten sind Fadenpilze, aber nicht alle Fadenpilze sind Dermatophyten.

Mykosentherapie 74
Hans Rieth

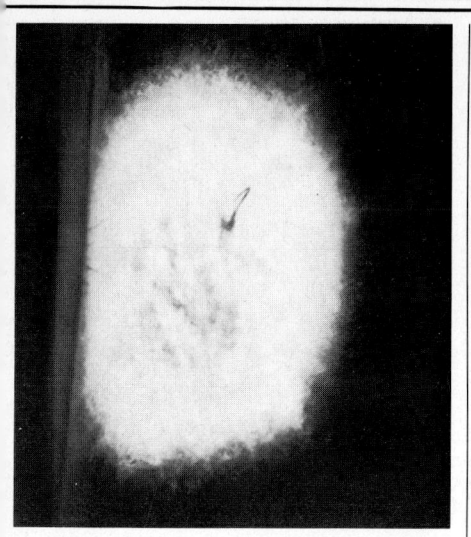

Abb. 145 Aus einem Haarstumpf herausgewachsene weißflaumige Kolonie von Trichophyton mentagrophytes auf Kimmig-Schrägagar.

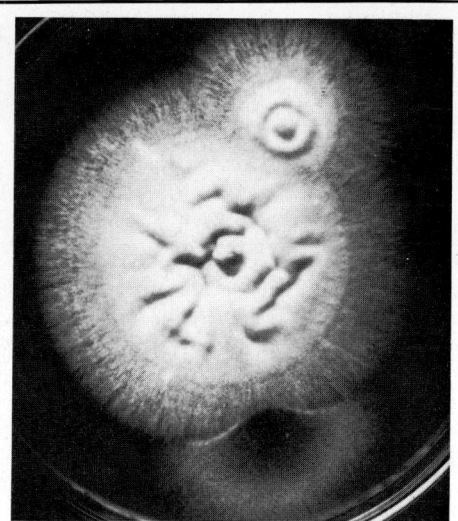

Abb. 146 Trichophyton equinum auf Sabouraud-Glukose-Agar mit Bildung einer dunkelrot gefärbten Variante in der Peripherie.

Trichomykose oder Pilomykose?

Pilzerkrankungen der Haare insgesamt, ganz gleich durch welchen Erreger, könnten als Trichomykose (Trichomycosis) bezeichnet werden, sofern man sich allgemein darüber verständigt.

Dann allerdings müßte diese Bezeichnung echten Mykosen vorbehalten sein und nicht verwendet werden, wenn es sich um Erkrankungen durch Bakterien handelt.

Trichomycosis palmellina ist keine Mykose

Die bekannte Knötchenerkrankung (meist) der Achselhaare – früher als Mykose angesehen – hat sich als bakterielle Infektion erwiesen, so daß die Bezeichnung Trichomykose „cum grano salis" zu verstehen ist, historisch bedingt.

Trichophytie kein Sammelbegriff

Von Trichophytie kann nur dann gesprochen werden, wenn ein Pilz aus der Gattung Trichophyton der Erreger ist, z. B. Trichophyton mentagrophytes **(Abb. 145)** oder Trichophyton equinum **(Abb. 146)**.

Als übergeordnete Bezeichnung oder als Sammelbegriff ist Trichophytie nicht geeignet.

Pilomykose – ein Mischwort

Diese von einigen Autoren verwendete Bezeichnung für alle Haarmykosen – unabhängig von Gattung und Art der Erreger – ist in der ersten Hälfte aus dem Lateinischen, in der zweiten aus dem Griechischen abgeleitet – auch nicht besonders glücklich gewählt.

Trichomykose wäre am besten, aber dann sollte die Trichomycosis palmellina als Nicht-Mykose deutlicher ins Bewußtsein gebracht werden.

Zur Therapie der Haarmykosen

Die orale Therapie mit systemisch wirkenden Antimykotika, z. B. Griseofulvin, ist – eine ausreichende Resorption vorausgesetzt – bei allen Dermatophyten-Infektionen wirksam. Daß Dermatophyten die Erreger sind, muß durch mykologische Untersuchung sichergestellt sein.

Aus epidemiologischen Gründen – um sofort die Infektiosität zu stoppen – ist in allen Fällen die zusätzliche Lokaltherapie mit einem sicher fungizid wirkenden Antimykotikum angezeigt.

Diese Lokaltherapie ist auch dann zu empfehlen, wenn eine systemische Therapie vom Patienten oder seinen Angehörigen abgelehnt wird.

Antimykotika mit breitem Wirkungsspektrum auch bei Haarmykosen

Fungizide Breitspektrum-Antimykotika erfüllen bei lokaler Anwendung die Forderung nach sofortiger Beendigung der Gefahr weiterer Verbreitung der Pilze.

Mykosentherapie 75
Hans Rieth

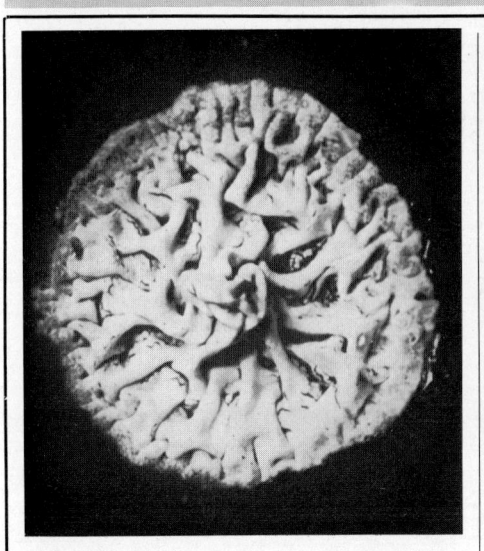

Abb. 147 Stark gewulstete und cerebriform gestaltete Riesenkultur des Favuserregers Trichophyton schoenleinii.

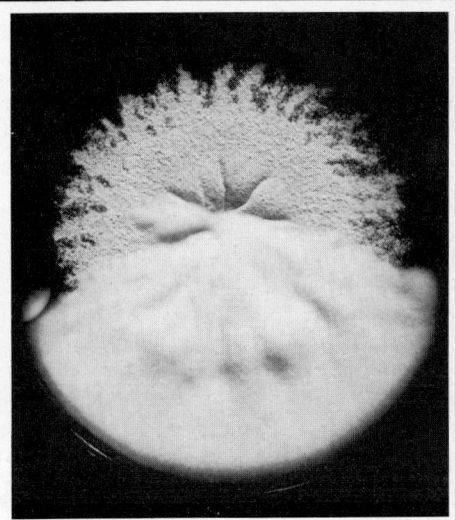

Abb. 148 Zwei sehr verschiedene Wuchsformen in ein und derselben Kolonie des Mäusefavuserregers Trichophyton quinckeanum.

Menschenfavus in Nahost und Afrika

Der Menschenfavus – in Mitteleuropa seit Jahrzehnten fast ausgestorben – ist in Nahost und Afrika noch weit verbreitet.

Befallen wird vor allem der behaarte Kopf; seltener erkranken die Nägel, vor allem dann, wenn auf dem Kopf gekratzt wird.

Einschleppungsgefahr

Über Gastarbeiter und Touristen erobert sich der Erreger, Trichophyton schoenleinii **(Abb. 147),** die schon verlorenen Gebiete wieder zurück.

Deshalb ist bei allen Erkrankungen der Kopfhaut, die durch Grind in Näpfchen- oder Schildchenform charakterisiert sind, an Favus zu denken und eine Pilzkultur anzulegen, z. B. auf Kimmig-Agar.

Der rote Fez war früher total verpilzt

Der Fez, die traditionelle kegelförmige rote Kopfbedeckung, wurde früher von Generation zu Generation vererbt. Die Favuspilze darin auch. So kam es zur Bezeichnung „Erbgrind".

Um die Seuche zu bekämpfen, wurde zwischen 1920 und 1930 der rote Fez in mehreren Ländern verboten.

Heute darf der Fez wieder getragen werden, von alt und jung, von Einheimischen und von Touristen.

Favustherapie: Lokal und systemisch

Favus heilt nicht von selbst. Innerlich sind Antimykotika vom Typ Griseofulvin oder Ketoconazol indiziert, äußerlich Mittel, die Dermatophyten abtöten, z. B. Imidazolderivate oder Tolnaftat und Tolciclat.

Körperfavus beim Menschen durch Mäusefavus-Erreger

Mäuse infizieren sich häufig im Erdboden mit Dermatophyten, die beim Menschen den sogenannten Körperfavus verursachen.

Die Benennung dieser Pilze ist nicht einheitlich. Die einen Autoren bevorzugen die ursprüngliche Bezeichnung Trichophyton quinckeanum; andere verwenden Trichophyton mentagrophytes variatio quinckeanum, wieder andere gebrauchen Trichophyton mentagrophytes variatio granulosum.

Wuchsformvarianten

Variable Wuchsformen liefern die Argumente für die unterschiedlichen Auffassungen bei der Bezeichnung dieses geo-zoo-anthropophilen Dermatophyten.

Die **Abb. 148** zeigt zwei typische Varianten in ein und derselben Kultur.

Die Variabilität der Dermatophyten erschwert mitunter die rasche und sichere Erkennung des Pilzes.

Pilzdiagnostik
Mykosentherapie

Band III

Stichwortverzeichnis

Vorbemerkung: Die Folgen der Serie „Pilzdiagnostik" (P51–P75) finden sich in der ersten Hälfte des Heftes, die der Serie „Mykosentherapie" (M51–M75) in der zweiten. Die **halbfett** gesetzten Angaben verweisen auf Abbildungen auf diesen Seiten.

Sommerzeit Fußpilzzeit.

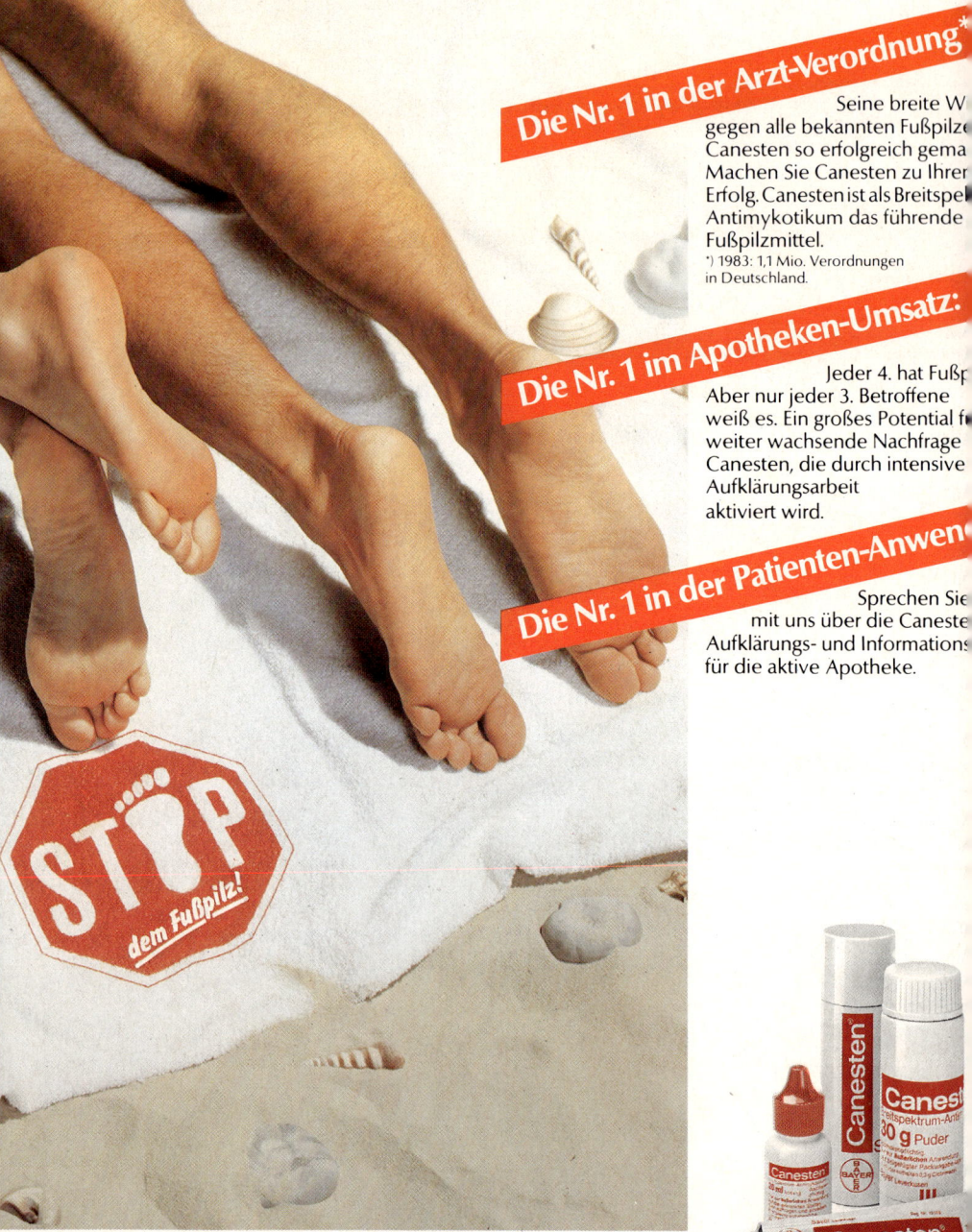

Die Nr. 1 in der Arzt-Verordnung*

Seine breite W
gegen alle bekannten Fußpilze
Canesten so erfolgreich gema
Machen Sie Canesten zu Ihrer
Erfolg. Canesten ist als Breitspe
Antimykotikum das führende
Fußpilzmittel.

*) 1983: 1,1 Mio. Verordnungen in Deutschland.

Die Nr. 1 im Apotheken-Umsatz:

Jeder 4. hat Fuß
Aber nur jeder 3. Betroffene
weiß es. Ein großes Potential f
weiter wachsende Nachfrage
Canesten, die durch intensive
Aufklärungsarbeit
aktiviert wird.

Die Nr. 1 in der Patienten-Anwen

Sprechen Sie
mit uns über die Caneste
Aufklärungs- und Informations
für die aktive Apotheke.

STOP dem Fußpilz!

Canesten® stoppt Fußpilz

Bezeichnungen	Zusammensetzung	Handelsformen	Preise**
Canesten-Creme	50 g (0,5 g Clotrimazol)	20 g Tube 50 g Tube	15,25 DM 33,70 DM
Canesten-Spray	75 g Spray (0,25 g Clotrimazol)	75 g Sprühdose	21,85 DM
Canesten-Lösung	50 ml (0,5 g Clotrimazol)	20 ml Flasche 50 ml Flasche	15,25 DM 33,70 DM
Canesten-Puder	30 g (0,3 g Clotrimazol)	30 g Streudose	19,25 DM

Indikationen: **Dermatomykosen**
Nebenwirkungen: **Die örtliche Verträglichkeit von Canesten ist einwa**
nur gelegentlich können Hautreaktionen vorkommen.

**Stand 1.4.84

Bayer Leverkusen

A

Aberglaube, Brotschimmel M57
abgemähte Wiese P51
Abrechnung P66
Absidia P67
Achselhaare M74
Actinomyces **M66**
Ährenform, Mikrokonidien **P74**
aerobe Mikrokulturen M66
ätherische Öle M51 M53
Affen P62
Aflatoxinbildner M71
Afrika, Favus M67 M75
Akladium-Typ **P74**
Aktinomykose M66
Allergene P58, P75
Allergenkarenz M56
Allergie P57 P75 M57
– Pilze P56
allergische Reaktionen, Schimmel .. P52
– Rhinitis P75
Alternaria P62
– alternata, Makronidien **P58**
– tenuis P58
Amanitin P75
Ampho-Moronal® M53
Amphotericin B M53 M63
         M64 M65 M69 M70 M71
anaerobe Kultur M66
Analabstrich M53
Anflugkeim P71
Anixiopsis fulvescens, Reinkultur ... **P71**
– stercoraria P71
Ansteckungsgefahr, Favus M67
– Schwimmhallen M54
Antibiotika-Produzenten P66
Antigenextrakte P57 M57
Antihistaminika M56
Anti-Pilz-Diät M55
apathogene, Candidaarten P51
appareil sporifère P74
Arthrosporen P62 P71
– Geotrichum candidum **P60**
– Trichosporon cutaneum **P60**
asexuelle Sporen **P75**

Asien, Favus M67
Askomyzeten P67
Askosporen P62 P64 P70 P74
Aspergillom M71
Aspergillose M71
Aspergillus amstelodami M71
– flavus M71
– fumigatus, Primärkultur **M71**
– glaucus P57
– nidulans, ... M71
– niger, Ohrenschmalz, Primärkultur, **M52**
– – Reinkultur **M52**
– ochraceus, Sechserkultur M71
– terreus M71
Aspergillusarten, humanpathogene .. M71
– Identifizierung P57
Aspergillusköpfchen **P57**
Asthma P58 M57 M58
Atemwege P56 P57 P71 M71
Auge P56 P57
Ausbildung in Mykologie P61

B

Bäckerhefe P54 P70
Bakterien P66 M62 M68 M74
Ballistosporen, Sporobolomyces **P65**
Barbierstube P68
Bart P62 P68
Basidiomyzeten P67
behaarter Kopf, Favus M75
Behandlungsdauer M59 M60
                M65 M67 M70
berufsbedingte Infektionen P53
Bestimmungsschlüssel,
   Penicillium-Arten P64
Bestrahlung, Infrarot M65
Bierhefe P70
Bindehautsack P57
biphasische Pilze P69 M63 M64
biphasisches Wachstum P53
Blastomyces dermatitidis P59
– – Reinkultur **P69**
– – Sproßzellen **M63**

Blastomykose M63
- Europäische M63
- Nordamerikanische P59 P69 M63
- Südamerikanische M63 **M69**
Blastomyzeten P59 M63
Blastosporen P59 M51
- Candida robusta **P54**
- Loboa loboi **M64**
- Rhodotorula rubra **M60**
- Torulopsis **M60**
- Trichosporon cutaneum **P60**
Blumenzwiebeln P53
Bohnen M56
Botrytis cinerea, Makrokolonie **M56**
Brandsporen, Ustilago tritici **M58**
Brombeeren M56
Bronchialasthma P56
Bronchialsekret P71
Bronchitis P60 M57
Brotschimmel **M57**
Bundes-Seuchengesetz[1]) P51

C

Candida P55 P59
- albicans P70 M53 M60
- - Nagelspäne **P72**
- guilliermondii, Sproßzellen, (REM) **P55**
- kefyr P70
- lambica, Reinkultur **P70**
- robusta P70
- - Blastosporen **P54**
- - (REM) **P51**
Candida-albicans-Fäden, Haarschaft **M51**
Candida-Arten P70
- apathogene P51
Candidosis perioralis **M51**
Candio-Hermal® M53
Canesten® M57 M59
- Spray, (REM) **M55**
Cephalosporiose M61
Cephalosporium M58
- acremonium **M61**
chirurgische Eingriffe M64
Chitinwand, Pilzfaden P74
Chlamydosporen M58
Chromomykose M65
- Unterschenkel **M70**
chronische Paronychie **M70**
Chrysosporiose P61
Chrysosporium P61
- pannorum **P61**
Cladosporium herbarum **M56**
Cleistothecien P71 P74
Clotrimazol M57 M59 M70
- (REM) **M55**
Coccidioides immitis, Fruchtkörper .. **P63**

Compliance M61 M70 M73
Cryptococcosis M6
Cryptococcus P55 P7
- minor P5
- neoformans P70 M6
- - Sproßzellen **M6**
- - Tuschepräparat **P7**
Curling-Effekt M62 M7
- Griseofulvin, Trichophyton
  mentagrophytes **M7**
Curvularia **P57** P6

D

Darmsanierung M5
Dequaliniumsalze M51 M5
Dequonal® M51 M5
Dermatophyten M59 M7
- Erdbeerbeet M5
Dermowas® M51 M6
Dermowas®-compact M68 M7
Desber® M5
Detergentien M5
Deuteromyzeten P6
Diabetes P56 M5
Differenzierung, Hefen P5
Differenzierungsmethoden P7
Diffusionstest M7
dimorphe Pilze P69 M6
Doppelinfektion P6
Drillingskultur, Penicillium claviforme **P5**

E

Edelfäule M5
ekto-endotrich, Haarbefall **M6**
Ektokonidien, Monilia sitophila **M5**
ektotrich, Haarbefall **M6**
Ekzem P58 M5
Empfindlichkeitstest M62 M64 M6
Empusa P6
Endemie, Favus M6
- Mikrosporie P7
Endokonidien P6
Endomykosen P6
Entomophthora **P6**
- coronata P6
- muscae P6
Entomophthoromykose P6
epilierte Haarwurzel **P7**
Erbgrind M67 M7
Erdbeeren M5
Erdboden M7
- Dermatophyten M5
- Reservoir P5

---

[1]) Seit der Änderung des Bundes-Seuchengesetzes durch die Novelle vom 17. 12. 1979 entfällt mit Wirkung vom 1. 1. 1980 d
Meldepflicht der Mikrosporie, gleich welcher Mikrosporie-Erreger isoliert wurde.

Erdnußmehl, verschimmeltes P75
Erector pili M67
Erythrasma **P66**
Europäische Blastomykose M63

F

Fadenpilze M73
fakultativ-pathogen M61
Favus P68 M59 M67
Favuserreger **M75**
Favushaar **M67**
Favustherapie M75
feuchte Wohnungen P56 M56
Fliegenleiche P65
Fliegenpilz P67
Flora, physiologische M55
5-Flucytosin M63 M64
Fluor albus, Vulvovaginitis levurosa . **M53**
Fluoreszenz M62
Fonsecaea **M65**
Fruchtkörper P71 P74
 – Coccidioides immitis **P63**
 – Peyronellaea sp. **P64**
 – Rhinosporidium seeberi **P63**
Fulcin® S P64 M67
Fulcin® S 500 .... M59 M67
fumagoide Zellen, Phialophora **M65**
fungizide Tenside M51 M70
Fusarium M58
 – oxysporum **M58**
Fußmykose **M68**
 – Pflanzen M58

G

Gärtner M56
Gärungshefen M53
Gartenarbeit, Infektion M54
Gebührenordnung P59
Gehirn P56 M64
 – Metastasen M71
Gehörgang, Schimmelpilze M52
Gehörgangsekzem M52
geophile Mikrosporumarten P51
Geotrichose P60 P71
Geotrichum P60
 – candidum **P60 P71**
Gerste, Streifenkrankheit P58
Getreide P58 M58
Getreidearbeiter P58 M57
Getreidearten P57
Giftpilz P75
Gliederstücke P60 P71
Gräser P57 P58 M58
Grauschimmel M56

Grind M75
Griseofulvin P52 M58 M59
 M61 M65 M67 M74 M75
 – Curling-Effekt,
 Trichophyton mentagrophytes **M73**
 – Mikrosporum canis **M72**
 – Trichophyton rubrum **M72**
 – Wirkungsweise M72 M73
Griseofulvinbildner P64
Griseofulvin-Therapie M62
Grundkrankheiten M51 M64

H

Haar, Piedra-alba-Knötchen **P62**
 – Piedra-nigra-Knötchen **P62**
 – Pilznachweis M67
Haarbefall M51
 – ekto-endotrich **M62**
 – ektotrich **M62**
 – Trichophyton **M62**
Haarfollikelbefall, Candida albicans .. **M51**
Haarködermethode M54
Haarmykosen M74
Haarschaft, Candida-albicans-Fäden **M51**
Haarstümpfe P72
 – Trichophyton mentagrophytes **M74**
Haarwurzel, epilierte **P72**
Hämolyse, toxische P75
Haken, mykologischer P72 M52
Hauptfruchtform P64
Hautschuppe, Pilzfaden **P74**
hefeartiges Wachstum P60 P69
Hefebakterien P59
Hefen, Differenzierung P59 P70
 – imperfekte P62
 – pathogene P70
 – rosa P65
 – schwarze M56
 – wilde P70
hefespezifische Mittel M60
Heilung, klinische **M68**
Hellfeldpräparat,
 Cryptococcus neoformans **M64**
Helminthosporium P62
 – halodes, Makrokonidien **P58**
Hirnmykose P54
Hirnschäden P73
Hirschgeweih,
 Trichophyton schoenleinii **M59**
Hitzeresistenz, Konidien M57
Holz P53 M56
Hormodendrum **M65**
Hornhaut P57
Hühnerkamm P71
humanpathogene Aspergillusarten .. M71
Hyperthermie M65
Hyposensibilisierung M56 M57

I

Identifizierung, Aspergillus-Arten ... **P57**
– Pilzfäden **P67**
Imidazolderivate **M65 M70 M75**
imperfekte Hefe **P62**
imperfektes Stadium **P70**
Infrarot-Bestrahlung **M65**
Infusion, Amphotericin B **M71**
Inhalationen **M61 M71**
Inhalationsallergene **P56**
Inhalationstest **P58**
Insekten **P65**
Instillation **M71**
intertriginöse Schuppung,
   Vulvovaginitis levurosa **M53**
Intracutantest **P58**

J

Jodkalitherapie **M65**
Joghurt **P71**

K

Kalilauge **P72 M59 M67**
Kalilaugenpräparat **P66 P72 P74**
Karzinogene **P75**
Kefirpilz **P70**
Keloidblastomykose **M63 M64**
Keratinomyces ajelloi **M54**
Kerion Celsi **P51**
Ketoconazol **M71 M75**
Kimmig-Agar **P62 P72 M52 M59**
Kleistothezien **P64**
Knötchen, helle **P62**
– schwarze **P62**
Knollenblätterpilz, grüner **P75**
Körperfavus **M75**
Kokzidioidomykose **P63**
Konidien **P52 P75**
– Aspergillus **P57**
– Curvularia **P57**
– Sporothrix schenckii, Mikrokultur .. **P53**
– Streptomyces **P66**
Konidienträger, Penicillium sp. **P64**
– Verticillium cinnabarinum **P61**
Koremien **P52**
Kortikoide **M52 M56**
Kronleuchter, Trichophyton
   schoenleinii **M59**
Kryptokokkose **P70 M63 M64**
Kugelhefen **P56**
Kulturhefen **P70**

L

Labor für medizinische Mykologie ... **P52**
Landarbeiter **P57 P58**
Landwirte **M56**
Langzeittherapie **M66 M68**
Leberatrophie **P75**
Leishmaniasis **M69**
Levurose **M63**
Lieske, Rudolf **P66**
Likuden® M **P64 M67**
Liquor cerebrospinalis, Hefen **P55**
Loboa loboi **M63**
– – Blastosporen **M64**
Lobomykose **M63 M64**
Luftmyzel, Aspergillus **P57**
– Trichoderma viride **M57**
Lungenaspergillom **M71**
Lungenaspergillose **M71**
Lungengewebe **M64**
Lungenmykose **M71**
Lungennocardiose **M66**

M

Mäusefavuserreger **M75**
Magen-Darmtrakt **P71**
Magensaft **P60**
Makrokolonie, Botrytis cinerea **M56**
Makrokonidien **P74**
– Alternaria alternata **P58**
– Fusarium oxysporum **M58**
– Helminthosporium halodes **P58**
– Mikrosporum canis, Grisefulvin ... **M72**
– – gypseum **M54**
– – – (REM) **P51**
– Schwärzepilz **P58**
Malassezia furfur, Nativpräparat **M59**
Meldepflicht[1] **P73 M62 M67**
Metastasen, Gehirn **M71**
Miconazol **M63 M64 M69**
Mikrokonidien, Fusarium oxysporum . **M58**
– Trichophyton mentagrophytes **P74**
– – rubrum, Griseofulvin **M72**
Mikrokultur **P61 P72**
– aerobe **M66**
– Sporothrix schenckii, Konidien ... **P53**
Mikrosporie[1] **P51 P73 M62**
Mikrosporum **P73**
– canis, Griseofulvin **M72**
– ferrugineum, Varianten **P73**
– fulvum **P73 M54**
– gypseum **P73**
– – Makrokonidie **P51 M54**
– Pilzsporenmanschette **M62**

---

1) Seit der Änderung des Bundes-Seuchengesetzes durch die Novelle vom 17. 12. 1979 entfällt mit Wirkung vom 1. 1. 1980 die Meldepflicht der Mikrosporie, gleich welcher Mikrosporie-Erreger isoliert wurde.

Mikrosporumarten, geophile P51
Milchprodukte P71
Milchschimmel **P60** P71
Mischinfektionen M53 M70
Monilia sitophila, Ektokonidien **M57**
Monosporiose M61
Monosporium apiospermum **M61**
Morbus Hodgkin M64
Moronal® M53
Mucor P56 P67
– mucedo, Sporenbehälter **P56**
Mundhöhle M53
– Hefen P54
– Hefe-Nachschub M51
Mycatox® Bad M51 M68 M70
Mykologie, Ausbildung P61
– Seminar M60
Mykothek P69
Mykotoxinbildner P52
Mykotoxine P75 M71
Mykotoxintod P75
Myzel M51
– nichtseptiertes **P67**
– septiertes **P67**
Myzetom P61 M61

N

Nachbehandlung M58 M68
Nägel M61
– Favus M75
Nährböden P60 P68 P72
Näpfchenform, Grind M75
Nagelcephalosporiose M61
Nagelextraktion M58
Nagelmykosen M58 M61
Nagelspäne, Candida albicans **P72**
Nahost, Favus M75
Narben, haarlose M67
Nasennebenhöhlen P56
Nasensekret, Schimmel P58
Natamycin M71
Nativpräparat P72 P74
– Malassezia furfur **M59**
Nebenfruchtform P64
Neuansteckung M68
Neurospora sitophila **M57**
nichtseptiertes Myzel **P67**
Nierenmykose P54
Nocardia **M66**
– asteroides M66
Nocardiose M66
Nomenklatur P59 P62 P69
Nordamerikanische Blastomykose .. P59
P69 M63
Nystatin P66 M53 M71

O

Obst, Schimmel P52
Ochratoxin M71
Öle, ätherische M51 M53
Ölimmersion P66
Öse P72
Ohrenschmalz, Primärkultur,
  Aspergillus niger **M52**
Oomyzeten P67
Otomykose M52

P

Paracoccidioides brasiliensis M69
– – Sproßzellen **M63**
Parakokzidioidomykose, Gesicht ... **M69**
parasitische Wuchsform P74 M61
Parkertinte P72
Paronychie, chronische **M70**
Partnerbehandlung M53
pathogene Hefen P70
– Pilze, Identifizierung P69
– Schimmelpilze P71
pathogenwerden P54
Patulin P52 P75
Penicillin P52
Penicillinallergie M56
Penicillinbildner P64
Penicillium **M57**
– claviforme, Drillingskultur **P52**
– egyptiacum, Reinkultur **P52**
– expansum P52 **P75**
– griseofulvum P52 P64
– italicum P52
– janczewskii P64
– notatum P52 P64
– sp., Konidienträger **P64**
Penicillium-Arten, Differenzierung ... P64
Pepton-Agar P68
perfektes Stadium P70
Petriellidium boydii **M61**
Peyronellaea sp., Fruchtkörper **P64**
Pferde P65
pflanzenpathogene Pilze P53
Phalloidin P75
Phialophora **M65**
Phoma P64
pH-Wert M68
Phycomyces P67
physiologische Pilzflora M55 M61
Pichia fermentans P70
Piedra-alba-Knötchen, Haar **P62**
Piedraia hortae P62
Piedra-nigra-Knötchen, Haar **P62**
Pilomykosen M62 M74
Pilzallergene P58

Pilzallergie P56 M56
Pilze, biphasische P69 M64
– dimorphe P69 M69
– pflanzenpathogene P53
Pilzeliminierung M61
Pilzfaden, Hautschuppe **P74**
– Identifizierung P67
– Wellung **M73**
Pilzflora, physiologische M61
Pilzkultur P51
– Erythrasma P66
Pilzlaboratorium M57
Pilzleichen P72
Pilznachweis, Haar M67
– kultureller M59
Pilzsporenmanschette, Mikrosporum **M62**
Pilzübertragung M55
Pimafucin® M53
Pimaricin M53 M71
Ping-Pong-Infektionen M53
Pinsel, Pinselschimmel **P75**
„Pinselpilze" P68
Pinselschimmel P52 P64 **P75**
Pityriasis versicolor M59
Pricktest P58
Primärkultur, Aspergillus fumigatus . . **M71**
– – niger, Ohrenschmalz **M52**
– Sputum **M71**
Procainlösung M65 M70
Protuberanzen, Makrokonidien M54
Pseudohyphen P59
Pseudomonas aeruginosa M52
Pseudomyzel **P59** M51
– Vaginalabstrich **M53**
Pseudosepten P67
Pyknidien P64
Pyocyaneus M52
Pyrenophora P58

Q

Quark P71

R

Rachen M51 M53
Rasierpinsel P68
Rasterelektronenmikroskop (REM) . . M54
– Candida robusta **P51**
– – guilliermondii, Sproßzellen **P55**
– – robusta **P51**
– Clotrimazol **M55**
– Mikrosporum gypseum,
   Makrokonidie **P51**
– Torulopsis candida **M55**

Rattenschwanz, Tierversuch M65
Rattensporotrichose P53
Regreßandrohung M52
Reinkultur, Anixiopsis fulvescens . . . **P71**
– Aspergillus niger **M52**
– Blastomyces dermatitidis **P69**
– Candida lambica **P70**
– Geotrichum candidum **P71**
– Penicillium egyptiacum **P52**
– Sporothrix schenckii **P53 P69**
– Trichophyton megninii **P68**
– – schoenleinii **P68**
Reisagar P60 P62
Reservoir, Erdboden P52
Resistenz, relative M73
Resistenzbestimmung M62 M73
Resorptionsstörungen M73
Rhinitis P58 M58
– allergische P75
Rhinosporidiose P63
Rhinosporidium seeberi, Fruchtkörper . . .
   . . . . **P63**
Rhizoide, Rhizopus nigricans **P56**
Rhizopus P56 P67
– nigricans **P56**
Rhodotorula P55 P65
– rubra, Blastosporen **M60**
Rhodotorulose M60
Riesenkultur, cerebriforme **M75**
Risikopatienten M60
Röntgenepilation P73
rosa Hefen P65
Rostpilz P67

S

Sabouraud P68
Sabouraud-Glukose-Agar P72 M74
Saccharomyces cerevisiae P51 P70
Sack voller Nüsse P51
Säuremantel der Haut M68
saprophytisch M61
saprophytische Wuchsform P74
Schildchenform, Grind M75
Schimmelpilzallergie P75
Schimmelpilzallergose P58
Schimmelpilze, allergische
   Reaktionen P52
– Gehörgang M52
– Identifizierung P52
– Mykosen P52
– pathogene P71
– toxische Reaktionen P52
Schimmelpilzextrakte P75
Schimmelpilzgift P75
Schimmelpinsel **P75**
Schleimkapseln P70

Schleudersporen **P65**
Schneeschimmel M58
Schnurrbart P62
Schuppung, intertriginöse,
   Vulvovaginitis levurosa **M53**
Schwärzepilz P62
– Curvularia **P57**
– Makrokonidien **P58**
Schwangerschaft M53
schwarze Hefe M56
– Knötchen, Haar P62
Schwimmhallen M54
Seminar für Mykologie M60
Sensibilisierung P56 P57 M56
Sensibilitätsprüfung M71
Septen P67
– Makrokonidien M54
septiertes Myzel **P67**
Sexualformen P73
Sexualsporen P70
Sklerotien, Botrytis cinerea **M56**
Spezialnährböden P52
Sphärulen P63
Spiralen, Streptomyces **P66**
Sporangien P63
– Mucor mucedo P56
– Rhizopus nigricans P56
Sporen, asexuelle **P75**
Sporenbehälter P63
– Mucor mucedo P56
Sporobolomyces P55
– Ballistosporen **P65**
Sporobolomykose P65
Sporotrichose P69 M65
Sporotrichum P53 **M65**
Sporothrix **M65**
– schenckii M65
– – Konidien, Mikrokultur **P53**
– – Reinkultur **P53 P69**
Sproßzellen **P59** M51
– Blastomyces dermatitidis **M63**
– Candida guilliermondii, (REM) **P55**
– –robusta **P51 P54**
– Cryptococcus neoformans **M64**
– Paracoccidioides brasiliensis **M63**
– Torulopsis candida, (REM) **M55**
– – glabrata **P55**
– Vaginalabstrich M53
Sprühanlagen M54
Sputum P71 M58 M61
– Primärkultur **M71**
Stacheln P53
Stadium, imperfektes P70
– perfektes P70
Standortwechsel, Hefen M55
Steinpilz P67
Stemphylium P62
Stickstoffassimilation P70
Stolone, Rhizopus nigricans **P56**
Strahlenpilz P66 M62 M66
Streifenkrankheit, Gerste P58

Streptomyces **P66**
– noursei P66
Streptomycin P66
Stringiet® M51 M53
Stroh P56
Strukturveränderungen,
   morphologische P54
Stuhluntersuchung M53
Südamerikanische Blastomykose ... M63
– Gesicht **M69**
Sulfonamide M63 M64 M66 M69
Syndets M51 M61 M68 M70
systemische Behandlung M71
– Mykose M69

T

Tapeten P56 M56
Teignes, les P68
Tenside, fungizide M51
Tesafilm P72
Test, Allergie P58
– Antigenextrakte P57 M57
Therapieerfolge M60
Therapieresistenz M51 M58
– relative M73
Therapieversagen M73
Tierställe P56
Tierversuch M65
Tinea P60
– versicolor M59
Todesfolge, Mykosen P54
Tolciclat M75
Tolnaftat M75
Torulopsidose M60
Torulopsis P55 P70
– candida M60
– – Sproßzellen (REM) **M55**
– dattila M60
– famata P55
– glabrata M60
– – Sproßzellen **P55**
Torulopsis-Arten **M60**
Touristen P73 M75
Toxine P75
toxische Hämolyse P75
– Reaktionen, Schimmel P52
Trichoderma viride, Luftmyzel **M57**
Trichomonade, Vaginalabstrich **M53**
Trichomonas vaginalis M53
Trichomycosis M74
– palmellina M74
Trichomykose M62 M74
Trichophytie M62 M74
Trichophyton M74
– equinum P71 **M74**
– ferrugineum P73

- gallinae P71
- Haarbefall M62
- megninii, Reinkultur **P68**
- mentagrophytes P71
- − Curling-Effekt, Griseofulvin **M73**
- − Haarstumpf **M74**
- − Mikrokonidien **P74**
- − variatio granulosum M75
- − variatio quinckeanum M75
- quinckeanum M54 **M75**
- rosaceum P68
- rubrum P74
- − Griseofulvin **M72**
- schoenleinii **M75**
- − Favushaar **M67**
- − Kronleuchter **M59**
- − Reinkultur **P68**
- terrestre M54
- verrucosum, Haarwurzel **P72**
Trichosporon P55 P60 P62 P70
- beigelii P62
- cutaneum **P60** P62
Truthühner P75
Tuschepräparat **P70**
- Cryptococcus neoformans **M64**

U

Unterschenkel, Chromomykose **M70**
Uredinales P67
Ustilago tritici, Brandsporen **M58**

V

Vaginalabstrich **M53**
Vaginalsekret P60
Variabilität, Dermatophyten M75
Varianten, Mikrosporum ferrugineum **P73**
- Trichophyton equinum **M74**

Verdauungswege P60
Vergleichskultur P68 P69
Versuchstiere M65
Verticilliose P61
Verticillium cinnabarinum **P61**
Verträglichkeit, Amphotericin B M65
Vulvovaginitis levurosa **M53**

W

Wachstum, biphasisches P53
Waksman P66
Waldboden P52
Weinhefe P70
Weintrauben M56
Weizenflugbrand **M58**
Wellung, Hyphen **M73**
- Pilzfäden M62 **M73**
wilde Hefen P70
Wirkungsweise, Griseofulvin ... M72 M73
Wirtsspezifität P53
Wohnungen, feuchte P56 M56
Woodlicht M62
Wuchsform P68
- Mäusefavuserreger **M75**
- parasitische P74
- saprophytische P74
Wuchsformvarianten M75

Z

Zehennägel M58
Zentralporus P67
Zitrone, verschimmelte **P75**
Zitrusfrüchte P75
Zuckerassimilation P70
Zuckervergärung P70
Zygomykose P65
Zygomyzeten P56 P67

Pilzdiagnostik 76
Hans Rieth

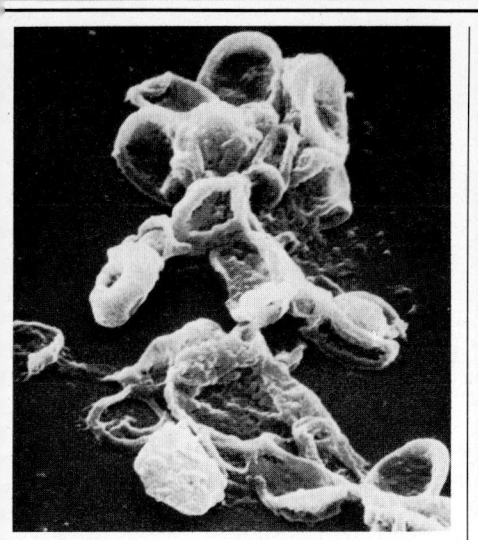

Abb. 149 Rasterelektronenmikroskopische Aufnahme ausgetrockneter Mikrokonidien von Trichophyton tonsurans.

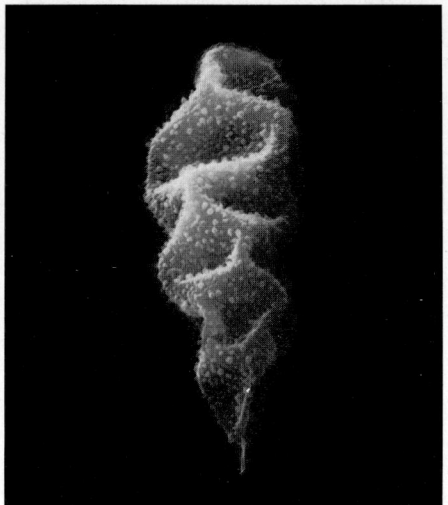

Abb. 150 Aus dem Erdboden stammende Makrokonidie von Mikrosporum fulvum. Rasterelektronenmikroskopische Aufnahme.

Warum überhaupt Pilzdiagnostik?

Diese Frage wird oft gestellt. Die ganze Pilzdiagnostik erscheint doch total überflüssig, wenn man immerfort hört und liest, daß Antimykotika mit breitem Wirkungsspektrum alle Pilze vernichten.

Daß man die Mykosen aufgrund ihres klinischen Erscheinungsbildes prima vista als solche erkennt, wird einfach unterstellt – basta!

Als zu Beginn der Griseofulvin-Ära die Notwendigkeit erkannt wurde, durch Pilzkultur sicherzustellen, daß ein Dermatophyt die betreffende Krankheit verursacht hatte – denn nur Dermatophyten sind griseofulvinempfindlich –, wurden im Bereich der Dermatologie mykologische Laboratorien eingerichtet.

Gibt es Mittel, die alle Pilze vernichten – so wird argumentiert –, dann braucht man zwischen D, H und S (Dermatophyten, Hefen und Schimmelpilzen) nicht mehr zu differenzieren und braucht kein Pilzlabor mehr.

Falsch!

Die mykologische Untersuchung dient in erster Linie der Klärung, ob eine bestimmte Krankheit überhaupt durch Pilze verursacht ist oder nicht.

Das Pilzlabor wird also weiter benötigt, und wo noch keines existiert, muß es eingerichtet werden.

Muß man alle isolierten Pilze nach Gattung und Art bestimmen?

Nein. Das kann sowieso niemand. Je nach Ausbildungsstand beschränkt man sich auf das Erkennen der in einer bestimmten Region häufig vorkommenden Pilze.

Für die Identifizierung seltenerer Arten wären mykologische Referenzlaboratorien sehr wünschenswert. Doch bis dahin ist noch ein weiter Weg.

Trichophyton tonsurans

In Mitteleuropa ist dieser Dermatophyt fast verschwunden. In Mittelmeerländern kann man ihn noch antreffen und auch aus dem Urlaub mit nach Hause bringen.

Trichophyton tonsurans **(Abb. 149)** gehört also als Vergleichskultur in jede bessere Mykothek.

Geophile Mikrosporumarten

Manche Mykose stammt gar nicht aus Wasch- und Duschräumen oder aus dem Schwimmbad, sondern aus dem Erdboden.

Darunter befinden sich auch Mikrosporie-Erreger, z. B. Mikrosporum fulvum **(Abb. 150)**, M.gypseum oder M.nanum. Alle Mikrosporumarten haben durch Querwände unterteilte, rauhwandige Makrokonidien, daneben aber auch einzellige Mikrokonidien.

Pilzdiagnostik 77
Hans Rieth

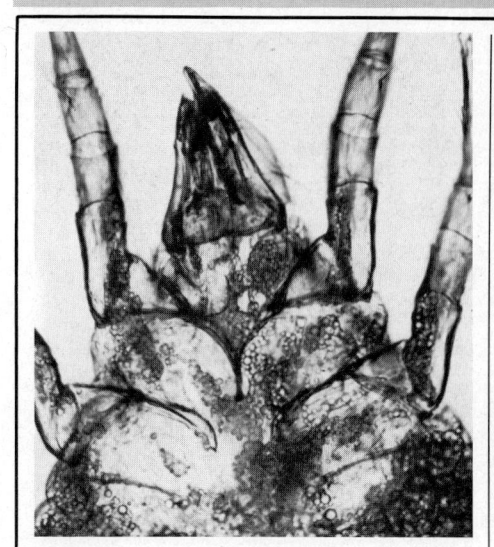

Abb. 151 Kopfteil der pilzfressenden Milbe Tyrophagus lintneri mit deutlich erkennbaren Freßwerkzeugen.

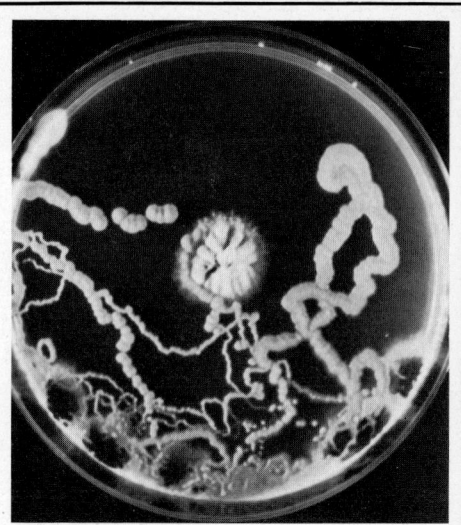

Abb. 152 Laufspuren der Milbe Tyrophagus lintneri, von Bakterien und Hefen bewachsen, und Trichophyton rubrum.

Pilzfressende Milben

In jedem Pilzlabor, in dem routinemäßig mit zahlreichen Pilzkulturen gearbeitet wird, strömen Pilze Gerüche aus, die Milben anlocken.

Es gibt mehrere Milbengattungen, in denen pilzfressende Arten vorkommen, z. B. Tyrophagus, Tyroglyphus und Tarsonemus.

Die **Abb. 151** zeigt den Vorderteil von Tyrophagus lintneri, einer Käsemilbe, die häufig ganze Pilzkulturen abweidet.

Bei schwacher Vergrößerung – manchmal schon mit bloßem Auge – kann man solche Milben in Pilzkulturen entdecken und sie beim Abfressen des Pilzrasens beobachten.

Auch an der Glaswand von Röhrchen oder Kölbchen oder am Deckel von Petrischalen läßt sich die langsame Bewegung der etwas tolpatschig dahertorkelnden Milben verfolgen.

Pilzsporen in Milbenspuren

Auf ihrem Weg über den Nährboden schleppen die achtbeinigen ausgewachsenen Milben oder ihre sechsbeinigen Larven allerlei mit sich herum.

Je nachdem, ob sie über Bakterienkolonien, über Hefen oder Schimmelpilzrasen geschlurft sind, hängen Bakterien oder Pilzsporen an ihrem Bauch oder an den Beinen.

Auch Fäden oder Sporen von Dermatophyten können herumgeschleppt und irgendwo wieder fallengelassen werden.

Die **Abb. 152** läßt erkennen, wie am Rande der im Zentrum verimpften Kolonie von Trichophyton rubrum eine Milbenspur von etwas anderem bewachsen ist.

Zahlreiche weitere ungezielt verlaufende Milbenspuren sind von Bakterien und Hefen bewachsen. Die sehr dünnen Spuren deuten meist auf Bakterien hin, die dickeren auf Hefen.

In anderen Fällen werden von den Milben auch Schimmelpilze verimpft. Da die Impftechnik der Milben ganz anders ist als die des Menschen, gilt der Satz: „An ihren Spuren sollt ihr sie erkennen!"

Verfälschung der Befunde durch pilzfressende Milben

Auch Primärkulturen von Hautschuppen, Haaren oder Nagelspänen, die meist etwa drei Wochen, mitunter aber auch einige Wochen länger beobachtet werden müssen, können von Milben befallen werden.

Da die Milben auch Dermatophyten verimpfen, die sie von anderswoher mitbringen, besteht die Gefahr, daß man falsch positive Befunde erhält. Eine sehr genaue Kontrolle auf Milbenbefall der Kulturen ist deshalb dringend erforderlich.

Strenges Ausmerzen aller vermilbten Kulturen reduziert den Milbenbefall.

Pilzdiagnostik

Hans Rieth

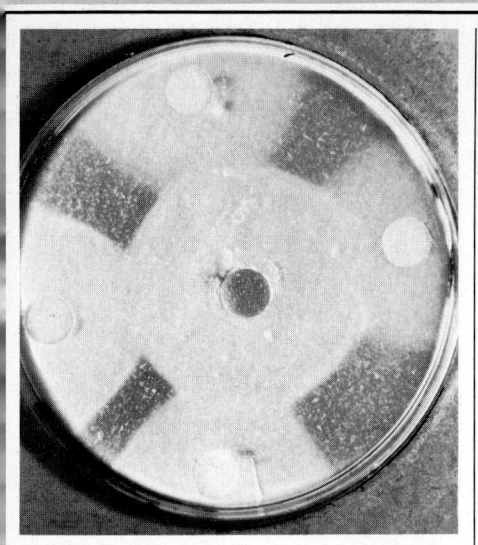

Abb. 153 Trichosporon cutaneum assimiliert: Dextrose, Galaktose, Saccharose, Maltose und Laktose im Plättchentest.

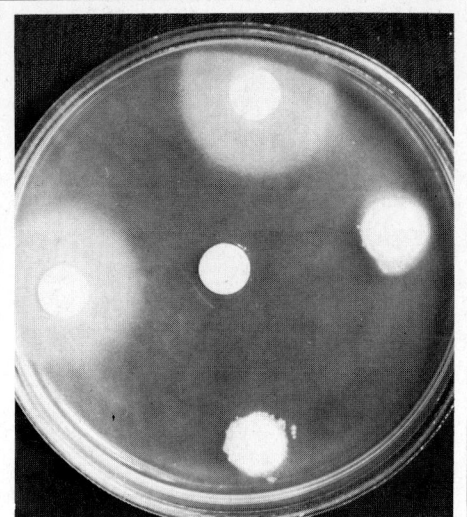

Abb. 154 Der Milchschimmel Geotrichum candidum assimiliert Dextrose und Galaktose, jedoch nicht Saccharose, Maltose und Laktose.

Prüfung der C-Assimilation durch Mikropilze

Wenn die morphologischen Merkmale nicht ausreichen, um einen Mikropilz nach Gattung und Art zu identifizieren, dann werden die physiologischen Merkmale mit herangezogen, z. B. die Assimilation.

5 Standardzucker

Es hat sich weltweit eingebürgert, die folgenden 5 Zucker sozusagen „im ersten Durchgang" zu prüfen:

1 = Dextrose   (D)
2 = Galaktose   (G)
3 = Saccharose (S)
4 = Maltose   (M)
5 = Laktose   (L)

Beim Protokollieren können die angegebenen Ziffern oder Buchstaben verwendet werden, um die Arbeit zu vereinfachen.

5 weitere Zucker

Reichen die erzielten Befunde zur Artbestimmung nicht aus, dann wird die Assimilation weiterer 5 Zucker geprüft, und zwar:

6 = Raffinose   (R)
7 = Trehalose   (T)
8 = Melibiose   (m)
9 = Cellobiose (C)
10 = D-Xylose   (X)

In seltenen Fällen erstreckt sich die Prüfung der Assimilationsfähigkeit auf weitere Stoffe.

Basisnährboden für die Zucker-Assimilation

0,5 % Ammoniumsulfat
0,1 % Kaliumdihydrogenphosphat
0,05 % Magnesiumsulfat
        einige Tropfen Hefedekokt
2 %   gewaschener Agar-Agar

Die Lösung erfolgt in destilliertem Wasser, das Sterilisieren im Autoklaven $1/2$ Stunde bei 1 Atü. Abkühlen auf etwa 40 °C und vermischen mit einer dichten Suspension des zu prüfenden Mikropilzes.

Je 2 ml in Petrischalen ausgießen und mehrere Stunden im Brutschrank bei 37 °C die Nährbodenoberfläche abtrocknen lassen.

Mit den verschiedenen Zuckerlösungen getränkte Filterpapierplättchen auflegen. Die Auxanogramme nach 24–48 Stunden ablesen.

Auxanogramme von Trichosporon cutaneum und Geotrichum candidum

Die C-Assimilation wird vor allem bei Hefepilzen geprüft. Die **Abb. 153** zeigt das Auxanogramm der C-Assimilation von Trichosporon cutaneum, einer fadenbildenden Hefe.

In **Abb. 154** ist die C-Assimilation des Schimmelpilzes Geotrichum candidum dargestellt. Zu Unrecht wird dieser Schimmel mitunter als Hefe bezeichnet.

Pilzdiagnostik

Hans Rieth

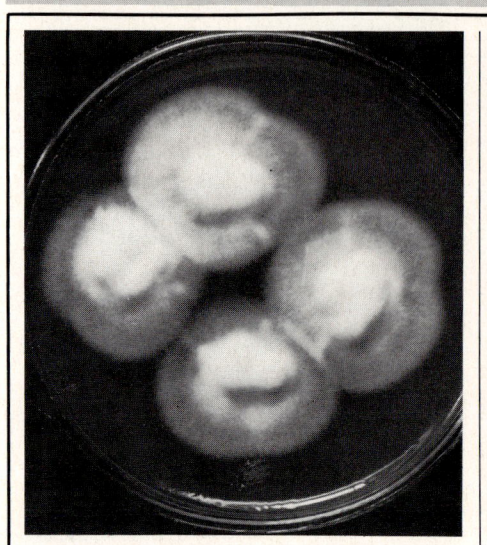

Abb. 155 Reinkultur von Trichophyton rubrum mit weißflaumigem Zentrum und rötlich durchscheinendem Rand.

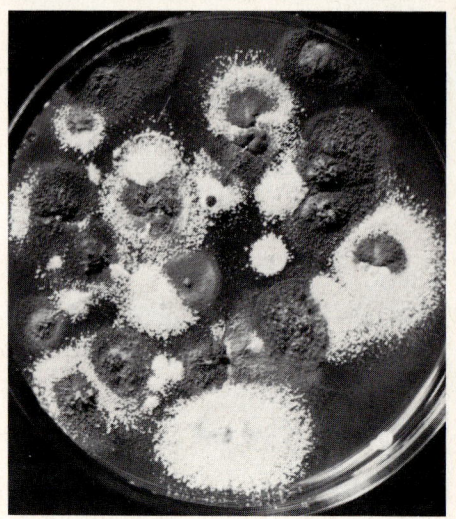

Abb. 156 Primäre Mischkultur aus Scopulariopsis brevicaulis und Trichophyton mentagrophytes (weiße Kolonien).

Gibt es einen speziellen „Nagelpilz"?

Nein, genauso wenig, wie es einen speziellen „Fußpilz" gibt. Eine ganze Reihe verschiedener Pilze kommt als Erreger von Nagelmykosen vor.

Wenn man den Erreger isoliert und identifiziert hat, läßt sich aus diesem Befund manche Empfehlung für die Therapie ableiten.

Auch im Nagel: D – H – S

– Dermatophyten
– Hefen
– Schimmelpilze

Das Nativpräparat erlaubt keine Aussage darüber, ob es sich um Dermatophyten, Hefen oder Schimmelpilze handelt, wenn nur fadenförmige Pilzelemente gefunden werden.

Deshalb sind kulturelle Untersuchungen auf Kimmig-Agar oder Sabouraud-Dextrose-Agar als Ergänzung des mikroskopischen Befundes erforderlich.

Die Kulturen wachsen bei Zimmertemperatur von ca. 20–22 °C. Sie werden 2–3 Wochen beobachtet – gelegentlich bis zu 6 Wochen –, auch wenn schon nach wenigen Tagen ein schnell wachsender Pilz sichtbar ist.

Es kann sich etwas später auch noch ein langsam wachsender Pilz entwickeln, der vielleicht sogar wichtiger ist.

Häufigster Dermatophyt im Nagel: Trichophyton rubrum

Wenn ein Dermatophyt im Nagel wächst, dann ist es in den meisten Fällen Trichophyton rubrum. Eine Kultur dieses Pilzes (**Abb. 155**) gehört in jede Mykothek.

Mykothek im Praxislabor

Jeder Arzt, der Pilzkulturen anlegt, tut gut daran, sich eine Mykothek – eine Pilzsammlung – für Vergleichszwecke zur Verfügung zu halten.

Gut geeignet sind eigens dafür hergestellte Tafeln mit Pilzkulturen in Petrischalen.

Häufigster Nagelschimmel: Scopulariopsis brevicaulis

Vor allem in den Nägeln der großen Zehen kommt gar nicht so selten ein bräunlicher Schimmelpilz vor, dessen Name einen guten Klang hat: Scopulariopsis brevicaulis.

Auch der befallene Nagel verfärbt sich bräunlich und sieht dann ganz zerfressen aus.

Mischinfektionen durch Dermatophyten + Schimmelpilze

Die **Abb. 156** zeigt eine Mischkultur mit Trichophyton mentagrophytes und Scopulariopsis brevicaulis. Die weißen und bräunlichen Kolonien sind gut voneinander abzugrenzen.

Pilzdiagnostik
Hans Rieth

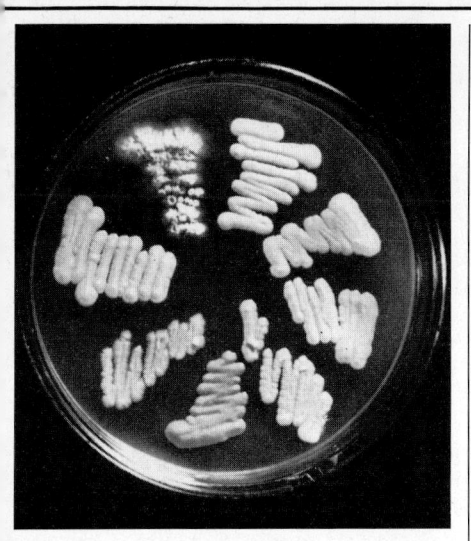

Abb. 157 Normales Wachstum acht verschiedener Hefepilzstämme auf Kimmig-Agar ohne Zusatz pilzhemmender Stoffe.

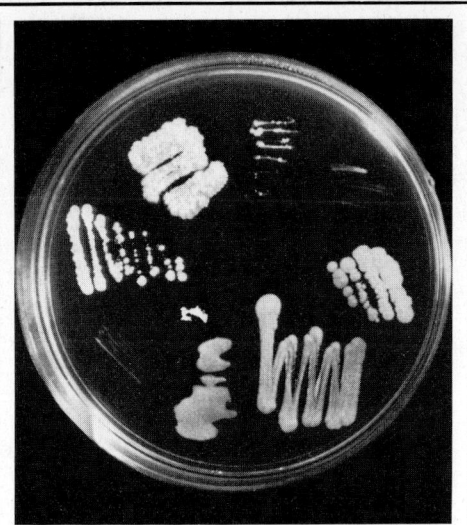

Abb. 158 Die gleichen Pilzstämme wie in Abb. 157, jedoch auf Selektiv-Agar für pathogene Pilze. Ungleichmäßige Hemmung.

Isolierung von Pilzen auf Selektiv-Agar für pathogene Pilze

Untersuchungsmaterial, wie Hautschuppen, Haare oder Nagelspäne, kann leicht durch sogenannte Anflugkeime verunreinigt sein und zu falschen Befunden führen, wenn kulturell untersucht wird.

Man weiß dann nicht, ob Krankheitserreger gewachsen sind oder harmlose Mikroben, die rein zufällig auf Krankheitserscheinungen gelangt sind, ohne diese positiv oder negativ zu beeinflussen.

Ideal wäre es, gäbe es einen Nährboden, auf dem nur pathogene Pilze wachsen. Die Ablesung könnte von jeder Hilfskraft ohne mykologische Ausbildung vorgenommen werden. Das Ganze wäre automatisierbar.

Falsche Hoffnungen geweckt

Einen Nährboden, der pathogen von apathogen unterscheidet, gibt es jedoch weder im Handel noch im Experimentierstadium.

Es spricht auch nichts dafür, daß ein solcher Wurf je gelingen könnte.

Hemmstoffe gegen Bakterien und bestimmte Pilze im Nährboden

Der im Handel befindliche, von verschiedenen Firmen angebotene Selektiv-Agar für pathogene Pilze enthält einerseits Chloramphenicol, um Bakterienwachstum ganz zu unterdrücken oder zu reduzieren, andererseits Cycloheximid als Hemmstoff gegen gewisse Pilze.

Einige ohne Hemmstoff rasch wachsende Pilze, vorwiegend Schimmelpilze, werden unter Cycloheximid gehemmt oder ganz unterdrückt.

Ob diese unterdrückten Schimmelpilze zu Krankheitserregern gezählt hätten, kann man nicht beurteilen, wenn sie erst gar nicht wachsen.

Ähnlich ist es bei den Hefen, und es gibt sogar Dermatophytenstämme, die unter Cycloheximid nicht wachsen.

Hefen auf Kimmig-Agar

In **Abb. 157** sind 8 verschiedene Hefen auf Kimmig-Agar geimpft und 7 Tage bei ca. 22 °C gewachsen.

Es handelt sich um folgende Arten (im Urzeigersinn angeordnet, bei 11 Uhr beginnend): Trichosporon cutaneum, Candida parapsilosis, C. tenuis, C. guilliermondii, C. albicans, Rhodotorula rubra (mucilaginosa), Saccharomyces cerevisiae (imperfekte Form: Candida robusta) und C. tropicalis.

Hefen auf Selektiv-Agar für pathogene Pilze

Die **Abb. 158** zeigt die gleichen Stämme wie in Abb. 157 in der gleichen Anordnung. Das Ergebnis ist unterschiedlich: Einige Hefen wachsen gut, andere nicht. Irgendein Rückschluß auf die Pathogenität läßt sich daraus nicht ziehen.

Pilzdiagnostik 81
Hans Rieth

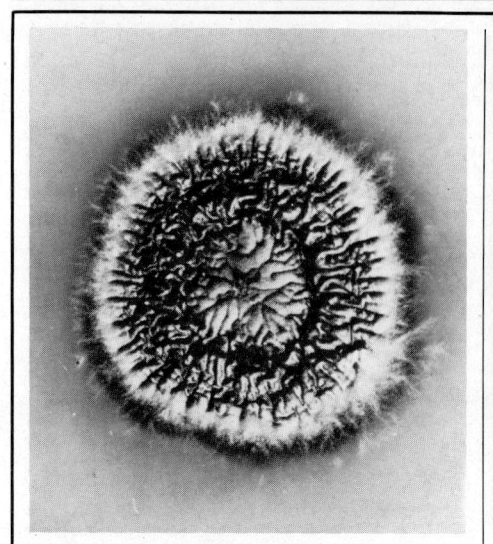

Abb. 159 Rotviolette Kultur von Trichophyton violaceum auf Glucose-Pepton-Agar, aus Kopfhaar isoliert.

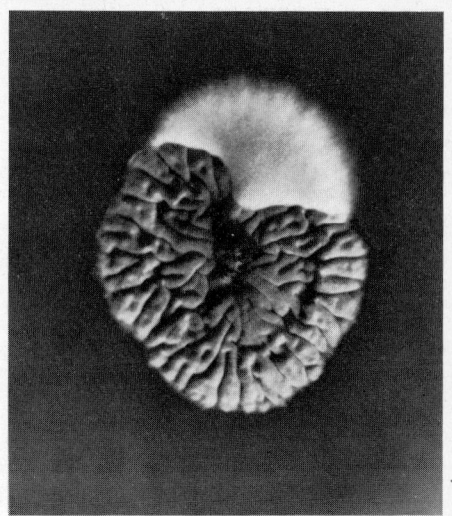

Abb. 160 Spontanvariante einer Kultur von Trichophyton violaceum auf Kimmig-Agar, aus Kopfhaar isoliert.

Trichophyton violaceum – ein sehr variabler Dermatophyt

Trichophyton violaceum ist in Europa selten geworden. In Afrika dagegen ist dieser Pilz noch weit verbreitet, z. B. in Ägypten, Äthiopien, Ghana, Sierra Leone und Togo.

Auch in Vorderasien, z. B. im Yemen, wurde Trichophyton violaceum bei zahlreichen Schulkindern vor allem auf dem behaarten Kopf nachgewiesen.

Die Erkennung in der Kultur auf künstlichem Nährboden, insbesondere auf Kimmig-Agar und auf Sabouraud-Glukose-Agar, ist dann leicht, wenn Trichophyton violaceum keine Varianten bildet.

Das klassische Kulturbild von Trichophyton violaceum

Die Kolonien wachsen sehr langsam. Nach 1–2 Wochen sind sie oft nur stecknadelkopfgroß. Die Farbe ist rotviolett, die Oberflächenstruktur gummiartig glatt. Erst allmählich bildet sich ein sehr feines Luftmyzel.

Radiäre Furchen oder cerebriforme Windungen treten vor allem in etwas älteren Kulturen auf. Siehe hierzu **die Abb. 159**.

Die Unterseite der Kulturen weist bei charakteristischem Wachstum ebenfalls einen violetten Farbton auf.

Eine kleine Menge des Pigmentes diffundiert in den Nährboden und färbt ihn etwas rötlich.

Wachstum auf verschiedenen Agarnährböden

Wie bei zahlreichen anderen Pilzen bekannt, wächst auch Trichophyton violaceum auf den verschiedenen im Pilzlabor üblichen Nährböden sehr unterschiedlich.

Es wäre aber ein Irrtum, alle morphologischen Unterschiede auf die unterschiedliche Zusammensetzung der Nährböden zu beziehen, z. B. auf den Gehalt an Glukose, Pepton, Glyzerin, Kochsalz usw.

Spontanvarianten

Verimpft man Monate hindurch den gleichen Stamm immer nur auf einen bestimmten Nährboden, dann entstehen ohne erkennbare äußere Einwirkung im Laufe der Zeit Varianten, die sehr voneinander abweichen.

Es kann vorkommen, daß die Subkulturen überhaupt keine Ähnlichkeit mehr mit der Ausgangskultur haben.

Dies erschwert natürlich ganz außerordentlich die Erkennung des Pilzes.

Mykothek

Deshalb ist es sehr zu empfehlen, in der Mykothek – auf die ein Pilzlabor nicht verzichten sollte – stets mehrere Varianten von Trichophyton violaceum für Vergleichszwecke zur Verfügung zu halten.

Eine typische Variante zeigt die Kultur in der **Abb. 160**.

Pilzdiagnostik
Hans Rieth

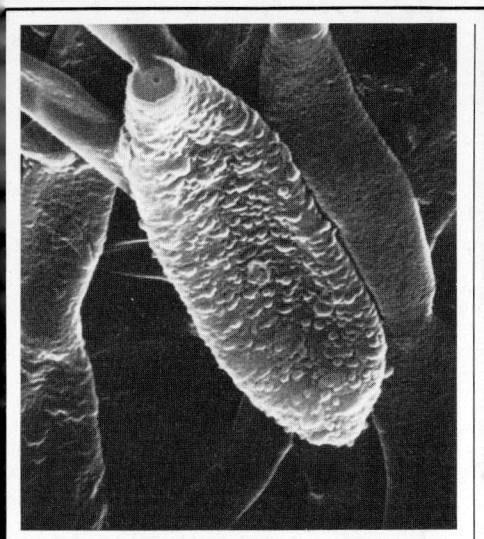

Abb. 161 Makrokonidie von Mikrosporum nanum, 4000fach vergrößert. Rasterelektronenmikroskopische Aufnahme.

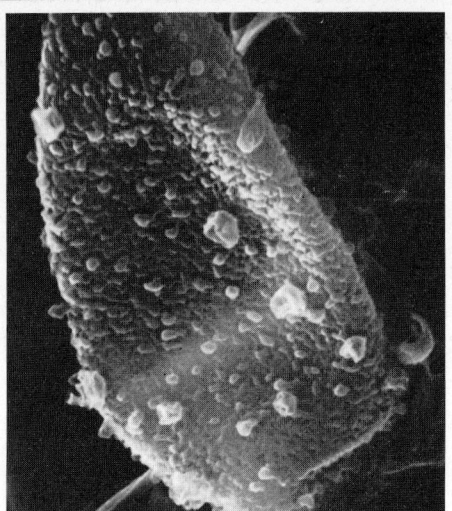

Abb. 162 Makrokonidie von Mikrosporum nanum, 6700fach vergrößert. Rasterelektronenmikroskopische Aufnahme.

Mikrosporum nanum, ein Schweinepilz aus dem Erdboden

Auch Schweine erkranken an Infektionen durch Dermatophyten. Die Pilze gelangen aus infiziertem Erdboden auf die Haut der Schweine und wachsen sogar in die Borsten hinein.

Am häufigsten wird bei Schweinen Mikrosporum nanum gefunden, ein Dermatophyt, der erst 1956 zum ersten Mal beschrieben und benannt wurde.

Anfangs hatte man Mikrosporum nanum für eine Zwergform von Mikrosporum gypseum gehalten (nanus = Zwerg).

Sexualform: Nannizzia obtusa

Genauere Studien führten jedoch zur Erkenntnis, daß es sich um eine eigene Art handelt, von der von Dawson und Gentles auch die Sexualform entdeckt und als Nannizzia obtusa beschrieben wurde.

Gattungsmerkmal für Mikrosporum: Rauhwandige Makrokonidien

Die mehrzelligen, durch Querwände unterteilten Makrokonidien weisen kleinere und größere Protuberanzen der Außenhaut auf.

Die **Abb. 161 und 162** lassen diese Protuberanzen deutlich erkennen. Auch eine Querwand ist andeutungsweise sichtbar. Die Protuberanzen werden in wäßrigem Milieu abgeschwemmt oder aufgelöst, so daß die Wand glatt erscheint.

Artmerkmal für Mikrosporum nanum: Makrokonidien in Zwergform

Die Makrokonidien von Mikrosporum nanum sind wesentlich kleiner als bei anderen Mikrosporum-Arten. Die Länge beträgt etwa 8–15 μm, die Breite etwa 4–8 μm.

Verwechslungsgefahr bei der Identifizierung

Die auffällig kleinen Makrokonidien von Mikrosporum nanum sehen den Mirokonidien von Chrysosporium keratinophilum ähnlich, wenn keine Querwände vorhanden sind.

Ist dagegen eine Querwand ausgebildet, dann kann es eine Verwechslung mit Trichothecium roseum geben.

In diesem Falle ist darauf zu achten, daß die Konidien von Trichothecium roseum einen „Sporn" seitlich von der Ansatzstelle der Konidie aufweisen.

Mikrosporum nanum – ein Juwel für jede Mykothek

Die Kulturen von Mikrosporum nanum werden sehr leicht pleomorph und bilden dann keine Makrokonidien mehr. Nur sorgfältiges Überimpfen von makrokonidienhaltigen Stellen schützt davor.

Ein klassisch wachsendes Mikrosporum nanum ist also ein gutes Indiz für die Bewertung der Tätigkeit im Pilzlabor.

Pilzdiagnostik   83
Hans Rieth

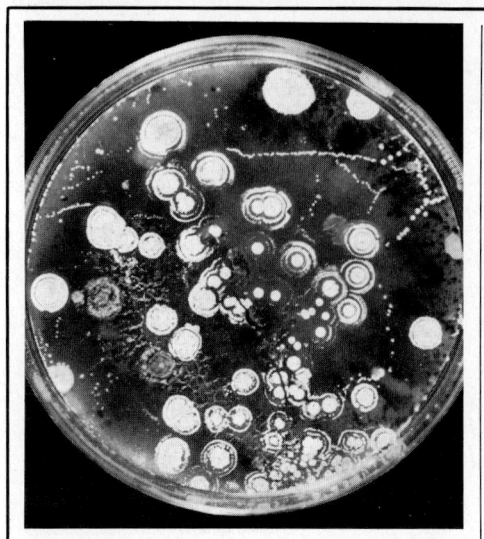

Abb. 163 Zahlreiche rundliche weiße Kolonien von Streptomyces albus in einer Petrischale auf Kimmig-Agar.

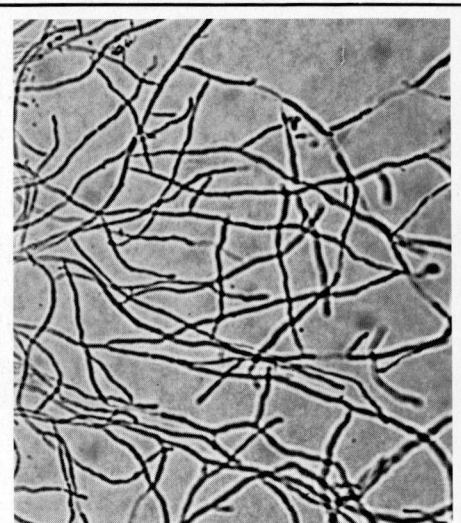

Abb. 164 Leicht gewellte, verzweigte Fäden von Streptomyces fradiae, einem Neomycin-Produzenten, in einer Mikrokultur.

Diagnostik der Strahlenpilze

Erkrankungen durch Strahlenpilze werden häufig bei den echten Mykosen abgehandelt, obwohl die Strahlenpilze aufgrund internationaler Vereinbarung zu den Bakterien gestellt wurden.

Es gibt verschiedene Gründe für diese Entscheidung, z. B. haben die Strahlenpilze statt eines oder mehrerer Zellkerne nur Kernäquivalente; auch gibt es Unterschiede in den Bestandteilen der Zellwand.

Daß ein Teil der Strahlenpilze verzweigte Fäden bildet, an denen sich Konidien entwickeln oder sogar Sporangien und Luftmyzel wie bei Schimmelpilzen, zeigt einerseits, daß Strahlenpilze Eigenschaften von Pilzen und von Bakterien aufweisen, andererseits aber auch, wie schwierig taxonomische Entscheidungen sein können.

Da Strahlenpilze verschiedener Gattung und Art auch auf Pilznährböden wachsen und mit Pilzen verwechselt werden können, ist es wichtig, über häufiger vorkommende Strahlenpilze aus differentialdiagnostischen Gründen Bescheid zu wissen.

Einteilung der Strahlenpilze

Die Strahlenpilze, insgesamt als Aktinomyzeten bezeichnet, werden von Cross und Goodfellow in 10 Familien unterteilt. Dazu kommen einige Arten, deren Eingruppierung in diese Familien noch Schwierigkeiten macht.

Actinomycetaceae
  Gattungen: Actinomyces, Agromyces, Arachnia, Bacterionema, Bifidobacterium, Rothia

Actinoplanaceae
  Gattungen: Actinoplanes, Ampullariella, Dactylosporangium, Planobispora, Planomonospora, Spirillospora, Streptosporangium

Dermatophilaceae
  Gattungen: Dermatophilus, Geodermatophilus

Frankiaceae
  Gattung: Frankia

Micromonosporaceae
  Gattung: Micromonospora

Mycobacteriaceae
  Gattungen: Mycobacterium, Mycococcus

Nocardiaceae
  Gattungen: Nocardia, Micropolyspora, „Mycobacterium" rhodochrous, Gordona

Streptomycetaceae
  Gattungen: Chainia, Elytrosporangium, Kitasatoa, Microellobospora, Streptomyces **(Abb. 163 und 164)**, Streptoverticillium

Thermoactinomycetaceae
  Gattung: Thermoactinomyces

Thermomonosporaceae
  Gattungen: Actinomadura, Microbispora, Microtetraspora, Saccharomonospora, Thermomonospora

Pilzdiagnostik

Hans Rieth

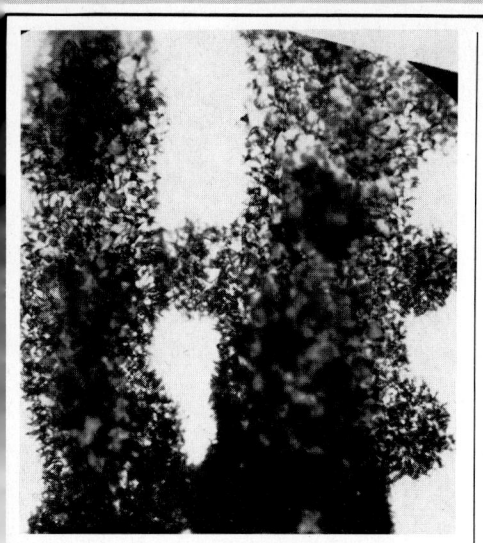

Abb. 165 Ausstrichkultur von Streptomyces fradiae mit stachliger Oberfläche auf Kimmig-Agar.

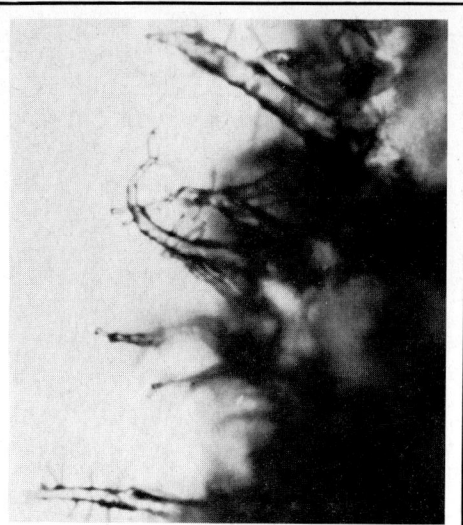

Abb. 166 Oberflächenstruktur von Streptomyces fradiae mit baumstamm- oder pfahlwurzelähnlichen Koremien.

Gibt es Schimmelbakterien?

Die volkstümliche Bezeichnung „Schimmel" bezieht sich durchaus nicht immer nur auf Pilze.

Schimmel kommt von Schimmer. Damit ist ein feiner Überzug gemeint, der schimmert.

Er kann sich über Nacht auf Pflanzen, Holz, Tapeten, Textilien, auf Lebensmitteln und anderen Substraten bilden, besonders dann, wenn die Verdunstung herabgesetzt ist.

Kleider und Wäschestücke können in einem feuchten Schrank, z. B. in einem Spind an Bord eines Schiffes, sehr leicht „verspaken", sie riechen dann eigenartig muffig.

Spakflecke entstehen, wenn Strahlenpilze auf Textilien oder ähnlichem Substrat kleine kreisförmige Kolonien bilden. Meist handelt es sich um Vertreter der Gattung Streptomyces.

Strahlenpilze sind heute – ähnlich wie die „Spaltpilze" von Robert Koch – als Bakterien zu bezeichnen. Die Streptomyzeten wachsen schimmelartig mit Luftmyzel und werden infolgedessen leicht mit Schimmelpilzen verwechselt.

Die pointierte Bezeichnung „Schimmelbakterien" soll auf diese Verwechslungsmöglichkeit hinweisen.

Streptomyzeten befinden sich vor allem im Erdboden. So kommt es, daß Kartoffeln, denen noch Erde anhaftet, sehr charakteristisch nach Streptomyces albus riechen können.

Potente Antibiotika-Produzenten

Zahlreiche Strahlenpilze, vor allem aus der Gattung Streptomyces, produzieren hochwirksame Antibiotika, sowohl antibakterielle wie auch antimyzetische.

Einige Beispiele:

Streptomyces albulus produziert Nystatin und Cycloheximid;

Streptomyces aureofaciens bildet Aureomycin (Chlortetracyclin);

Streptomyces fradiae **(Abb. 165 und 166)** erzeugt Neomycin;

Streptomyces griseus liefert Streptomycin und andere Antibiotika;

Streptomyces hachijoensis wurde als Hersteller von Trichomycin bekannt;

Streptomyces kanamyceticus bildet Kanamycin;

Streptomyces mediterranei – Rifamycin;

Streptomyces natalensis erzeugt Natamycin, früher als Pimaricin bezeichnet;

Streptomyces nodosus produziert das potente Antimykotikum Amphotericin B;

Streptomyces noursei war der erste Strahlenpilz, aus dessen Kulturfiltrat Nystatin und Cycloheximid isoliert wurden;

Streptomyces venezuelae bildet als Stoffwechselprodukt Chloramphenicol.

Sehr bekannt ist auch Gentamycin, ein Antibiotikum des Aktinomyzeten Micromonospora purpurea.

Pilzdiagnostik
Hans Rieth

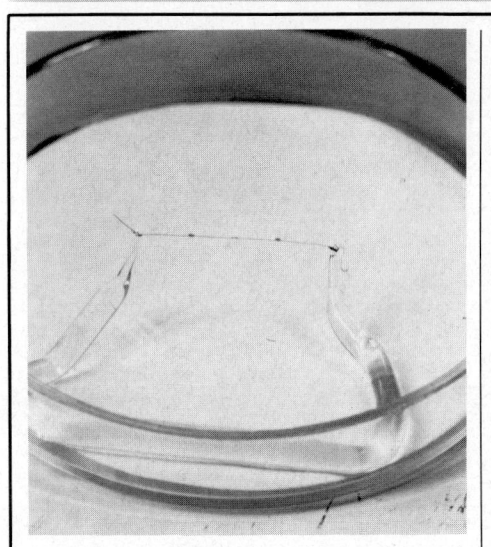

Abb. 167 Mit Pilzmaterial beimpftes Haar, auf zwei Glaspole gespannt, in einer Petrischale mit feuchtem Fließpapier.

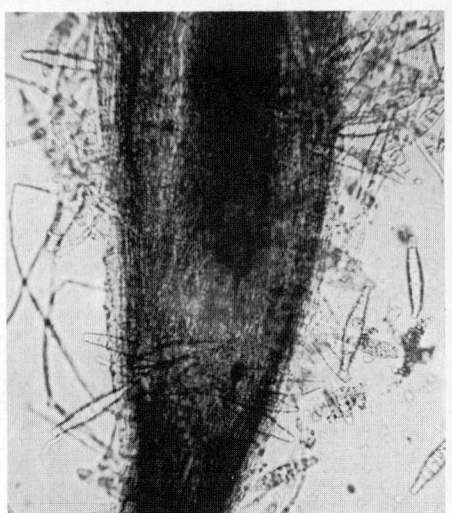

Abb. 168 Experimentell infiziertes Haar mit spindelförmigen Makrokonidien von Mikrosporum canis.

Studien mit Pilzsporen

Unter Pilzsporen versteht man eine Reihe von Strukturen, die der sexuellen und auch der asexuellen Fortpflanzung der Pilze dienen.

In der Medizinischen Mykologie wird von Zeit zu Zeit die Frage aufgeworfen, welche Formen eines Pilzes für den Menschen infektiös seien, z. B. Blastosporen oder Pseudomyzel.

Von Interesse ist auch, welche Sporen in der saprophytischen Phase eines Pilzes gebildet werden und welche in der parasitischen.

Wie Makrokonidien ein Haar befallen, läßt sich gut studieren, wenn man ein Haar auf zwei Glaspole spannt **(Abb. 167)** und beimpft.

In einer feuchten Kammer keimen die Sporen aus, wachsen in das Haar hinein und bilden schon nach wenigen Tagen von neuem spindelförmige Makrokonidien **(Abb. 168)**.

Nomenklatur der verschiedenen Pilzsporen

Die Benennung der Pilzsporen hat noch kein perfektes Stadium erreicht. Aber immerhin: Die unterschiedlichen Auffassungen der Mykologenschulen in verschiedenen Sprachgebieten wachsen aufeinander zu, so daß Hoffnung besteht, eine allgemeine Verständigung zu erzielen.

Perfektes und imperfektes Stadium der Pilze

Unter perfektem Stadium versteht man das Sexualstadium, in dem der Pilz typische sexuelle Sporen bildet.

Imperfekt nennt man das Stadium, in dem der Pilz asexuelle Sporen bildet, die sogenannten Nebenfruchtformen.

Einige Beispiele zeigt die folgende Aufstellung:

Sexuelle Pilzsporen

Aecidiosporen
Ascosporen
Basidiosporen
Brandsporen
Oosporen
Teleutosporen
Uredosporen
Zygosporen

Asexuelle Pilzsporen

Annellosporen
Aplanosporen
Arthrosporen
Ballistosporen
Blastosporen
Chlamydosporen
Makrokonidien
Mikrokonidien
Phialosporen
Porosporen
Pyknosporen
Sympodulosporen
Zoosporen

Pilzdiagnostik 86
Hans Rieth

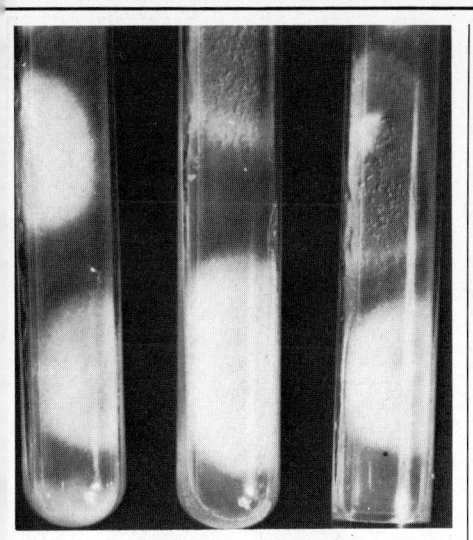

Abb. 169 Primärkultur mit Trichophyton mentagrophytes und Scopulariopsis brevicaulis auf Kimmig-Schrägagar in Röhrchen.

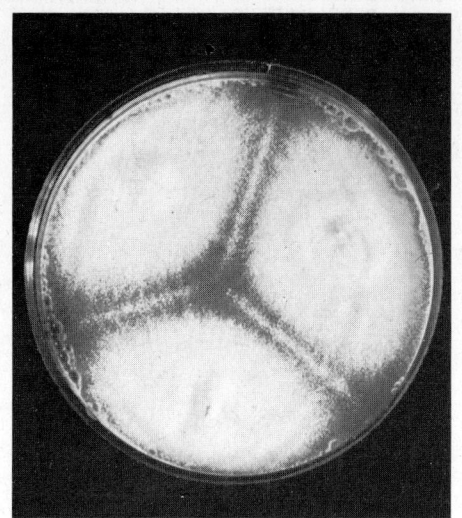

Abb. 170 Drei Kolonien von Trichophyton mentagrophytes in Reinkultur auf Kimmig-Agar in einer Petrischale.

Doppelinfektion mit Trichophyton mentagrophytes und Scopulariopsis brevicaulis

Bei der kulturellen Untersuchung von Hautmykosen kann es vorkommen, daß auf den Nährbodenplatten oder auf dem Schrägagar in den Röhrchen zwei oder mehr verschiedene Pilze wachsen.

Die **Abbildung 169** zeigt das gleichzeitige Vorkommen von Trichophyton mentagrophytes, einem Dermatophyten, und Scopulariopsis brevicaulis, einem Schimmelpilz.

Die Frage ist nun, ob beide Pilze an der Entstehung der Mykose beteiligt sind oder nur einer von ihnen.

Schmarotzerpilze

Wenn ein Pilz mit keratinolytischen Fähigkeiten die Hornsubstanz verändert, können sich zusätzlich Schmarotzerpilze ansiedeln, die von der bereits abgestorbenen organischen Substanz leben.

Es ist schon beobachtet worden, daß in der Tiefe eines Nagels ein Dermatophyt lebt, den Nagel bröckelig zerstört und auf diese Weise einem saprophytisch lebenden Schimmelpilz üppige Nahrung verschafft.

Wahlweise Saprophyt oder Parasit

Im Falle von Scopulariopsis brevicaulis fällt im Einzelfalle die Entscheidung schwer, ob dieser Schimmelpilz Verursacher oder Nutznießer einer Krankheit ist, da er sowohl lebende wie auch abgestorbene organische Substanz verwerten kann.

Gleiches trifft übrigens auch auf alle Dermatophyten zu. Es ist keineswegs so, daß Dermatophyten in jedem Falle von Doppelinfektion die eigentlichen Krankheitserreger sind und Schimmel (oder auch Hefen) die Nutznießer. Es kann auch umgekehrt sein.

Therapeutische Konsequenzen der mykologischen Diagnose

Wird erwogen, ein Mittel einzusetzen, das nur gegen Dermatophyten wirkt, muß sichergestellt sein, daß tatsächlich der Dermatophyt der Erreger ist und der Schimmelpilz nur der Nutznießer oder gar ein Kontaminant ohne Einfluß auf das Krankheitsgeschehen.

Kann diese Frage nicht geklärt werden, empfiehlt sich ein Antimykotikum mit breitem Wirkungsspektrum, das sowohl Dermatophyten wie auch Schimmelpilze sicher abtötet.

Reinzüchtung von Pilzen in Dreierkulturen in Petrischalen

Es ist von Vorteil, mehrere Pilzkolonien gleichzeitig nebeneinander auf demselben Nährboden wachsen zu lassen, wie in **Abbildung 170** zu erkennen.

Pilzdiagnostik 87
Hans Rieth

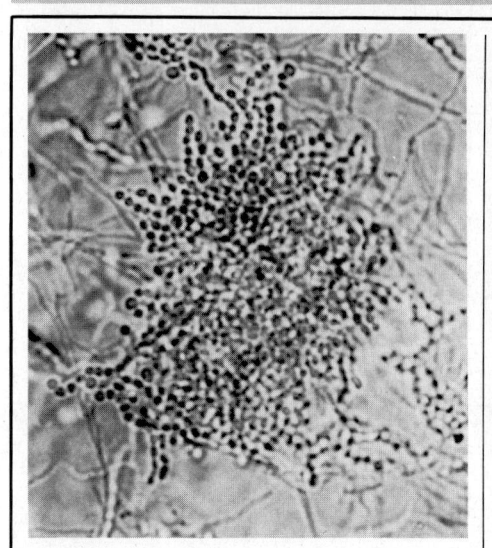

Abb. 171 Nativpräparat einer Hautschuppe in 15%iger Kalilauge mit Sporenketten und -haufen von Trichophyton verrucosum.

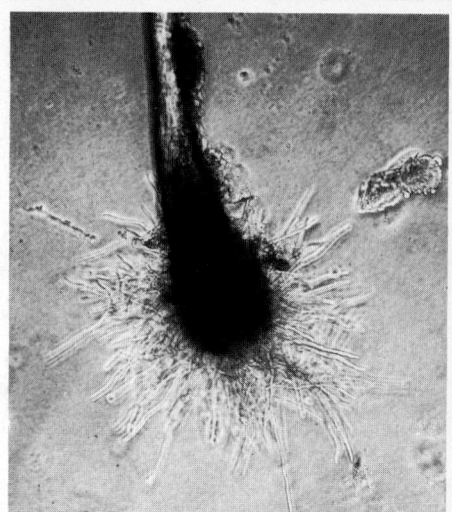

Abb. 172 Von Trichophyton verrucosum befallenes Haar mit auswachsenden Pilzfäden in einer Mikrokultur auf Kimmig-Agar.

Diagnostik der Rinderflechte bei Mensch und Tier

Übertragungen durch tierpathogene Pilze von Rindern auf den Menschen kommen häufiger vor, als die Allgemeinheit zur Kenntnis nimmt.

Es paßt einfach nicht in die Vorstellung von der reinen Natur, daß unschuldige Tiere, die ja nichts Böses im Sinn haben, nun beschuldigt werden, einen Menschen angesteckt zu haben.

Pilzverseuchte Umwelt

Der Nachschub an pathogenen Pilzen, an denen die Tiere im Stall erkranken, stammt aus der Natur und kommt entweder über die Einstreu herein, oder die Tiere stecken sich draußen an.

Selbstverständlich sind wildlebende Tiere häufig, sehr häufig von Pilzen befallen, „besiedelt" – hört sich besser an.

Nachweis von Trichophyton verrucosum

Der häufigste Erreger der Rinderflechte ist der Dermatophyt Trichophyton verrucosum.

Meist erkrankt die behaarte Haut, aber nicht ausschließlich. Auch die unbehaarte Haut und sogar die Nägel können erkranken. Bei der ländlichen Bevölkerung sind Fußmykosen durch Trichophyton verrucosum zu beobachten.

Wichtig zu wissen ist die unbestreitbare Tatsache, daß Trichophyton verrucosum sogar bis in die Subcutis vordringt und dort Knoten hervorruft.

In Hautschuppen lassen sich im Kalilaugepräparat Fäden nachweisen, die beim Älterwerden in Myzelsporen zerfallen und in Ketten oder Haufen liegen **(Abb. 171)**.

Um die Haare herum wachsen zunächst einzelne Fäden und bilden nach und nach ein dichtes Fadengeflecht, das in relativ große Sporen zerfällt.

Anfangs kann es schwierig sein, einzelne Myzelsporen mikroskopisch zu erkennen. Auch kurze Fäden werden leicht übersehen.

Mikrokulturen

Wenn der Verdacht auf Pilzbefall der Haare besteht, mikroskopisch aber keine Pilzelemente gefunden werden, empfiehlt es sich, sogenannte Mikrokulturen anzulegen.

Man impft einzelne Haarstümpfe auf Kimmig-Agar in einer Petrischale und legt auf jeden Haarstumpf ein steriles Deckglas auf.

Im positiven Falle kann man schon nach 1–3 Tagen feststellen, ob aus dem Haarstumpf Pilzfäden herauswachsen, wie die **Abb. 172** erkennen läßt.

Gattung und Art des Pilzes daraus abzuleiten ist jedoch nicht der Zweck einer Mikrokultur.

Pilzdiagnostik

Hans Rieth

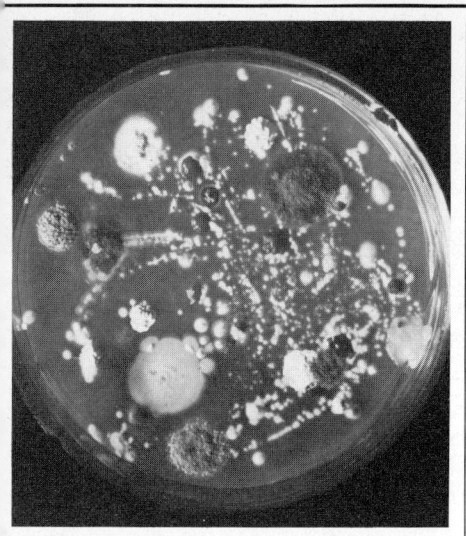

Abb. 173 Primärkultur von Kuhhaaren mit sehr kleinen Kolonien von Trichophyton verrucosum und zahlreichen Schimmelpilzen.

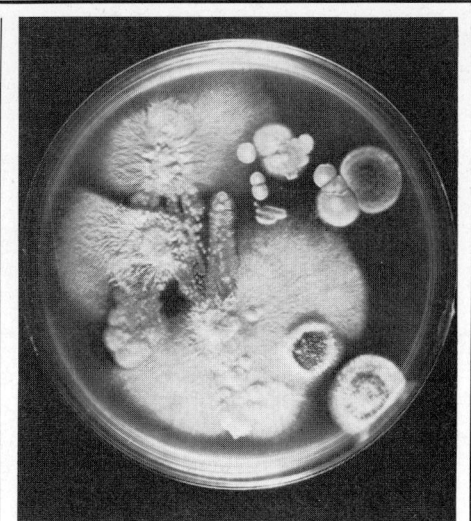

Abb. 174 Primärkultur von Bronchialsekret mit großen Kolonien von Geotrichum candidum sowie kleineren Hefekolonien.

Diagnostische Bewertung von Mischkulturen mit Pilzen

Gemischte Pilzkulturen auf festen Nährböden entstehen vor allem dann, wenn es nicht möglich war, vor der Materialentnahme die verdächtige Krankheitserscheinung sorgfältig von Anflugkeimen zu reinigen, wie dies mit 70 %igem Isopropylalkohol üblich ist.

Es kommt auch vor, daß diese mechanische und chemische Reinigung versäumt wurde; vielleicht wurde sie gar nicht erwogen oder absichtlich nicht vorgenommen, weil man herausfinden wollte, was alles unter diesen Bedingungen gezüchtet werden kann.

Die **Abbildung 173** läßt erkennen, welch üppiges Pilzwachstum sich aus Kuhhaaren in 3 Wochen entwickelt hat.

Die Kuhhaare wurden einzeln auf Kimmig-Agar gelegt und bei Zimmertemperatur bebrütet. Dem Kimmig-Agar war Cycloheximid zugesetzt worden, um üppiges Schimmelwachstum zu unterdrücken.

Obwohl mehrere verschiedene Schimmelpilz- und Hefekolonien gewachsen sind, blieb dennoch Platz für die sehr langsam gewachsenen kleinen Kolonien entlang den Haaren übrig.

Die Differenzierung dieser direkt aus den Haaren herausgewachsenen Pilze ergab Trichophyton verrucosum, den häufigsten Erreger der Rinderflechte.

Differenzierung der Schimmelpilze

Aufgrund der Konidienbildung wurden die Gattungen Aspergillus, Chrysosporium und Scopulariopsis identifiziert.

Strahlenpilze

Mehrere erdartig riechende Kolonien erwiesen sich als Vertreter der Strahlenpilzgattung Streptomyces.

Mischkultur mit Hefen und Schimmelpilzen aus Bronchialsekret

Die flachen, großen, hellen Kolonien in **Abbildung 174** wurden als Geotrichum candidum identifiziert.

Die kleineren Hefekolonien erwiesen sich als Candida albicans, die größeren als Candida tropicalis.

Zur Unterdrückung unerwünschten Bakterienwachstums war dem Kimmig-Agar kurz vor dem Erstarren ein antibakterieller Zusatz beigemischt worden: 40 I. E. Penicillin und 40 mcg Streptomycinsulfat pro Milliliter.

Die Bebrütung erfolgte bei Zimmertemperatur (20–25° C). Die abgebildete Kultur war 2 Wochen alt.

Bronchialpilze als Fußpilze

Es sei daran erinnert, daß die gleichen Pilze, die im Bronchialsekret vorkommen, auch Fußmykosen verursachen.

Pilzdiagnostik 89
Hans Rieth

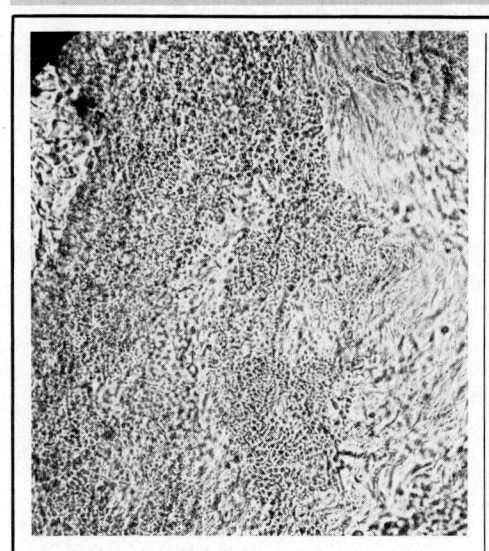

Abb. 175 Nativpräparat in Kalilauge eines von Mikrosporum audouinii befallenen Haares vom Kopf eines Kindes.

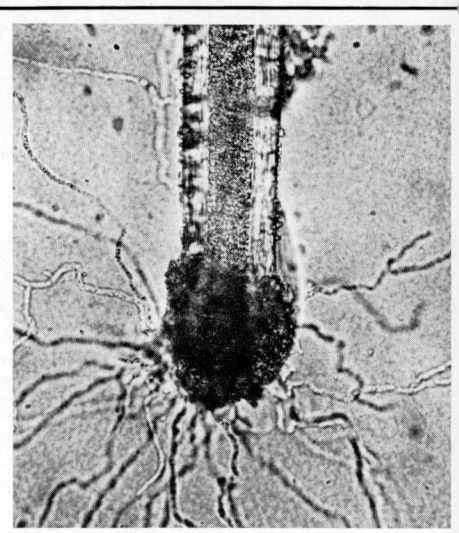

Abb. 176 Mikrokultur eines von Mikrosporum canis befallenen Katzenhaares mit herauswachsenden Pilzfäden.

Pilzbefallene Haare

Die mikroskopische Diagnostik des Pilzbefalles von Kopf- oder Körperhaaren oder von Haaren aus dem Fell von Tieren wird meist als leicht zu erlernen und das Ergebnis als einfach zu bewerten dargestellt.

Mitunter liegt dies an einer weit verbreiteten didaktischen Gepflogenheit, klassische, gut erkennbare Abbildungen dem Leser und Betrachter darzubieten, einerseits damit er vor Schwierigkeiten nicht zurückschreckt, andererseits um ihm den Einstieg in eine neue Materie zu erleichtern.

In der Grundstufe eines Lernprozesses ist ein solches Vorgehen nicht nur vertretbar, sondern sogar erforderlich. Ohne die Beherrschung des kleinen Einmaleins der Medizinischen Mykologie sind Aufbaustufen noch verfrüht.

Trotzdem soll auch der weniger Geübte schwierige Aufgaben gestellt bekommen, da sie ja in der Praxis vorkommen. Nicht entdeckte Pilze, ein falsch negatives Ergebnis, dies ist für den Patienten ein bitteres Unrecht, vergleichbar einem Justizirrtum.

Mikrosporiehaare

Mikrosporie durch Mikrosporum audouinii ist in Mitteleuropa zwar selten geworden, anderswo, z. B. in Afrika, aber noch recht häufig.

Mikrosporie durch Mikrosporum canis hat dagegen nicht abgenommen, im Gegenteil: Es werden mehr Fälle entdeckt als beispielsweise vor einigen Jahrzehnten.

Die **Abb. 175** zeigt ein in Kalilauge aufgehelltes Mikrosporiehaar vom Kopf eines Kindes. Die Myzelsporen von Mikrosporum audouinii sind sehr klein und liegen so dicht beieinander, daß sie bei schwacher Vergrößerung sehr leicht übersehen werden können.

Mikrokulturen

Sind nur einzelne Pilzsporen an einem Haar vorhanden oder ist fast kaum bemerkbar irgendwo ein kurzer Pilzfaden in den Haarschaft eingedrungen, dann ist die direkte mikroskopische Untersuchung sehr leicht falsch negativ.

In solchen Fällen sind die sogenannten Mikrokulturen sehr zu empfehlen. Man legt einzelne Haarstümpfe auf Kimmig-Agar in einer Petrischale oder verwendet (nach Kaden) einen rechteckigen oder quadratischen Agarblock auf einem Objektträger und legt auf jeden Haarstumpf ein Deckglas auf.

Dieses Verfahren hat den Vorteil, daß man schon innerhalb von 1–3 Tagen im positiven Falle Pilzfäden erkennen kann. Siehe hierzu die **Abbildung 176**.

Diese sehr rasche Klärung bei negativem Nativpräparat stellt klar, daß Pilze im Spiele sind.

Pilzdiagnostik

Hans Rieth

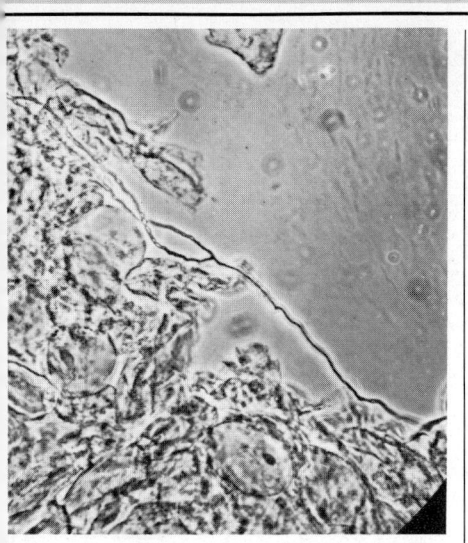

Abb. 177 Freiliegender echter Myzelfaden (kein Pseudomyzel) von Candida albicans in einem Kalilaugenpräparat.

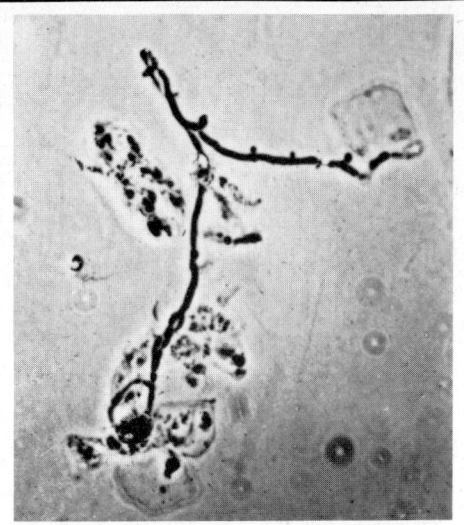

Abb. 178 Von der Glans penis isolierter Myzelfaden von Candida albicans mit mehreren am Faden entstehenden Blastosporen.

Bewertung von mikroskopischen Direktpräparaten

Die Frage, ob man einem Pilzfaden im mikroskopischen Direktpräparat, z. B. in Kalilauge, sicher ansehen kann, ob es sich um Dermatophyten (D), Hefen (H) oder um Schimmelpilze (S) handelt, taucht in der Praxis immer wieder auf.

Sie ist berechtigt und bedarf einer zuverlässigen Antwort, wenn eine Behandlung mit einem monospezifischen Antimykotikum erwogen wird.

In der **Abb. 177** ist ein verzweigter Pilzfaden zu erkennen. Die Mikrokultur ergab, daß es sich um den Hefepilz Candida albicans handelt. Dieser Pilz ist imstande, nicht nur Sproßzellen (Blastosporen) und Pseudomyzel zu bilden, sondern sogar echtes, septiertes Myzel.

Fäden von Hefepilzen mit Sproßzellen

Wenn die Bedingungen dafür geeignet sind, können an echten, septierten Pilzfäden Blastosporen (Sproßzellen) entstehen. In seltenen Fällen läßt sich dies im mikroskopischen Direktpräparat – im Nativpräparat – nachweisen. Siehe hierzu die **Abb. 178**.

Allerdings läßt sich in einem solchen Falle weder die Gattung noch die Art des Pilzes sicher bestimmen. Hierfür ist die kulturelle Untersuchung unentbehrlich.

Ist die Pathogenität eines Pilzes an die Form gebunden?

Gelegentlich wird die Behauptung aufgestellt, das Pseudomyzel sei die pathogene Form einer Hefe, die Blastosporen dagegen seien apathogen.

Abgesehen davon, daß es sich um reine Spekulation ohne die geringsten Beweise handelt, spricht allein schon dagegen, daß Hefen, die niemals Pseudomyzel bilden, z. B. Torulopsis glabrata, trotzdem pathogene Fähigkeiten aufweisen.

Es kommt hinzu, daß das Pseudomyzel aus aneinanderhängenden Blastosporen besteht.

Außerdem befinden sich im erkrankten Gewebe nicht nur Pseudomyzelien, sondern auch Blastosporen.

Ob Pseudomyzel oder Blastosporen gebildet werden, läßt sich in vitro auf vielerlei Weise beeinflussen. Ein Zusammenhang mit pathogenen Fähigkeiten läßt sich daraus nicht ableiten.

Mäuse und andere Versuchstiere werden üblicherweise mit Blastosporen infiziert. Sind diese pathogen, dann entstehen Krankheitserscheinungen.

Resümee

Die bisherige Diskussion über Pathogenitätsunterschiede zwischen Blastosporen und Pseudomyzel hat noch keine verwertbaren Erkenntnisse erbracht.

Pilzdiagnostik   91
Hans Rieth

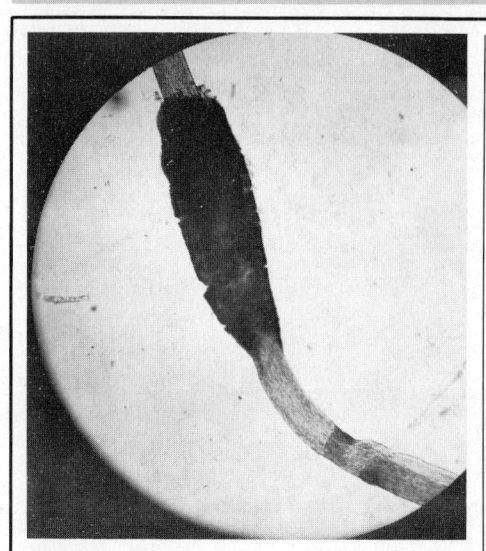

Abb. 179 Harter schwarzer Pilzknoten (Piedra nigra) durch Piedraia hortae am Kopfhaar eines Südamerikaners.

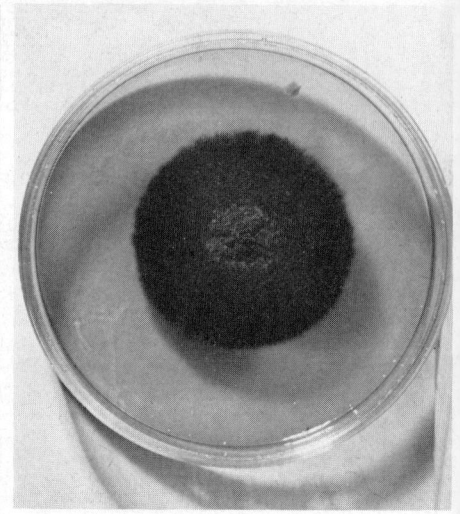

Abb. 180 Schwarzflaumige Reinkultur von Piedraia hortae, aus Kopfhaar isoliert, auf Kimmig-Agar.

Mitbringsel aus den Tropen: Piedra nigra

In feuchtwarmen Gebieten entwickelt sich auf Pflanzen ein Schwärzepilz, der auch von Affenhaaren und Menschenhaaren leben kann.

Bei Menschen wird bevorzugt das Kopfhaar, seltener auch Bart- und Schnurrbarthaar befallen, beim Affen die gesamte Behaarung. Der Pilz verursacht schwarze steinharte Knötchen am Haarschaft. Siehe hierzu die **Abbildung 179**.

Affenfelle mit zahlreichen dieser schwarzen Knötchen sind in einem New Yorker Museum wissenschaftlich genau untersucht worden.

Vom Namen Piedra nigra (schwarzer Stein) leitet sich auch die Bezeichnung des Pilzes ab: Piedraia hortae.

Namensänderung

Gelegentlich findet man auch den Namen Piedra hortai. Beide Bezeichnungen gehen auf Horta zurück. Ihn mit dem Pilznamen zu ehren, war die Absicht von Brumpt, der den Pilz beschrieben hat.

Nach den Nomenklaturregeln wird als Suffix der Genetiv verwendet. Namen ohne lateinische Endung hängt man zunächst -ius an und bildet davon den Genetiv: -ii.

Von Horta lautet der Genetiv aber nicht Hortai, sondern Hortae. Deshalb mußte der Name geändert werden.

Die Kleinschreibung – also: hortae – als Artbezeichnung (Suffix) nach dem Gattungsnamen hat sich in den letzten Jahren international eingebürgert.

Silberhaar ward wieder schwarz

Wer unter den Indianern noch im hohen Alter schwarzes Haar hat, gilt als noch in voller Blüte.

Kein Wunder, daß mit Haarfärben ein wenig nachgeholfen wird. Von einem Häuptling in Mittelamerika wurde berichtet, daß er sein Kopfhaar mit einer Brühe bearbeitete, in dem sich als „Impfgut" der kohlpechrabenschwarze Pilz Piedraia hortae befand.

Der Erfolg war wie erhofft: Nach Einwachsen der Pilze in die Haare schlug Silber in Schwarz um. Aussehen und Ansehen deuteten auf gehobene Manneskraft hin.

Pilz bildet Sexualsporen im Haar

Tatsache ist, daß Piedraia hortae im Haarschaft Sexualsporen bildet, aus denen sich unaufhörlich neue schwarze steinharte Knötchen entwickeln.

Ob und inwieweit Sexualhormone bei Pilz und Mensch Beziehungen aufweisen, ist noch nicht untersucht.

Kultur auf Kimmig-Agar

Die Reinkultur in **Abbildung 180** ist von schwarzem Flaum überzogen.

Pilzdiagnostik
Hans Rieth

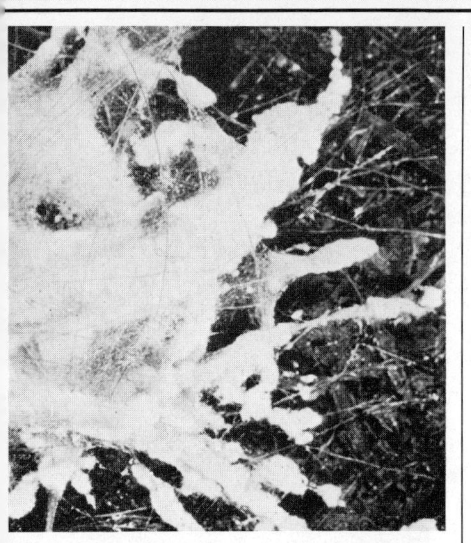

Abb. 181 Mikrosporum gypseum, an Haarködern auf Erde in einer Petrischale innerhalb von einigen Wochen gewachsen.

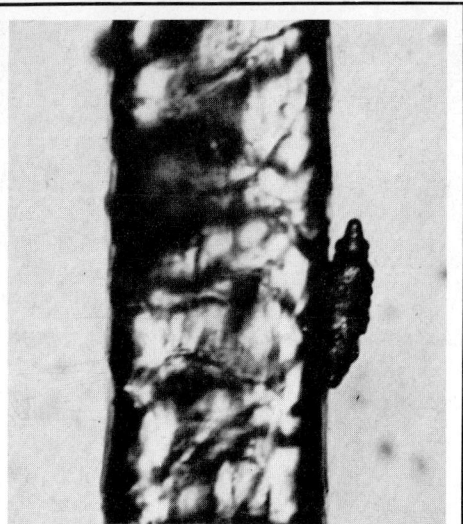

Abb. 182 Eine einzelne spindelförmige, etwas geschrumpfte Makrokonidie von Mikrosporum gypseum an einem Haarschaft.

Nachweis von Dermatophyten im Erdboden

Der Erdboden als ständiges Reservoir für humanpathogene Pilze wird in der Öffentlichkeit kaum diskutiert.

Ideologisch motiviert, wird die Natur in einem verklärenden Lichte dargestellt. Nur wo der Mensch eingreift, vielleicht sogar mit Hilfe der Chemie, dort werden die Ursachen von Krankheit und Tod vermutet und gesucht.

Die Wirklichkeit sieht anders aus. In der Natur gibt es mehr Kampf aller gegen alle als Schutz und gegenseitige Hilfe.

Daß im Erdboden Pilze vorkommen, die die Hornsubstanz des Menschen angreifen, läßt sich leicht nachweisen: Man füllt den Boden einer Petrischale mit einer Erdprobe und legt abgeschnittene Kopf- oder Barthaare obenauf.

Die Erdprobe wird feucht gehalten, die Petrischale mit dem Deckel geschlossen und bei gewöhnlicher Raumtemperatur einige Wochen beobachtet.

Keratinophile Pilze

Schon nach wenigen Tagen keimen die in der Erdprobe befindlichen Pilzsporen aus; diejenigen Pilzfäden, die vom Keratin des Haares leben können, wachsen an den Haaren entlang, entsenden Perforationszapfen in den Haarschaft und zerstören das Haar.

Da die abgeschnittenen Haare eine abgestorbene organische Substanz darstellen und dem angreifenden Pilz keine biologische Abwehr entgegensetzen können, entstehen ganze Büschel und dichte Massen von Konidien, den ungeschlechtlichen Fruchtformen **(Abb. 181)**.

Mikrosporum gypseum – ein geophiler Dermatophyt

In Schrebergärten, in der Erde von Blumentöpfen, in Mistbeeten, vor allem in Gärtnereien, ist schon wiederholt der hautpathogene Pilz Mikrosporum gypseum nachgewiesen worden.

Dieser Pilz wird deshalb als geophil, als „erdliebend" bezeichnet. Er liebt aber auch Tiere und ist demnach auch zoophil; und als Erreger von Dermatomykosen des Menschen muß man ihn zusätzlich auch anthropophil nennen.

Eine klare Trennung in geophile, zoophile und anthropophile Dermatophyten hat eine gewisse epidemiologische Bedeutung, indem darin Hinweise auf mögliche Ansteckungsquellen zum Ausdruck kommen.

Pilzspore am Haar

Die **Abb. 182** zeigt eine einzelne Makrokonidie an einem Haarschaft. Sie wurde mit Hilfe einer feinen Glasnadel mikromanipulatorisch dort angesetzt, um die Haarpathogenität zu prüfen.

Pilzdiagnostik 93
Hans Rieth

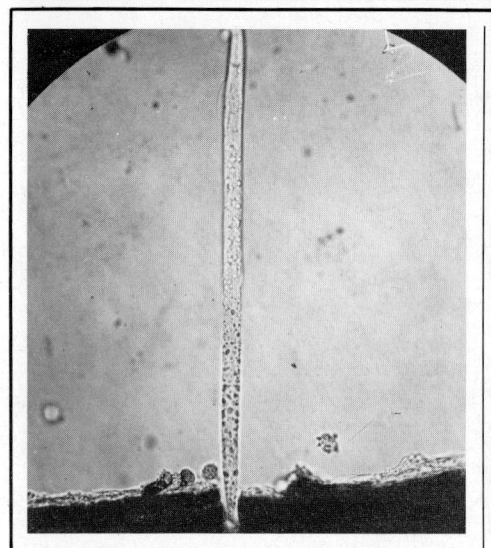

Abb. 183 Aus einem von Mikrosporum gypseum perforierten, auf unsteriler Erde liegendem Haar herausschlüpfender Fadenwurm.

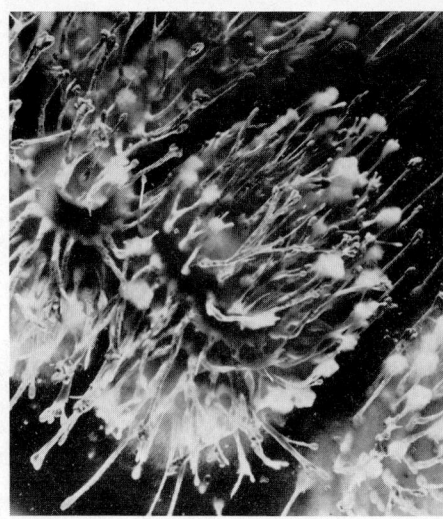

Abb. 184 Penicillium claviforme mit typischen keulenförmigen Koremien auf Kimmig-Agar, aus Waldboden isoliert.

Überraschung beim Nachweis von Dermatophyten im Erdboden

Mit Hilfe von Haarködern – das sind abgeschnittene Haare, die man wie einen Köder auslegt – kann man Dermatophyten aus Erdboden herausangeln.

Pilze, die das Keratin – die Hornsubstanz des Haares – durch Keratinasen aufspalten und als Nahrung nutzen können, treiben Perforationszapfen in den Haarschaft und leben von Bestandteilen des Haares.

Rund um das Haar kommt es dann zu üppigem Pilzwachstum, und es fällt leicht, davon Abimpfungen zu machen und den Pilz zu isolieren und zu identifizieren.

Fadenwurm im Menschenhaar

Beim Studium einer durch Mikrosporum gypseum verursachten Perforation eines Haarschaftes schien es zunächst, als würde der Perforationszapfen herausgedrückt statt hineingebohrt.

Nach etwa einer halben Stunde kam ganz allmählich ein fadenartiges Gebilde aus dem Perforationsloch zum Vorschein und wurde immer länger, bis es seine volle Größe erreichte (**Abb. 183**).

Die Überraschung war perfekt: Nicht ein Fadenpilz war im Haar, sondern ein Fadenwurm, eine winzig kleine Nematode, ein sogenanntes Älchen.

Solche Älchen sind unter der Bezeichnung Anguillulae bekannt.

Wenig bekannt: Räuberische Pilze

Im Erdboden gibt es zahlreiche Nematoden, die z. B. an Pflanzenwurzeln Schaden anrichten, indem sie in die Wurzeln eindringen und der Pflanze Nahrung entziehen.

Diese Nematoden können von „räuberischen Pilzen" gefangen, abgetötet und als Nahrung verwertet werden. Es sind Fadenpilze (Hyphomyzeten) verschiedener Gattungen, z. B. Arthrobotrys, Dactylaria und Tridentaria.

Pinselschimmel mit Waldbodengeruch

Greift man eine Handvoll Waldboden und riecht daran, so kann es vorkommen, daß dem mit welkem oder schon verrottetem Laub vermischten Erdboden ein sehr angenehmer Geruch entströmt: „Waldbodengeruch".

Verantwortlich dafür ist vorwiegend ein Pinselschimmel, der als Penicillium claviforme oder Penicillium silvaticum (silva = Wald) identifiziert wird.

Typisch für diesen Pilz sind in der Kultur auf Kimmig-Agar bäumchenartige oder manchmal auch mehr keulenförmige Koremien (**Abb. 184**). Auch in Kultur riecht der Pilz nach Waldboden.

Koremien sind dicht aneinander liegende, mitunter zusammengedrehte Pilzfäden, die auch Konidien bilden können.

Pilzdiagnostik 94
Hans Rieth

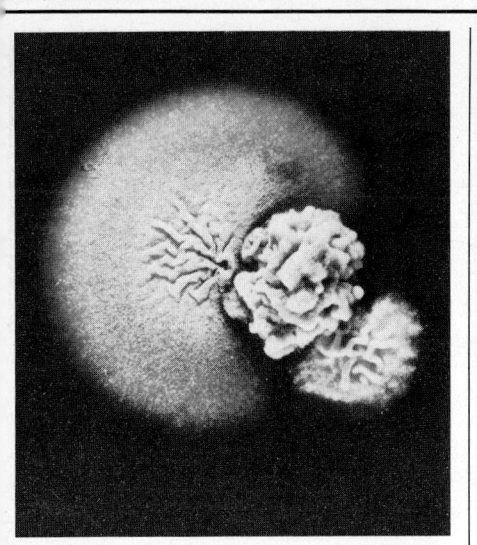

Abb. 185 Drei auseinander hervorgehende Varianten von Trichophyton schoenleinii aus dem Yemen.

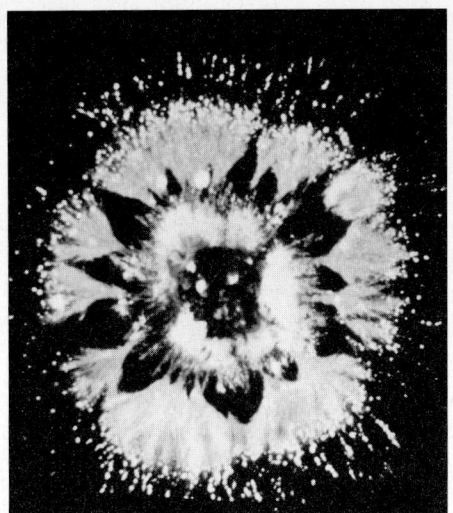

Abb. 186 Reinkultur von Trichophyton soudanense; ein in Afrika häufig vorkommender Dermatophyt.

Dermatophyten aus Arabien und Afrika

Tourismus und beruflich bedingte Aufenthalte in Ländern, deren klimatische, hygienische und soziale Bedingungen die intensive Bekämpfung krankheitserregender Pilze erschweren, können zum Kontakt mit Dermatophyten führen, die in Mitteleuropa fast ausgerottet waren oder noch nicht eingeschleppt sind.

Es ist deshalb empfehlenswert, in allen Verdachtsfällen Pilzkulturen anzulegen, um aus der Art des identifizierten Pilzes epidemiologische Rückschlüsse zu ziehen.

Nicht nur Diagnose und Therapie zu beherrschen ist Aufgabe des Arztes, sondern auch die Aufklärung der epidemiologischen Zusammenhänge.

Nur so kann es gelingen, die Anstekkungsquellen ausfindig zu machen und weiteren Ansteckungen vorzubeugen.

Pilzkulturen abrechnen nach GOÄ

Für den Dermatologen ist für die „Kulturelle Untersuchung eines Originalmaterials" die Nummer 4705 in der Regel nicht voll ausreichend, um Gattung und Art eines Dermatophyten zu erkennen.

Die „Mykologische Differenzierung gezüchteter Mikroorganismen mittels Subkultur(en)" nach Nummer 4710 erfolgt anschließend und wird zusätzlich zu 4705 berechnet.

Nativpräparat

Vorhergegangen war ganz zu Anfang selbstverständlich die mikroskopische Untersuchung nach 4080. Das Kalilaugenpräparat mit Aufhellung in der feuchten Kammer entspricht in seinem Aufwand in etwa der einfachen Färbung in 4080.

Kulturvarianten von Trichophyton schoenleinii

Wie schwierig die mykologische Differenzierung sein kann, läßt sich aus der **Abb. 185** entnehmen. Ausbildung in einem kompetenten mykologischen Labor ist deshalb für jeden mykologisch tätigen Dermatologen Voraussetzung für qualifiziertes Differenzieren.

Aus Togo: Trichophyton soudanense

In Zentralafrika, im Sudan und in mehreren westafrikanischen Ländern ist schon häufig ein sehr auffällig wachsender Dermatophyt isoliert worden: Trichophyton soudanense **(Abb. 186)**.

Auch dieser Pilz bildet mehrere Varianten, so daß die Erkennung schwierig sein kann. Oft haben die Kolonien ein gelbes Luftmyzel; es entstehen zugespitzte Ausläufer, aus denen sich wiederum fächerartige Partien entwickeln. Mitunter ist die Oberfläche samtig, gelblichweiß und ähnelt anderen Arten, z. B. Trichophyton tonsurans.

Pilzdiagnostik   95
Hans Rieth

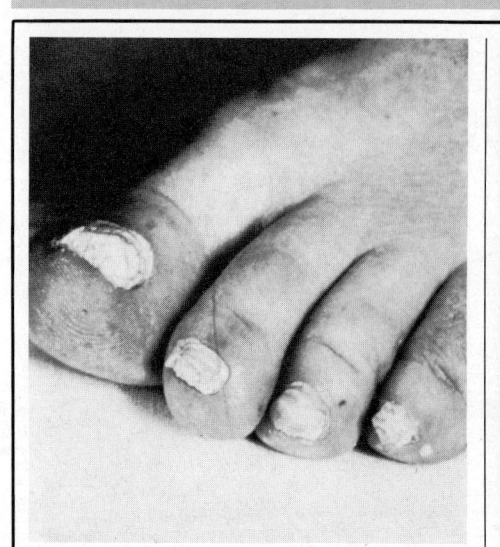

Abb. 187 Chronische Pilzinfektion sämtlicher Fußnägel durch den weißen Schimmelpilz Cephalosporium acremonium.

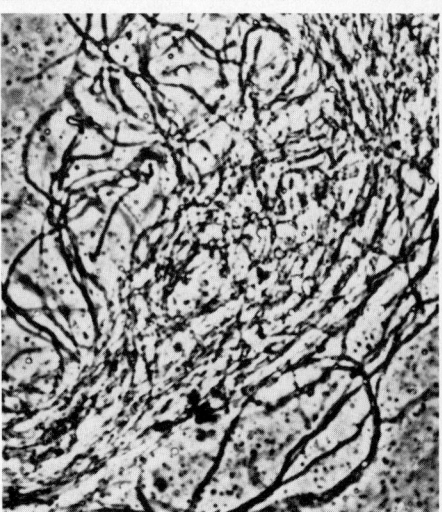

Abb. 188 In 15%iger heißer Kalilauge aufbereitetes Präparat von Nagelspänen mit zahlreichen Pilzfäden.

Probleme mit Fußnagelmykosen

Ein Wundermittel, das nach kurzdauernder Anwendung Fußnagelmykosen zur Abheilung bringt, ist nicht in Sicht.

Wer kein pilzfestes Keratin bildet – oder nicht mehr bildet –, setzt dem Angriff von Pilzen mit pathogenen Fähigkeiten keinen wirksamen Widerstand entgegen und wird pilzkrank.

Krankhafte Zustände wie Dystrophie oder Nagelpsoriasis können mit einer Pilzinfektion zusammentreffen und erschweren die Abheilung.

Nagelextraktion?

Weitgehend zerstörte Nägel zu extrahieren, verbessert in vielen Fällen die Heilungsaussichten, sofern während der monatelangen Zeitdauer des Nachwachsens der Nägel eine sehr sorgfältige Langzeitbehandlung durchgeführt wird, um eventuell verbliebene Restherde zu erfassen und die Neubesiedlung zu verhindern.

Dies erfordert einen sehr hohen CQ (Compliance-Quotienten), der nicht in jedem Falle dem IQ (Intelligenz-Quotienten) entspricht.

Nagelablösung?

Soll der noch gesunde Teil des Nagels erhalten bleiben, empfiehlt sich die partielle Ablösung, z. B. mit einer Creme, die 20% Harnstoff enthält und unter Okklusivverband angewendet wird.

Nur das kranke Nagelmaterial wird dadurch aufgeweicht und kann nach 5–10 Tagen leichter entfernt werden. Je nach Ausdehnung der Mykose und der Dicke des Nagels wird die Prozedur mehrmals wiederholt.

Die meist sehr tief eingedrungenen Pilzelemente werden auf diese Weise von dem zusätzlich erforderlichen lokal anzuwendenden Antimykotikum besser erreicht.

Schimmelpilze in Fußnägeln

Das Einwachsen von Schimmelpilzen in Fußnägel setzt meist eine besondere Disposition voraus. Ein bereits vorgeschädigter Nagel wird leichter von Schimmelpilzen befallen, z. B. von Cephalosporium acremonium **(Abb. 187)**.

Es kommt vor, daß die Nägel dann ganz weiß aussehen. Analog dazu verfärben sich Nägel, die von dem bräunlichen Schimmelpilz Scopulariopsis brevicaulis befallen sind, ebenfalls bräunlich.

Abrechnung der Untersuchung eines mikroskopischen Direktpräparates

Nagelspäne werden in heißer Kalilauge erweicht und aufgehellt; dann bleiben sie etwa 1 Stunde in der feuchten Kammer. Auf diese Weise lassen sich die Pilzfäden **(Abb. 188)** leichter auffinden.

Die zeitaufwendige Prozedur ist analog zu einer einfachen Färbung zu bewerten.

Pilzdiagnostik 96
Hans Rieth

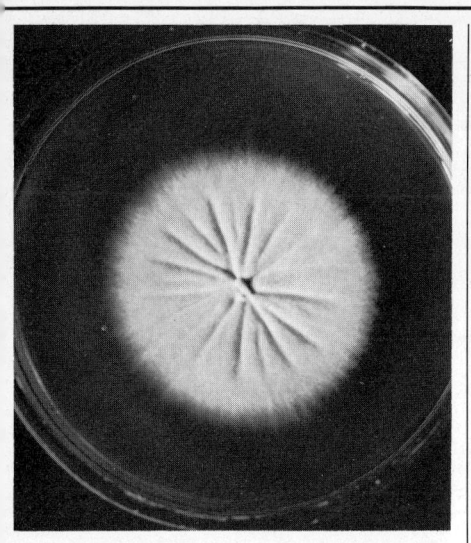

Abb. 189 Reinkultur von Trichophyton gallinae, von einem Hahnenkamm isoliert, auf Kimmig-Agar.

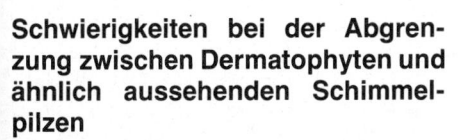

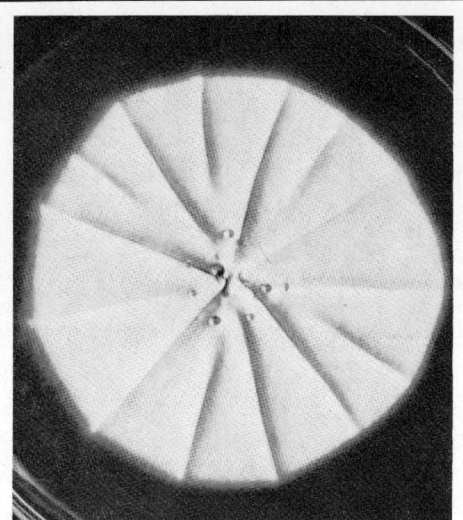

Abb. 190 Reinkultur von Penicillium caseicolum aus der Penicillium-camemberti-Serie auf Kimmig-Agar.

Schwierigkeiten bei der Abgrenzung zwischen Dermatophyten und ähnlich aussehenden Schimmelpilzen

Seitdem in ständig zunehmendem Maße Pilzkulturen angelegt werden, gewinnt die exakte Identifizierung der auf den verschiedensten Nährböden gewachsenen Pilze an Bedeutung.

Sind leicht erkennbare Pilzkolonien entstanden, dann fällt die Erkennung nicht sonderlich schwer.

Schwierigkeiten aber gibt es, wenn helle Kolonien von weißlicher, gelblicher oder zart rötlicher Oberflächenfarbe zu bestimmen sind.

Oberflächenstrukturen

Zu unterscheiden ist zunächst zwischen glatt bis gummiartig, samtig, seidig, flaumig bis wollig oder strähnig, soweit Dermatophyten oder Schimmelpilze in Betracht kommen.

Im Gegensatz dazu haben Hefen niemals Luftmyzel, die Oberfläche ist cremeartig bis pastös.

Sodann sind Furchungen, Erhebungen und Einsenkungen zu bewerten. Diese Merkmale können nur angedeutet oder sehr ausgeprägt sein.

Die **Abb. 189** zeigt eine ziemlich regelmäßige radiäre Furchung bei Trichophyton gallinae.

Ebenfalls radiäre Furchung ist in der **Abb. 190** zu sehen. Im Gegensatz zu dem Dermatophyten Trichophyton gallinae handelt es sich bei Penicillium caseicolum um einen Schimmelpilz aus der Serie Penicillium camemberti.

Solche Schimmelpilze können häufig aus der Mundhöhle, aber auch aus den Faeces isoliert werden. Sogar aus Hautschuppen und aus Nagelmaterial ist die Isolierung schon erfolgt.

Mikroskopische Strukturen

Zu den Verfahren, die sich besonders bewährt haben, gehört die direkte mikroskopische Untersuchung des Luftmyzels der Pilzkolonien.

Die auf festen Nährböden in Petrischalen gewachsenen Pilze werden „in situ" untersucht, d. h. es wird die „Pilzpflanze" so, wie sie von Natur aus gewachsen ist, bei zunächst schwacher, dann bei mittelstarker Vergrößerung betrachtet und auf besondere Strukturen abgesucht.

Man nimmt den Deckel der Petrischale ab und legt ihn zur Seite; aber nicht umdrehen! Die Innenseite des Deckels, die es vor Verunreinigung zu schützen gilt, zeigt nach unten.

Sodann wird am Rande der Kolonien sorgfältig nach charakteristischen Fruchtformen gesucht, z. B. Mikro- und Makrokonidien, Pinsel, Köpfchen und dergleichen.

Pilzdiagnostik

Hans Rieth

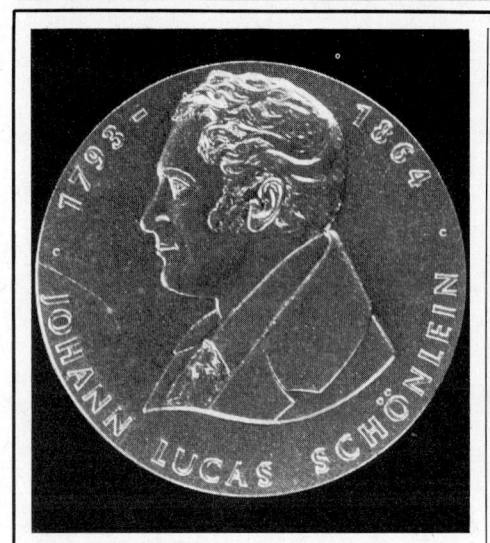

Abb. 191 Vorderseite der Schönlein-Plakette, zur Erinnerung des Entdeckers des Favuserregers.

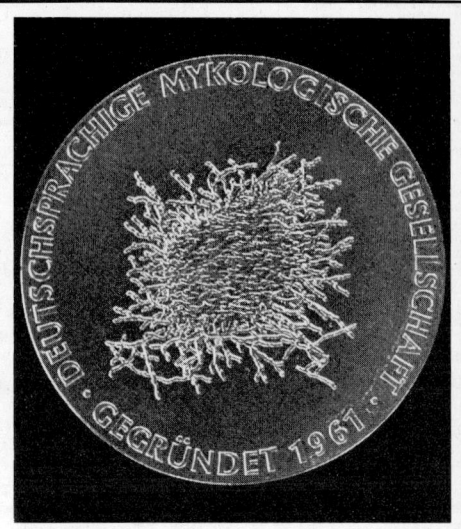

Abb. 192 Rückseite der Schönlein-Plakette mit Abbildung der Originalzeichnung des Favuserregers.

Anfänge der Pilzdiagnostik im vorigen Jahrhundert

Nicht einmal 150 Jahre ist es her, daß einer auf die Idee kam, daß Pilze Krankheiten bei Mensch und Tier verursachen können.

Dabei war längst bekannt, daß zahlreiche Pflanzenkrankheiten von Pilzen herrühren. Ein reichhaltiges Schrifttum legt Zeugnis davon ab.

In den ,,Observationes mycologiae" von Christian Hendrik Persoon, die 1795–1799 erschienen sind, sowie in der ,,Synopsis methodica fungorum" vom selben Verfasser, 1801, sind die Brand- und Rostpilze des Getreides und viele andere Erreger von Pilzkrankheiten von Pflanzen ausführlich dargestellt.

Animale Mykologie

Man schrieb das Jahr 1836, als der Italiener Agostino Bassi aus Lodi, ein Jurist mit dem Hobby ,,Biologie", Pilzfäden in den Krankheitserscheinungen von Seidenraupen entdeckte, die an Kalksucht – ,,Mal calcinaccio" – dahingesiecht waren.

Bis dahin hatte man vermutet, kalkhaltiges Wasser sei schuld an dem kalkartigen Überzug der Seidenraupen. Einer ganzen Industrie drohte der Ruin.

Der Pilz wurde zunächst Botrytis bassiana genannt, heute lautet der Name Beauveria bassiana.

Nahe verwandt ist Beauveria tenella, ein Schimmelpilz, der die Engerlinge von Maikäfern befällt und am Rückgang der Maikäferplage beteiligt sein soll.

Humane Mykologie

1839 gelang dem in Zürich wirkenden, in Bamberg geborenen Arzt Johann Lucas Schönlein, in den Krusten und Borken des Favus – damals Erbgrind genannt – Pilzfäden zu entdecken.

Sein Privatassistent Robert Remak züchtete 6 Jahre später den Favuserreger in Berlin auf Apfelscheiben und konnte ihn anschließend auf seinen eigenen Unterarm überimpfen, wo die Infektion anging.

Die Schönlein-Plakette

Um die herausragende Bedeutung Schönleins zu würdigen und der Öffentlichkeit gegenüber nicht in Vergessenheit geraten zu lassen, stiftete die ,,Deutschsprachige Mykologische Gesellschaft" eine Plakette **(Abb. 191 und 192)**, die erstmals 1981 dem Gründer der Gesellschaft, Prof. Dr. Dr. h. c. Hans Götz, Essen, in Erlangen verliehen wurde.

Prof. Götz hat nach dem II. Weltkrieg die Medizinische Mykologie in Deutschland zu neuem Leben erweckt.

Die Verleihung der zweiten Plakette an Prof. Dr. Dr. h. c. Hans Rieth, Hamburg, erfolgte 1983 in Luxemburg.

Pilzdiagnostik

Hans Rieth

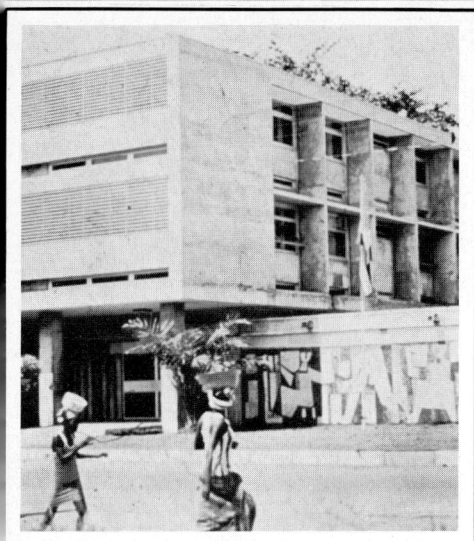

Abb. 193 Das 1969 fertiggestellte Ernst-Rodenwaldt-Institut in Lome, der Hauptstadt von Togo.

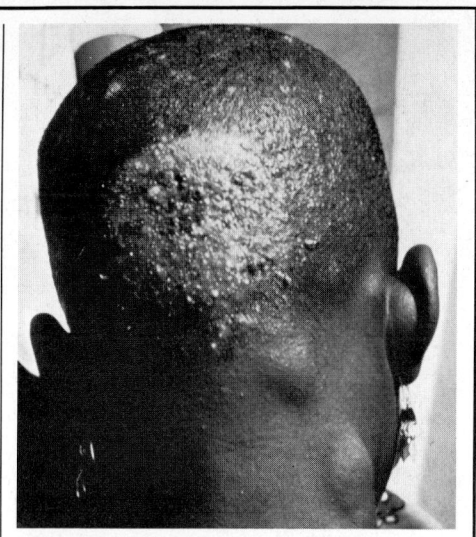

Abb. 194 Schulkind aus Lome mit kleinen Trichophytieherden auf dem Kopf und ausgedehntem Kerion Celsi.

Pilzdiagnostik in den Tropen

Mykosen in tropischen Gebieten werden in erster Linie als systemische Mykosen aufgefaßt, z. B. als Histoplasmose, Coccidioidomykose, Paracoccidioidomykose.

Diese Krankheiten gelten im allgemeinen als primäre Mykosen, d. h. jeder Gesunde kann daran erkranken.

Daß in den Tropen aber auch die weltweit verbreiteten Hautmykosen Trichophytie, Mikrosporie und Epidermophytie vorkommen, gerät erst in zweiter Linie in den Blickpunkt des Interesses.

Dabei spielen diese „banalen" Mykosen zahlenmäßig eine recht bedeutende Rolle und müssen durchaus ernst genommen werden, vor allem bei Schulkindern.

Das Nationale Hygiene-Institut „Ernst Rodenwaldt" in Togo

Als „Präzedenzfall bilateraler Hilfeleistung" (Seeliger) wurde mit deutscher Hilfe in Lome, der Hauptstadt von Togo, das Nationale Hygiene-Institut „Ernst Rodenwaldt" errichtet.

1960 begannen die Vorarbeiten, als Prof. Seeliger – seinerzeit Oberassistent bei Prof. Habs in Bonn – mit der Planungsaufgabe betraut wurde.

1969 war das Gebäude fertiggestellt **(Abb. 193)**, dann erfolgte allmählich die Inbetriebnahme und die Integration in den Öffentlichen Gesundheitsdienst.

Mykologische Seminare in Lome

Im Zuge des weiteren Ausbaues des Ernst-Rodenwaldt-Institutes in Lome fand 1976 das erste Seminar über Oberflächenmykosen statt.

Initiatoren waren der Direktor des Ernst-Rodenwaldt-Institutes in Lome, Dr. A. M. d'Almeida, und der frühere Leiter des Ernst-Rodenwaldt-Institutes in Koblenz, Prof. Dr. K. F. Schaller, der als Médecin-Consultant beim Aufbau eines Nationalen Lepradienstes in Togo tätig ist.

Krankendemonstrationen

Aus der Dermatologischen Abteilung des Universitäts-Krankenhauses in Lome und aus dem Schulärztlichen Dienst wurden Erwachsene und Kinder vorgestellt.

Ein echtes Problem sind in afrikanischen Ländern die Kopfpilzerkrankungen der Schulkinder **(Abb. 194)**.

Pilzdiagnostik im Labor

Die rein klinische Diagnostik reicht in tropischen Ländern genauso wenig aus wie in der gemäßigten Zone. Deshalb ist die Ausbildung, Weiterbildung und Fortbildung in medizinisch-mykologischer Labortechnik auch für Ärzte, die in den Tropen arbeiten, dringend geboten.

Es ist sehr zu begrüßen, daß die Friedrich-Thieding-Stiftung die Mykologie in das von Prof. W. Mohr gestaltete Seminarprogramm aufgenommen hat.

Pilzdiagnostik

Hans Rieth

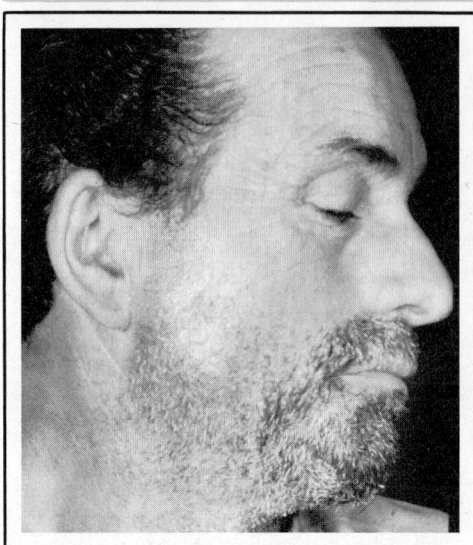

Abb. 195 Folliculitis candidosa barbae, nur kulturell von Folliculitis trichophytica oder microsporica abzugrenzen.

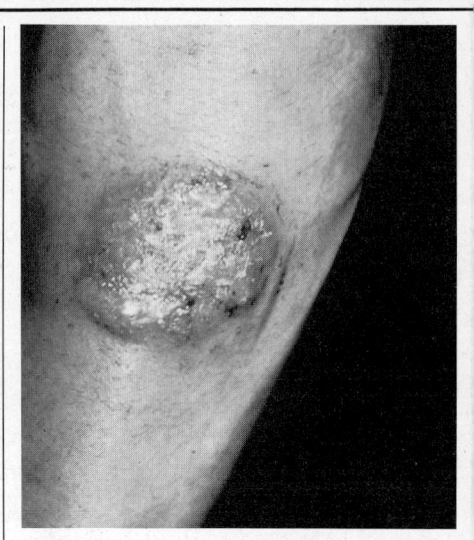

Abb. 196 Candidosis profunda antebrachii. Isoliert und identifiziert wurde die pathogene Hefe Candida parapsilosis.

Diagnostische Probleme bei tiefsitzenden Dermatomykosen

Das klinische Bild tiefer Mykosen der Haut wurde lange Zeit so aufgefaßt, daß es sich praktisch in allen Fällen um eine Trichophytia profunda handeln müßte und deshalb eine Therapie mit einem gegen Dermatophyten wirksamen Antimykotikum angezeigt sei.

Erforderlich sei lediglich eine Abgrenzung gegen tiefsitzende bakterielle Infektionen.

Seitdem jedoch in zahlreichen mykologischen Laboratorien routinemäßig Pilzkulturen angelegt und ausgewertet werden, zeigt sich, daß die Diagnose „Trichophytie" nicht in allen Fällen zutrifft; auch Pilze der Gattung Mikrosporum verursachen tiefe Mykosen.

Therapeutisch ist dies insofern ohne Belang, weil es sich bei Mikrosporum-Pilzen ebenfalls um Dermatophyten handelt, die auf die gleichen Mittel ansprechen wie Trichophyton-Pilze.

Tiefe Dermatomykosen durch Hefen

Ganz anders ist jedoch die therapeutische Situation, wenn Hefepilze – insbesondere solche der Gattung Candida – Erreger einer tiefsitzenden Dermatomykose sind.

Hefen sprechen nämlich nicht auf die gegen Dermatophyten wirksamen Antimykotika an.

„Bartflechte" durch Candida albicans

Meist ist es üblich, eine „Sycosis barbae" durch Dermatophyten von einer solchen durch Bakterien zu unterscheiden.

Exakte mikroskopische und kulturelle Untersuchungen haben jedoch ergeben, daß es auch eine Folliculitis candidosa barbae gibt **(Abb. 195)**.

Gegen Candida albicans und andere verwandte pathogene Hefen können die Anti-Dermatophyten-Antimykotika jedoch gar nichts ausrichten.

Die Diagnose „Folliculitis durch Hefepilze" erfordert ein Antimykotikum, das nachgewiesenermaßen auch gegen Hefen wirksam ist und bei einer „Bartflechte" tief in die Follikel eindringt, um die dort parasitierenden Hefen zu erreichen.

In Betracht kommt z. B. ein Antimykotikum mit breitem Wirkungsspektrum und ausgeprägtem Penetrationsvermögen, wie z. B. Bifonazol (Mycospor®).

Tiefe Unterarmmykose

Aufgrund des klinischen Bildes **(Abb. 196)** war vermutet worden, es handele sich um eine tiefe Trichophytie.

Die mykologische Untersuchung ergab jedoch stets nur Candida parapsilosis, so daß auch in diesem Falle die Therapie mit einem gegen Hefen wirksamen Antimykotikum erforderlich war.

Pilzdiagnostik 100
Hans Rieth

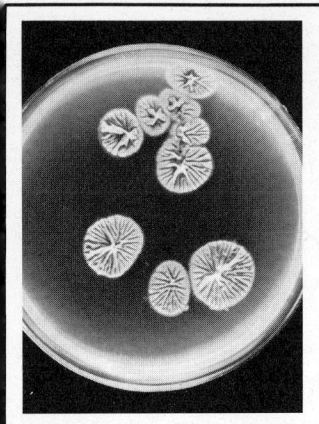

Abb. 197 Reinkultur von Penicillium griseofulvum, einem Griseofulvinbildner.

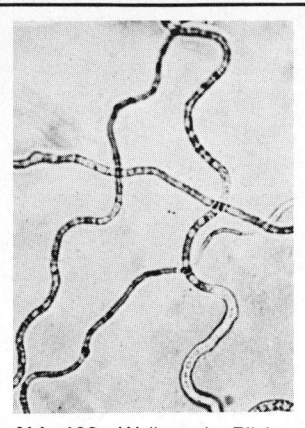

Abb. 198 Wellung der Pilzhyphen (Curling-Effekt) durch Griseofulvin.

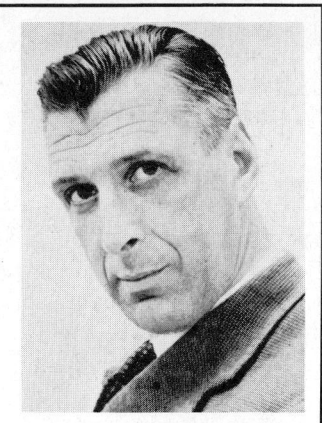

Abb. 199 Dr. J. C. Gentles, Glasgow, berichtete über Griseofulvin bei Tiermykosen.

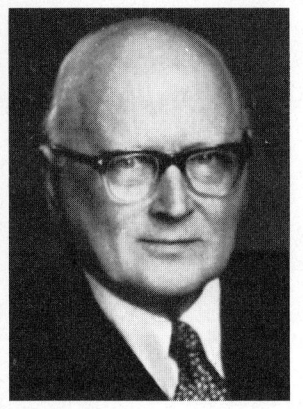

Abb. 200 Prof. Dr. med. Gustav Riehl, Wien, sprach 1958 über Griseofulvin beim Menschen.

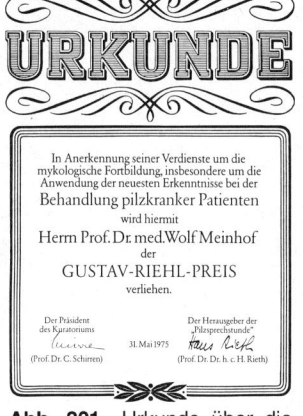

Abb. 201 Urkunde über die Verleihung des Gustav-Riehl-Preises 1975.

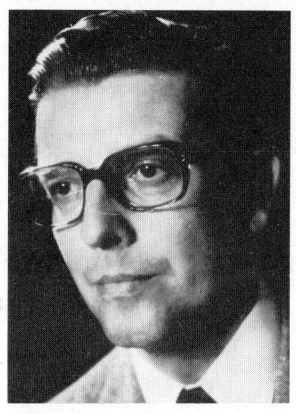

Abb. 202 Prof. Dr. med. Meinhof, Aachen, erster Gustav-Riehl-Preisträger.

Wann D-H-S-Diagnostik?

Die Unterscheidung zwischen Dermatophyten (D), Hefen (H) und Schimmelpilzen (S) ist dann erforderlich, wenn Antimykotika mit schmalem Wirkungsspektrum eingesetzt werden sollen.

Diese diagnostische Abgrenzung ist dagegen nicht notwendig, wenn Breitspektrum-Antimykotika Verwendung finden, wie z. B. Bifonazol (Mycospor®).

Griseofulvin gegen Dermatophyten

Griseofulvin, ein Produkt von Penicillium griseofulvum **(Abb. 197)**, verursacht bei Dermatophyten eine Wellung der Hyphen **(Abb. 198)**.

Im September 1958 berichtete auf dem Kongreß in Lissabon Gentles **(Abb. 199)** als erster über die erfolgreiche orale Griseofulvinbehandlung von Tiermykosen durch Dermatophyten. Die Griseofulvin-Ära hatte damit begonnen.

Im November 1958 war Riehl **(Abb. 200)** der erste, der über die Heilerfolge durch Griseofulvin beim Menschen sprach.

Der Gustav-Riehl-Preis

Zur Erinnerung an die historische Leistung von Gustav Riehl wurde ihm zu Ehren ein Preis in Höhe von DM 3000,– gestiftet, der an Ärzte verliehen wird, die sich „um die Entwicklung und Förderung praxisgerechter Verfahren bei der Untersuchung und Behandlung pilzkranker Patienten besonders verdient gemacht haben".

Die erste Preisverleihung mit Urkunde **(Abb. 201)** erfolgte am 31. Mai 1975 im Rahmen der Eröffnungssitzung zur Jahrestagung der Dermatologen in Kiel an Prof. W. Meinhof **(Abb. 202),** damals Erlangen, jetzt Aachen.

Mykosentherapie 76
Hans Rieth

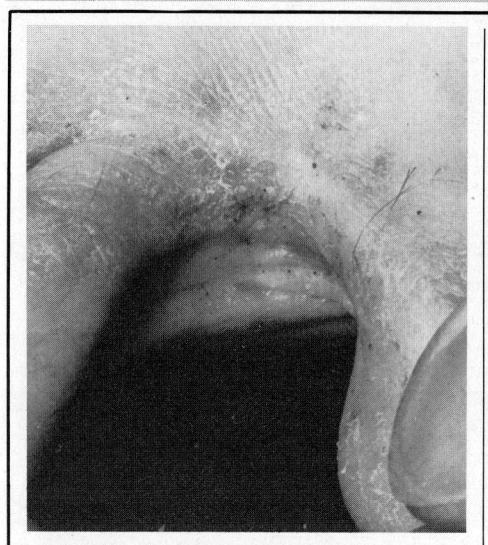

Abb. 149 Verdacht auf Interdigitalmykose am Fuß mit feiner Schuppung, geplatzten Bläschen und Erosionen.

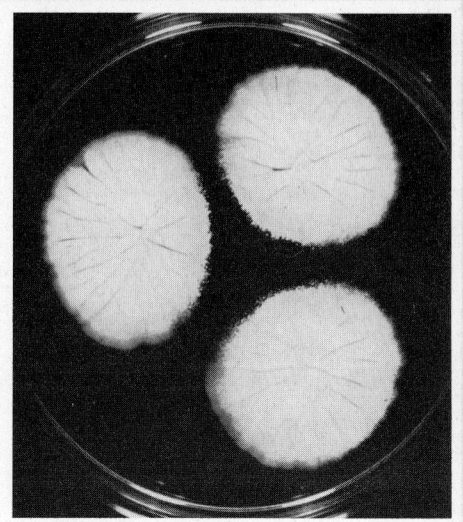

Abb. 150 Drei Kolonien von Chrysosporium pannorum (Aleurisma carnis) auf Kimmig-Agar. Ein weißer Schimmelpilz.

Was ist Tinea?

Ein sehr vieldeutiger Begriff. Es gibt mehr als ein halbes Dutzend verschiedener Auslegungen.

Die einen Autoren verstehen darunter eine Mykose der Haut, der Nägel oder der Haare, die durch Dermatophyten verursacht ist.

Andere dehnen den Begriff aus und bezeichnen damit auch Dermatomykosen, deren Erreger keine Dermatophyten sind.

Weit verbreitet ist auch die Auffassung, die Bezeichnung Tinea anstelle von Epidermophytie zu verwenden, da dem Krankheitsbild nicht anzusehen sei, durch welche Pilze es verursacht sei.

Wieder andere Ärzte weisen darauf hin, daß nicht jeder Verdacht auf Interdigitalmykose **(Abb. 149)** mykologisch bestätigt wird, d. h. es liegt gar keine Mykose vor, obwohl es so aussieht. Auch diese Verdachtsfälle werden häufig Tinea genannt.

Selbst Krankheitsbilder, bei denen sichergestellt ist, daß sie mit Pilzen gar nichts zu tun haben, z. B. die Tinea asbestina, werden in den Formenkreis der Tinea mit einbezogen.

Verwirrend.

Eine allgemeine Übereinkunft wäre der Verständigung sicher nicht abträglich. Bis dahin könnte man den Vorschlag diskutieren, ob man eine Mykose vielleicht auch weiterhin Mykose nennen sollte.

Dann wäre man das Verwirrspiel um den schillernden Begriff Tinea los. Allerdings müßte man dann Farbe bekennen, worum es sich im Einzelfalle wirklich handelt.

Gibt es eine Chrysosporiose?

Einzelne Fälle sind beschrieben. Erreger sind Schimmelpilze der Gattung Chrysosporium, z. B. Chrysosporium pannorum **(Abb. 150)**.

Dieser Pilz ist im älteren Schrifttum unter der Bezeichnung Aleurisma carnis zu finden.

Beim Nachweis dieses Schimmelpilzes allein in der Kultur, aber nicht im Nativpräparat, ist hinsichtlich der Bewertung als mutmaßlicher Krankheitserreger Vorsicht geboten.

Chrysosporium pannorum kann leicht mit Trichophyton mentagrophytes verwechselt werden, besonders dann, wenn die Oberfläche der Kolonien ausgesprochen gipsig aussieht.

Ganz gleich, ob nur Anflugkeim mit fakultativ-pathogenen Eigenschaften oder sicherer Krankheitserreger, man sollte in jedem Falle auch die Schimmelpilze eliminieren.

Gut geeignet hierfür sind waschaktive Substanzen, z. B. Syndets mit fungizider Wirkung wie Dermowas® compact oder Mycatox® Bad. Tägliche Hand- und Fußbäder damit werden empfohlen.

Mykosentherapie 77
Hans Rieth

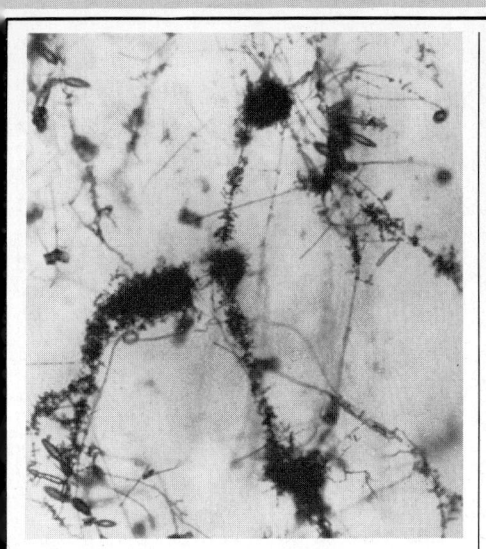

Abb. 151 Dichte Ansammlungen von Mikrokonidien und einzelne Makrokonidien von Mikrosporum gypseum.

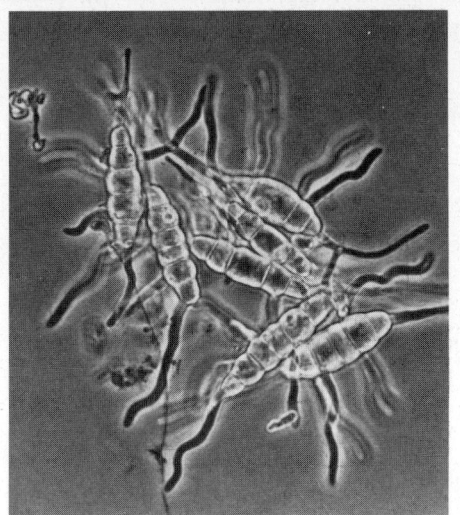

Abb. 152 Sieben auskeimende Makrokonidien von Mikrosporum gypseum in einer Mikrokultur.

Geophile Mikrosporum-Arten

Die geophilen Mikrosporum-Arten, insbesondere Mikrosporum gypseum und Mikrosporum fulvum, unterscheiden sich in vivo und in vitro von den anthropophilen, zoophilen und zooanthropophilen Arten, z. B. Mikrosporum audouinii und Mikrosporum canis.

Am Kopfhaar entstehen durch Mikrosporum gypseum nicht die für Mikrosporum audouinii und Mikrosporum canis typischen Manschetten aus sehr kleinen Pilzsporen – Myzelsporen – ums Haar herum.

Die Myzelsporen der geophilen Arten sind deutlich größer, sie liegen in Form von Ketten und Haufen.

In der Kultur – in vitro – entstehen als Fruchtformen Mikrokonidien und Makrokonidien. In der Umgebung der meist einzelligen Mikrokonidien liegen gewöhnlich auch spindelförmige Makrokonidien mit abgerundeten Enden, wie die **Abb. 151** erkennen läßt.

Gut gewachsene Makrokonidien sind sechszellig. Beim Auskeimen schwellen die Spindeln an. Siehe hierzu die **Abb. 152**.

Die Wandrauhigkeiten, die für Mikrosporum-Arten charakteristisch sind, zerfließen, so daß die Spindelsporen glatt aussehen.

Wäre die Form der Spindeln nicht so ausgesprochen typisch, könnte man an Makronidien von Trichophyton denken.

Therapie der Mikrosporie durch geophile Mikrosporum-Arten

Die geophilen Arten sind nicht so sehr an den Menschen angepaßt, daß das Zusammenleben von Mensch und Pilz ohne heftige Reaktionen abläuft und lange andauert.

Die geophilen Arten sucht der Mensch bald wieder loszuwerden, d. h. die Selbstheilungstendenz ist ähnlich hoch einzuschätzen wie bei einer experimentellen Infektion mit diesen Pilzen.

Infolgedessen kommt man praktisch in allen Fällen mit der Lokaltherapie aus, von fortgeschrittenen Nagelmykosen abgesehen, bei denen eine systemische Behandlung in Betracht kommt.

Oberflächliche Dermatomykosen durch Mikrosporum gypseum und verwandte Arten heilen nach mehrwöchiger Anwendung eines Antimykotikums mit breitem Wirkungsspektrum, z. B. Clotrimazol.

Auch Mittel mit reinem Antidermatophyten-Spektrum sind geeignet, z. B. Tolnaftat oder Tolciclat.

Kerion Celsi durch Mikrosporum gypseum

Klinisch ist diese tiefe Dermatomykose nicht von einem Kerion Celsi durch Trichophyton verrucosum oder eine andere Trichophyton-Art zu unterscheiden. Die Selbstheilungstendenz ist gut, so daß unter der Lokaltherapie die Heilung eintritt.

Mykosentherapie 78
Hans Rieth

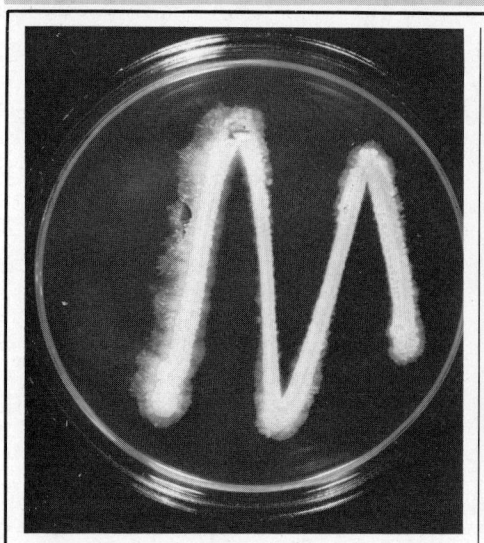

Abb. 153 Reinkultur von Candida stellatoidea mit deutlich sichtbaren Fransen auf Kimmig-Agar.

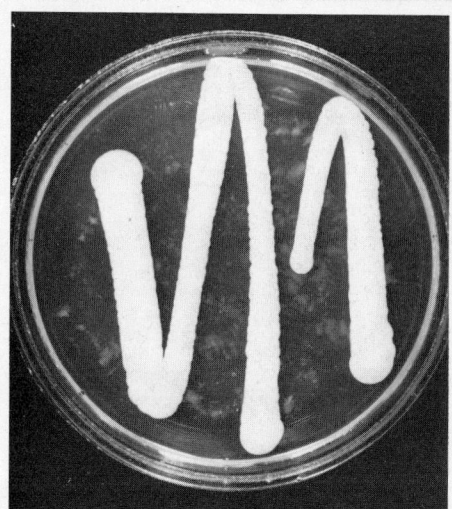

Abb. 154 Reinkultur von Torulopsis candida (Synonym: Torulopsis famata) in einer Petrischale auf Kimmig-Agar.

Zur Therapie der Levurosen

Levurosen sind lokalisierte oder generalisierte Erkrankungen durch Hefepilze verschiedener Gattung und Art. Eine andere Allgemeinbezeichnung ist Hefe-Mykosen.

Hierunter fallen insbesondere Candidose, Cryptococcose, Rhodotorulose, Torulopsidose und Trichosporose. Die Unterscheidung allein aufgrund des klinischen Bildes ist sehr schwierig oder unmöglich.

Auch die serologische Diagnostik ist noch nicht so weit entwickelt, daß sie entscheidend weiterhilft.

Mikroskopische Direktuntersuchung, histologisches Präparat und Pilzkultur klären die Situation, jedoch erfordert nicht jeder Nachweis irgendeiner Hefe therapeutische Maßnahmen.

Im Zweifelsfalle allerdings, wenn es unsicher ist, ob es sich um eine pathogene oder um eine apathogene Hefe handelt, sollte man eine aussichtsreiche Therapie einleiten und nicht das Risiko eingehen, daß eine unverhoffte Disseminierung letal endet.

Antimyzetische Antibiotika

Bewährt und wirksam sind noch immer die fungiziden Antibiotika Nystatin (Moronal®, Candio-Hermal®, im Tonoftal® N), Natamycin (Pimafucin®) und Amphotericin B (Ampho-Moronal®). Die Verträglichkeit ist bei Anwendung auf Haut und Schleimhaut ausgezeichnet.

Imidazol-Derivate

Ebenfalls gut wirksam sind Clotrimazol® (Canesten®), Econazol (Epi-Pevaryl®, Gyno-Pevaryl®), Isoconazol (Travogen®, Gyno-Travogen®), Ketoconazol (Nizoral®) und Miconazol (Daktar®, Gyno-Daktar®, Epi-Monistat®, Gyno-Monistat®).

Weitere Synthetika

Breit wirksam ist Ciclopiroxolamin (Batrafen®); gegen Hefen – soweit sie nicht primär resistent sind – einsetzbar ist 5-Fluorcytosin (Ancotil®).

Systemische Therapie

Systemisch wirksam sind nur Amphotericin B (i. v.), 5-Fluorcytosin, Ketoconazol (oral) und Miconazol (i. v.).

Lokaltherapie

Alle übrigen genannten Antimykotika, aber auch entsprechende Zubereitungsformen von Amphotericin B und Miconazol, sind lokal anzuwenden.

Torulopsis und Candida

Wird Candida großgeschrieben, dann ist die Gattung gemeint, bei Kleinschreibung handelt es sich um eine Artbezeichnung.

Beispiele: Candida stellatoidea **(Abb. 153)**, Erreger einer Candidose, und Torulopsis candida **(Abb. 154)**, Erreger einer Torulopsidose.

Mykosentherapie

Hans Rieth

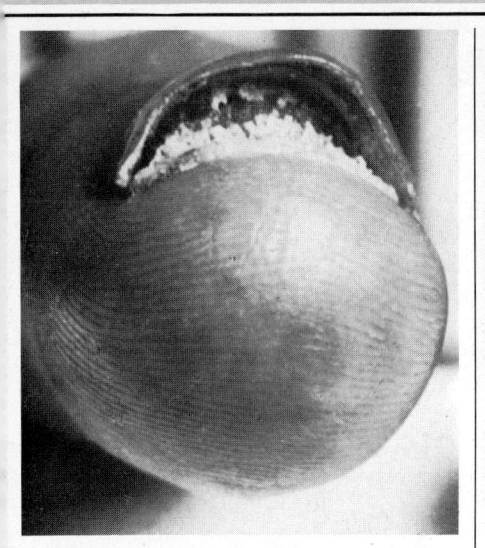

Abb. 155 Nagelbefall durch den Dermatophyten, Trichophyton rubrum mit Hyperkeratose des Hyponychiums.

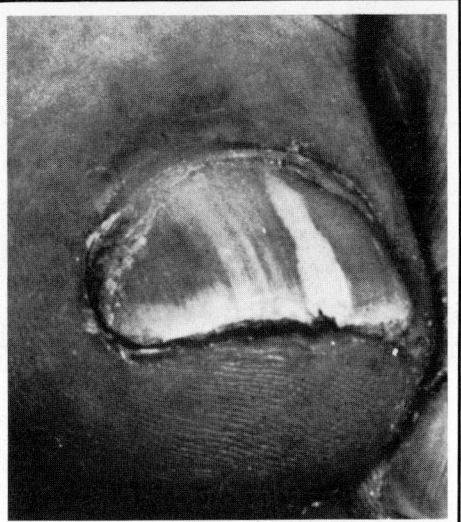

Abb. 156 Dystrophie des Großzehnagels mit Verdacht auf sekundären Pilzbefall. Hohlraumbildung in der Nagelplatte.

Dermatophyteninfektion der Fingernägel und Zehennägel

An den Fingernägeln seltener, an den Zehennägeln sehr viel häufiger wird das Hyponychium unter der Nagelplatte von Trichophyton rubrum durchwachsen und aufgelockert.

Dabei kommt es zu Wölbungen der Nagelplatte infolge der Hyperkeratose des Hyponychiums. Siehe die **Abb. 155**.

Prädisponierende Faktoren

Eine Dystrophie des Nagels mit Hohlraumbildung in der Nagelplatte kann einer Pilzinfektion vorausgehen. Ob der Hohlraum in der Nagelplatte (**Abb. 156**) schon pilzinfiziert ist oder nicht, läßt sich aus dem klinischen Bild nicht ersehen.

Auch Verletzungen des Nagels können einen „locus minoris resistentiae" abgeben und die Ansiedlung eines Pilzes erleichtern.

Hefepilz- und Schimmelpilzinfektion der Finger- und Fußnägel

Kinder, die pathogene Pilze in der Mundhöhle haben und an ihren Fingernägeln kauen, übertragen meist Hefen auf die Nägel.

Sind es Candida-Hefen, dann können deren Fäden in die Nagelplatte einwachsen und eine Infektion durch Dermatophyten oder Schimmelpilze vortäuschen.

Gelegentlich sind pilzinfizierte Nägel grün oder schwarz durch grüne oder schwarze Schimmelpilze. Dies betrifft sowohl die Fingernägel wie auch die Fußnägel.

Orale Therapie der Nagelmykosen

Per os zugeführte, systemisch wirkende Antimykotika sind angezeigt, wenn sicher nachgewiesen ist, daß es sich um eine echte Nagelmykose handelt.

Sind es pilzbesiedelte psoriatische Nägel, dann sind systemisch wirkende Antimykotika auch keine Allheilmittel.

Zur Verfügung stehen zwei Stoffe: Griseofulvin, das spezifisch gegen Dermatophyten wirkt, und Ketoconazol, das außerdem auch bei Mykosen durch Hefen oder Schimmelpilze erfolgreich eingesetzt werden kann.

Topische Therapie der Nagelmykosen

Auch mit lokal anzuwendenden Antimykotika sind in vielen Fällen Heilungen zu erzielen, vorausgesetzt, das kranke Nagelkeratin wird sorgfältig entfernt, damit der Wirkstoff dahin gelangt, wo der Pilz in das noch gesunde Gewebe eindringt.

Hohes Eindringvermögen und ausreichende Konzentration in allen pilzbefallenen Schichten des Gewebes sind also notwendig, um Erfolg zu haben.

Mykosentherapie 80
Hans Rieth

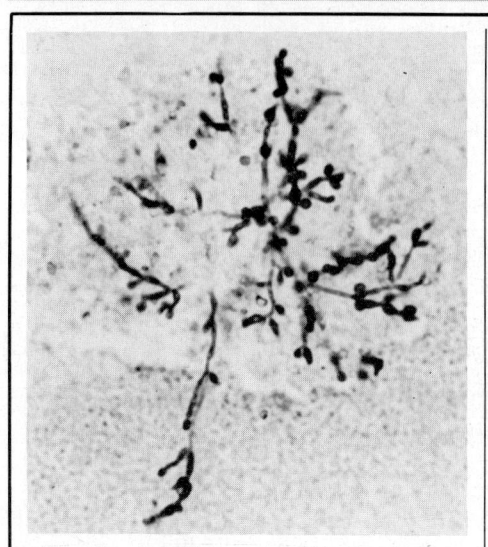

Abb. 157 Pseudomyzel und Blastosporen von Candida albicans in der Netzhaut eines Kaninchenauges.

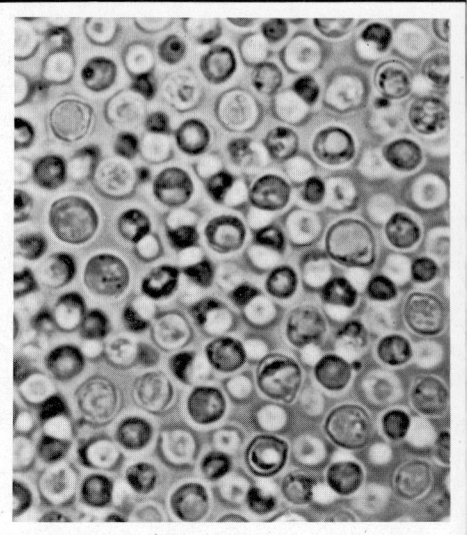

Abb. 158 Typische Blastosporen ungleicher Größe von Cryptococcus neoformans. Hellfeldmikroskopische Aufnahme.

Therapeutische Möglichkeiten bei Hefesepsis

Patienten mit geschwächter oder primär unzulänglicher Abwehr gegen Pilze erleiden z. B. auf der Frühgeborenen- oder auf der Intensivstation Pilzinfektionen, die bisweilen die Lebenszeit stark verkürzen.
Eine Pilzsepsis durch Candida albicans und verwandte Arten ist mit Recht gefürchtet und bedarf immenser Anstrengungen, um den Exitus letalis zu vermeiden.

Systemische Therapie

Es stehen nur wenige Medikamente zur Verfügung: Amphotericin B als i. v. Infusion, 5-Flucytosin und Ketoconazol in Tablettenform und Miconazol i. v.
Wenn diese Antimykotika dorthin gelangen, wo die Pilze wachsen, z. B. in die Retina des Auges **(Abb. 157)**, dann ist Hoffnung auf Besserung.

Nachschub stoppen

Der Heilerfolg wird aber sehr beeinträchtigt, wenn der Nachschub an Krankheitserregern nicht radikal und unverzüglich gestoppt wird.
Dringend notwendig ist es also, alle Pilze in sämtlichen Schlupfwinkeln der Haut, im Genitalbereich, in Mund, Rachen, Speiseröhre, Magen, Dünndarm, Dickdarm und Rektum, in der Luftröhre und in den Bronchien zu ermitteln und wirksam durch sinnvolle Lokaltherapie zu bekämpfen.

Hefe-Mykosen sind vor allem „Krankheiten von Kranken"

Mag ein Gesunder mit einer mengenmäßig schwer zu definierenden Menge Candida albicans oder Cryptococcus neoformans **(Abb. 158)** leben können, für einen sowieso schon kranken oder schwerkranken Menschen gilt dies nicht.
In Fällen von „nur sekundärem" Pilztod bei tatsächlich ernster Grundkrankheit sollte man die Pilze nicht als unvermeidlichen letzten Begleiter des Menschen betrachten.
Es gibt Fälle, in denen der Pilztod trotz weiterbestehender Grundkrankheit verhindert und gerade dadurch eine wirksamere Behandlung der Grundkrankheit ermöglicht wurde.

Anti-Pilz-Diät

Hefen nutzen reichliche Kohlenhydratzufuhr, wie sie heute weit verbreitet ist, mitunter zu üppiger Vermehrung.
Durch unüberlegte Diätplanung kann so eine sonst wirksame Behandlung konterkariert werden.
Schwerkranke, die eine antibakterielle Therapie aus vitalen Gründen benötigen, bedürfen unbedingt einer ganz erheblichen Reduzierung aller Kohlenhydrate, süße Früchte und Obstsäfte eingeschlossen.
Dies mindert in Verbindung mit der antimykotischen Therapie das Risiko einer sekundären Mykose ganz erheblich.

Mykosentherapie 81
Hans Rieth

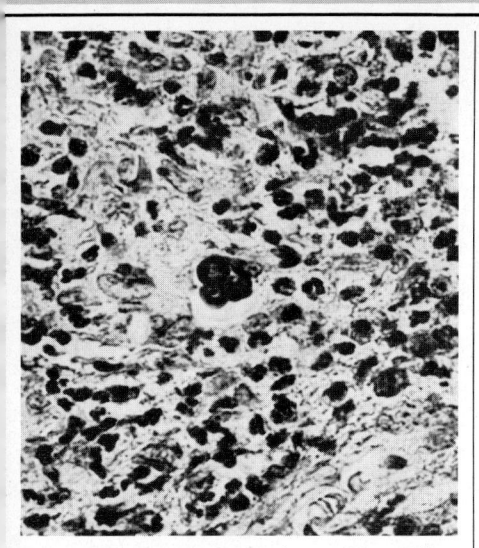

Abb. 159 Hautschnitt mit fumagoiden Zellen des Chromomykose-Erregers Phialophora (Hormodendrum) pedrosoi (im Zentrum).

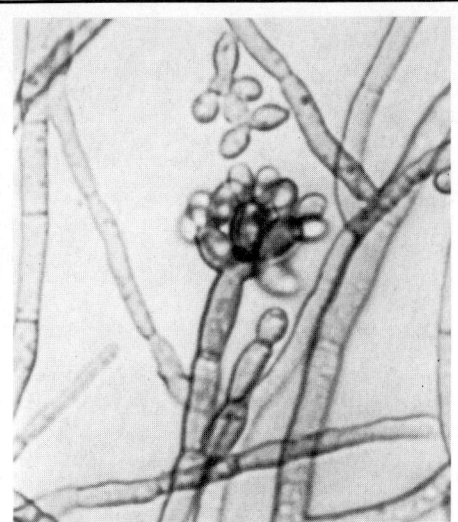

Abb. 160 Mikrokultur von Phialophora (Hormodendrum) pedrosoi mit endständige Konidienbildung (Akrotheka-Typ).

Chromomykose durch phytopathogene Pilze

Die Chromomykose ist auffälligerweise in waldreichen Gegenden verbreitet, vor allem – aber nicht nur – im tropischen Regenurwald, z. B. auf Madagaskar, in Zaire, im Amazonasgebiet.

Die Erreger befallen in erster Linie Pflanzen. Sie erzeugen auf Blättern und anderen Pflanzenteilen schwärzliche Flecken.

Nicht alle diese „Schwärzepilze" haben die Fähigkeit, unter geeigneten Bedingungen beim Menschen Krankheitserscheinungen auszulösen.

Phialophora pedrosoi

Am häufigsten findet man Phialophora pedrosoi. Dieser Name ist identisch mit der früher und z. T. auch heute noch gebrauchten Bezeichnung Hormodendrum pedrosoi.

Von einigen Autoren wird auch Fonsecaea pedrosoi bevorzugt.

Eindringen in die Haut

Der Pilz gelangt im Anschluß an Verletzungen in die Haut und führt dort zu Krankheitserscheinungen, die in der Abb. 137 von Folge 70 in Band III von „Pilzdiagnostik und Mykosentherapie" dargestellt sind.

Die Chromomykose verläuft ohne Behandlung ausgesprochen chronisch.

Histologisches Bild der Chromomykose

Die Pilzelemente finden sich in der Cutis meist in Form bräunlicher rundlicher Zellen, die gewöhnlich zu mehreren beieinander liegen, wie die **Abb. 159** zeigt.

Gelegentlich sind auch kurze Pilzfäden zu entdecken, wenn der Zerfall in die rundlichen „fumagoiden Zellen" noch nicht beendet ist.

Mikrokultur auf Kimmig-Agar

In der Kultur bildet Phialophora pedrosoi Luftmyzel, an dem Konidien entstehen.

Man unterscheidet drei verschiedene Typen, wie diese Konidien gebildet werden:

– den Akrotheka-Typ
– den Hormodendrum-Typ
– den Phialophora-Typ

Der Akrotheka-Typ ist in **Abb. 160** dargestellt. Bei diesem Typ entstehen die Konidien am Ende eines kurzen Fadens, wodurch sich allmählich köpfchenartige Gebilde entwickeln.

Behandlung der Chromomykose

Bewährt haben sich Injektionen von Amphotericin B direkt in das erkrankte Gewebe. Einzelheiten über die Dosierung und Anwendungsweise sind in Folge 70 von „Pilzdiagnostik und Mykosentherapie", Band III, wiedergegeben.

Auch Ketoconazol kommt in Betracht.

Mykosentherapie 82
Hans Rieth

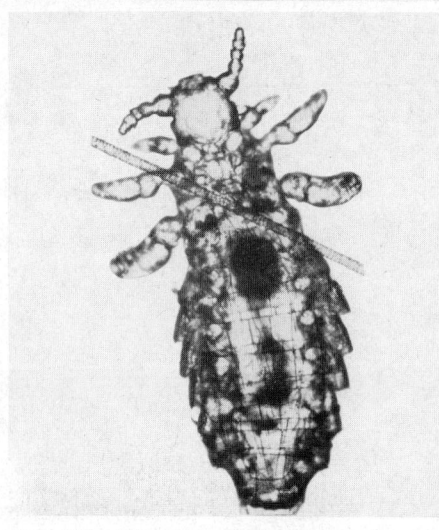

Abb. 161 Mäuselaus, Polyplax serrata, aus dem Fell einer an Trichophytie erkrankten weißen Maus isoliert.

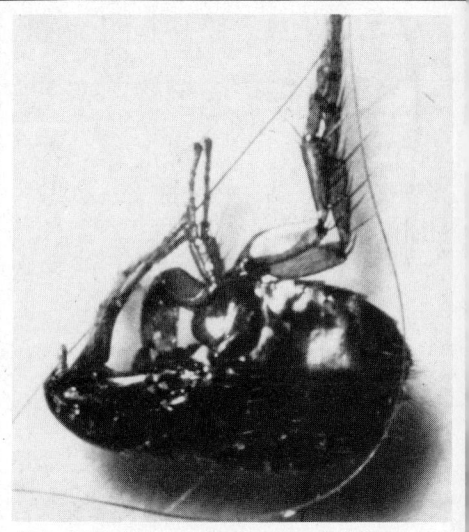

Abb. 162 Hundefloh, Ctenocephalides canis, aus dem Fell einer an Mikrosporie erkrankten Katze isoliert.

Ungezieferbekämpfung zur Unterstützung der Mykosentherapie

Wenig bekannt ist die Tatsache, daß verschiedene Insekten bei der Entstehung und beim Weiterbestehen einer Mykose eine Rolle spielen können.

Eine Therapieresistenz bei der Mikrosporie des kindlichen Kopfes kann dadurch mitbedingt sein, daß Kopfläuse immer wieder aufs neue Pilzsporen inokulieren.

Ungeziefer verbreitet Unkraut

Pilze sind Pflanzen. Humanpathogene Pilze sind – vom Menschen aus gesehen – schädliche Pflanzen, also Unkraut.

Ein Schädling hilft dem andern

Interessanterweise bestehen die Flügel und die Panzer von Insekten aus Chitin, einer sehr harten organischen Substanz.

Auch die Wand der Dermatophyten ist chitinhaltig. Dem Menschen dagegen ist die Synthese von Chitin noch nicht gelungen.

Es ist bekannt, daß Insekten sich Pilzgärten zulegen können, um die Pilze als Nahrung zu verwenden.

Läuse verschleppen Pilzsporen

Nicht nur Kopf- und Kleiderläuse des Menschen verschleppen pilzsporenhaltiges infektiöses Material, auch Tierläuse tragen zur Weiterverbreitung der Pilze bei.

Eine Mäuselaus, die von einer an Trichophytie erkrankten Maus isoliert worden war, ist in **Abb. 161** zu sehen.

Flohstiche als Ausgangspunkt einer Mikrosporie

Ein Floh, der Pilzsporen mit sich herumschleppt, deponiert einige davon dort, wo er sticht. Die Pilzsporen kleben an dem austretenden Serum und ermöglichen den Pilzsporen die Auskeimung innerhalb von 2–3 Tagen.

Flohsprünge als Ursache „springender" Pilzinfektionen

Es ist manchmal unerklärlich, wieso Mikrosporieherde urplötzlich an weit auseinander liegenden Stellen des Körpers auftreten.

Bei einer Katze entstanden Herde auf dem Rücken, auf dem Hinterkopf und an der Schwanzwurzel scheinbar ohne Zusammenhang.

Im Fell der Katze befanden sich zahlreiche Hundeflöhe. Einer davon ist in **Abb. 162** zu erkennen. Der Floh war verpilzt, wie sich kulturell nachweisen ließ.

Konsequenz: Ungeziefer bekämpfen!

Die zunehmende Verlausung erfordert wirksame Bekämpfungsmaßnahmen, auch im Hinblick auf die damit einhergehende Pilzbekämpfung.

Mykosentherapie 83
Hans Rieth

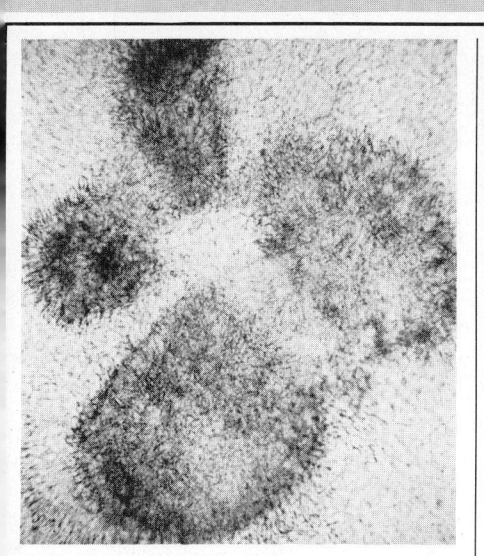

Abb. 163 In vier Segmente zerdrücktes Körnchen von Actinomyces israelii, aus Fisteleiter isoliert.

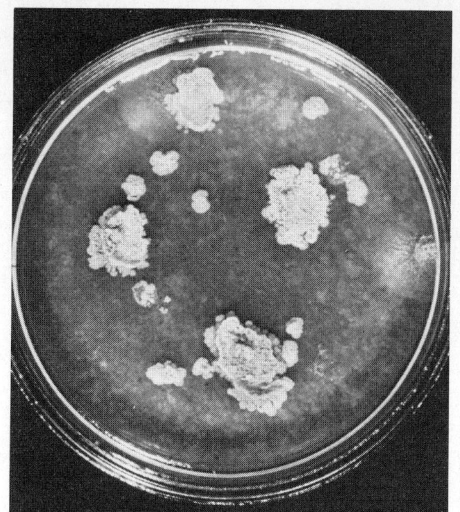

Abb. 164 Reinkultur von Nocardia brasiliensis mit größeren und kleineren rötlich pigmentierten Kolonien auf Kimmig-Agar.

Zur Therapie der Aktinomykosen

Unter „Aktinomykosen" werden alle Erkrankungen durch Strahlenpilze – Aktinomyzeten – zusammengefaßt.

Die „klassische Aktinomykose" durch Actinomyces israelii ist nur eine unter vielen verschiedenen.

Die „Nocardiose" ist auch eine Aktinomykose im weiteren Sinne.

Dieser unterschiedliche Sprachgebrauch macht die Verständigung schwierig.

Für die Therapie ist als Leitsatz von Bedeutung, daß die Aktinomykosen auf antibakterielle Antibiotika und Sulfonamide ansprechen können, aber nicht müssen.

Isolierung des Erregers und Empfindlichkeitsbestimmung

Ideal wäre es, könnte man auf einfache Weise und ohne besonderen zeitlichen Aufwand den jeweiligen Erreger isolieren und entweder nach Gattung und Art oder wenigstens hinsichtlich seiner Empfindlichkeit bestimmen.

In der Praxis stößt dies aus vielerlei Gründen sehr häufig auf unüberwindliche Schwierigkeiten.

Man wird also in vielen Fällen bei begründetem Verdacht eine Therapie einleiten, die berücksichtigt, daß unterschiedliche Empfindlichkeiten bestehen können.

Außerdem kann es sein, daß Mischinfektionen verschiedener Strahlenpilze vorliegen, und es ist zu bedenken, daß so gut wie immer eine zusätzliche bakterielle Begleitflora auszuschalten ist.

Faustregel

Als vorteilhaft hat es sich erwiesen, gleichzeitig ein antibakterielles Antibiotikum und ein Sulfonamid zu verabreichen.

Die Dosierung richtet sich nach den Erfahrungen bei anderen bakteriellen Infektionen.

Häufig haben sich Penicilline als gut wirksam erwiesen.

Da es zu Beginn einer Erkrankung durch Strahlenpilze unsicher ist, ob ein penicillinempfindlicher Keim vorliegt, ist stets die Kombination mit einem Sulfonamid angezeigt.

Eine Zeitlang bestand die Auffassung, Stämme der Gattung Actinomyces, z. B. Actinomyces israelii (**Abb. 163,** seien immer penicillinempfindlich, während Stämme der Gattung Nocardia, z. B. Nocardia brasiliensis (**Abb. 164)** immer sulfonamidempfindlich seien.

Diese Auffassung hat sich jedoch nicht bestätigt. Es gibt immer wieder Ausnahmen, so daß im Einzelfall kein Verlaß auf eine Monotherapie ist.

Da jedoch innerhalb weniger Tage eine Nocardiose der Lunge tödlich verlaufen kann, ist ein Herumexperimentieren oder gar Abwarten auf das Ergebnis einer Resistenzbestimmung nicht zu verantworten.

Mykosentherapie 84
Hans Rieth

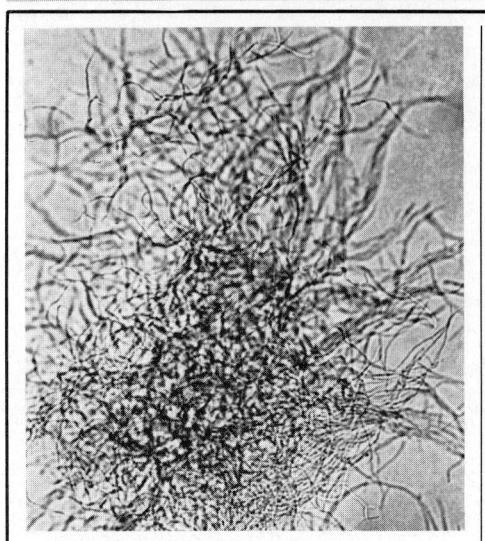

Abb. 165 Mikrokultur von Streptomyces fradiae mit einem Netzwerk verzweigter sehr dünner Hyphen.

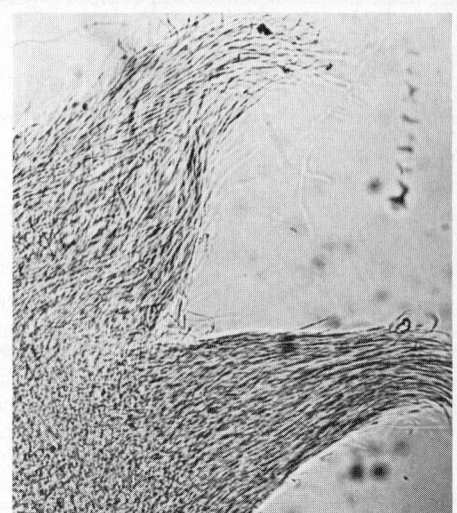

Abb. 166 Koremien von Streptomyces fradiae, durch Aneinanderlagerung zahlreicher Hyphen entstanden.

Therapie der Aktinomyzetome

Aktinomyzetome sind meist durch Strahlenpilze (Aktinomyzeten) der Gattungen Nocardia und Streptomyces verursacht, seltener durch Vertreter anderer Aktinomyzetengattungen.

Wenn es gelingt, aus dem Fisteleiter oder aus bioptisch gewonnenem Gewebe schwarze, rote, gelbe oder grauweiße Körnchen (Drusen, Granula) zu entnehmen und auf Nährmedien die Erreger zu isolieren, dann kann eine Empfindlichkeitsbestimmung Hinweise für eine gezielte Therapie geben.

Kann aus verschiedenen Gründen der Erreger nicht isoliert werden oder eine Empfindlichkeitsbestimmung nicht durchgeführt oder das Ergebnis der Prüfung nicht abgewartet werden, dann ist trotzdem eine aus dem klinischen Bild abgeleitete Behandlung angezeigt.

Kombiniert behandeln

Besteht der Verdacht, daß ein Myzetom durch Aktinomyzeten verursacht oder mitverursacht ist, dann muß man davon ausgehen, daß die Erreger auf antibakterielle Antibiotika oder auf Sulfonamide ansprechen.

Empfehlenswert ist die kombinierte Behandlung mit einem antibakteriellen Antibiotikum, z. B. Penicillin, Erythromycin, Tetracyclin, und einem Sulfonamid.

Lange genug behandeln

Eine zu kurz dauernde Behandlung birgt die Gefahr eines schon bald wieder auftretenden Rezidivs.

Es genügt also nicht, daß sich nach Aufhören der Eiterung die Fisteln schließen und die Schwellungen zurückgehen.

Vielmehr muß man sicher sein, daß keine Fäden oder Bruchstücke davon im Gewebe zurückbleiben.

Dünne Aktinomyzetenfäden sind in vivo nur sehr schwer nachweisbar

Im Nativpräparat oder im gefärbten Ausstrich sind einzelne Aktinomyzetenfäden nur sehr schwer zu erkennen.

In einer Mikrokultur gelingt die Erkennung wesentlich leichter, da es zu einer raschen Vermehrung der sehr dünnen Fäden kommt, die sich verzweigen und ein Myzel bilden **(Abb. 165)**.

Unter hoher Luftfeuchtigkeit neigen einige Arten dazu, daß sich zahlreiche Fäden aneinanderlagern und sogenannte Koremien bilden. **(Abb. 166)**.

Mischinfektionen

Handelt es sich um Mischinfektionen mit Aktinomyzeten und Schimmelpilzen, dann reicht die antibakterielle Behandlung nicht aus. In diesen Fällen ist eine zusätzliche Therapie erforderlich. Zu erwägen sind Amphotericin B und Ketoconazol.

Mykosentherapie 85
Hans Rieth

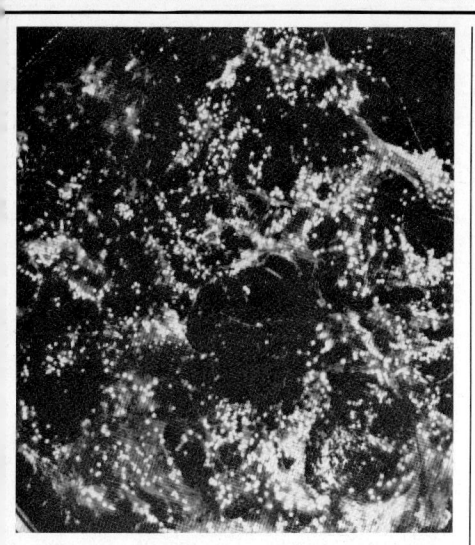

Abb. 167 Zahlreiche kugelförmige Cleistothecien von Nannizzia incurvata an Haarködern auf Erdboden.

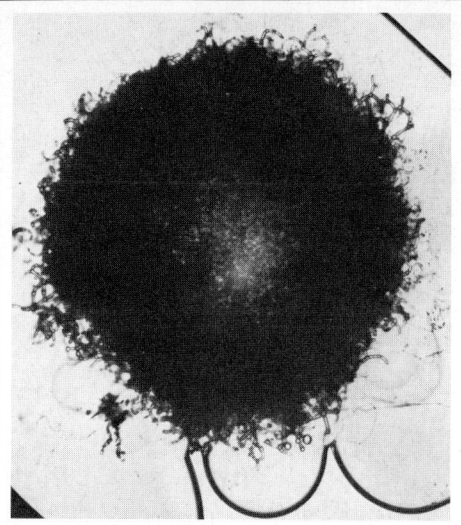

Abb. 168 Fruchtkörper von Nannizzia incurvata, der perfekten Form von Mikrosporum gypseum, mit randständigen Hyphen.

Mykosporozidie – ein neuer Begriff bei der Bewertung von Antimykotika

Aus der Bakteriologie ist bekannt, daß Bakteriensporen eine hohe Resistenz aufweisen gegenüber einer Reihe von äußeren Einflüssen.

Analog zu dieser Resistenz ist auch bei der Prüfung von Antimykotika die Frage aufgetaucht, ob eine Substanz sporozid sei oder nicht.

Es gibt sehr verschiedene sexuelle und asexuelle Pilzsporen

Eine generelle Prüfung der Sporozidie stößt bei Pilzen zunächst einmal auf die Tatsache, daß es keine „repräsentativen" Pilzsporen gibt, die für die Prüfung einer „Mykosporozidie" in vivo geeignet wären.

Schon allein die Frage, welche Pilzsporen es denn seien, die nach der klinischen Heilung einer Mykose in tieferen Gewebsschichten in der Ruhepause zurückbleiben und Rezidive verursachen können, stößt an die Grenzen des Allgemeinwissens.

Dermatophyten wachsen in der Epidermis fadenförmig. Die Fäden zerfallen mit zunehmendem Alter in Gliederstücke (Arthrosporen). Die Abtötung dieser Pilzelemente müßte man prüfen. In vivo nicht einfach. In vitro aber fehlt die Reaktion des lebenden Gewebes.

In-vitro-Prüfung mit Konidien und Askosporen

Das Impfmaterial „reifer" Kulturen besteht vorwiegend aus Konidien mit nur einem geringen Anteil an Hyphen.

Eine feingranulierte Oberfläche einer Pilzkultur enthält große Mengen von Mikrokonidien, während Makrokonidien und Spiralen für eine rauhere, mitunter sogar fast sandige Oberfläche verantwortlich sind.

Auch mit Sexualsporen läßt sich arbeiten, z. B. mit den Askosporen von Nannizzia incurvata, der Sexualform von Mikrosporum gypseum.

Die Askosporen entstehen in geschlossenen Fruchtkörpern, den Cleistothecien, z. B. an Haaren, die man als Köder auf Erdboden legt, in dem sich (+)- und (−)-Form des Pilzes befindet. Siehe hierzu die **Abb. 167**.

Die Wand des Cleistotheciums besteht aus verflochtenen Hyphen **(Abb. 168)**, im Inneren befinden sich die Aski mit je 8 Askosporen.

Semi-in-vivo-Prüfung

Für diesen Test verwendet man auf natürliche Weise infiziertes Material, insbesondere pilzhaltige Hautschuppen, Haare und Nagelspäne.

Darin befindet sich der Pilz in der parasitischen Phase, geht jedoch beim Auskeimen in die saprophytische Phase über.

Mykosentherapie 86
Hans Rieth

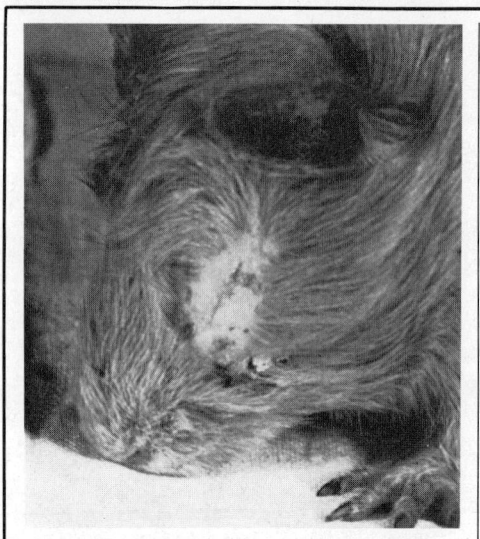

Abb. 169 An Trichophytie durch Trichophyton mentagrophytes erkranktes Meerschweinchen mit Verklebung der Augenlider.

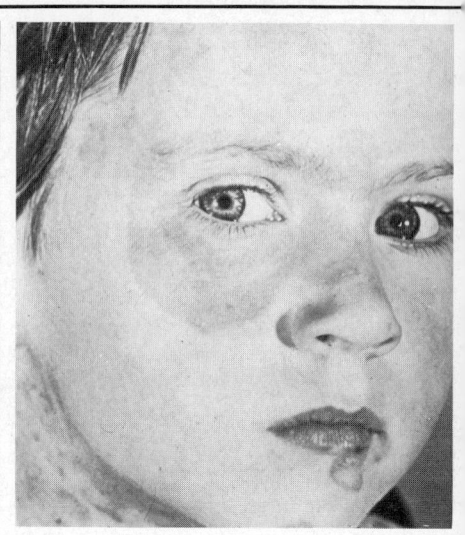

Abb. 170 Trichophytieherde durch Trichophyton mentagrophytes im Gesicht eines Kindes nach Spielen mit Meerschweinchen.

Pilzkranke Tiere sind ansteckend

Tiere stecken sich zwar mitunter aus dem Erdboden oder von Pflanzen an. Sie übertragen aber auch die Pilze untereinander und – gar nicht so selten – direkt oder indirekt auf den Menschen, wenn dieser eine ungenügende Eigenhygiene betreibt.

Nicht nur Haustiere erkranken an Mykosen, sondern auch wildlebende Großtiere und Kleintiere; selbst Ungeziefer bleibt nicht verschont.

Trichophytiekrankes Meerschweinchen

Lange Zeit können Pilzsporen im Fell von Meerschweinchen sich aufhalten, bevor sie zunächst kleine, etwa sagokorngroße Knötchen und Krüstchen hervorrufen, die man beim Streicheln des Felles deutlich spüren kann.

Unter ungünstigen Bedingungen breitet sich die Infektion aber aus und erfaßt edlere Teile, z. B. die Umgebung des Auges **(Abb. 169)**.

Spiel mit Schmusetieren

Kinder schmusen gern mit so niedlichen kleinen Spielgefährten wie Meerschweinchen. Dabei wechseln die Tierpilze auf den Menschen über und bleiben dort haften, wo sie günstige Ansiedlungsbedingungen vorfinden. Feuchtigkeit ist besonders wichtig.

Die Pilze sind immer dabei

Da der Erdboden ein unerschöpfliches Reservoir, ja ein wahres Eldorado für pathogene Pilze ist, schleppen Tiere, die mit Erde in Berührung kommen, Sporen solcher Pilze beinahe ständig mit sich herum.

Dieser Ansteckungsgefahr kann man entgegenwirken, wenn die Eigenhygiene bewußt gepflegt wird.

Wasser tötet keine Pilze

Die Hände mit Wasser und gewöhnlicher Seife zu waschen reicht nicht aus, um sich wirksam gegen Pilze zu schützen.

Syndets mit Antipilzwirkung sind besser, z. B. Dermowas® oder Mycatox® Bad.

Gesichtsmykose bei Kindern

Das Kind in **Abbildung 170** hatte sich an einem Meerschweinchen angesteckt. Niemand in der Familie hatte dies vermutet. Erst die gezielte Anamnese ergab einen Hinweis.

Therapeutisch reicht in diesen Fällen ein lokal anzuwendendes Antimykotikum aus. Die Behandlung dauert einige Wochen und führt zum Dauererfolg, wenn verhindert wird, daß erneut Pilze von Tieren auf den Menschen übergehen.

Kortikoide sind nur in Verbindung mit einem hochwirksamen und gut verträglichen Antimykotikum vertretbar.

Mykosentherapie 87
Hans Rieth

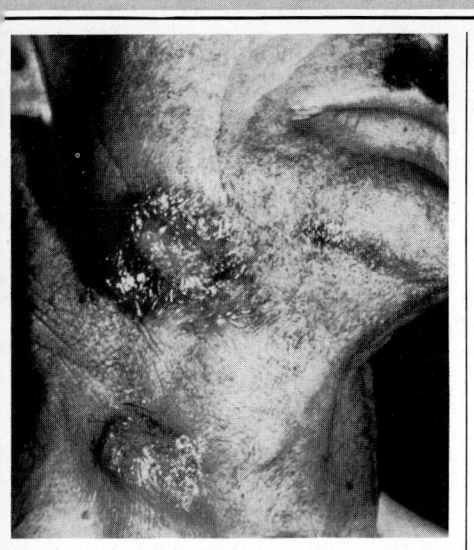

Abb. 171 Mycosis barbae profunda durch Trichophyton verrucosum, den Erreger der „Rinderflechte", bei einem Bauern.

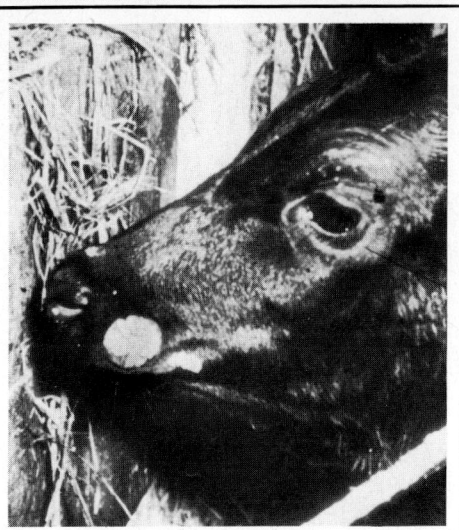

Abb. 172 Rundlicher Mykoseherd durch Trichophyton verrucosum, den Erreger der „Rinderflechte", am Maul einer Kuh.

Zur Therapie der tiefen Trichophytie

Die Behandlung der akut entzündlichen und infiltrierenden Formen der follikulären Trichophytie stellt an das Wissen des Arztes und an die Geduld des Patienten hohe Anforderungen.

Da aber – wie G. Miescher schon 1928 in Band XI des Jadassohn'schen Handbuches schrieb – „dem Krankheitsprozeß normalerweise eine mehr oder weniger ausgesprochene Heilungstendenz innewohnt, so ist die Aufgabe der Therapie im wesentlichen eine unterstützende, den Ablauf der Vorgänge beschleunigende."

Empfohlen werden zahlreiche Behandlungsmethoden, „welche alle erfolgreich scheinen, weil eben der Erfolg aus biologischen Gründen letzten Endes unvermeidbar ist."

Systemisch und topisch behandeln

Innerlich sind Griseofulvin und Ketoconazol wirksam einzusetzen, äußerlich sind alle Antimykotika geeignet, die eine Wirkung gegen Dermatophyten aufweisen, z. B. Tolnaftat, Tolciclat, Imidazolderivate oder Chinolinderivate.

Die Verwendung topischer Antimykotika ist deshalb so wichtig, weil dadurch die Weiterverbreitung der Infektion gestoppt wird. Auch fungizide Syndets sind hierfür gut geeignet.

Mycosis barbae profunda

Auf dem Lande kommt es immer wieder zu Ansteckungen im Bartbereich; siehe hierzu die **Abb. 171**.

Selbst wenn Bakterien zusätzlich eine Rolle spielen, ist die Pilzinfektion vordringlich zu behandeln.

Rindertrichophytie

Diese als „Rinderflechte" bekannte Mykose tritt vorwiegend bei Jungtieren auf und heilt mit der Zeit spontan ab.

Um die weitere Verseuchung zu stoppen, empfiehlt sich jedoch die Lokaltherapie der deutlich erkennbaren Herde, z. B. am Maul eines Rindes **(Abb. 172)**.

Zusammenarbeit zwischen Arzt und Tierarzt

Da es sich um die gleichen Pilze bei Mensch und Tier handelt und die gleichen Antimykotika Verwendung finden, hat sich die Zusammenarbeit beider Fachbereiche sehr bewährt, um eine Endemie oder gar eine Epidemie in den Griff zu bekommen und weitere Ansteckungen zu vermeiden.

Desinfektion

Desinfektionsmaßnahmen mit sicher fungiziden Mitteln tragen sehr dazu bei, den Nachschub an pathogenen Pilzen zu reduzieren. Es ist aber nicht einfach, die infizierten Bereiche zu erkennen.

Mykosentherapie 88
Hans Rieth

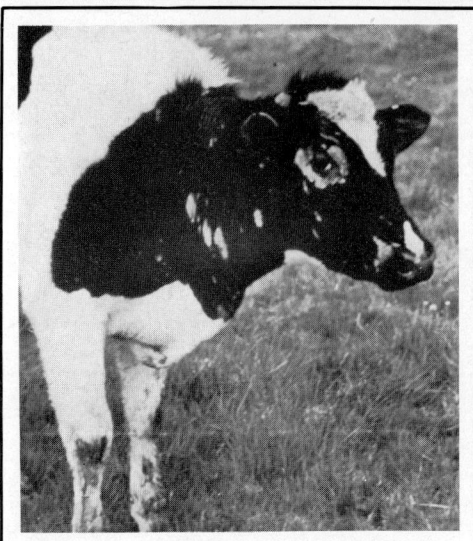

Abb. 173 Von Trichophyton verrucosum befallenes Jungrind mit „Brillenphänomen" ums Auge und weiteren Mykoseherden am Hals.

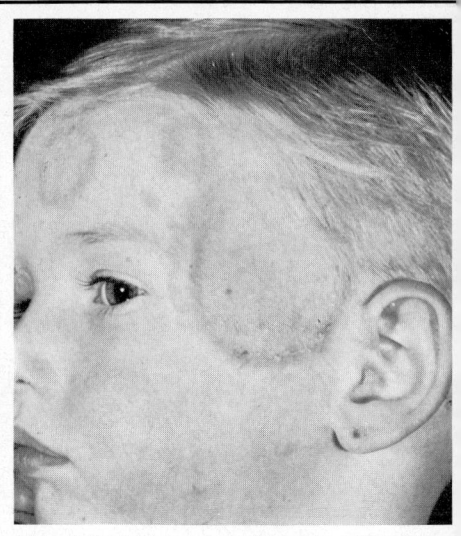

Abb. 174 Mehrere oberflächliche Trichophytieherde im Gesicht eines Kindes nach Spielen mit einem pilzkranken Kalb.

Therapie der Trichophytie bei Kindern und Rindern

Wo Rinder gehalten werden, entwickeln sich leicht Endemien durch den typischen Rinderpilz Trichophyton verrucosum.

Die Übertragung auf die Tierbetreuer und besonders auf Kinder, die auf dem Bauernhof mit Kälbern spielen, erfolgt entweder durch direkten Kontakt oder indirekt über Holzteile im Stall, über Weidezäune oder sogar über Borken von Bäumen, an denen sich Rinder scheuern.

Die Trichophytieherde beim Rind (siehe die **Abbildung 173**) waren am Kopf und Hals sehr auffällig. Die tierärztliche Behandlung erfolgte mit topisch angewendetem Antimykotikum.

Auch das Kind in **Abbildung 174** wurde nicht systemisch, sondern nur topisch behandelt.

Da Trichophyton verrucosum ein Dermatophyt ist, sind typische Anti-Dermatophytenmittel ebenso angezeigt wie Antimykotika mit breitem Wirkungsspektrum.

Behandlungsdauer

Die Dauer der Behandlung hängt vom Ausmaß der Krankheitserscheinungen und davon ab, ob es eine oberflächliche Trichophytie ist – ohne Befall der Haarfollikel – oder eine tiefe.

Oberflächliche Trichophytien, die erst kurze Zeit bestehen – etwa 1 bis 2 Wochen – heilen bei reiner Lokaltherapie innerhalb einiger Wochen gut ab.

Schon chronisch gewordene Fälle, die zunächst nicht als Mykose behandelt worden waren, brauchen erheblich länger.

Tiefe Dermatomykosen durch Trichophyton verrucosum können ein Jahr und länger bestehen, vor allem, wenn Pilzelemente bis in die Subcutis vorgedrungen sind.

Selbstheilungstendenz bei tiefer Trichophytie

Es dauert zwar viele Monate, bis die Immunisierung so weit fortgeschritten ist, daß die Mykose nun von selbst heilt, man darf sich aber auf diese Perspektive einstellen.

Ein offenes Gespräch darüber mit dem Patienten oder seinen Angehörigen fördert die Behandlungstreue.

Herde an anderen Körperteilen

In der Dermatologie ist es ein ungeschriebenes Gesetz, das gesamte Integument zu inspizieren. Die Chance, unauffällige Herde früh zu erkennen, ist dann gegeben.

Empfehlenswert ist in jedem Falle, wenn mykoseverdächtige Krankheitserscheinungen am Kopf oder Rumpf bestehen, auch die Extremitäten in das diagnostische Verfahren mit einzubeziehen.

Mykosentherapie 89
Hans Rieth

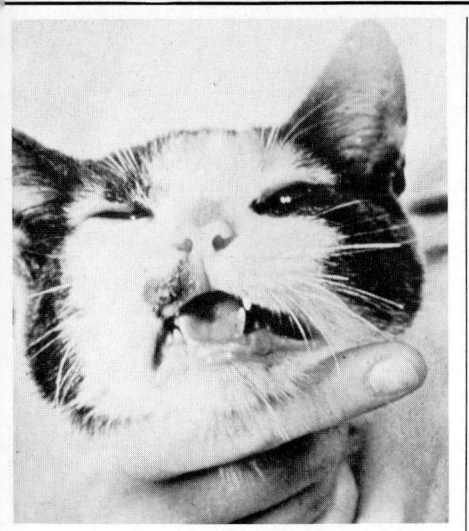

Abb. 175 Von Mikrosporum canis befallene Katze mit kaum erkennbarem Mikrosporieherd an der Oberlippe.

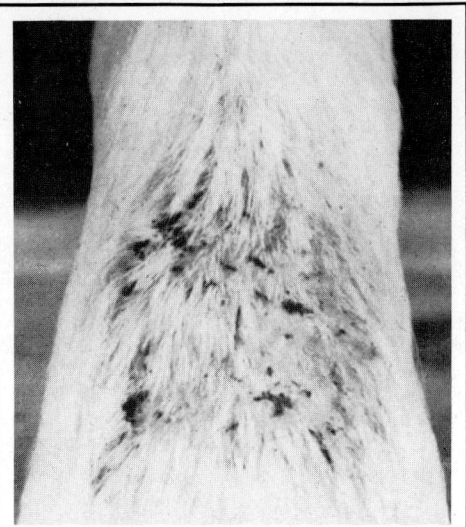

Abb. 176 Trichophytieherde auf dem Rücken eines Meerschweinchens mit Haarausfall und zahlreichen Kratzeffekten.

Zur Therapie der animalen Mikrosporie

Katzen sind häufiger von Mikrosporum canis befallen, als es den Anschein hat. Die Mykosenherde sind mitunter recht schwer als solche zu erkennen **(Abb. 175)**.

Infolgedessen ist in den meisten Fällen die Indikation für eine spezifische Therapie erst gegeben, wenn sichergestellt ist, daß tatsächlich eine Mykose vorliegt.

Griseofulvin wird auch von Tieren gut vertragen

Die Griseofulvindosis beträgt 10 mg/kg Körpergewicht jeden Werktag. Sonntags Pause. Bei einem Gewicht von 5 kg liegt die Tagesdosis bei 50 mg Griseofulvin, das ist 1/10 einer Tablette Fulcin® S 500, also sehr wenig; praktisch sind das nur ein paar Krümelchen.

Diese kleine Menge läßt sich gut in kleine Fleischklößchen einarbeiten. Auf diese Weise gelangt das Griseofulvin sicher in Magen und Darm.

Die gelegentlich geäußerte Empfehlung, Griseofulvin in einer Schale Milch anzubieten, ist unzweckmäßig. Das Griseofulvin löst sich nicht in Milch und bleibt auf dem Boden der Schale zurück.

Als Behandlungsdauer sind zunächst etwa 2–3 Wochen ins Auge zu fassen. Aus der Geschwindigkeit des Nachwachsens der Haare läßt sich dann ermitteln, wie lange weiterbehandelt werden muß.

Ganz erheblich abkürzen läßt sich die Krankheitsdauer, wenn man sich die Mühe macht – und die Katze es duldet, unter der Woodlampe die fluoreszierenden Haarstümpfe mit der Pinzette zu epilieren.

Meerschweinchentrichophytie

Meerschweinchen sind die klassischen Versuchstiere, um die Wirksamkeit von Antimykotika zu prüfen, bevor sie am Menschen zum Einsatz kommen.

Am häufigsten erkranken Meerschweinchen an der Sonderform der Trichophytie, die als „Mäusefavus" bekannt ist. Dabei sind aber durchaus nicht regelmäßig die sogenannten Favusschildchen, die Scutula, ausgeprägt.

Neben Schuppenbildung sind Haarausfall und Kratzeffekte vorherrschend, wie die **Abbildung 176** erkennen läßt.

Meerschweinchentrichophytie heilt nach Wochen spontan ab. Durch topische Therapie ist die Abheilung zu beschleunigen.

Beginnt die Therapie sehr früh nach der Infektion, ist ein abortiver Verlauf möglich. Das Angehen der Infektion ist durch vorausgehende Applikation eines fungiziden Mittels zu verhindern.

Eine auffällig gute Heilwirkung bei Meerschweinchentrichophytie hat das neu zugelassene Imidazolderivat Mycospor®.

Mykosentherapie 90
Hans Rieth

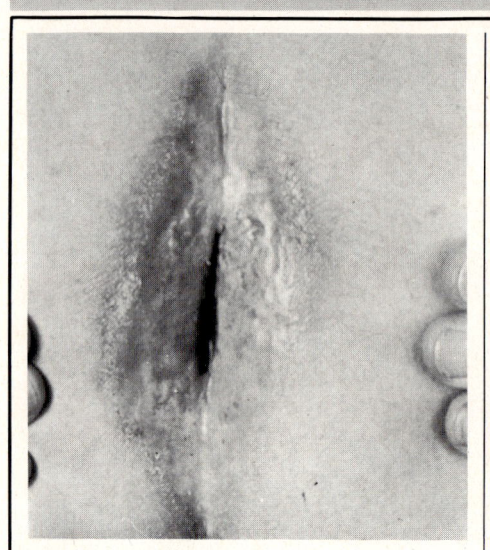

Abb. 177 Stark entzündete perianale Candidose durch Candida albicans bei gleichzeitigem Befall des Darmes.

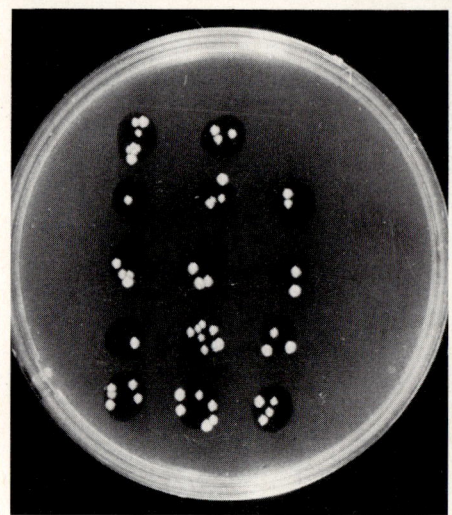

Abb. 178 Blutstropfen mit zahlreichen kleinen Kolonien von Candida albicans in einer Petrischale auf Kimmig-Agar.

Therapie perianaler Levurosen

Für die Lokaltherapie stehen wirksame Antimykotika zur Verfügung. Zu berücksichtigen ist, ob es sich um eine reine Hefeinfektion handelt, z. B. durch eine pathogene Art aus den Gattungen Candida oder Torulopsis, oder ob eine Psoriasis zugrundeliegt oder ob außerdem ein Ekzem mitzubehandeln ist.

Bei Ekzemen oder sehr starker entzündlicher Reaktion ist der Einsatz von Glukokortikoiden in Betracht zu ziehen. Die **Abb. 177** zeigt einen solchen Fall.

Darmsanierung

Wenn der Nachschub an pathogenen Hefen aus dem Darm nicht gestoppt wird, sind ständige Rezidive zu erwarten.

Die Hefereduzierung gelingt am besten mit Antimykotika, die nicht resorbiert werden, z. B. mit Nystatin (Candio-Hermal®, Moronal®), Natamycin (Pimafucin®) und Amphotericin B (Ampho-Moronal®).

Zu wenig bekannt: Anti-Pilz-Diät

Die Hefereduzierung im Darm gelingt leichter, wenn Zucker und Süßigkeiten sowie Obst und Obstsäfte stark eingeschränkt werden.

Hinzu kommt eine deutliche Vermehrung der Pflanzenfasern in der Nahrung in Form von Gemüse und Salat sowie Kleie, damit die Hefeansiedlungen zwischen den Zotten des Dünndarmes und in den Haustren des Dickdarmes ausgeräumt werden.

Sanierung der Mundhöhle

Die Darmsanierung gelingt nur, wenn der Nachschub an pathogenen Hefen aus der Mundhöhle gestoppt wird.

Stellt man sich auf den Standpunkt, pathogene Hefen gehörten zur normalen Mundflora, dann braucht man sich nicht zu wundern, daß immer wieder abnorme Gärungen im Magen-Darm-Kanal auftreten und perianale Levurosen oder auch genitale Mykosen immer wieder rezidivieren.

Fadenbildende Hefen können aktiv in die Mundschleimhaut eindringen und so in die Lymph- und Blutbahn gelangen. Die **Abb. 178** zeigt Hefekolonien in Blutstropfen.

Die gegen Hefepilze gut wirksamen antibiotischen Antimykotika Nystatin, Natamycin und Amphotericin B liegen auch in Zubereitungsformen vor, die für Mund und Rachen konzipiert sind.

Auch Präparate mit Dequaliniumchlorid (Dequonal®) oder Dequaliniumsalicylat (Soor-Gel) sind gut geeignet.

Daktar® Gel enthält Miconazolnitrat und verweilt infolge guter Haftfähigkeit lange in der Mundhöhle.

Es ist sehr zu empfehlen, die pilzwirksamen Präparate jeweils vor und auch nach den Mahlzeiten einzunehmen.

Mykosentherapie 91
Hans Rieth

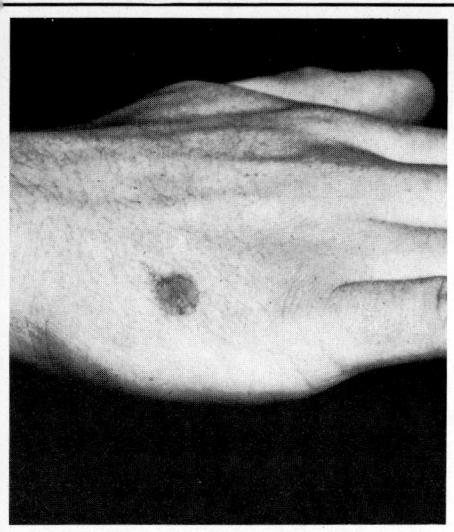

Abb. 179 Beginnende oberflächliche Dermatomykose der Hand (Tinea manus) durch einen zooanthropophilen Dermatophyten.

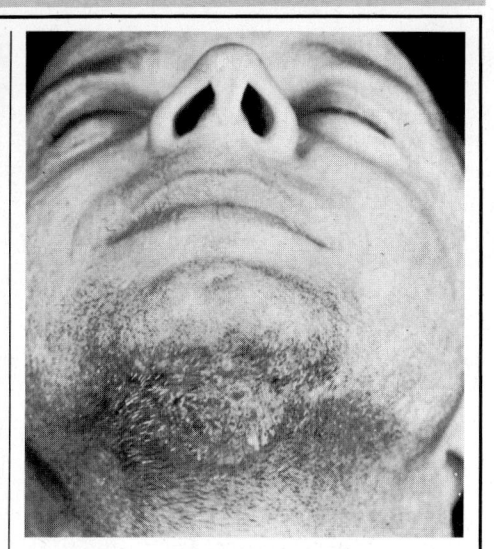

Abb. 180 Vom Rind übertragene tiefe Dermatomykose im Bartbereich (Tinea barbae) durch Trichophyton verrucosum.

Der schillernde Begriff „Tinea"

Oberflächliche Mykosen der Haut werden gern als Tinea bezeichnet: Tinea manus **(Abb. 179)**, Tinea pedis, auch im Plural: Tinea manuum und Tinea pedum.

Man spricht auch von Tinea interdigitalis manuum sive/et pedum, von Tinea inguinalis, Tinea cruris und Tinea corporis. Noch mehr ins Detail gehen Tinea faciei und Tinea nuchae. Bei all diesen Bezeichnungen steht die Lokalisation im Vordergrund. Um welche Erreger es sich handelt, steht meist nicht zur Diskussion.

Tinea (sensu Götz) = Epidermophytie

Da bei einer oberflächlichen Mykose der unbehaarten Haut, z. B. der Interdigitalräume, der Handflächen, der Fußsohlen, die man Jahrzehnte hindurch als Epidermophytie bezeichnet hatte, kulturell nicht nur Epidermophyton floccosum isoliert wurde, sondern viel häufiger Vertreter der Gattung Trichophyton und sogar gelegentlich Mikrosporum-Arten, empfand man Epidermophytie als etwas verwirrend.

Epidermophytie durch Tinea zu ersetzen, war ein guter Vorschlag, wenn damit kein Pilzname präjudiziert wird, weder eine Gattung noch eine Artbezeichnung.

Tinea = Dermatophytie?

Einige Autoren sprechen dann von Tinea, wenn sie meinen, die Mykose sei durch Pilze der Gattungen Trichophyton, Mikrosporum oder Epidermophyton verursacht, ganz gleich, ob es sich um die behaarte oder unbehaarte Haut handelt.

Wenn nicht nur die Epidermis im Bartbereich, sondern auch die Barthaare pilzbefallen sind, kann man als Bezeichnung Tinea barbae **(Abb. 180)** finden.

Tinea barbae durch Candida albicans

Da man den Fäden, die den Haarschaft umspannen, zunächst nicht ansehen kann, ob es sich um Fäden von Dermatophyten oder um Fäden von Hefen handelt, fallen Hefemykosen (Levurosen) auch unter den Begriff Tinea.

Therapie der Tinea trichophytica (durch zooanthropophile Pilze

Hierfür bietet sich neuerdings Biofonazol (Mycospor®) an, das sich bei Meerschweinchen im Vergleich zu anderen Antimykotika als überlegen erwies.

Ob Lösung, Creme oder Puder in Frage kommen, hängt vom klinischen Bild ab. Für behaarte Partien ist die Lösung optimal. Puder wirkt trocknend.

Prophylaxe

Man schützt sich durch Syndets mit antimyzetischer Wirkung, z. B. Dermowas®-compact oder Mycatox® Bad.

Mykosentherapie 92
Hans Rieth

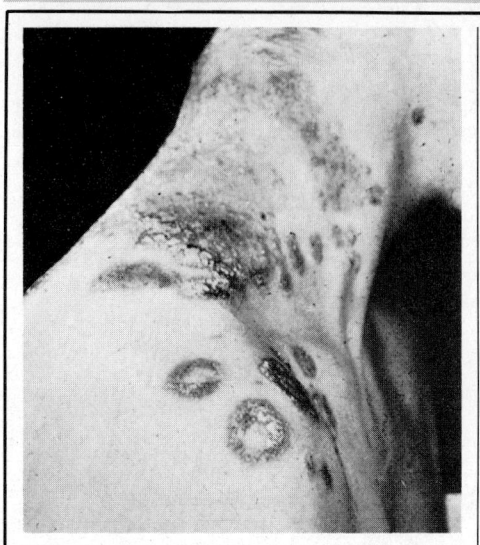

Abb. 181 Typische Herde einer oberflächlichen Trichophytie an Hals und Schulter einer Patientin.

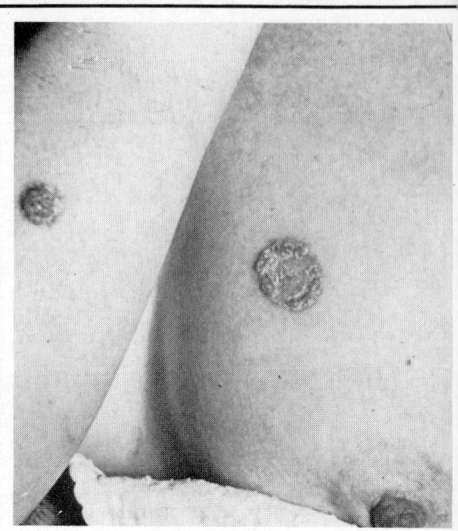

Abb. 182 Rundherde einer oberflächlichen Mikrosporie durch Mikrosporum canis an Brust und Unterarm.

Oberflächliche Trichophytie

Körperherde sind oft typisch randbetont, gerötet, schuppend mit beginnender zentraler Abheilung, wie insbesondere an der Schulter der Patientin in **Abb. 181** gut zu erkennen.

Die Herde am Hals sind weniger typisch; die Krankheitserscheinungen waren deshalb zunächst als Ekzem aufgefaßt worden; dabei spielte eine Rolle, daß die Patientin überempfindlich gegen Kaninchenhaare war.

Lokaltherapie ausreichend wirksam

Typische Fälle von Mycosis corporis, auch als Tinea corporis bezeichnet, heilen unter Lokaltherapie nach einigen Wochen ab, wenn die Flaumhaare nicht mitbefallen sind; sonst dauert es länger.

Erleichterung für den Patienten: Nur einmal täglich applizieren

Antimykotika, die nur einmal täglich aufgetragen werden müssen, wie z. B. Bifonazol (Mycospor®), erleichtern dem Patienten die so oft zitierte Compliance.
Die Dauer der Behandlung richtet sich nach dem völligen Abklingen der Krankheitserscheinungen. Eine begrenzte Behandlungsdauer vorzuschreiben ist nicht angebracht, wenn es sich um die modernen gut verträglichen Antimykotika handelt.

Oberflächliche Mikrosporie

Dieses Krankheitsbild ist früher mit der oberflächlichen Trichophytie verwechselt worden, weil keine Pilzkulturen angelegt wurden.

Die Herde sind ebenfalls kreisrund, gerötet, schuppend mit zentral beginnender Abheilung.

Die Mikrosporie befällt, wie die **Abb. 182** zeigt, auch Erwachsene und nicht nur die Kinder, insbesondere die Kinderköpfe, wie man früher angenommen hatte, als die Diagnose nur nach dem klinischen Bild gestellt wurde – was sich, wie man heute weiß, als falsch erwies.

Pilzkultur unverzichtbar

Ohne Pilzkultur gerät manche Diagnose falsch. Ist der Erreger aber richtig identifiziert, kann auch die Ansteckungsquelle leichter ermittelt und ausgeschaltet werden.

Bei Mycosis corporis microsporica Lokaltherapie ausreichend wirksam

Mit einem einmal täglich aufzutragenden Antimykotikum bessert sich das Krankheitsbild rasch. Die Patienten müssen aber angehalten werden, bis zum völligen Abklingen aller Erscheinungen weiterzubehandeln.

War eine Katze die Ansteckungsquelle, ist auch sie zu behandeln.

Mykosentherapie 93
Hans Rieth

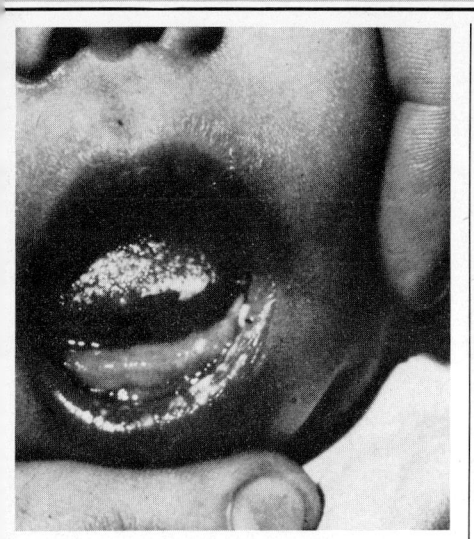

Abb. 183 Mundsoor eines Säuglings mit stippchenförmigem Belag auf der Zunge als Folge verpilzter Geburtswege.

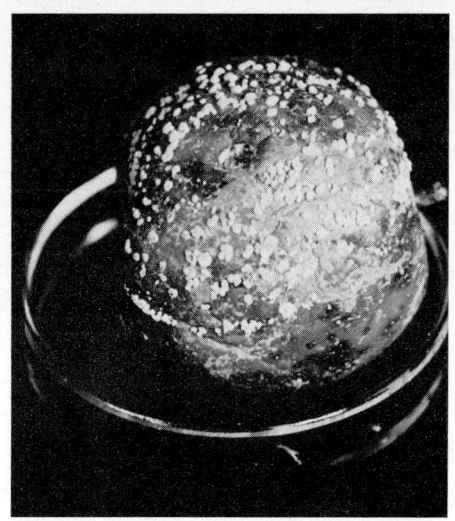

Abb. 184 Von dem Schimmelpilz Monilia fructigena befallener Apfel mit soorähnlichen Stippchen.

Die „pilzfreie Geburt": Anspruch oder schon Realität?

Pathogene Pilze in den Geburtswegen können Neugeborene in tödliche Gefahr bringen. Dies heutzutage noch zu begründen, wäre ein Anachronismus. Ob allerdings alle werdenden Mütter sich darüber im klaren sind, daß ihr Kind Anspruch auf pilzfreie Geburtswege hat, dies wäre einmal ein gutes Thema für eine Meinungsumfrage.

In welchem Ausmaß während der Schwangerschaft dafür gesorgt wird, daß das Neugeborene pilzfrei zur Welt kommt, darüber wird nicht Buch geführt.

Mundsoor noch nicht ausgerottet

Steckt sich das Kind während der Geburt mit Candida albicans oder anderen pathogenen Hefen an und wird es nicht sofort wirksam antimykotisch behandelt, dann entwickelt sich das bekannte Krankheitsbild des Soorbelages **(Abb. 183)**

Therapie des Mundsoors

Wirksam sind verschiedene Antimykotika in Form von Suspension oder Gel, z. B. Nystatin (Candio-Hermal®, Moronal®) Natamyin (Pimafucin®), Amphotericin B (Ampho-Moronal®) und Miconazol (Daktar®).

Die Suspensionen sollten sowohl vor wie auch nach dem Stillen gegeben werden, um eine rasche Heilung zu erzielen. Gel eignet sich besonders gut für die Nacht.

Eine sorgfältige Hygiene im Säuglingszimmer ist wichtig, um ein Verschleppen der pathogenen Hefen auf nicht infizierte Säuglinge zu verhüten.

Auch sollten alle Personen, die mit Säuglingen in Berührung kommen, zumindest keine pathogenen Hefen in der Mundhöhle haben.

Monilia und Moniliasis

Als vor fast 150 Jahren Pilze als Erreger der damals schon gefürchteten Soorkrankheit entdeckt wurden, brachte man sie mit Pilzen in Verbindung, die bei Pflanzen Krankheiten hervorrufen, z. B. mit der Monilia-Krankheit beim Obst.

Die **Abb. 184** zeigt einen moniliakranken Apfel. Die kleinen Stippchen erinnern tatsächlich in ihrem Aussehen an die Soorbeläge.

So kam es zu dem Namen Monilia albicans für den ersten entdeckten Soorpilz und zu Moniliasis für die Krankheit.

Vor etwa 60 Jahren wurde klargestellt, daß die Monilia-Krankheit auf Äpfeln, Birnen oder Pfirsich überhaupt nichts mit dem Soor gemeinsam hat.

1923 wurde die Gattung Candida aufgestellt. Erkrankungen durch Candida-Arten heißen seitdem Candidosen.

Der Ausdruck Candidiasis ist Moniliasis nachgebildet, wird aber in zunehmendem Maße durch Candidosis ersetzt.

Mykosentherapie 94
Hans Rieth

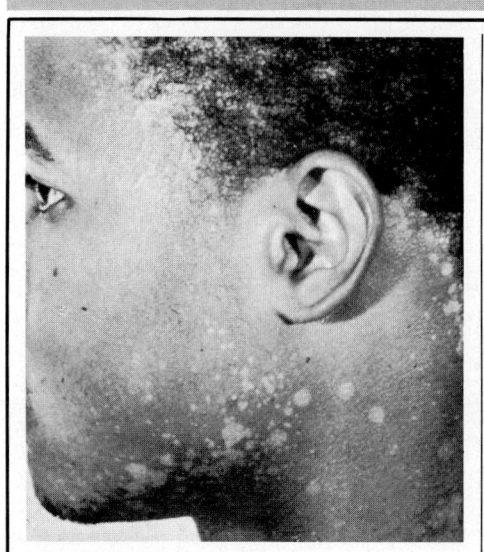

Abb. 185 Pityriasis versicolor variatio alba im Gesicht und auf dem behaarten Kopf eines Dunkelhäutigen.

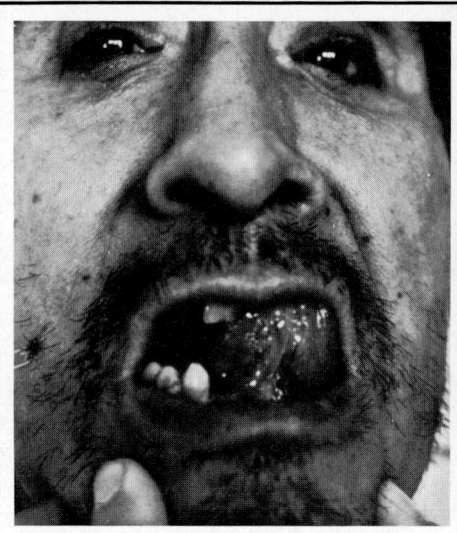

Abb. 186 Sublinguale Herde südamerikanischer Blastomykose bei einem Patienten aus Peru.

Langzeittherapie der Pityriasis versicolor

Zwar verursacht die Pityriasis versicolor keine schweren gesundheitlichen Störungen, da sich das Krankheitsgeschehen anscheinend nur in einer sehr feinen kleieförmigen Schuppung äußert.

Die kosmetische Störung wird aber doch recht häufig beklagt, insbesondere wenn es sich um helle Flecke auf gebräunter oder auf von Natur aus dunkler Haut handelt und wenn es – insbesondere während des Urlaubs in sonnigen Ländern – immer wieder zu Rezidiven kommt.

Pilzelemente im Haarfollikel

Die Rezidive erklären sich in manchen Fällen dadurch, daß Pilzelemente in den mitbefallenen Haarfollikeln von den verwendeten Antimykotika nicht erfaßt wurden, weil diese nicht in die Tiefe des Haarfollikels gelangt sind.

Mitunter wird vielleicht auch nicht daran gedacht, daß die Kopfhaut miterkrankt ist, wie die **Abb. 185** erkennen läßt. Die Ausheilung einer Pityriasis des behaarten Kopfes erfordert aber eine Langzeittherapie, für die bei weitem nicht jeder Patient motiviert ist.

Für eine Therapie, die sich über viele Wochen oder Monate erstrecken soll, sind nur Antimykotika geeignet, die eine besonders gute Verträglichkeit aufweisen, wie z. B. die modernen Imidazolderivate. Zubereitungen, die nur einmal täglich aufgetragen werden müssen, oder solche, die einen Imprägniereffekt aufweisen, stellen die Compliance des Patienten nicht auf eine harte Probe und können dies als Pluspunkt verzeichnen.

Beim Waschen des Kopfhaares sollten Präparate bevorzugt werden, die nicht nur eine reinigende Wirkung haben, sondern auch eine entschuppende und pilzabtötende. Syndets, die in die feinsten Poren eindringen und auf die Pilzsporen aufziehen, tragen zum Erfolg der Langzeitbehandlung wesentlich bei.

Zur Therapie der Südamerikanischen Blastomykose

Auch bei dieser unter anderem auch in Peru vorkommenden Systemmykose ist Langzeittherapie erforderlich und erfolgreich.

Die Krankheit beginnt als Endomykose. Schleimhautbefall (**Abb. 186**) und Hautbefall erfordern eine langdauernde systemische Therapie, die meist nur stationär durchgeführt werden kann, insbesondere wenn es sich um Infusionen mit Amphotericin B handelt.

Die mehrere Jahre dauernde Behandlung mit Sulfonamiden wird vielleicht abgelöst werden durch die Behandlung mit Ketoconazol, wie erste Erfolge in Südamerika erhoffen lassen.

Mykosentherapie 95
Hans Rieth

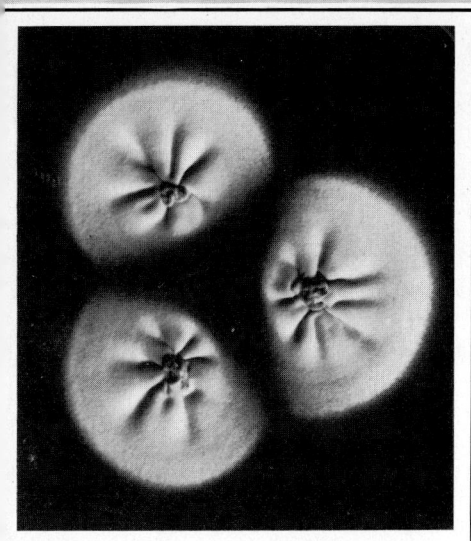

Abb. 187 Reinkultur von Trichophyton tonsurans mit radiärer Furchung und samtiger Oberfläche auf Glukose-Pepton-Agar.

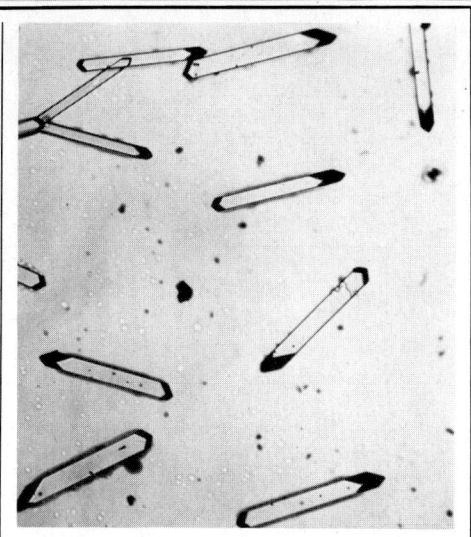

Abb. 188 Griseofulvinkristalle in Agarnährboden, bei einem Gehalt von 200 mcg/ml bei Raumtemperatur ausgefallen.

Erfahrungen mit der Griseofulvintherapie

Seit über 20 Jahren hat sich Griseofulvin als gut verträgliches, gegen Dermatophyten wirksames Antimykotikum bewährt.

Bei Trichophytie des behaarten Kopfes, z.B. durch Trichophyton tonsurans **(Abb. 187)**, und bei Mikrosporie liegen die Heilungsquoten nahe 100 %.

Als Standarddosis hat sich in vielen Fällen 500 mg mikrofeines Griseofulvin als ausreichende Tagesdosis für Erwachsene erwiesen. Kinder erhalten, vom Körpergewicht abhängig, entsprechend weniger.

Bei Nagelmykosen liegen die Heilungsquoten niedriger. Immerhin aber konnten auch bei diesen sehr lästigen Mykosen gute Ergebnisse erzielt werden, wenn es sich nicht um Mischinfektionen mit Hefen, Schimmelpilzen oder Bakterien handelte.

Dosierung bei Nagelmykosen

Immer unter der Voraussetzung, daß kulturell sichergestellt ist, daß es sich um reine Dermatophyten-Infektion handelt – Pilze der Gattungen Trichophyton, Mikrosporum und Epidermophyton –, beträgt bei Erwachsenen mit einem Körpergewicht von etwa 70 kg die Standarddosis 500 mg täglich mikrofeines Griseofulvin.

Bei dieser Dosierung kann mit einer Heilungsquote von etwa 50 % gerechnet werden. Nagelextraktion oder Nagelablösung kann die Quote noch verbessern.

Stellt sich einige Wochen nach Behandlungsbeginn heraus, daß der eine oder andere Nagel nicht gesund nachwächst, kann die Tagesdosis auf 750 bis 1000 mg mikrofeines Griseofulvin gesteigert werden.

Auch bei übergewichtigen Patienten ist die Dosiserhöhung gerechtfertigt.

Keine Korrelation zwischen „in vitro" und „in vivo"

Die zur Abheilung einer Dermatophyten-Infektion erforderliche Griseofulvindosis ist nicht abhängig von der Empfindlichkeit des Erregers in vitro.

Mykosen durch relativ wenig empfindliche Dermatophyten können unter der Standarddosis gut abheilen, während Erkrankungen durch hochempfindliche Stämme sich schon als therapieresistent erwiesen haben.

Die Griseofulvinmenge, die im erkrankten Gewebe wirkt, hängt entscheidend von pharmakokinetischen Faktoren ab, z.B. von der Resorptionsgeschwindigkeit im Darm, vom Transport in Lymph- und Blutbahn und von der Ablagerung im Gewebe.

Griseofulvinkristalle

Da Griseofulvin nur schwer wasserlöslich ist, bilden sich Kristalle **(Abb. 188)** im wäßrigen Agarnährboden schon bei Konzentrationen, die noch keine totale Wachstumshemmung bewirken.

Mykosentherapie 96
Hans Rieth

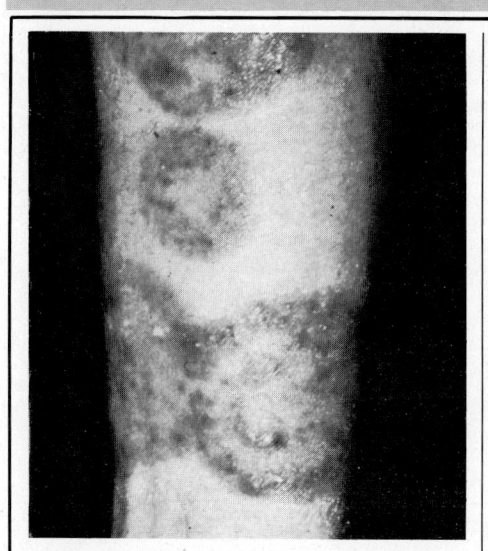

Abb. 189 Folikuläre Trichophytie mit konzentrischen Ringen durch Trichophyton verrucosum am Unterarm.

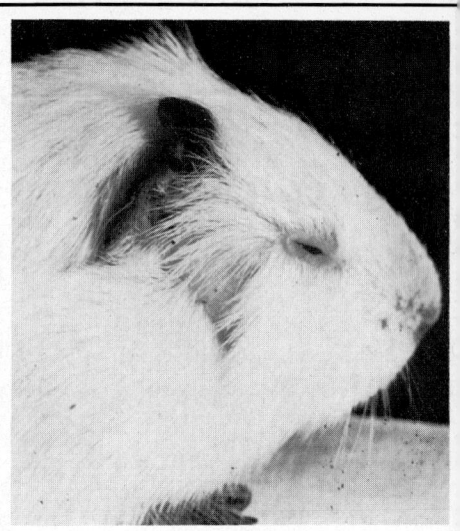

Abb. 190 Trichophytiekrankes Meerschweinchen mit Haarausfall zwischen Auge und Ohr ohne entzündliche Reaktion.

Follikuläre Trichophytie

Gelangen Pilzelemente in die Haarfollikel, dann ist das ein Zeichen dafür, daß es sich nicht mehr um eine oberflächliche Dermatomykose handelt, sondern um den Beginn einer tiefsitzenden.

Die Isolierung und Identifizierung der Erreger kann therapeutische und epidemiologische Konsequenzen haben.

Die **Abb. 189** zeigt einen Unterarm mit ringförmigen Herden. Die anfangs oberflächlichen Erscheinungen breiteten sich im Laufe von mehreren Wochen nicht nur seitwärts, sondern auch in die Tiefe aus.

Wichtiger Hinweis

Die Meinung, alle Dermatophyten seien in ihrem Vorkommen auf die Haut beschränkt, entspricht nicht der Wirklichkeit.

Zumindest Trichophyton verrucosum, Trichophyton violaceum und Trichophyton schoenleinii kommen auch in der Subcutis und in Lymphknoten vor.

Therapeutische Möglichkeiten

Die spontane Heilungstendenz follikulärer Trichophytien ist oft nur sehr gering. Da in vielen Fällen das Krankheitsbild mit einer bakteriellen Infektion verwechselt werden kann, verstreicht viel Zeit, bis die Diagnose einwandfrei geklärt ist.

Die tief eingedrungenen Pilze lassen sich nur allmählich eliminieren.

Empfehlenswert ist deshalb, die Therapiedauer von vornherein längerfristig anzusetzen, d. h. eher nach Monaten zu planen als nach Wochen.

Innerlich hat sich Griseofulvin bewährt; die Dosis kann auf das Anderthalbfache oder Zweifache der Normdosis gesteigert werden, wenn der Heilungsverlauf und mykologische Kontrolluntersuchungen dies nahelegen.

Äußerlich sind Antimykotika angezeigt, die sich besonders bei zoophilen Dermatophyten als „primär fungizid" erwiesen haben, z. B. Bifonazol (Mycospor®).

Pilzbedingter Haarausfall bei Meerschweinchen

Die Verbreitung der Meerschweinchen als Spiel- und Schmusetiere hat zu einer Gefährdung derjenigen Personen geführt, die sich mit den Meerschweinchen beschäftigen.

Es ist deshalb ratsam, die Bevölkerung aufzuklären und darauf hinzuweisen, daß Meerschweinchen pilzinfiziert sein können.

Oft sind die Krankheitserscheinungen ziemlich unauffällig. Gelegentlich kommt es aber auch zu gut sichtbaren Symptomen wie Haarausfall (**Abb. 190**). Die Diagnose wird durch mykologische Untersuchungen geklärt.

Die Meerschweinchentrichophytie heilt unter Mycospor® sehr rasch ab.

Mykosentherapie 97
Hans Rieth

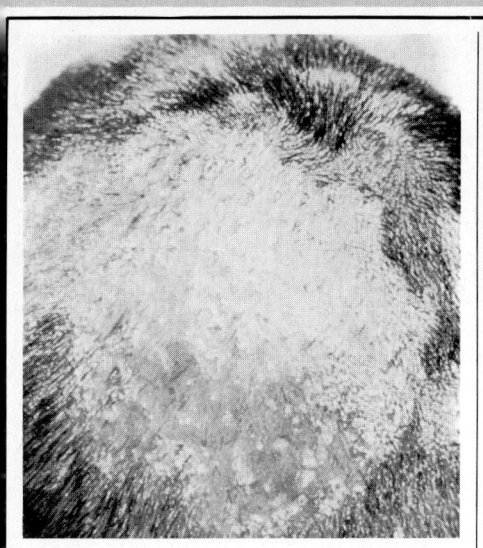

Abb. 191 Ausgedehnter Kopffavus mit Alopecie und häßlicher Narbenbildung bei einer jungen Frau.

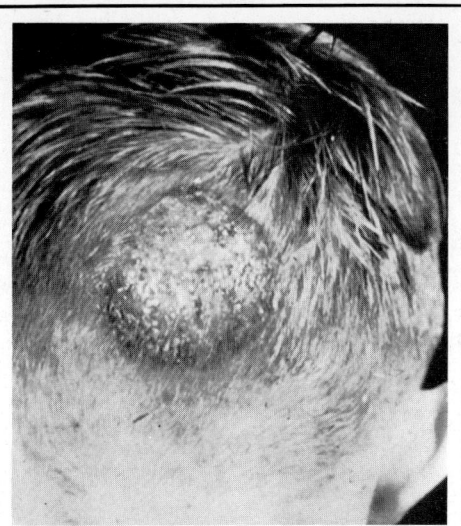

Abb. 192 Typisches Kerion Celsi bei einem Bauernsohn, verursacht durch Trichophyton verrucosum.

Favus und Kerion Celsi

Mykosen des behaarten Kopfes stören Schönheit und Gesundheit in besonderem Maße. Rasch wirkende ärztliche Hilfe ist deshalb von hohem Wert.

Der Kopffavus **(Abb. 191)** ist in manchen Ländern der Dritten Welt noch weitverbreitet und kann überall eingeschleppt werden.

Das Kerion Celsi **(Abb. 192)** wird meist von Tieren übertragen, vorwiegend von Rindern und Katzen, gelegentlich aber auch aus dem Erdboden.

Moderne Therapie

Das Prinzip lautet: Gleichzeitig systemisch und topisch behandeln.

Die **systemische** Therapie hat den Zweck, das weitere Vordringen der Pilzfäden in tiefe Gewebsschichten zu stoppen.

Zur Verfügung stehen Griseofulvin und Ketoconazol, beides in Form von Tabletten zur peroralen Behandlung.

Die Griseofulvin-Dosierung

Die Tagesdosis für mikrofeines Griseofulvin (Fulcin® S, Likuden® M) beträgt für Erwachsene von 70 kg Körpergewicht 500 mg, für die Spezialform Polygris® 330 mg.

Bei höherem Körpergewicht und in therapeutisch schwer beeinflußbaren Fällen kann die Dosis gesteigert werden.

Die Ketoconazol-Dosierung

Die Tagesdosis von Ketoconazol (Nizoral®) für Erwachsene von 70 kg Körpergewicht beträgt 200 mg. Bei guter Verträglichkeit kann die Dosis auf 400 oder 600 mg erhöht werden.

Topische Therapie

Zwei Gruppen von Antimykotika stehen zur Verfügung: 1. Mittel, die spezifisch gegen Dermatophyten wirken; 2. Breitspektrum-Antimykotika.

Reine Anti-Dermatophytika sind Tolciclat (Fungifos®) und Tolnaftat (Tinatox® und Tonoftal®). Diese Mittel wirken in ungewöhnlich hohen Verdünnungen und weisen einen deutlichen Imprägniereffekt auf.

Sämtliche Breitspektrum-Antimykotika wirken auch gegen Dermatophyten. Hierzu gehören die Imidazolderivate, außerdem Ciclopiroxolamin, Sulbentin, Phenylhydrargyrum boras, Chinolin- und Chinalinderivate und andere.

Bei niedrigem CQ (Compliance-Quotienten) sind Antimykotika von Vorteil, die nur 1mal täglich aufgetragen werden müssen, wie z. B. Bifonazol (Mycospor®).

Spontanheilung

Bei schon länger bestehendem Kerion Celsi kann mit einer hohen Spontanheilungstendenz gerechnet werden, bei Favus jedoch nicht.

Mykosentherapie 98
Hans Rieth

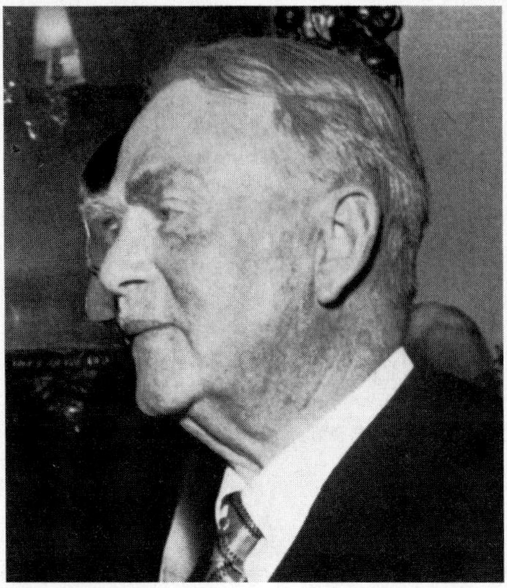

Abb. 193 Professor Dr. med. Ernst Rodenwaldt wirkte von 1910 bis 1913 als Tropenhygieniker in Togo.

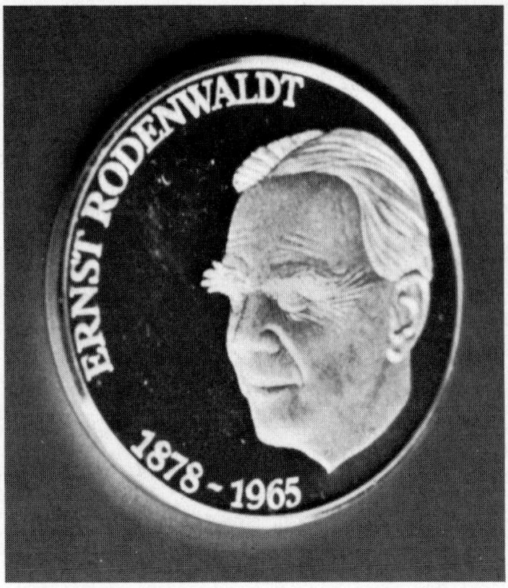

Abb. 194 Vorderseite der zum Andenken an Prof. Rodenwaldt gestifteten Ernst-Rodenwaldt-Medaille in Gold.

Mykosentherapie in den Tropen

Pilzkrankheiten in tropischen Gebieten zu behandeln setzt voraus, daß die Infrastruktur des Gesundheitsdienstes Möglichkeiten dafür bietet.

In der Praxis bedeutet dies, daß die Mykologie überhaupt erst einmal in die Planung mit einbezogen wird, daß Institute für Hygiene und Mikrobiologie gerade in den Tropen die Mykologie als vollwertiges Kerngebiet sehen und nicht als Randgebiet oder als Anhängsel des Varialabors.

Das Ausschalten der Pilzkranken als Ansteckungsquelle – durch erfolgreiche Therapie – wirkt sich als vorbeugende Maßnahme aus und gehört damit auch in den Bereich der Hygiene im weitesten Sinne.

Prominenter „Weltreisender in Sachen Hygiene": Ernst Rodenwaldt

Die Sicherung der Gesundheit durch moderne Hygiene und speziell die geomedizinische Forschungsrichtung bestimmten das Wirken Ernst Rodenwaldts, 1908 am Tropeninstitut in Hamburg, 1910–1913 in Togo, 1914 am Robert-Koch-Institut in Berlin, 1915–1919 in der Türkei und dann beim Aufbau des Gesundheitsdienstes in Indonesien.

Sein Gedankengut, niedergelegt in den 3 Bänden des „Welt-Seuchen-Atlas" ist beispielhaft für die moderne, weitgesteckte Hygiene und unvermindert aktuell.

Die Ernst-Rodenwaldt-Medaille

Um Ärzte auszuzeichnen, die – ähnlich wie Ernst Rodenwaldt **(Abb. 193)** – als Pioniere der organisierten Bekämpfung weltweit verbreiteter infektiöser und parasitärer Erkrankungen wirken und aufgrund ihrer Tätigkeit internationales Ansehen genießen, wurde 1975 die Ernst-Rodenwaldt-Medaille **(Abb. 194)** gestiftet.

Die erste Verleihung der Ernst-Rodenwaldt-Goldmedaille erfolgte anläßlich der 75-Jahr-Feier des Hamburger Tropeninstitutes im Herbst 1975 an Prof. H. P. R. Seeliger, Würzburg.

Mit der zweiten Goldmedaille wurde Prof. K. F. Schaller, Lome/Togo ausgezeichnet.

Prof. Schaller widmete u.a. viele Jahre seines Lebens der Leprabekämpfung in Äthiopien.

Weitere Medaillenträger

Prof. M. Refai, Kairo/Ägypten
Dr. G. Menning, Lome/Togo
Prof. H. J. Jusatz, Heidelberg
Prof. H. Habs, Bonn
Priv.-Doz. Dr. Emel Tümbay, Izmir/Türkei

Auszeichnung für das Ernst-Rodenwaldt-Institut in Koblenz

Eine spezielle Anfertigung der Ernst-Rodenwaldt-Medaille wurde dem Institut für Wehrmedizin und Hygiene, Ernst-Rodenwaldt-Institut, in Koblenz zuerkannt.

Mykosentherapie 99

Hans Rieth

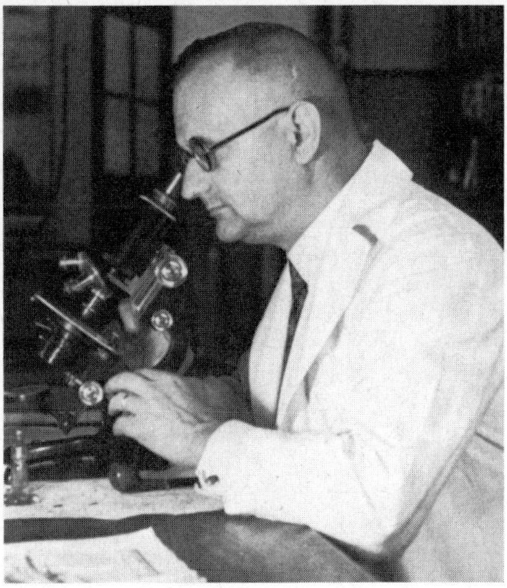

Abb. 195 Rudolf Lieske (1886–1950) bei der Untersuchung antibiotikaproduzierender Strahlenpilze.

Morphologie und Biologie

der

Strahlenpilze

(Actinomyceten)

von

Dr. phil. Rudolf Lieske

a. o. Professor der Universität Heidelberg

Mit 112 Abbildungen im Text und 4 farbigen Tafeln

Leipzig

Verlag von Gebrüder Borntraeger

1921

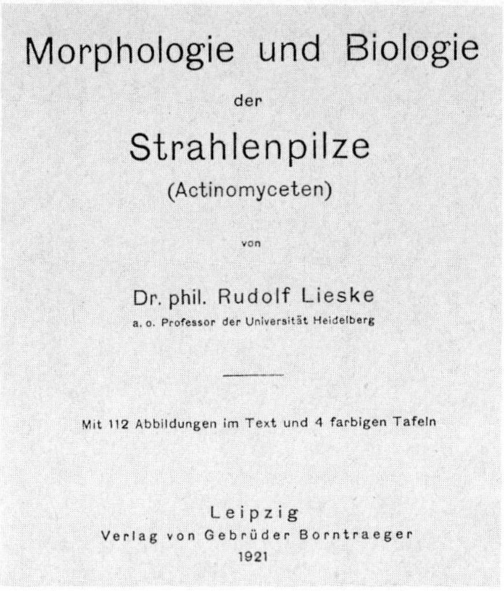

Abb. 196 Titelseite des 1921 erschienenen Buches mit Angaben über die bakterizide Wirkung von Strahlenpilzen.

Antimykotika aus Strahlenpilzen

Strahlenpilze (Aktinomyzeten) werden aufgrund ihrer Kernäquivalente und ihrer Zellwandbestandteile heute nicht mehr zu den echten Pilzen gezählt, sondern zu den Bakterien, sie sind aber für die Mykologie insofern dennoch sehr wichtig, als sie hochwirksame Antimykotika produzieren, z. B. Amphotericin B, Natamycin, Nystatin und andere.

Rudolf Lieske, ein Pionier der Strahlenpilzforschung

Die Öffentlichkeit in Deutschland hat merkwürdigerweise wenig Kenntnis davon, daß bereits 1921 ein deutscher Forscher über die bakterientötende und bakterienauflösende Wirkung von Stoffwechselprodukten berichtet hat.

Rudolf Lieske **(Abb. 195)** hat wesentliche Vorarbeiten geleistet, die später zur Entdeckung des Streptomycins durch Waksman geführt haben. Waksman hat Rudolf Lieske sogar 1934 in Deutschland aufgesucht, und dieser hat im Jahr darauf Selman A. Waksman in den USA einen Gegenbesuch abgestattet.

In seinem Buch „Morphologie und Biologie der Strahlenpilze (Actinomyceten)" **(Abb. 196)** schreibt Lieske wörtlich:

„Die Fähigkeit mancher Strahlenpilze, Bakterien aufzulösen, wurde mit Hilfe von Agarplatten untersucht, denen eine Aufschwemmung von Staphylococcus pyogenes aureus zugesetzt worden war. Die bakterienlösende Wirkung der Strahlenpilze zeigt sich dann durch das Auftreten einer hellen Zone in dem leicht getrübten Agar."

Und weiter: „Eine Rosa-Hefe wurde ebenfalls von Stamm 12 gelöst."

Damit ist zum ersten Male über eine antimykotische Wirkung berichtet worden.

Rudolf Lieske war Einzelforscher aus Leidenschaft. Fünf große „G" zeichneten ihn aus: Geist, Geduld, Geschick, Genauigkeit und Genügsamkeit. Mit zwei weiteren war er nicht so sehr vertraut: mit Geld und Glück.

Als Pionier der Strahlenpilzforschung hat er einen festen Platz in der Geschichte der Medizin verdient.

Stiftung des Rudolf-Lieske-Förderpreises

Zur Erinnerung an die epochemachende Leistung Rudolf Lieske's wurde ein Preis gestiftet, der zur Förderung des wissenschaftlichen Nachwuchses dienen soll.

Er wird für die beste Dissertation im Fachbereich Medizin der Universität Hamburg verliehen, die sich mit Strahlenpilzen oder ihren antimykotisch wirksamen Stoffwechselprodukten befaßt.

Die Preisverleihung erfolgt alljährlich im Rahmen einer wissenschaftlichen Veranstaltung.

Mykosentherapie 100
Hans Rieth

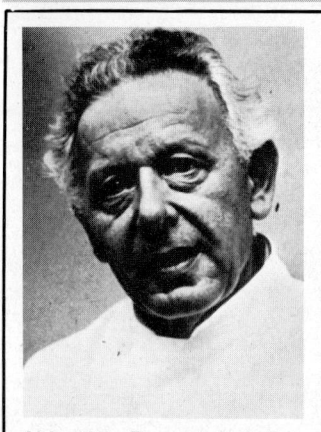

Abb. 197 Dr. med. A. A. Botter, Haarlem, Gustav-Riehl-Preisträger 1976.

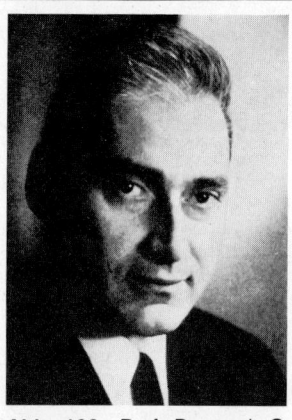

Abb. 198 Prof. Dr. med. O. Male, Wien, Gustav-Riehl-Preisträger 1977.

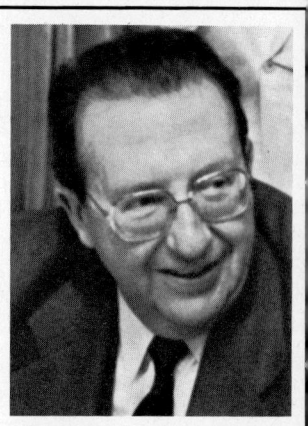

Abb. 199 O. M. R. Dr. med. H. Weitgasser, Graz, Gustav-Riehl-Preisträger 1978.

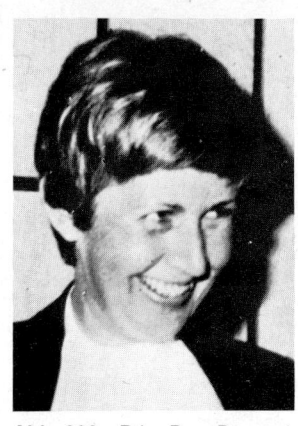

Abb. 200 Priv.-Doz. Dr. med. Helge Hauck, Erlangen, Gustav-Riehl-Preisträgerin 1981.

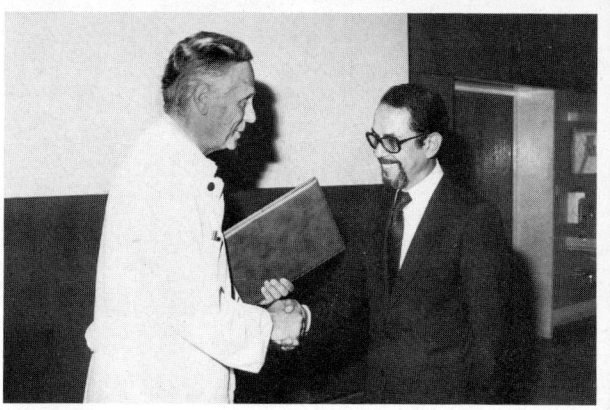

Abb. 201 Prof. Dr. med. C. Schirren, Hamburg, Präsident des Kuratoriums, überreicht Prof. Dr. med. M. A. Abdallah, Kairo, die Urkunde zum Gustav-Riehl-Preis 1983.

Bedingungen für die Verleihung des Gustav-Riehl-Preises

Ausgezeichnet werden Ärzte, die sich in hervorragender Weise auf dem Gebiet der Erkennung und Behandlung von Mykosen eingesetzt haben.

Die verleihende Institution ist das Kuratorium für die Verleihung des Gustav-Riehl-Preises.

Anfragen sind zu richten an den Präsidenten des Kuratoriums: Prof. Dr. med. C. Schirren, Universitäts-Hautklinik Hamburg-Eppendorf.

Ausschlaggebend für die Wahl, die das Kuratorium vornimmt, ist nicht eine wissenschaftliche Publikation, die man einreichen könnte, sondern die Gesamtleistung auf dem Gebiet der Diagnostik und Therapie der Mykosen sowohl in der Klinik wie auch in der Praxis.

Den Gustav-Riehl-Preis erhielten:

1975	Prof. Dr. med. Wolf Meinhof, Erlangen/Aachen (**Abb. 202** in „Pilzdiagnostik 100")
1976	Dr. med. A. A. Botter, Haarlem, Niederlande (**Abb. 197**)
1977	Prof. Dr. med. Otto Male, Wien, Österreich (**Abb. 198**)
1978	O. M. R. Dr. med. Hans Weitgasser, Graz, Österreich (**Abb. 199**)
1981	Priv.-Doz. Dr. med. Helge Hauck, Erlangen (**Abb. 200**)
1983	Prof. Dr. med. Mohamed Abdel-Rahim Abdallah, Kairo, Ägypten (**Abb. 201**).

Nächste Preisverleihung

Auf der 18. Wissenschaftlichen Tagung der Deutschsprachigen Mykologischen Gesellschaft wird am 4. Mai in Bremen der Gustav-Riehl-Preis 1984 verliehen.

Pilzdiagnostik
Mykosentherapie

Band IV

Stichwortverzeichnis

Vorbemerkung: Die Folgen der Serie „Pilzdiagnostik" (P76 – P100) finden sich in der ersten Hälfte des Heftes, die der Serie „Mykosentherapie" (M76 – M100) in der zweiten. Die **halbfett** gesetzten Angaben verweisen auf Abbildungen auf diesen Seiten.

Fußpilz auch zur Winterzeit

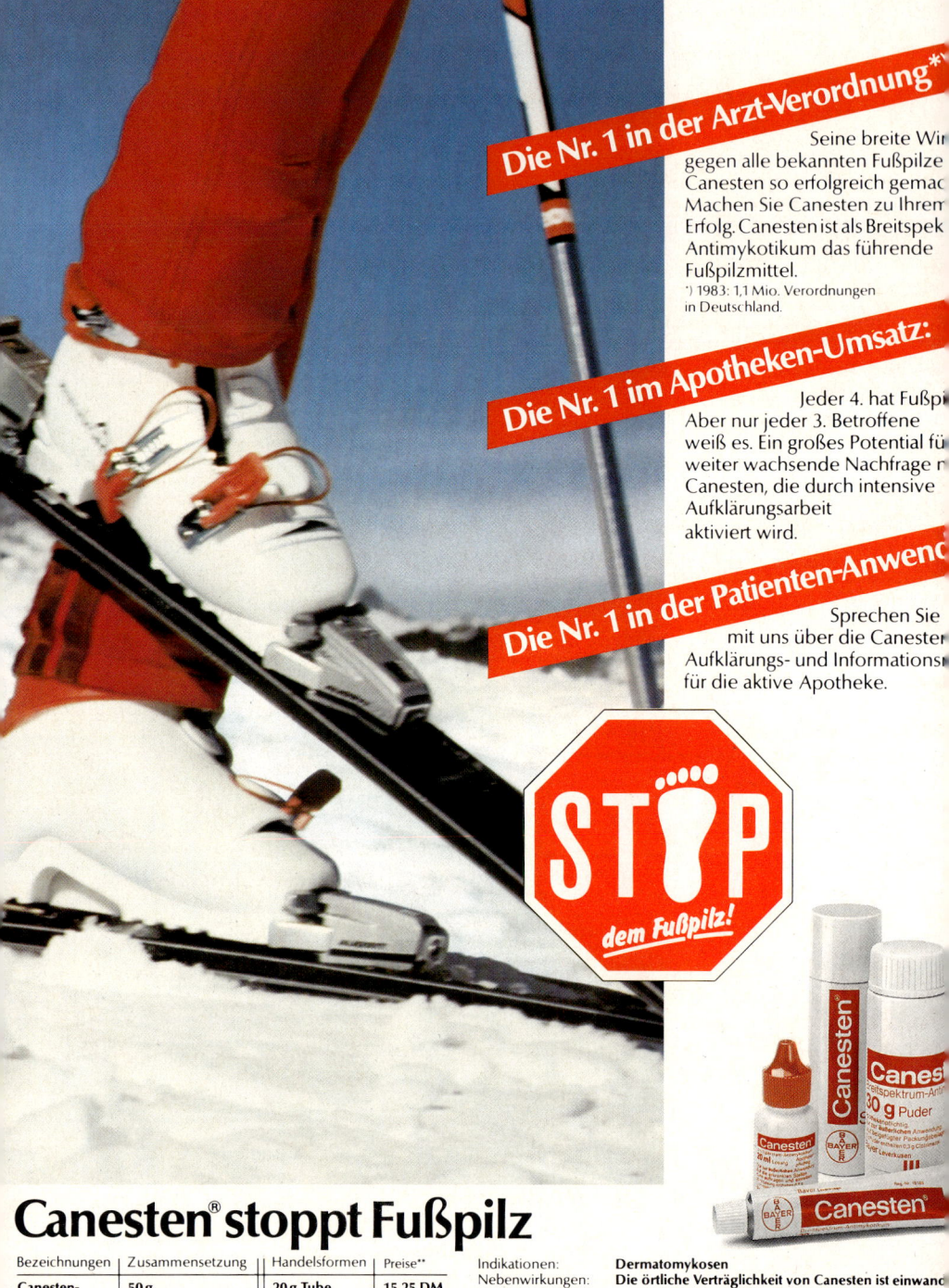

Die Nr. 1 in der Arzt-Verordnung*

Seine breite Wir[kung] gegen alle bekannten Fußpilze [hat] Canesten so erfolgreich gemac[ht]. Machen Sie Canesten zu Ihrem Erfolg. Canesten ist als Breitspek[trum-]Antimykotikum das führende Fußpilzmittel.

*) 1983: 1,1 Mio. Verordnungen in Deutschland.

Die Nr. 1 im Apotheken-Umsatz:

Jeder 4. hat Fußp[ilz]. Aber nur jeder 3. Betroffene weiß es. Ein großes Potential fü[r eine] weiter wachsende Nachfrage n[ach] Canesten, die durch intensive Aufklärungsarbeit aktiviert wird.

Die Nr. 1 in der Patienten-Anwend[ung]

Sprechen Sie mit uns über die Canesten[-]Aufklärungs- und Informations[...] für die aktive Apotheke.

STOP dem Fußpilz!

Canesten® stoppt Fußpilz

Bezeichnungen	Zusammensetzung	Handelsformen	Preise**
Canesten-Creme	50 g (0,5 g Clotrimazol)	20 g Tube / 50 g Tube	15,25 DM / 33,70 DM
Canesten-Spray	75 g Spray (0,25 g Clotrimazol)	75 g Sprühdose	21,85 DM
Canesten-Lösung	50 ml (0,5 g Clotrimazol)	20 ml Flasche / 50 ml Flasche	15,25 DM / 33,70 DM
Canesten-Puder	30 g (0,3 g Clotrimazol)	30 g Streudose	19,25 DM

Indikationen: Dermatomykosen
Nebenwirkungen: Die örtliche Verträglichkeit von Canesten ist einwand[frei,] nur gelegentlich können Hautreaktionen vorkommen.

**Stand 1.4.84

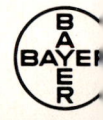

Bayer Leverkusen

A

Abdallah, M. A., Kairo **M100**
Abrechnung, Direktpräparat P95
– Pilzkulturen P94
Actinomadura P83
Actinomyces P83
– israelii **M83**
Actinomycetaceae P83
Actinoplanaceae P83
Actinoplanes P83
Aecidiosporen P85
Älchen P93
Afrika P94
Agromyces P83
Akrotheka-Typ (Konidienbildung) . . . **M81**
Aktinomykose M83
Aktinomyzeten P83 M83 M84 M99
– Mischinfektion M84
Aktinomyzetom M84
Aleurisma carnis **M76**
Alopecie, Kopffavus . . . . ˙**M97**
Amazonasgebiet M81
Ampho-Moronal® M78 M90 M93
Amphotericin B P84 M78 M80
. . . . M84 M90 M93 M94 M99
– Chromomykose M81
Ampullariella P83
Ancotil® M78
Anfänge, Pilzdiagnostik P97
Anflugkeime P88
Anguillulae P93
animale Mykologie P97
Annellosporen P85
Antibiotika-Produzenten P84
antimyzetische Antibiotika M78
Anti-Pilz-Diät M80 M90
Apfel, Monilia fructigena **M93**
Aplanosporen P85
Arabien P94
Arachnia P83
Arthrobotrys P93
Arthrosporen P85 M85
Ascosporen P85 M85
asexuelle Pilzsporen P85 M85
Aspergillus P88
Assimilation, Geotrichum candidum . **P78**
– Trichosporon cutaneum **P78**
Aureomycin P84
Auxanogramme P78

B

Bacterionema P83
Bakterien P83
Ballistosporen P85
Bartflechte, Candida albicans P99
Basidiosporen P85
Basisnährböden, Assimilation P78
Bassi, A. P97
Batrafen® M78
Beauveria bassiana P97
– tenella P97
Behandlungsdauer, Trichophytie M88
Bifidobacterium P83
Bifonazol (Mycospor®) P99 P100
. . . . M91 M92 M96 M97
Blastosporen P85
– Candida albicans **M80**
– Pathogenität P90
Blutstropfen, Candida albicans M90
Botrytis bassiana P97
Botter, A. A., Haarlem **M100**
Brandpilze P97
Brandsporen P85
Brillenphänomen, Jungrind **M88**
Bronchialsekret, Geotrichum . . . .
  candidum, ... P88
Brumpt P91
Brust, Mikrosporie **M92**

C

Candida albicans P80
– – Blutstropfen **M90**
– – Kalilaugenpräparat **P90**
– – Mundsoor M93

– – Myzelfaden **P90**
– – Netzhaut **M80**
– – Tinea barbae M91
– guilliermondii P80
– parapsilosis P80 P99
– robusta P80
– stellatoidea, Reinkultur **M78**
– tenuis P80
– tropicalis P80
Candidose M78
– perianale **M90**
Candidosis profunda antebrachii **P99**
Candio-Hermal® M78 M90 M93
Canesten® M78
Cellobiose P78
Cephalosporium acremonium,
 Fußnägel **P95**
cerebriforme Windungen P81
Chainia P83
Chinaldinderivate M97
Chinolinderivate M87 M97
Chitin M82
Chlamydosporen P85
Chloramphenicol P80 P84
Chlortetracyclin P84
Chromomykose M81
– Erreger **M81**
Chrysosporiose M76
Chrysosporium P88
– keratinophilum P82
– pannorum **M76**
Ciclopiroxolamin M78 M97
Cleistothecien, Nannizzia incurvata .. **M85**
Clotrimazol M78
– Mikrosporie M77
Coccidioidomykose P98
Cross P83
Cryptococcose M78
Cryptococcus neoformans **M80**
Ctenocephalides canis **M82**
Curling-Effekt **P100**
Cycloheximid P80 P84 P88

Dermatophyt, variabler P81
Dermowas® M86
Dermowas® compact M76 M91
Desinfektion M87
Deutschsprachige
 Mykologische Gesellschaft P97
Dextrose P78
D-H-S-Diagnostik P100
D-H-S im Nagel P79
Direktpräparat, Abrechnung P95
–mikroskopisch P90
Doppelinfektion P86
Duschräume P76
D-Xylose P78
Dystrophie, Nagel P95

E

Econazol M78
Ekzem M90
– Trichophytie M92
Elytrosporangium P83
Empfindlichkeitsbestimmung M83
Endomykose M94
Engerling P97
Entdecker, Favuserreger P97
Epidemiologie P94
Epidermophytie P98 M91
Epidermophyton M95
Epi-Monistat® M78
Epi-Pevaryl® M78
Erbgrind P97
Erdboden M86
– Dermatophyten P92
Ernst-Rodenwaldt-Institut, Koblenz .. M98
– Lome, Togo **P98**
Ernst-Rodenwaldt-Medaille **M98**
Erosion, Fuß **M76**
Erythromycin M84

D

Dactylaria P93
Dactylosporangium P83
Daktar® M78 M93
Daktar® Gel M90
Darmsanierung M90
Dequaliniumchlorid M90
Dequaliniumsalicylat M90
Dequonal® M90
Dermatomykose der Hand **M91**
– Hefen P99
Dermatophilaceae P83
Dermatophilus P83

F

Fadenwurm, Haar **P93**
Fäden, Hefepilze P90
Favus P97 M97
Fisteleiter M84
Flohstiche, Mikrosporie M82
5-Fluorcytosin M78 M80
Folliculitis candidosa barbae **P99**
– microsporica **P99**
– trichophytica **P99**
folliculäre Trichophytie, Unterarm ... **M96**
Fonsecaea pedrosoi M81
Frankia P83

Frankiaceae P83
Friedrich-Thieding-Stiftung P98
Fulcin® S 500 .... M89 M97
fumagoide Zellen **M81**
Fungifos® M97
Fußnägel,
   Cephalosporium acremonium **P95**
Fußnagelmykose P95

G

Gärung, Magen-Darm M90
Galaktose P78
Geburt, pilzfreie M93
Geburtswege, verpilzte M93
Gentamycin P84
Gentles, J. C., Glasgow **P100**
Geodermatophilus P83
geophile Mikrosporumarten P76 M77
Geotrichum candidum, Assimilation . **P78**
– – Bronchialsekret **P88**
Gliederstücke (Arthrosporen) M85
Glukokortikoide M90
GOÄ, Pilzkulturen P94
Goodfellow P83
Gordona P83
Griseofulvin ... P100 M79 M87 M96 M97
– bei Tieren M89
Griseofulvinbildner **P100**
Griseofulvinkristalle **M95**
Griseofulvintherapie M95
Gustav-Riehl-Preis M100
– Urkunde **P100**
– Preisträger P100
Gyno-Daktar® M78
Gyno-Monistat® M78
Gyno-Pevaryl® M78
Gyno-Travogen® M78

H

Haar, Fadenwurm **P93**
– Mikrokultur **P87**
– Nativpräparat **P89**
– pilzbefallen P89
Haarfärben, Indianer P91
Haarköder P93
– Mikrosporum gypseum **P92**
Haarschaft, Makrokonidie **P92**
Hahnenkamm P96
Hals, Trichophytie **M92**
Harnstoff-Creme P95
Hauck, Helge, Erlangen **M100**
Hautschuppe, Nativpräparat P87

Hefe-Mykosen M78
Hefen M80
Hefepilze, Fäden P90
Hefesepsis M80
histologisches Bild, Chromomykose . M81
Histoplasmose P98
Hormodendrum pedrosoi **M81**
Hormodendrum-Typ, Konidienbildung M81
Horta P91
Hundefloh **M82**
Hyperkeratose **M79**
Hyphomyzeten P93

I

Imidazol-Derivate ... M78 M87 M89 M97
– Pityriasis versicolor M94
imperfektes Stadium, Pilze P85
Indianer, Haarfärben P91
infiziertes Haar, Mikrosporum canis .. **P85**
Interdigitalmykose **M76**
In-vitro-Prüfung, Sporozidie M85
Isoconazol M78

K

Käsemilbe P77
Kalilauge **P95**
Kalilaugenpräparat, Candida albicans **P90**
Kanamycin P84
Katze M97
– Mikrosporie M82
– Mikrosporum canis **M89**
Keratinase P93
keratinophile Pilze P92
Kerion Celsi P98 M77 M97
– – Trichophyton verrucosum **M97**
Kernäquivalente P83
Ketoconazol M78 M79
.... M80 M84 M87 M94 M97
– Chromomykose M81
Kimmig-Agar P88
Kimmig-Schrägagar **P86**
Kinder, Trichophytie **M88**
Kitasatoa P83
Kleiderlaus M82
Körperherde, Trichophytie M92
Kohlenhydratzufuhr M80
Konidienbildung P88
Kopffavus, Alopecie **M97**
Kopflaus M82
Koremien, Penicillium claviforme **P93**
– Streptomyces fradiae **M84**
Kuhhaare, Trichophyton verrucosum . **P88**

L

Laktose P78
Langzeittherapie, Pityriasis versicolor   M94
Levurosen M78
Lieske, Rudolf (1886–1950) **M99**
Likuden® M M97
Lokaltherapie, Mikrosporie M77
Lymphknoten, Trichophytonarten ... M96

M

Madagaskar M81
Mäusefavus M89
Mäuselaus **M82**
Maikäfer P97
Makrokonidien P85
– Mikrosporum fulvum, REM **P76**
– – gypseum **P92 M77**
– – nanum, REM **P82**
Male, O., Wien **M100**
Maltose P78
Manschetten, Haar **M77**
Maus, Trichophytie M82
Medaillenträger,
  E.-Rodenwaldt-Medaille **M98**
Meerschweinchen,
  Trichophytie **M86 M89** M96
Meinhof, W., Aachen **P100**
Melibiose P78
Miconazol M78 M80 M90 M93
Microbispora P83
Microellobosporia P83
Micromonospora P83
– purpurea P84
Micromonosporaceae P83
Micropolyspora P83
Microtetraspora P83
Miescher, G. M87
Mikrokonidien P85
– Mikrosporum gypseum **M77**
– Trichophyton tonsurans, REM **P76**
Mikrokultur, Haar **P87**
– Mikrosporum canis **P89**
– – gypseum **M77**
– Streptomyces fradiae **P83 M84**
mikroskopische Strukturen, Kulturen . P96
Mikrosporie P89 P98 M89
– Erwachsene **M92**
– Katze **M82**
– oberflächliche **M92**
Mikrosporum P99 M95
– audouinii M77
– – Nativpräparat **P89**
– canis M77 M92
– – infiziertes Haar **P85**
– – Katze **M89**
– – Mikrokultur **P89**
– fulvum, Makrokonidie, REM **P76**
– gypseum P76
– – Fruchtkörper **M85**
– – Haar P93
– – Haarköder **P92**
– – Makrokonidie **P92 M77**
– – Zwergform P82
– nanum P76
– – Makrokonidie, REM **P82**
Mikrosporumarten, geophile ... P76 M77
Milbe **P77**
Milbengattungen P77
Milbenspuren, Nährboden P77
Milchschimmel, Geotrichum candidum,
  Assimilation **P78**
Mischinfektion, Aktinomyzeten M84
– Schimmelpilze M84
– Strahlenpilze M83
Mischkultur **P79** P88
Monilia albicans M93
– fructigena, Apfel **M93**
– Obst M93
Moniliasis M93
Moronal® M78 M90 M93
Mundhöhle, Sanierung M90
Mundsoor, Säugling **M93**
– Therapie M93
Mycatox® Bad M76 M86 M91
Mycobacteriaceae P83
Mycobacterium P83
– rhodochrous P83
Mycococcus P83
Mycosis barbae profunda **M87**
– corporis, Lokaltherapie M92
Mycospor® P99 P100 M91 M92 M96 M97
Mykologie, animale P97
Mykosentherapie, Tropen M98
Mykosporozidie M85
Mykothek P79 P81 P82
Myzelfaden, Candida albicans **P90**
Myzetom M84

N

Nagelablösung P95
Nagelbefall, Trichophyton rubrum ... **M79**
Nagelextraktion P95
Nagelmykosen, orale Therapie M79
– topische Therapie M79
Nagelpilz P79
Nagelpsoriasis P95
Nannizzia incurvata, Cleistothecien .. **M85**
– obtusa P82
Narbenbildung, Kopffavus **M97**
Natamycin P84 M78 M90 M93 M99
Nativpräparat, Abrechnung P94
– Haar **P89**

- Hautschuppe **P87**
- Mikrosporum audouinii **P89**
- Nematode P93
- Neomycin P84
- Neomycin-Produzent **P83**
- Netzhaut, Candida albicans **M80**
- Nizoral® M78 M97
- Nocardia P83 M84
  - brasiliensis **M83**
- Nocardiaceae P83
- Nocardiose M83
- Nomenklatur, Pilzsporen P85
- Nomenklaturregeln P91
- Nystatin P84 M78 M90 M93 M99

O

- Oberflächenstrukturen, Kulturen P96
- oberflächliche Mikrosporie **M92**
  - Trichophytie **M92**
- Obst, Monilia-Krankheit M93
- Oosporen P85
- orale Therapie, Nagelmykosen M79

P

- Paracoccidioidomykose P98
- Parasit P86
- Pathogenität, Blastosporen P90
  - Pilze P90
  - Pseudomyzel P90
- Penicillin M84
- Penicillium-camemberti-Serie P96
  - caseicolum **P96**
  - claviforme, Koremien **P93**
  - griseofulvum **P100**
  - silvaticum P93
- perfektes Stadium, Pilze P85
- perianale Candidose **M90**
- Persoon, C. H. P97
- Phenylhydrargyrum boras M97
- Phialophora pedrosoi **M81**
- Phialophora-Typ, Konidienbildung .. M81
- Phialosporen P85
- phytopathogene Pilze M81
- Piedra nigra **P91**
- Piedraia hortae **P91**
  - hortai P91
- pilzbefallene Haare P89
- Pilzdiagnostik P76
  - Anfänge P97
  - Tropen P98
- pilzfreie Geburt M93
- Pilzknoten, schwarzer **P91**

Pilzkulturen, Abrechnung P94
Pilzsepsis M80
Pilzsporen, asexuelle P85 M85
  - Haar P92
  - Nomenklatur P85
  - sexuelle P85 M85
Pilztod M80
Pimafucin® M78 M90 M93
Pimaricin P84
Pityriasis versicolor, Langzeittherapie M94
  - - variatio alba **M94**
Planobispora P83
Planomonospora P83
Polygris® M97
Polyplax serrata **M82**
Porosporen P85
Praxislabor P79
Preisträger,
  Gustav-Riehl-Preis P100 M100
Preisverleihung,
  Gustav-Riehl-Preis 1983 .... **M100**
Pseudomyzel P85
  - Candida albicans M80
  - Pathogenität P90
Psoriasis M90
  - Nagel P95
Pyknosporen P85

R

Raffinose P78
rauhwandige Makrokonidien P82
Reinkultur, Candida stellatoidea **M78**
  - Torulopsis candida **M78**
  - Trichophyton rubrum **P79**
Reinzüchtung, Pilze P86
REM, Makrokonidie,
  Mikrosporum fulvum **P76**
  - Mikrokonidien,
  Trichophyton tonsurans **P76**
  - Mikrosporum nanum,
  Makrokonidie **P82**
Remak, R. P97
Retina, Auge M80
Rhodotorula mucilaginosa P80
  - rubra M80
Rhodotorulose M78
Riehl, G., Wien **P100**
Rifamycin P84
Rinder M97
  - Trichophytie M88
Rinderflechte P87 P88 **M87**
Rindertrichophytie M87
Rodenwaldt, Prof. Dr. med. Ernst ... **M98**
Rostpilze P97
Rothia P83
Rudolf-Lieske-Förderpreis M99

S

Saccharomonospora P83
Saccharomyces cerevisiae P80
Saccharose P78
Säugling, Mundsoor **M93**
Sanierung, Mundhöhle M90
Saprophyt P86
Schimmelbakterien P84
Schimmelpilze, Differenzierung P88
− Mischinfektion M84
Schirren, C., Hamburg **M100**
Schmarotzerpilze P86
Schmusetiere M86
Schönlein, J. L. P97
Schönlein-Plakette **P97**
Schulter, Trichophytie **M92**
Schwärzepilz P91 M81
schwarzer Pilzknoten **P91**
Schweinepilz P82
Schwierigkeiten bei der Abgrenzung . P96
Scopulariopsis P88
− brevicaulis **P86** P95
− − Mischkultur **P79**
Scutula M89
Seidenraupen P97
Selbstheilungstendenz M77
− bei tiefer Trichophytie M88
Selektiv-Agar **P80**
Semi-in-vivo-Prüfung, Sporozidie ... M85
Seminare, mykologische P98
sexuelle Pilzsporen P85 M85
Soor-Gel® M90
Spakflecke P84
Spaltpilze P84
Spirillospora P83
Spontanheilung, Kerion Celsi M97
Spontanvarianten P81
Sporozidie M85
Staphylococcus pyogenes aureus ... M99
Strahlenpilze ... P83 P88 M83 M84 M99
− Spakflecke P84
Strahlenpilzforschung M99
Streptomyces P83 P84 P88
− albulus P84
− albus **P83** P84
− aureofaciens P84
− fradiae **P83 P84**
− − Koremien **M84**
− − Mikrokultur **M84**
− griseus P84
− hachijoensis P84
− kanamyceticus P84
− mediterranei P84
− natalensis P84
− nodosus P84
− noursei P84
− venezuelae P84
Streptomycetaceae P83
Streptomycin P84 M99
Streptomyzeten P84
Streptosporangium P83
Streptoverticillium P83
südamerikanische Blastomykose,
   sublinguale Herde **M94**
− − Therapie M94
Sulbentin M97
Sulfonamid M84 M94
Sympodulosporen P85
Syndets M76 M86
systemische Mykosen P98

T

Tarsonemus P77
Teleutosporen P85
Termoactinomyces P83
Tetracyclin M84
Therapie, perianale Levurose M90
Therapiedauer, Trichophytie M96
Therapieresistenz, Mikrosporie M82
Thermoactinomycetaceae P83
Thermomonospora P83
Thermomonosporaceae P83
Tier, Griseofulvin P100 M89
Tierarzt M87
Tinatox® M97
Tinea M76 M91
− asbestina M76
− barbae, Trichophyton verrucosum . **M91**
− corporis M91 M92
− cruris M91
− faciei M91
− inguinalis M91
− interdigitalis M91
− manus **M91**
− nuchae M91
− pedis M91
− trichophytica M91
Tolciclat M87 M97
− Mikrosporie M77
Tolnaftat M87 M97
− Mikrosporie M77
Tonoftal® M97
Tonoftal® N M78
topische Therapie, Nagelmykosen .. M79
Torulopsidose M78
Torulopsis candida, Reinkultur **M78**
− famata **M78**
Tourismus P94
Travogen® M78
Trehalose P78
Trichomycin P84
Trichophytia profunda P99
Trichophytie P98 P99
− Kinder **M88**
− Körperherde M92
− Maus M82

– Meerschweinchen **M86**
– oberflächliche **M92**
– Rinder M88
– Therapie M87
– Übertragung M88
Trichophytieherde, Kopf **P98**
– Meerschweinchen **M89**
trichophytiekrankes
   Meerschweinchen **M96**
Trichophyton M77 M95
– gallinae **P96**
– mentagrophytes **P86** M76 M86
– – Mischkultur **P79**
– rubrum **P77**
– – Nagelbefall **M79**
– – Reinkultur **P79**
– schoenleinii **P94**
– soudanense **P94**
– tonsurans P94 **M95**
– – Mikrokonidien, REM **P76**
– verrucosum **P87** M77 **M87** M96
– – Brillenphänomen **M88**
– – Kerion Celsi **M97**
– – Kuhhaare **P88**
– – Tinea barbae **M91**
– violaceum **P81**
Trichosporon cutaneum P80
– – Assimilation **P78**
Trichosporose M78
Trichothecium roseum P82
Tridentaria P93
Tropen, Mykosentherapie M98
– Pilzdiagnostik **P98**
Tyroglyphus P77
Tyrophagus lintneri **P77**

U

Übertragung, Trichophytie M88
Umwelt, pilzverseuchte P87
Ungezieferbekämpfung M82

Unterarm, folliculäre Trichophytie ... **M96**
– Mikrosporie **M92**
Unterarmmykose, tiefe P99
Uredosporen P85
Urkunde, Gustav-Riehl-Preis **P100**

V

variabler Dermatophyt P81
verpilzte Geburtswege M93

W

Waksman M99
Waldbodengeruch,
   Penicillium claviforme P93
waschaktive Substanzen M76
Waschräume P76
Weitgasser, H., Graz **M100**
Woodlampe M89

X

Xylose P78

Z

Zoosporen P85
Zuckerassimilation P78
Zygosporen P85